单孔腹腔镜妇科肿瘤手术实践

主　编　李　力　贺红英

副主编　陈　坤　陈继明　龚　瑶

编　委（以姓氏笔画为序）

于　江　于锦玉　王　鹤　王鑫丹　韦露薇
方梓羽　冯利园　许莉莉　阳志军　李　力
杨　洲　吴伟英　况　燕　张洁清　陈　坤
陈国伟　陈昌贤　陈继明　范江涛　林　飞
罗迎春　赵冰冰　贺红英　龚　瑶　常　鑫
蔡志福　潘忠勉

人民卫生出版社

·北　京·

图书在版编目（CIP）数据

单孔腹腔镜妇科肿瘤手术实践 / 李力，贺红英主编
. —北京：人民卫生出版社，2021.10
ISBN 978-7-117-32241-6

Ⅰ. ①单… Ⅱ. ①李…②贺… Ⅲ. ①腹腔镜检 —应用 —肿瘤 —妇科外科手术 Ⅳ. ①R737.3

中国版本图书馆 CIP 数据核字（2021）第 205915 号

单孔腹腔镜妇科肿瘤手术实践
Dankongfuqiangjing Fukezhongliu Shoushu Shijian

主　　编：李　力　贺红英
出版发行：人民卫生出版社（中继线 010-59780011）
地　　址：北京市朝阳区潘家园南里 19 号
邮　　编：100021
E - mail：pmph @ pmph.com
购书热线：010-59787592　010-65264830　010-59787584
印　　刷：北京盛通印刷股份有限公司
经　　销：新华书店
开　　本：889 × 1194　1/16　　印张：18
字　　数：570 千字
版　　次：2021 年 10 月第 1 版
印　　次：2021 年 11 月第 1 次印刷
标准书号：ISBN 978-7-117-32241-6
定　　价：198.00 元

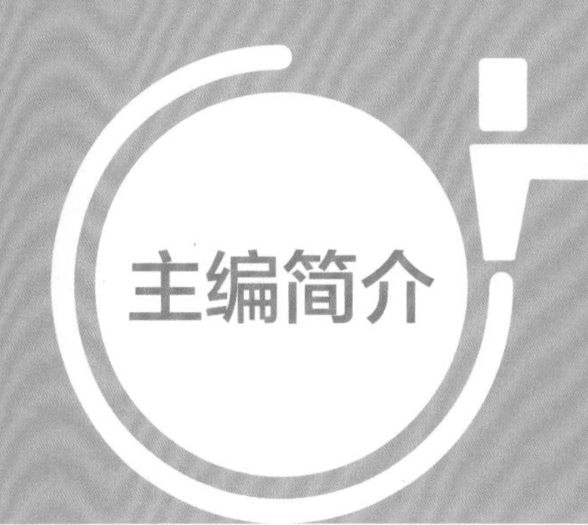

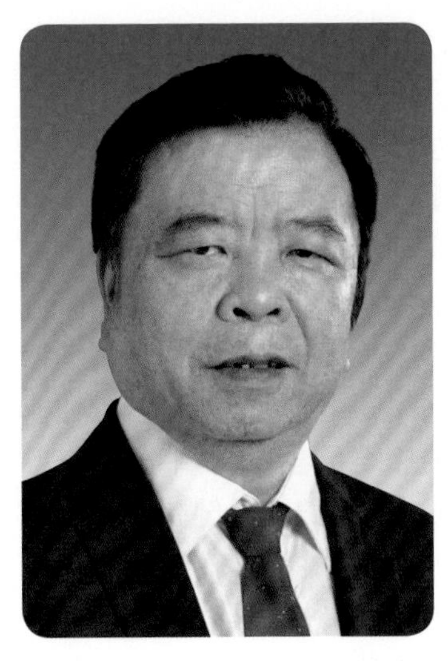

李　力　主任医师，博士后指导教师和博士、硕士研究生导师。获得广西医学院妇产科硕士研究生学位和英国 Edinburgh 大学医学院临床肿瘤学博士研究生学位。

曾任广西医科大学附属肿瘤医院院长，广西医科大学科学实验中心（生命科学院）主任兼附属肿瘤医院妇科肿瘤科主任，中国抗癌协会第六届常务理事，中国抗癌协会妇科肿瘤专业委员会副主任委员，中国医师协会妇产科医师分会常务委员会委员，中华医学会妇科肿瘤学分会常务委员会委员，中华医学会肿瘤学会妇科肿瘤学组副组长，广西抗癌协会副理事长，广西抗癌协会妇科肿瘤专业委员会主任委员，广西医学会常务理事，广西医学会妇科肿瘤学分会主任委员，广西医学会妇产科学分会副主任委员，广西医师学会常务委员会委员。现任教育部区域性高发肿瘤早期防治研究重点实验室主任，广西妇科肿瘤临床治疗质量控制中心主任，中国临床肿瘤学会常务委员会理事，中国临床肿瘤学会妇科肿瘤专家委员会候任主任委员，中国抗癌协会妇科肿瘤专业委员会常务委员会咨深委员，全国高等学校规划教材《妇产科学》（7、8 年制，第 2、3 版）和《妇产科学》（5 年制，第 8 版）编委，《中华妇产科杂志》《中华肿瘤杂志》等 10 余种核心期刊的编委或常务编委，美国国立综合癌症网络《妇科肿瘤诊治指南》中文版专家组成员。

享受国务院政府特殊津贴，被评为原卫生部有突出贡献中青年专家、广西壮族自治区优秀专家，曾获全国留学回国人员先进个人成就奖、广西革命和建设突出贡献荣誉勋章、全国中青年医学科技之星、广西留学回国人员先进个人称号，入选广西地区“十百千人才工程”第 2 层次人选，并获得广西青年科技奖、广西青年科技标兵、“林巧稚杯”奖。作为项目负责人或主要参加者先后获得国家科学技术进步奖三等奖和原卫生部科学技术进步奖一等奖 1 项、中华医学科技奖一等奖 1 项，广西壮族自治区科学技术进步奖二等奖 8 项，广西壮族自治区科学技术进步奖三等奖 5 项等。发表学术论文 400 多篇，其中以第一作者和通信作者发表 SCI 论文 80 余篇，中华系列中文核心期刊 60 余篇，作为主编和副主编编写著作 8 部，参编著作 10 余部。

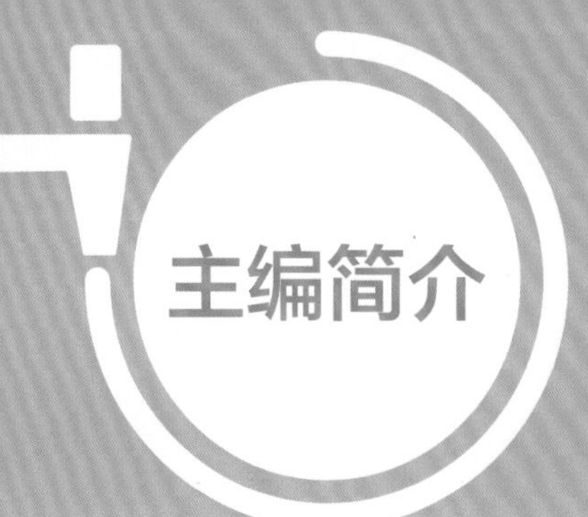

主编简介

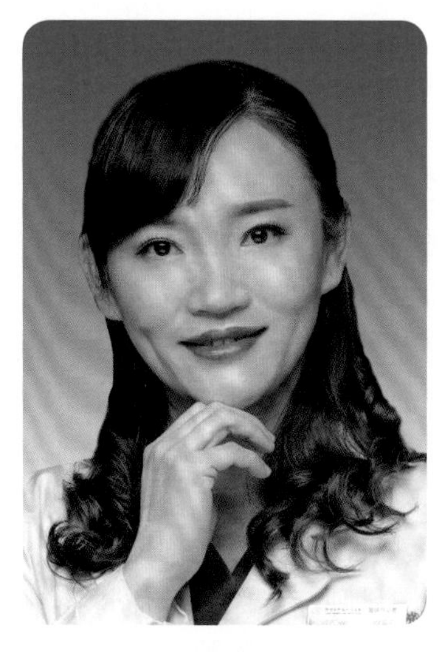

贺红英　主任医师，妇科肿瘤学博士，广西医科大学硕士研究生导师。广西柳铁中心医院副院长兼妇产科主任。

现兼职中国优生优育协会妇科肿瘤防治专业委员会常务委员，中国抗癌协会妇科肿瘤专业委员会委员，中国优生科学协会肿瘤生殖学分会委员，中国优生科学协会阴道镜和宫颈病理学分会委员，中国医药教育协会妇科专业委员会宫颈病变分会委员，中华预防医学会生殖健康分会妇科肿瘤学组委员，中国医师协会微无创医学专业委员会妇科精准诊疗学组委员，中国医师协会妇产科医师分会第三届委员会妇科手术加速康复学组委员，中国研究型医院学会妇科肿瘤委员会委员，中国研究型医院学会腹膜后与盆底疾病专业委员会委员，中国妇幼保健院协会妇科智能医学专业委员会青年委员，广西医师协会妇科肿瘤学分会副主任委员，广西医师协会妇产科分会青年委员副主任委员，广西医学会妇科肿瘤学分会委员，广西优生优育协会女性肿瘤生殖分会常务理事，广西抗癌协会第七届理事会理事，广西抗癌协会妇科肿瘤学分会副主任委员，美国阴道镜和宫颈病理学分会成员，美国匹兹堡大学医学中心 Magee-Womens Hospital 访问学者、美国休斯敦贝勒医学院妇产科系妇科微创中心访问学者。

曾获第二批广西医学高层次中青年学科骨干、柳州市第十三批拔尖人才、柳州“先进工作者”等荣誉称号，2019 年被评为柳州市优秀人才智力帮扶基层专家。主持并参与多项省级、市级科研课题，曾获广西卫生适宜技术推广奖二等奖、三等奖及柳州市科学技术进步奖一等奖，目前在研课题 6 项，发表 SCI 收录期刊 4 篇，省级以上核心刊物近 40 余篇，其中有多篇论文荣获国家级及市级自然科学优秀论文一、二等奖。多项妇科恶性肿瘤的腹腔镜手术作品获国家级 / 省级妇科微创手术视频大赛二、三等奖。

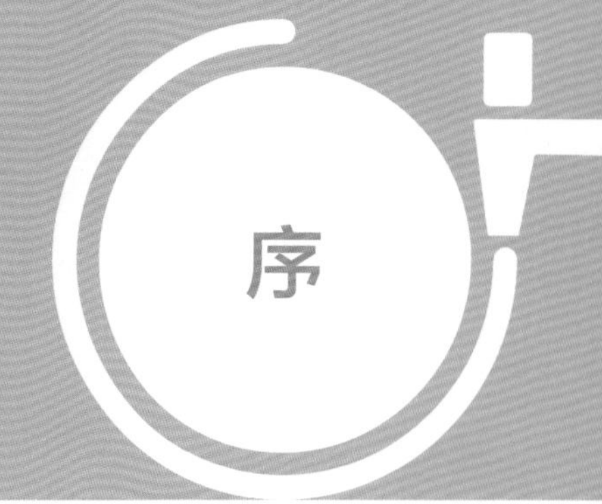

序

目前，单孔腹腔镜手术在妇科疾病中的应用已获得广大妇科医师的认可，同时也得到了广大患者的认可与喜爱。纵观现今全世界的妇科领域，单孔腹腔镜手术的发展主要集中在几个亚洲国家，且主要应用于妇科良性疾病的范畴，针对妇科肿瘤特别是恶性肿瘤的应用却是凤毛麟角。全球妇科肿瘤学界对于腹腔镜手术在宫颈癌中的应用正迎来了新一轮的挑战与质疑。因此，由李力、贺红英教授主编的《单孔腹腔镜妇科肿瘤手术实践》一书将会迎来世界范围内不同的评论声音。毋庸置疑，本书的出版将使单孔腹腔镜手术在妇科领域的推进和应用更加全面，羽翼也更加丰满。

单孔腹腔镜手术和经自然腔道手术的发展也经历了很多次的新技术更替，比如20世纪腹腔镜手术刚开始发展时经历了很多艰难历程，在探索者们不懈努力和追求下，许多同行也对腹腔镜的手术方式从质疑、尝试到逐步接受。虽然我国单孔腹腔镜手术的发展像在摇摇晃晃的索道和又长又暗的隧道中艰难行走，但当广大医师们坚持走到尽头的时候，却发现迎来的是靓丽的风景。随着术者操作熟练程度大大提高，手术器械和设备也在不断地更新，从一开始的对于手术病例的选择从简单的良性疾病开始，到对于恶性肿瘤的手术尝试，深刻体现了目前国内妇科单孔腹腔镜手术发展的曲折道路。

李力教授带领国内及广西壮族自治区多位投身于妇科单孔腹腔镜技术的同道们，在妇科肿瘤应用中不断探索，锐意创新，使得单孔腹腔镜手术在妇科良恶性肿瘤的应用得到了进一步的升华。本书内容编排紧凑，涵盖单孔腹腔镜手术的相关解剖、入路平台、器械选择等内容，也不失其自身特色，比如对妇科三大恶性肿瘤之宫颈癌、子宫内膜癌及卵巢癌的单孔腹腔镜手术的挑战，强调了遵循肿瘤手术的基本无瘤原则。同时，本书还把单孔腹腔镜手术的优势与麻醉科学管理及专科心理学、护理学等因素相结合，推出了妇科肿瘤快速康复外科的新理念。另外，编者们与时俱进，使机器人单孔腹腔镜手术中的应用得到了充分体现。本书内容翔实，图文并茂，并附有手术视频，读者通过扫描书中二维码即可观看，而最难能可贵的是，所有内容均为在临床一线披荆斩棘的妇科“战士”之手，因此，是一本临床经验丰富，不可多得的好书。

《单孔腹腔镜妇科肿瘤手术实践》一书对于妇科单孔腹腔镜手术技术的提升具有积极的促进作用，为单孔腹腔镜在妇科肿瘤手术中的应用提供了更为有力的理论支持，同时也使妇科微创领域的同道们倍受鼓舞。

2021年10月

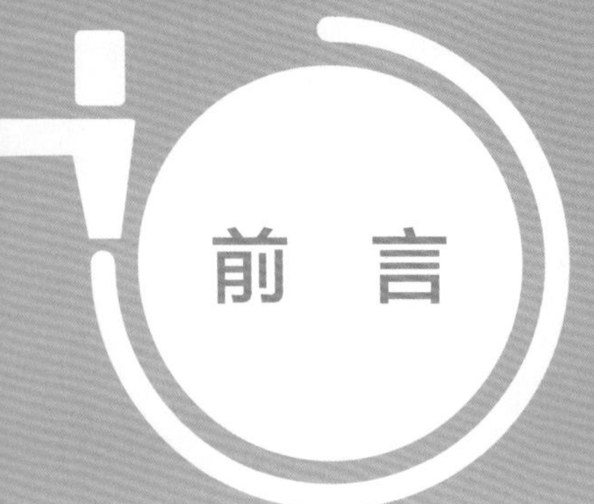

前 言

人类对美的追求是源自本能，作为医者让患者实现医学与美学、疗效与美观的完美结合成为新的追求目标。随着微创外科技术的迅猛发展和快速康复理念的广泛应用，单孔腹腔镜手术以手术瘢痕隐蔽、切口疼痛轻微和术后快速康复等显著特点得以迅猛发展，并且广泛应用于妇科领域。从 20 世纪 60 年代最初的经脐单孔腹腔镜输卵管结扎术，逐渐发展到当今的一些妇科恶性肿瘤的应用范畴。众所周知，任何新技术的产生必定会带来同道们的众说纷纭，围绕 "利与弊" "得与失" 展开激烈的讨论，相信随着单孔腹腔镜手术的不断开展和应用，人们对这种技术的理解会更加理性和成熟，再过十年或者若干年后必会有恰当的评价。

本书编排内容与目前国内已公开出版的书籍略有不同，主要聚焦于单孔腹腔镜技术在各类妇科良恶性肿瘤的临床应用和实践，注重该技术的全程管理，如无瘤理念、入路选择、麻醉管理、技能培训、循证研究、加速康复外科、护理学及心理学等。另外，该书配有著者们大量亲自手术操作的解剖图谱和视频，读者通过扫描二维码即可观看，实用性强。本书编者均为国内及广西壮族自治区众多投身于单孔腹腔镜技术推广的妇科同道们，同时，本书获得了美国贝勒医学院妇科微创中心主任关小明教授的大力支持和帮助，更重要的是汇集了众多妇科同道们共同努力与辛勤劳动的结晶，没有他们的执着与勤奋是不可能完成的，在此深表谢意。

诚然，短短不到一年汇集众多笔者共同完成此书，时间仓促且文笔拙劣，难免出现错误，本书出版之际，恳切希望广大读者在阅读过程中不吝赐教，欢迎发送邮件至邮箱 renweifuer@pmph.com，或扫描封底二维码，关注 "人卫妇产科学"，对我们的工作予以批评指正，以期再版修订时进一步完善，更好地为大家服务。

李　力　贺红英
2021 年 10 月

《单孔腹腔镜妇科肿瘤手术实践》配套增值内容步骤说明

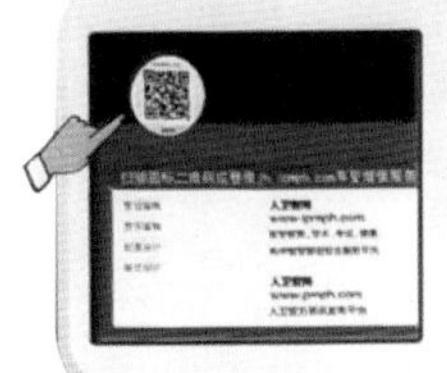

第一步

扫描封底圆形图标中的二维码或打开增值服务激活平台(jh.ipmph.com)，注册并登录。

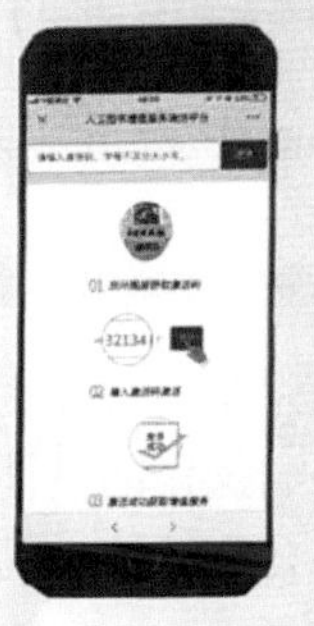

第二步

刮开涂层并输入激活码，获取数字资源阅读权限。

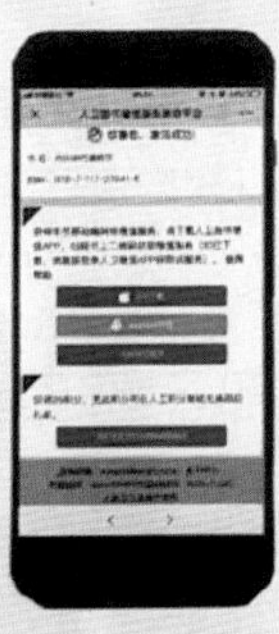

第三步

在激活页面查看使用说明，下载对应客户端或通过PC端浏览。

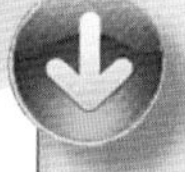

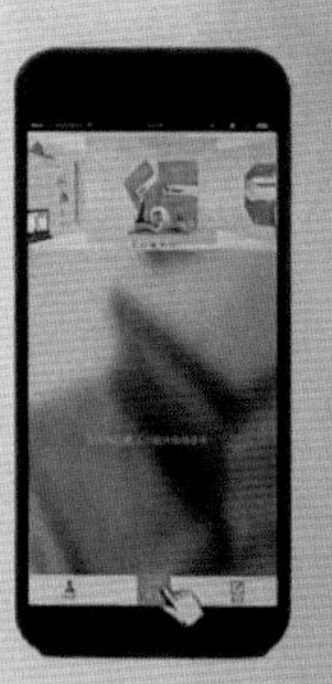

第四步

使用客户端“扫码”功能，扫描参考书中二维码即可直接浏览相应资源。

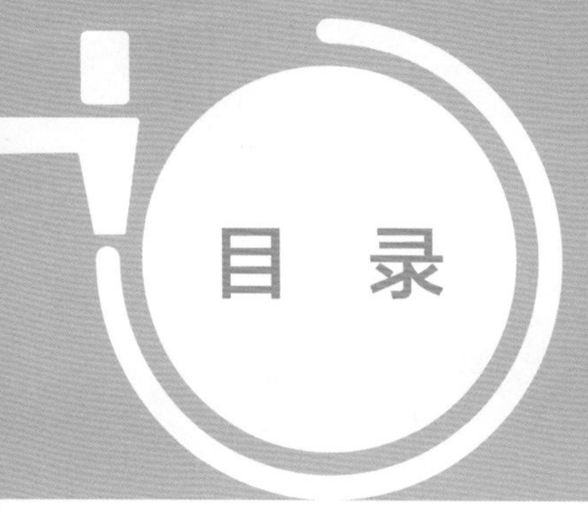
目 录

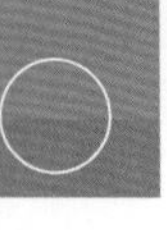

二维码资源目录

（以下视频需下载“人卫图书增值客户端”，扫描方法见目录前说明）

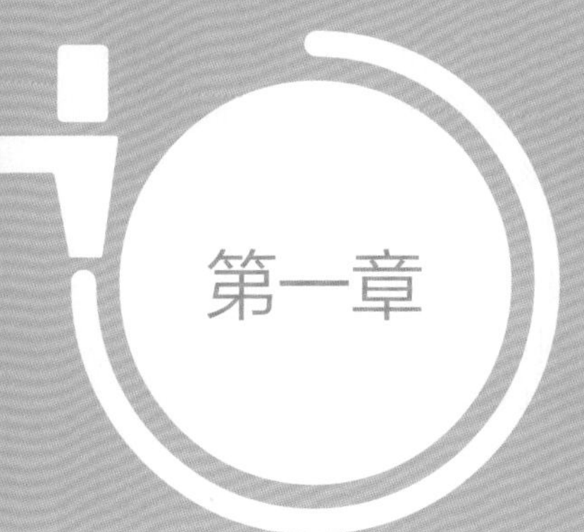

妇科肿瘤单孔腹腔镜手术概况

单孔腹腔镜手术(laparoendoscopic single-site surgery,LESS),是指经皮或者经自然腔道单一小切口(1.5~4.0cm)同时置入多个穿刺器或者1个带有多个操作通道的穿刺器,并且通过这些操作通道置入手术器械以期完成相应操作的手术过程。时至今日,随着微创外科技术的迅猛发展和快速康复理念的广泛应用,单孔腹腔镜手术以手术瘢痕隐蔽、切口疼痛轻微和术后快速康复等显著特点得以快速开展,并且广泛应用于妇科领域。

第一节　单孔腹腔镜手术发展历史

LESS是在传统多通道腹腔镜手术基础上逐渐发展起来的一门微创外科技术,其主要特点是采用单一手术入路,通过减少手术通道来达到微创理念中的美观效果。这种由传统多通道向单一通道改进的手术方法,可谓微创外科领域中的一次突破性进展。LESS起源于妇科,具体历史可追溯到20世纪60年代。Wheeless于1969年率先报道了经脐单孔腹腔镜输卵管结扎术,手术中使用带偏移目镜的腹腔镜,在直径1cm的单一孔道通过活检钳夹持输卵管来完成输卵管结扎手术操作,这种手术方式开创了LESS的先河。到了1992年,Pelosi等报道了具有标志性意义的经脐单孔腹腔镜全子宫及双附件切除术,这也是首例单孔多脏器联合切除手术。在Raman等学者2007年报道中,该项技术在首例肾透明细胞癌中开展实施,开启了LESS应用于妇科恶性肿瘤的大门。2009年,Fader等首次描述了LESS治疗13例妇科肿瘤患者的情况,包括1例子宫内膜癌分期手术,1例卵巢癌分期手术,1例腹膜后盆腔淋巴结清扫术,2例低风险的筋膜外子宫全切术/双侧附件切除术,1例卵巢囊肿切除术和7例单纯附件切除术,证实了LESS在妇科恶性肿瘤中的可行性。

在国内,何萃华等于1981年报道了74例经腹腔镜女性绝育手术情况,术者选择脐窝处做一1cm的纵切口,通过该切口置入腹腔镜外套管,外套管中置入腹腔镜,腹腔镜内套管内置入电烙活检两用钳进行手术操作。尽管当时国内尚无“单孔腹腔镜”这一手术意识,但这种手术操作无疑是国内LESS的雏形。2008年,随着无瘢痕手术理念的输入,国内陆续开展了一系列LESS的探索。同年,国内高树生等报道了LESS在8例异位妊娠患者输卵管切除术中的应用,结果显示,8例手术全部成功实施,平

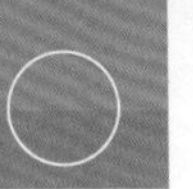

均手术时间(47.25 ± 15.36)分钟，术中平均出血量(86.18 ± 17.89)ml，术后肛门排气时间(1.02 ± 0.42)天。马秀清等于2011年也总结了国内早期开展经脐单孔腹腔镜辅助阴式子宫全切术的经验。同年，南方医科大学珠江医院刘木彪等报道了国内首例LESS治疗妇科恶性肿瘤，该手术病例是1名57岁的子宫内膜腺癌患者，术者取脐轮上方弧形切口约2.5cm，通过该切口置入单孔多通道套管建立手术通路，该手术总耗时4.5小时，手术出血量约100ml，术中没有中转开腹，也没有增加其他通道。这一手术病例的成功实施，也初步证实了在国内开展更加微创化的LESS治疗妇科恶性肿瘤的可行性。如今，在国内多家医疗单位陆续开展了包括宫颈癌、子宫内膜癌和卵巢癌等妇科恶性肿瘤在内的LESS治疗。

第二节　单孔腹腔镜手术的规范命名

在2009年以前，由于不同学科和国别等原因，国内外对LESS这一术式的命名并不统一。最初，单切口腹腔镜手术(single incision laparoscopic surgery，SILS)是常用的名称，随后出现了单孔腹腔镜(single-site laparoscopic，SSL)、单孔入路手术(single port access surgery，SPA)、单通道手术(single access surgery，SAS)、单通道脐部手术(one port umbilical surgery，OPUS)、经脐内镜手术(transumbilical endoscopic surgery，TUES)和自然孔道经脐手术(natural orifice transumbilical surgery，NOTUS)等一系列手术名称。由于命名的多样化也造成了学术研究和文献检索混乱的局面。因此，为了便于学术交流，规范命名显得尤为重要。美国腹腔镜内镜单一部位入路手术研究与评估协会(Laparoendoscopic Single-Site Surgery Consortium for Assessment and Research，LESSCAR)于2008年确定了“LESS”的名称，并且获得了经自然腔道手术研究和评估协会(Natural Orifice Surgery Consortium for Assessment and Research，NOSCAR)的批准。根据2010年8月国内《妇科单孔腔镜手术技术专家共识》的建议，该技术的中文表达确定为“单孔腹腔镜手术”，其对应的英文表述是“laparoendoscopic single site surgery”，英文缩写为“LESS”。该名称不仅在国内已普遍采用，而且也符合国际通用表述习惯。

从狭义上来讲，LESS仅仅是指经脐单孔腹腔镜手术(transumbilical laparoendoscopic single-site surgery，TU-LESS)。从广义上来说，LESS可分为TU-LESS和经自然腔道内镜手术(natural orifice translumenal endoscopic surgery，NOTES)。两者最大的区别就是手术入路不同。在妇科领域，多数LESS采用经脐入路，即TU-LESS。经脐入路的手术方式具有以下优点：①脐部是人体先天的瘢痕，在脐部做切口可使术后瘢痕隐蔽、美观。②脐部乃是腹壁最薄弱处，更容易进入腹腔。③脐部位于腹腔中部，观察盆腹腔方便，且便于手术操作。阴道是妇科特殊解剖结构，利用阴道这一自然腔道作为手术入路的手术称为经阴道单孔腹腔镜手术(vagina-natural orifice transluminal endoscopic surgery，vNOTES)。不在体表遗留手术瘢痕是vNOTES的优点，因此也可以说，vNOTES是严格意义上的无瘢痕手术，但是对于无性生活史或者存在先天阴道解剖畸形的患者应禁止实施vNOTES。

1998年，Moran提出了NOTES术式，这是一种通过口腔、肛门、尿道或阴道和内脏的穿孔等人体自然孔道作为内镜进入腹腔的外科手术通道，到达目标组织或器官操作的手术方式，包括混合NOTES术式(即联合了自然腔道及经腹或经脐手术入路)和单纯NOTES术式(手术入路仅涉及自然腔道)。由于vNOTES的手术难度和技术要求比TU-LESS高出许多，因此，受手术器械和技术的限制，vNOTES在临床上发展较为缓慢。近年来，在妇科领域中vNOTES发扬了腹腔镜的微创优势，不断扩大了手术指征，成为追求完成更难、更复杂手术的目标，但也面临新的问题和挑战。vNOTES在妇科领域具有得天独厚的优势，应用广泛，前景广阔，在快速康复外科理念的驱使下可进一步发挥其临床价值和应用潜能。因此，这项技术是微创理念新的实践，值得在妇科领域中应用和推广。无论是TU-LESS还是vNOTES，均以对患者的人文关怀为出发点，在保证安全和追求疗效的同时，达到减轻疼痛和瘢痕隐蔽的微创美容效果。

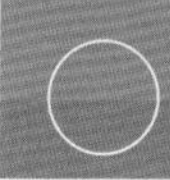

第三节　妇科肿瘤单孔腹腔镜手术的应用现状

一、妇科良性肿瘤

(一) 附件良性肿瘤

最常见的附件良性肿瘤主要是指来源于卵巢的良性肿瘤,包括卵巢成熟型畸胎瘤、卵巢纤维瘤和卵巢囊腺瘤等。LESS 在处理附件良性肿瘤方面具有较大的优势,尤其是最大径线 >10cm 或超过脐部的巨大囊性肿瘤,不仅方便了肿瘤标本的取出,还避免了开放性手术的长切口,同时解决了传统多通道腹腔镜手术因操作空间受限无法实施的问题,具有手术切口隐蔽、美观,有效减轻患者疼痛的效果。

2016 年,中华医学会妇产科学分会妇科单孔腹腔镜手术技术协助组制定了《妇科单孔腹腔镜手术技术的专家意见》,将附件良性肿瘤列为 LESS 的适应证。Wang 等初步证实了 vNOTES 在处理巨大卵巢良性肿瘤时的安全性和可行性。朱一萍等报道了 10 例包括卵巢成熟型畸胎瘤和卵巢囊腺瘤在内的卵巢囊肿剥离术,手术采取阴道后穹窿入路,切口长约 2.5cm,除其中 1 例因术中出血问题中转为传统腹腔镜手术以外,其他患者顺利完成 vNOTES,9 例患者的平均手术时间为 78.3 分钟,术中平均出血量 23.3ml,术后 24 小时视觉模拟疼痛评分平均 0.55 分,平均住院时间 4.7 天。中国医学科学院肿瘤医院孙力等报道了 30 例 TU-LESS 治疗巨大附件良性肿瘤的临床研究,由同一手术医师实施 LESS,手术方式包括卵巢囊肿切除术、附件切除术和子宫全切术等,统一采用经脐手术入路,切口长度为 1.5~2.0cm,30 例 TU-LESS 患者均成功实施了手术,无 1 例需中转开腹或者增加辅助穿刺孔,术后病理均证实为良性肿瘤,无 1 例为交界性肿瘤或恶性肿瘤。但需要注意的是,在应用 LESS 处理巨大附件肿瘤时,术前需考虑为良性病变,术中需穿刺抽吸囊内内容物使囊肿进一步缩小,同时避免囊液外渗造成术野污染。

(二) 子宫良性肿瘤

子宫肌瘤的手术方式有子宫肌瘤切除术和子宫全切术,可分为开放性手术和微创手术,而微创手术路径呈现多样化。患者年龄、意愿以及子宫肌瘤的位置和数量影响着手术方式的抉择。对于子宫肌瘤切除术,一般认为单发、前壁、浆膜下子宫肌瘤适合 LESS,随着手术经验的积累,手术适应证可扩展至类型为多发(数量不超过 3 个,大小不超过 8cm)、肌壁间、宫底、子宫后壁或阔韧带肌瘤,鉴于技术难度的增加,对于子宫后壁下段肌瘤、宫颈肌瘤,或者子宫肌瘤过大、过多者,不建议采用;子宫大小是影响 LESS 切除子宫的主要因素,受限于手术操作空间,病例往往选择子宫小于 14~16 孕周者为宜。

起初,由于受缝合技术等限制,LESS 在子宫肌瘤切除术中的应用相对滞后。随着手术者技能的提升和特殊器械的发明及应用,LESS 的卓越优势逐渐体现出来,并在临床上得到相应的重视。王春阳等报道了 15 例应用 TU-LESS 进行子宫肌瘤切除术,手术全部成功,并且在术中出血量、术中副损伤和术后并发症等方面均与传统腹腔镜手术无异,但患者术后主观切口满意度明显优于传统腹腔镜手术。近年来,随着达·芬奇机器人的普遍应用,单孔机器人腹腔镜手术(robotic laparoendoscopic single-site surgery,R-LESS)这一项技术在子宫肌瘤切除术甚至子宫全切术中也有所开展,并且获得良好的预后和满意的美容效果。经阴道入路进行子宫肌瘤切除术的文献报道相对少见。2018 年,Baekelandt 等应用 vNOTES 进行 8 例子宫肌瘤切除术,手术均成功,这些肌瘤包括浆膜下肌瘤和肌壁间肌瘤,无手术并发症发生,亦无须中转开腹或者中转为传统腹腔镜,是一种新子宫肌瘤剔除的微创方法。

二、妇科恶性肿瘤

(一) 宫颈癌

宫颈癌是最常见的妇科恶性肿瘤,早期病例可选择手术治疗,尤其是对于需要保留生育功能或者保留卵巢功能的年轻女性而言。长期以来,临床上应用腹腔镜技术治疗宫颈癌已成常态,直至 2018 年,刊登在

《新英格兰医学杂志》两项重磅级的研究使得宫颈癌的微创治疗备受争议。鉴于此，现在认为患者需要满足以下条件才考虑微创手术治疗：①确诊为宫颈鳞癌。②高分化。③癌灶 <2cm。④无淋巴脉管间隙浸润（lymph-vascular space invasion，LVSI）。⑤无深肌层浸润。

LESS 是近 10 年来逐渐发展起来的一项新的微创手术方法。2012 年，GARRETT 等报道了首例应用 LESS 进行宫颈癌根治术病例。2013 年，DURSUN 等报道了 1 例 LESS 下宫颈癌保留生育功能手术，手术耗时 240 分钟，出血量约 150ml，但无手术并发症发生。2017 年，国内王延洲等报道了 1 项 TU-LESS 治疗早期宫颈癌的单中心的初步研究，患者国际妇产科联盟（International Federation of Gynecology and Obstetrics，FIGO）分期为ⅠA1（有淋巴脉管浸润）、ⅠA2~ⅡA2 期，术中同时进行盆腔淋巴结清扫，结果发现，共有 27 例患者尝试手术，除外 1 例因术中探查合并Ⅳ期子宫内膜异位症需中转为多孔腹腔镜手术，其余 26 例手术均顺利进行，中位手术时间 237 分钟，平均术中失血量 186ml，2 例术中血管损伤，1 例术中膀胱损伤，但均能在术中 LESS 下完成修补。机器人的精细的操作似乎更利于 LESS 在早期宫颈癌手术中的开展。2018 年，Vizza 等报道了 20 例 R-LESS 治疗宫颈癌的情况，手术平均耗时 190 分钟，平均出血量为 75ml，术后出现 4 例并发症，其中盆腔脓肿、淋巴漏、肠穿孔和阴道裂开各 1 例。由于 LESS 存在线性视野、暴露受限和筷子效应等技术难度，术者在应对宫颈癌这种手术范围广泛、手术步骤复杂的病种时，将面临更大的挑战，学习曲线也更长。因此，术者除了需要具备丰富的妇科肿瘤腹腔镜手术经验以外，还应熟练地掌握单孔腹腔镜手术操作技术。同时，术者不应为了追求更高难度的 LESS 而忽略了遵循无瘤原则。

（二）子宫内膜癌

子宫内膜癌好发于围绝经期和绝经后女性，是三大妇科恶性肿瘤之一。近年来全球范围内发病率呈现逐渐增加的趋势，并且呈现年轻化趋势。手术治疗是子宫内膜癌的主要治疗方式。子宫内膜癌全面分期手术包括筋膜外子宫全切术、双附件切除术及盆腔和腹主动脉旁淋巴结切除或活检术。自 20 世纪 80 年代起，得益于医学技术的不断发展，外科手术逐渐趋向于微创化。由于腹腔镜手术具有创伤小、痛苦轻、恢复快、出血量少、并发症少、切口美观和住院时间短等优点，越来越多的研究也表明腹腔镜全面分期手术可作为治疗子宫内膜癌的理想手术方式。

在妇科恶性肿瘤领域，LESS 最先应用于子宫内膜癌中。近年来，随着快速康复理念的深入，LESS 治疗子宫内膜癌的例数也在逐渐增多。2014 年，北京协和医院孙大为等报道了 3 例 LESS 下子宫内膜癌分期手术，包括子宫全切术、双侧附件切除术和盆腔淋巴结切除术，平均手术时间 156.3 分钟，术中平均出血量 150ml，术后疼痛视觉模拟评分法（visual analogue scale，VAS）评分平均 4 分，术后住院时间平均 4 天，术后随访发现所有患者脐部切口愈合良好，为隐蔽伤口，未见明显瘢痕，阴道残端愈合良好。机器人手术系统以腹腔镜为基础，现已广泛应用于临床。在美国，子宫内膜癌是机器人手术系统应用最多的妇科恶性肿瘤。研究表明，可应用 R-LESS 对早期子宫内膜癌患者进行子宫全切术联合前哨淋巴结定位，与传统机器人多孔腹腔镜相比，手术时间和术中出血量均无显著性差异。对于不采取前哨淋巴结清扫的早期子宫内膜癌患者，R-LESS 不仅可以达到与传统机器人手术相同的治疗效果，还可以缩短平均住院时间。经阴道入路进行子宫内膜癌分期手术尚处于探索阶段，可见于个案报道。2018 年，陆军军医大学第一附属医院（重庆西南医院）王延洲等报道了 5 例均在 vNOTES 下进行的子宫内膜癌分期手术，其中 3 例进行盆腔淋巴结清扫，1 例仅行前哨淋巴结活检，1 例行盆腔淋巴结清扫及腹主动脉旁淋巴结切除，初步证实 vNOTES 应用于宫内膜癌全面分期手术中的安全性和可行性。

（三）卵巢癌

卵巢癌素有“女性杀手”之称，初诊时 70% 已属晚期，初治后 70% 终究会复发，死亡率一直居高不下。近几十年来，肿瘤细胞减灭术联合铂类药物为基础的化学治疗，作为晚期卵巢癌的基本治疗策略从未变过。对于卵巢癌手术，无论是全面分期手术、初始 / 中间型肿瘤细胞减灭术，还是再次减瘤术，依旧推荐开放性手术方式，手术入路首选下腹正中直切口；鉴于微创手术向来备受争议，故美国国立综合癌症网络（National Comprehensive Cancer Network，NCCN）临床实践指南建议，腹腔镜手术应由有经验的医师实施，可考虑用于经选择的早期病例。

临床上，应用 LESS 治疗卵巢癌并不多见，文献中也仅见于散在的个案报道。LESS 手术因使用切口

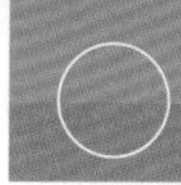

保护套，标本取出符合无瘤原则，故可合理应用于卵巢癌中，有望降低腹壁通道种植转移的风险。2018 年 Yoo 等报道了 1 例 29 岁上皮性卵巢癌 R-LESS 分期手术，术中进行了大网膜切除（横结肠系膜下缘）和盆腹腔淋巴结切除（肠系膜下动脉以下区域），手术获得成功。然而，迄今为止，全球范围内尚未见卵巢癌 LESS 下切除高位腹主动脉淋巴结和胃网膜下缘大网膜的报道。从技术层面上来说，LESS 应用于早期卵巢癌保留生育功能的分期手术不成问题，但需要严格筛选病例，这样既避免了开腹手术的巨大切口，又保证了标本取出的安全和迅速。

第四节　妇科肿瘤单孔腹腔镜手术面临的问题与展望

总的来说，LESS 在妇科肿瘤中应用是安全可行的，手术疗效与传统多通道腹腔镜技术相当，且具有更小的手术切口、更轻的术后疼痛，美容功效更佳和恢复时间更快等优势。作为一种新兴技术，LESS 仍存在以下亟待解决的问题：①线性视野，容易造成立体感缺失。②操作三角缺失，器械互相干扰，导致“筷子效应”的发生。③ 视野局限，并且画面稳定性差。④单孔排烟不畅，造成术野烟雾缭绕。⑤脐部切口正下方区域术野操作不便。⑥操作者学习曲线长。⑦器官暴露和创面缝合相对困难等。由于 LESS 操作空间有限和操作难度较大，加上妇科恶性肿瘤手术范围普遍广泛，且操作复杂，因此 LESS 在妇科恶性肿瘤治疗中的应用仍受到较大的限制。作为与快速康复理念相辅相成的微创技术，我们有理由相信，随着更多的妇科手术医师单孔操作技能的不断提升和仪器设备的进一步改进，LESS 技术在妇科肿瘤治疗中的应用前景广阔，对于某些病例的治疗将逐渐替代传统的多通道腹腔镜手术，在未来甚至有可能成为妇科手术常规选择的微创手术之一。

（李　力　陈昌贤）

参考文献

[1] FADER AN, ESCOBAR PF. Laparo-endoscopic single-site surgery (LESS) in Gynecologic oncology: technique and initial report. J Gynecol Oncol, 2009, 114 (2): 157-161.

[2] 刘木彪，蔡慧华 . 全国首例单孔腹腔镜手术治疗妇科恶性肿瘤 . 南方医科大学学报，2011, 31 (9): 1619-1621.

[3] 孙大为，王媛 . 经阴道腹腔镜手术在妇科的应用 . 实用妇产科杂志，2019, 35 (03): 166-170.

[4] 李珺玮，陈义松，华克勤 . 单孔腹腔镜在妇科良性疾病中的应用 . 实用妇产科杂志，2019, 35 (3): 170-172.

[5] CHOI EJ, RHO AM, LEE SR, et al. Robotic Single-Site Myomectomy: Clinical Analysis of 61 Consecutive Cases. J Minim Invasive Gynecol, 2017, 24 (4): 632-639.

[6] BAEKELANDT J. Transvaginal natural-orifice transluminal endoscopic surgery: a new approach to myomectomy. Fertil Steril, 2018, 109 (1): 179.

[7] 陈昌贤，李力 . 宫颈癌腹腔镜手术的全程管理 . 中国癌症防治杂志，2019, 11 (3): 212-215.

[8] VIZZA E, CHIOFALO B, CUTILLO G, et al. Robotic single site radical hysterectomy plus pelvic lymphadenectomy in gynecological cancers. J Gynecol Oncol, 2018, 29 (1): e2.

[9] PARK DA, LEE DH, KIM SW, et al. Comparative safety and effectiveness of robot-assisted laparoscopic hysterectomy versus conventional laparoscopy and laparotomy for endometrial cancer: A systematic review and meta-analysis. Eur J Surg Oncol, 2016, 42 (9): 1303-1314.

[10] EOH KJ, NAM EJ, KIM SW, et al. Nationwide Comparison of Surgical and Oncologic Outcomes in Endometrial Cancer Patients Undergoing Robotic, Laparoscopic, and Open Surgery: A Population-Based Cohort Study. Cancer Res Treat, 2021, 53 (2): 549-557.

[11] MOUKARZEL LA, SINNO AK, FADER AN, et al. Comparing Single site and Multiport Robotic Hysterectomy with Sentinel Lymph Node Mapping for Endometrial Cancer: Surgical Outcomes and Cost Analysis. J Minim Invasive Gynecol, 2017, 24 (6): 977-983.

[12] LEBLANC E, NARDUCCI F, BRESSON L, et al. Fluorescence-assisted sentinel (SND) and pelvic node dissections by single-port transvaginal laparoscopic surgery for the management of an endometrial carcinoma (EC) in an elderly obese patient. J Gynecol Oncol, 2016, 143 (3): 686-687.
[13] CHEN S, QI X, CHEN L, et al. Laparoendoscopic Single-site Surgery for Comprehensive Staging of Early Ovarian Cancer. J Minim Invasive Gynecol, 2019, 26 (5): 806.
[14] YOO JG, KIM WJ, LEE KH. Single-Site Robot-Assisted Laparoscopic Staging Surgery for Presumed Clinically Early-Stage Ovarian Cancer. J Minim Invasive Gynecol, 2018, 25 (3): 380-381.

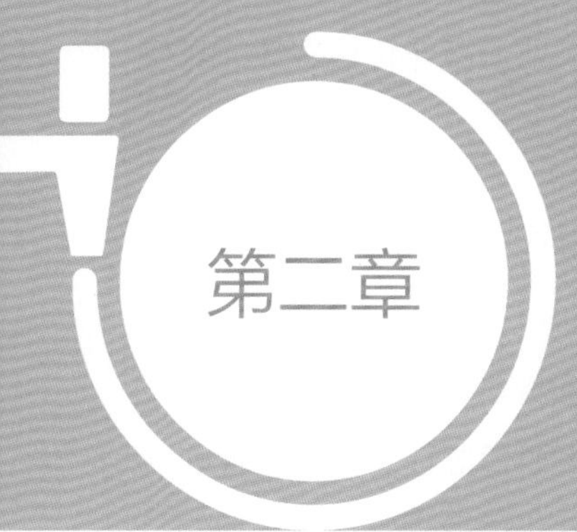

第二章

妇科肿瘤单孔腹腔镜手术的适应证和禁忌证

第一节　适应证及其原理

一、妇科良性肿瘤适应证

（一）附件手术

良性附件肿瘤是指附件区肿块，其术式包括单侧或双侧卵巢良性肿瘤切除术、附件切除术、输卵管系膜囊肿切除术等。

（二）子宫手术

子宫手术包括子宫肌瘤切除术和子宫全切术、子宫次全切除术。

二、妇科恶性肿瘤适应证

妇科恶性肿瘤手术包括盆腔和/或腹主动脉旁淋巴结活检或清扫术、子宫内膜癌全面分期术、广泛性子宫全切术等。

（一）宫颈癌

主要用于早期低危病例（如病灶直径 <2cm、高分化、鳞癌、无 >1/2 宫颈间质浸润和脉管内癌栓）。

1. 不需要保留生育功能

(1) ⅠA1 期：行筋膜外子宫全切术（Q-M 分期 A 型）+ 盆腔淋巴结切除术。

(2) ⅠA1 期合并 LVS（+）及 A2 期：行次广泛子宫全切术（Q-M 分期 B 型）+ 盆腔淋巴结切除术。

(3) ⅠB1 期：腹腔镜（保留或不保留膀胱神经）广泛子宫全切术（Q-M 分期 C1 或 C2 型）+ 盆腔淋巴结切除术 + 腹主动脉旁淋巴结取样术。

2. 需要保留生育功能

(1) ⅠA1 期：行宫颈切除术。

(2) ⅠA1 期合并 LVSI（+）、ⅠA2 期及ⅠB1 期：行腹腔镜盆腔淋巴结切除术加根治性子宫颈切除术。

（二）子宫内膜癌

主要用于Ⅰ型子宫内膜癌的临床Ⅰ期，行腹腔镜下筋膜外全子宫双附件切除术加盆腔淋巴结 ± 腹主动脉旁淋巴结切除术的全面分期术。同时对于术前影像学检查或术中探查均未见子宫外转移病灶的病变局限于子宫的患者，可考虑行前哨淋巴结活检术进行手术分期。

（三）卵巢癌

适用于肿瘤体积较小的Ⅰ期患者，以及适合于首次手术时已完整切除肿瘤，无明显肿瘤残留者的再分期手术。

三、原理

LESS 在现阶段已经可以完成大部分妇科手术，但良性疾病仍是 LESS 的主要适应证。妇科良性疾病的患者多为年轻育龄女性，对于微创性和美观性的要求较高，故 LESS 很容易被女性患者所接受。而妇科手术的手术范围比较局限，且妇科腹腔镜手术一般采取患者头低足高的截石位，该体位使肠管上移，并可使用举宫器等器械配合操作，使病灶得到充分暴露，为手术操作创造一个较大、较安全的空间。以上因素均为单孔腹腔镜在妇科中的应用提供有利条件。

在安全性方面，系统综述、随机对照试验（randomized controlled trial，RCT）在内的多项研究表明，单孔腹腔镜附件手术、肌瘤切除术、子宫全切术等在出血量、中转开腹率及手术并发症方面与传统腹腔镜相比无显著差异。随着器械及缝线的特殊性设计，单孔腹腔镜操作的诸多难点（缝合、打结、操作干扰）得以极大地改善，如 5mm 加长的镜头、自固定缝合线等。而且由于单孔腹腔镜切口较常规腹腔镜单个切口更大，更便于取出标本及减小挤压、粉碎播散的风险，更符合无瘤原则。目前对于较大的附件良性囊性肿瘤，可通过脐部单孔加以保护后的减容，经脐部拉出囊肿进行剥离囊壁、缝合，也更凸显其优势。对于子宫肌瘤的标本取出，则可通过“削苹果”式的冷刀碎瘤技巧，大大降低了使用电动粉碎器带来的肿瘤播散风险。

由于妇科恶性肿瘤手术过程复杂、手术范围广泛，加之 LESS 操作的局限性，限制了其在恶性肿瘤手术中的应用及推广。目前妇科恶性肿瘤 LESS 治疗仍处于初级阶段，但国内自 2011 年开始已经有报道 LESS 子宫内膜癌分期手术，近几年随着一些特殊拉钩、牵拉悬吊方法的改良应用，解决了术野暴露困难的问题，LESS 在恶性肿瘤手术中的应用得以快速发展。

不置可否，LESS 手术在妇科早期恶性肿瘤治疗方面的确有很多的优势，比如：①镜下清晰的手术视野和解剖结构。②由于器械从正上方进入，较易到达子宫两侧和闭孔区域。③由于能量设备的应用，术中出血少。④因为只需在脐部处做一小切口，大大减少了术后切口感染风险；尤其是子宫内膜癌患者往往合并肥胖、糖尿病和高血压，此类合并症更容易导致腹部切口愈合不良，甚至感染，延长住院时间。⑤切口美观。⑥术后疼痛更轻、恢复更快。⑦由于下腹部没有切口，可以更早地进行放射治疗、化学治疗，避免错过最佳治疗的时间窗。因此，2020 年 NCCN 子宫内膜指南提出，内膜癌Ⅰ期手术可经腹、经阴道或腹腔镜或机器人进行，需完整取出子宫，避免用子宫分碎器和分块取出子宫。在不影响治疗效果的前提下，应首选微创手术。而早期宫颈癌要注意需要界定和掌握微创手术的适应证，根治性子宫全切术的标准术式是开腹入路（1 类）。前瞻性随机对照试验表明，微创根治性子宫全切术与开腹根治性子宫全切术相比，无病生存率（disease-free survival，DFS）和总体生存率（overall survival，OS）较低，但 LACC 结果也遭受了学术界一些质疑，如 LACC 试验患者部分数据信息缺失及早期中止、术后辅助治疗不标准；LACC 试验中心招募数量及复发率差别大；腹腔镜学习曲线及术者手术经验影响微创组预后和在 LACC 研究中并没有对早期、肿瘤 <2cm 的宫颈癌患者有明确的结论。因此：①在目前缺乏足够证据明确影响微创手术肿瘤治疗结局的危险因素的情况下，可选择低危病例实施微创手术，如病灶小、分化好、无深层间质浸润等。②对于高危病例，如病灶大、特殊组织类型、术前活检病理已提示有脉管受累等，推荐开腹手术。③强调“无瘤操作”原则。笔者建议：①改进举宫方法，推荐“提吊举宫法”。②阴道离断前闭锁肿瘤下方的阴道，或经会阴离断阴道。③淋巴结切除后立即放入标本袋。④子宫标本取出后用注射用水冲洗盆腹腔。

目时仍强调腹腔镜学习曲线及术者手术经验对手术效果预后的影响，SEER 数据库的癌症登记数据，纳入 11 688 例妇科癌症患者，比较妇科肿瘤专家和非妇科肿瘤专家治疗情况，发现约 34% 患者的手术是由妇科肿瘤专家主刀的，而 25% 的患者接受标准治疗方案（初始肿瘤细胞减灭术 + 术后铂类药物为基础的辅助化学治疗），患者接受非标准手术方案的死亡率是接受标准手术方案的 1.22 倍（$P<0.01$）。至于前哨

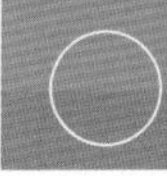

淋巴结切除，2020 年 NCCN 子宫内膜指南提出对于术前影像学检查或术中探查均未见子宫外转移病灶的病变局限于子宫的患者，可考虑行前哨淋巴结活检术进行手术分期。宫颈注射染料法已被证实是一种识别高危转移风险淋巴结效果确切的方法。

总之，目前关于 LESS 在妇科恶性肿瘤手术仅限于少量病例报道，其安全性和有效性的问题尚存在争议，患者实际获益还待商榷。

第二节　禁忌证及其原理

一、绝对禁忌证

绝对禁忌证包括全身情况不能耐受手术或麻醉、巨大可疑恶性的盆腔肿瘤、凝血功能障碍、腹腔内严重感染、腹壁疝、脐部发育异常者等。

二、相对禁忌证

相对禁忌证包括盆腔严重粘连、既往有脐部手术史，卵巢囊肿破裂、扭转或腹腔内出血急腹症表现者，子宫肌瘤 >5cm、肌瘤数超过 3 个及合并贫血者，晚期恶性肿瘤等。

三、原理

妇科 LESS 的禁忌证与传统腹腔镜手术禁忌证基本相同。严重粘连也是妇科 LESS 的相对禁忌证，狭小的操作空间和操作困难会妨碍 LESS 的实施，增加中转开腹的概率或需要多孔才能完成。既往有脐部手术史者，可能造成单孔设备进腹困难；而腹部疝患者人工气腹的压力可将腹腔内容物压入疝孔，引起腹部疝的嵌顿。附件良性手术中，有卵巢囊肿破裂、扭转、出血等急腹症表现，甚至休克者不宜进行 LESS。肌瘤剔除手术的相对禁忌证包括子宫肌瘤 >5cm、肌瘤数超过 3 个及合并贫血者。对于单孔腹腔镜子宫全切术，子宫体积大小可能成为一个限制因素，过大的子宫体会影响子宫两侧血管的处理。子宫大于孕 10 周者中转为开腹或多孔腹腔镜手术的概率明显增大。但随着单孔手术技巧的提高，或者阴式辅助切除更大的子宫、剔除更多个数的肌瘤也可以实现。

对于晚期恶性肿瘤，由于肿瘤侵及多个部位，单孔腹腔镜下行肿瘤细胞减灭术操作困难，目前暂列为禁忌证。对于身体状况差，不能耐受麻醉者、凝血功能障碍者、腹腔严重感染者、脐部发育异常者等传统腹腔镜禁忌证，亦均为 LESS 禁忌证。无论采用何种手术方式，手术的目标和原则是不变的。术者在术前应充分评估患者的病情、自身的技巧，以及是否有得力的器械，是否决定进行 LESS。LESS 是微创手术的创新，其可行性和安全性较传统腹腔镜无明显差异，但在美容效果和术后疼痛方面，单孔腹腔镜较传统多孔腹腔镜可能具有优势。在单孔腹腔镜成为标准术式之前，仍需要进行长期随机的临床对照试验，以对比分析短期和长期的获益。

（陈　坤　贺红英）

参考文献

［1］中华医学会妇产科学分会妇科单孔腹腔镜手术技术协助组．妇科单孔腹腔镜手术技术的专家意见．中华妇产科杂志，2016, 51 (10): 724-726.

［2］KW LEE, SW CHOI, YH PARK, WJ BAE, et al. A randomized, prospective study of laparoendoscopic single-site plus one-port versus mini laparoscopic technique for live donor nephrectomy. World Journal of Urology, 2018, 36 (4): 585-593.

［3］孙大为，张俊吉，熊巍，等．单孔腹腔镜下子宫内膜癌分期手术的临床报告．中华腔镜外科杂志（电子版），2014,(1):

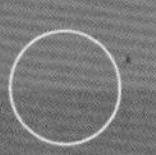

10-13.

[4] 李珺玮, 陈义松, 华克勤. 单孔腹腔镜在妇科良性疾病中的应用. 实用妇产科杂志, 2019, 35 (3): 170-172.

[5] 中国医师协会妇产科分会妇科单孔腹腔镜手术专家技术协作组. 中国大陆妇科单孔腹腔镜及 NOTES 手术的探索发展及现状. 中华腔镜外科杂志(电子版), 2018, 11 (1): 1-3.

[6] 关小明, 张意茗, 范晓东. 单孔腹腔镜技术的发展及展望. 山东大学学报(医学版), 2019, 57 (12): 5-9.

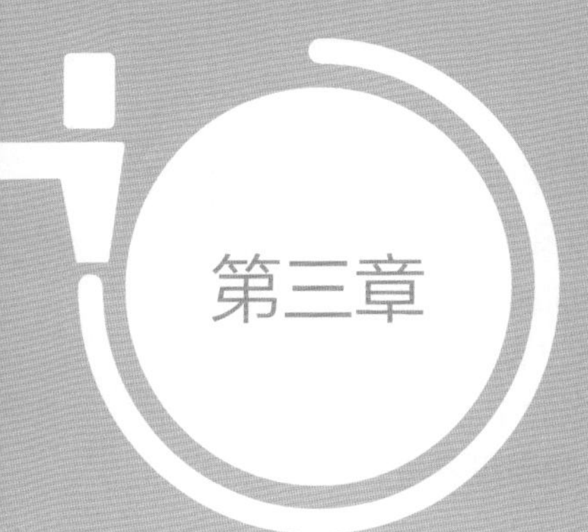

妇科肿瘤单孔腹腔镜手术中的无瘤原则

无瘤原则是肿瘤外科手术操作的基本原则。在肿瘤的开腹手术、多孔腹腔镜或者单孔腹腔镜手术中，这些原则都是需要必须遵守和严格执行的。外科医师应充分认识这一技术的重要性，掌握其原理和方法，并像遵循无菌原则一样严格遵守无瘤原则。

第一节　无瘤原则的基本要求

无瘤原则，又称无瘤技术（no-touch isolation technique），是一个肿瘤外科的手术理念和措施，目的是减少肿瘤的种植与复发。美国Cole等医师在1954年首先提出了这一概念，之后逐渐形成了一套实施手术的标准流程和在术中防止肿瘤细胞脱落、种植和播散的具体措施。同时，肿瘤手术的围手术期措施也被纳入到了无瘤原则中。大量的研究已证实，无瘤技术可有效减少根治性手术后肿瘤的局部复发和远处转移，从而显著改善患者的预后，以及延长患者的无瘤生存期。

无瘤原则包括以下6个方面：①不可挤压原则。②隔离原则。③锐性解剖原则。④减少肿瘤术中扩散机会原则。⑤减少癌细胞污染原则。⑥整块切除原则。此外，洗手及巡回护士与手术医师的配合，包括无瘤原则的监督、器械台的准备和管理以及标本的管理等，都是无瘤原则不可缺少的部分。以上原则适用于所有肿瘤外科手术，且与手术入路方式无关。

第二节　无瘤操作的具体实施

无瘤原则的6个方面落实到具体实施中，它是医护人员在围手术期必须遵守的基本原则。无瘤原则不局限于某一手术方式，在任何手术入路操作中均应遵守；无瘤原则的参与者不局限于术者，肿瘤患者的护理人员、器械护士等均需具有无瘤意识；无瘤原则的实施时机不局限于术中，术前、术毕同样需要遵守无瘤原则。

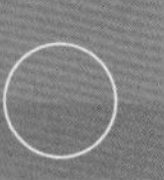

一、不可挤压原则

挤压肿瘤可在向外和向内两方面增加肿瘤的转移和播散。一是挤压导致肿瘤向外破裂。以卵巢肿瘤为例，如为ⅠA期恶性或交界性肿瘤，肿瘤破裂则分期提高为ⅠC期，增加肿瘤复发风险。黏液性肿瘤若破裂导致细胞进入腹腔，同样增加复发风险。二是肿瘤细胞向内压迫入血，增加血性转移风险。比如，宫颈恶性肿瘤中，举宫器可能挤压肿瘤进入血管，人为地导致脉管浸润，可能加速肿瘤远处转移。在2018年《新英格兰医学杂志》中对于腹腔镜治疗宫颈癌手术的质疑之后，国内越来越多的中心开始探索腹腔镜下免举宫或者改良举宫的宫颈癌根治术，这也符合不可挤压原则。此外，术前对肿瘤患者进行查体时，应尽量减少查体次数，避免直接挤压肿瘤，如宫颈癌、外阴癌等，以减少肿瘤播散机会。

二、隔离原则

与传染性疾病的隔离原则类似，肿瘤的隔离原则是指将肿瘤细胞与正常组织分隔，减少种植转移机会。妇科恶性肿瘤手术中，切除的肿瘤组织或淋巴结应及时装袋，避免直接接触盆腹腔正常组织。标本袋的选取可根据标本大小灵活处理。市面上有各种型号的成品标本袋，也可以根据标本大小自制标本袋。10cm左右的较大标本，比如不明性质的子宫肌瘤、卵巢肿瘤等，可使用脑外科薄膜自制标本袋，在袋缘缝线一圈，装入标本后收紧袋口；5cm左右的标本，可使用包装吸气管的薄膜袋；更小的标本，比如淋巴结等，可剪下手套的指套装标本，也很方便。对于较大的畸胎瘤，如果可疑恶性，也可将肿瘤装袋后进行剥离。由于子宫肉瘤的诊断常常在术后才能确立，在腹腔镜下子宫肌瘤切除术中，取出瘤体时需尽量将瘤体装袋后取出。在标本带内旋切（多孔）或者“削苹果法”（详见视频3-1　经脐单孔腹腔镜取肌瘤标本）取出，避免肿瘤细胞脱落形成种植。

视频3-1
经脐单孔腹腔镜取肌瘤标本

三、锐性解剖原则

锐性解剖即使用刀、剪、超声刀等进行锐性操作，减少或避免钝性操作。钝性撕扯、剥离等操作会挤压肿瘤，增加肿瘤破裂及进入脉管的机会。使用超声刀进行锐性分离，在切断的同时凝闭脉管，减少肿瘤细胞的脉管播散。锐性解剖既是无瘤原则，也是腹腔镜手术的操作技巧。腹腔镜操作提倡间隙解剖，可以更清晰地显露术野，避免脏器损伤，减少出血，保证手术安全（详见视频3-2　经脐单孔腹腔镜下晚期卵巢癌探查活检术）。

视频3-2
经脐单孔腹腔镜下晚期卵巢癌探查活检术

四、减少肿瘤术中扩散机会原则

肿瘤术中扩散的路径包括经血管、经淋巴管、经解剖间隙扩散及局部种植。在分离肿瘤周围组织前，结扎、凝闭或离断供应肿瘤组织的血管尤为重要。术中的牵拉、分离等操作都有可能使肿瘤细胞进入血液循环，导致肿瘤细胞的血行播散。比如卵巢恶性肿瘤手术中，应首先高位结扎双侧卵巢悬韧带。淋巴结清

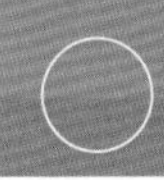

扫过程中，应先处理远离肿瘤处的淋巴结，再处理邻近淋巴结，减少肿瘤细胞因手术操作沿淋巴管向更远的淋巴结扩散。在子宫内膜癌手术中，举宫之前凝闭双侧输卵管，可减少肿瘤细胞经过输卵管扩散至盆腔；宫颈癌手术中可先经阴道分离阴道壁，缝合封闭后形成阴道袖套（vaginal manchette），可减少肿瘤局部种植。

五、减少癌细胞污染原则

癌细胞污染切口可导致切口转移性肿瘤，这主要发生在腹腔镜手术中，在开腹手术中也不少见。腹腔镜 Trocar 管反复进出穿刺口时，会将肿瘤细胞遗留至穿刺口，导致肿瘤细胞局部种植。在 Trocar 管拔除前后，应充分冲洗腹腔、器械及穿刺口。在单孔腹腔镜中，由于切口保护套对肚脐切口的保护，穿刺孔转移性肿瘤发生率可能低于多孔腹腔镜。比如在晚期卵巢恶性肿瘤的探查活检手术中，单孔腹腔镜可能优于多孔腹腔镜。子宫内膜癌术中举宫时应避免子宫穿孔，避免肿瘤细胞进入腹腔。此外，术毕进行常规冲洗盆腹腔，有利于减少肿瘤细胞的污染。常用的冲洗液包括灭菌水、生理盐水、5% 葡萄糖溶液、碘伏溶液和抗癌药物溶液等。目前关于使用哪种冲洗液更有效尚无临床研究证实。

六、整块切除原则

能否根治、切净肿瘤是决定恶性肿瘤治疗效果的关键之一。对于卵巢肿瘤，如果术前性质不明，术中需避免肿瘤破裂污染腹腔，导致医源性分期上升。对于晚期卵巢恶性肿瘤，对肿瘤的整块切除也可以降低肿瘤患者的复发率。“卷地毯式”“包饺子式”卵巢肿瘤切除本质上是保证肿瘤的整块切除。对于宫颈癌、外阴癌的切除，强调距肿瘤一定距离进行完整切除来体现无瘤原则。淋巴结的整块切除是要求分离出动、静脉血管之间的间隙，要清扫血管表面、侧方的淋巴结及淋巴管，还要切除淋巴结周围的脂肪组织，最后各组淋巴结要连成整块一起完整切除。非整块切除的做法可能导致脉管中微小转移灶自断端溢出并种植。因此，不推荐单纯为了标明淋巴结的解剖位置而在体内人为地分离淋巴结。

七、无瘤原则对器械护士的要求

术中器械护士也应严格遵守无瘤原则。器械护士需要树立无瘤观念，术前手术器械、物品要准备齐全。术中应密切监督并配合手术医师严格执行无瘤原则，用于肿瘤区和正常组织区的器械、物品应分开摆放，不得混用。肿瘤区使用的纱布应尽量保持干燥，纱布一旦接触瘤体，应当立即丢弃，不能重复使用。切取的肿瘤组织和淋巴结，不可用手直接接触，应当用弯盘接递。术中及时更换被肿瘤污染的器械、手套、敷料。术毕关腹前配合医师做好腹腔冲洗和切口冲洗。

无瘤技术所对应的英文是“no-touch isolation technique”，关键词有两个：“no-touch”和“isolation”。以上具体所述的几大方面可以笼统归入这两个关键词。“no-touch”包括不可挤压原则，锐性解剖原则及整块切除原则；“isolation”包括隔离原则，减少肿瘤术中扩散机会原则和减少癌细胞污染原则。无瘤原则的各个方面相辅相成，并非独立，比如隔离原则和减少癌细胞污染原则有交叉重叠；不可挤压原则、锐性解剖原则，是为了减少术中扩散机会。需要指出的是，无瘤原则的一些具体操作来源于临床经验，缺乏研究数据支撑，某些操作规范比如避免举宫穿孔等，由于伦理学的要求，很难通过临床研究进行验证。作为肿瘤外科的医护人员，需牢记无瘤原则这一理念，做到防患于未然。

第三节　单孔腹腔镜在无瘤技术上的特点

与多孔腹腔镜相比，单孔腹腔镜在无瘤技术上的优势源于两点：切口保护套和相对大切口。在晚期恶性肿瘤活检术中，切口保护套可避免肿瘤污染切口，术毕方便冲洗，可能减少切口转移性肿瘤的发生。在巨大卵巢囊性肿瘤手术中，切口保护套可避免切口污染，相对大切口近似于开腹操作，避免囊液溢出污染

盆腹腔。在子宫肌瘤切除术中，经过肚脐切口采用“削苹果”的方式取出瘤体，避免使用肌瘤粉碎器，避免粉碎器相关的并发症，可能减少肌瘤腹腔播散的风险。

单孔腹腔镜手术在无瘤技术的劣势在于单孔腹腔镜的难度更大，以及对术者要求更高。单孔腹腔镜的器械干扰的筷子效应、视野局限、三角操作的弱化等特点均限制了单孔腹腔镜下的操作，可能导致切除范围的缩小、术中出血增加、手术时间延长等，不利于无瘤原则的实施。

因此，在妇科肿瘤选择入路方式的过程中，如术前评估可疑甚至已明确恶性肿瘤，术中能否保证无瘤原则是决定手术入路方式的关键之一。不能为了减少穿刺孔数量而放弃无瘤原则。总之，无瘤原则关系着患者的安全，是手术入路方式的首要考量。

（龚 瑶 李 力）

参考文献

[1] KUROKI T, EGUCJI S. No-touch isolation techniques for pancreatic cancer. Surg Today, 2017, 47 (1): 8-13.

[2] 刘开江，赵绚璇．腹腔镜恶性肿瘤手术中无瘤技术的应用．中华腔镜外科杂志（电子版），2018, 11 (1): 17-19.

[3] RAMIREZ PT, FRUMOVITZ M, PAREJA R, et al. Minimally Invasive versus Abdominal Radical Hysterectomy for Cervical Cancer. N Engl J Med, 2018, 379 (20): 1895-1904.

[4] KANNO K, ANDOU M, YANAI S, et al. Long-term oncological outcomes of minimally invasive radical hysterectomy for early-stage cervical cancer: A retrospective, single-institutional study in the wake of the LACC trial. J Obstet Gynaecol Res, 2019, 45 (12): 2425-2434.

[5] SZNURKOWSKI JJ. En bloc pelvic resection for advanced ovarian cancer preceded by central ligation of vessels supplying the tumor bed: a description of surgical technique and a feasibility study. World J Surg Oncol, 2016, 14: 133.

[6] 龚瑶，秦艳，代雪林，等．经脐单孔腹腔镜辅助下体外巨大卵巢肿瘤剥除术 4 例报告．中国微创外科杂志，2019, 19 (4): 375-377.

[7] 唐均英，龚瑶．单孔腹腔镜技术在妇科应用中的若干问题．第三军医大学学报，2019, 41 (7): 631-636.

[8] SANDBERG EM, lA CHAPELLE CF, VAN DEN TWEEL MM, et al. Laparoendoscopic single-site surgery versus conventional laparoscopy for hysterectomy: a systematic review and meta-analysis. Arch Gynecol Obstet, 2017, 295 (5): 1089-1103.

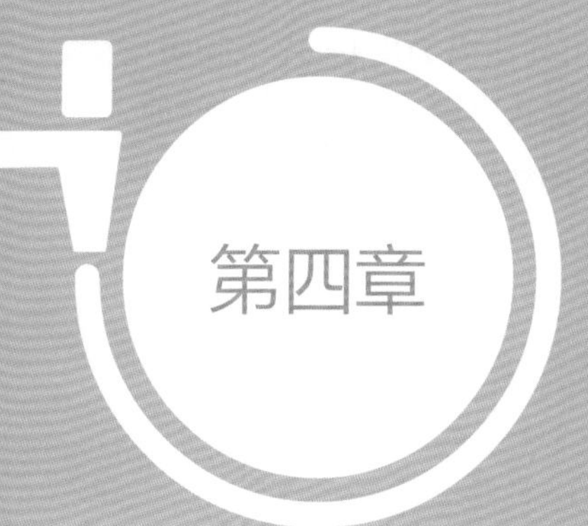

第四章

单孔腹腔镜手术的入路解剖、特点及选择原则

单孔腹腔镜的入路主要包括经肚脐入路和经阴道入路，而经阴道入路又可分为前穹窿入路、后穹窿入路和中间入路。入路通道的建立是单孔腹腔镜手术操作的第一步。熟练掌握入路的解剖层次是安全建立通道的基础。同时，如何选择合适的入路方式是术者面对的重要问题之一。本章主要叙述经脐入路和经阴道入路的解剖结构及层次，介绍不同入路的特点，并探讨“以术式、术者及患者为中心”的决策方案，即“术式决策三角”在手术入路方式选择中的作用。

第一节　肚脐入路的解剖

肚脐位于腹前正中线上，是胎儿出生脐带脱落后留下的天然瘢痕。其位置不恒定，成人平躺后一般平第3、4腰椎椎间盘水平。女性肚脐外形因人而异，一般分为6型，分别为垂直型、T型、椭圆型、圆型、水平横型、不规则型，其中符合中国人审美标准的肚脐形态为垂直狭长型和T型（图4-1）。

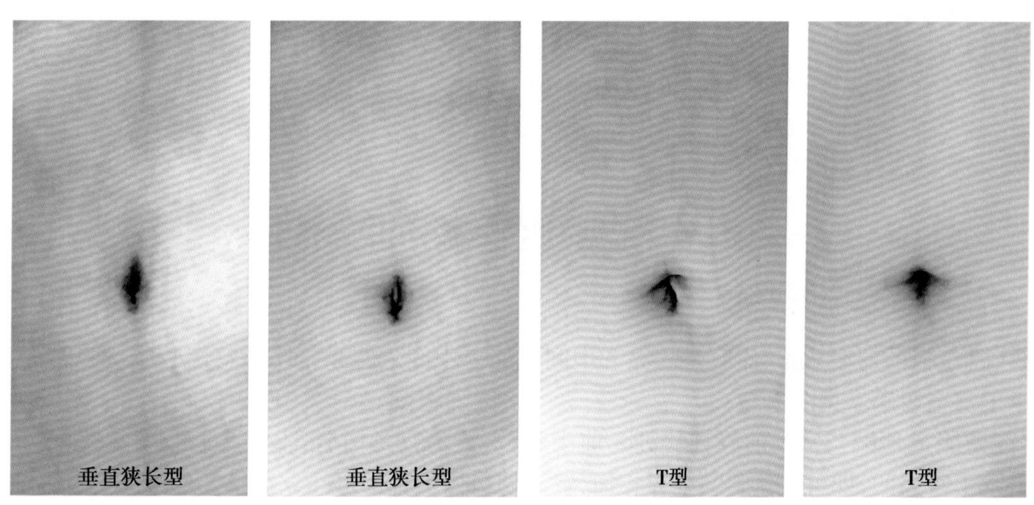

图4-1　单孔腹腔镜术后肚脐

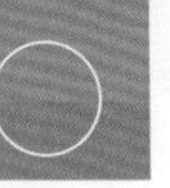

肚脐的解剖层次在脐凹处和凹陷之外不同(图 4-2)。脐凹处一般有 5 层,由外向内为皮肤、皮下脂肪、筋膜、腹膜外脂肪和腹膜。脐凹皮肤由于瘢痕挛缩,一般较周围皮肤厚。此处皮肤由第 10 肋间神经的前皮支支配。皮下脂肪层厚度不一,脐凹处脂肪层比周围更薄。在某些个体比如偏瘦体形的人中,脂肪层可能缺如,皮肤与筋膜层连接,注意在切开时勿损伤腹腔内组织。

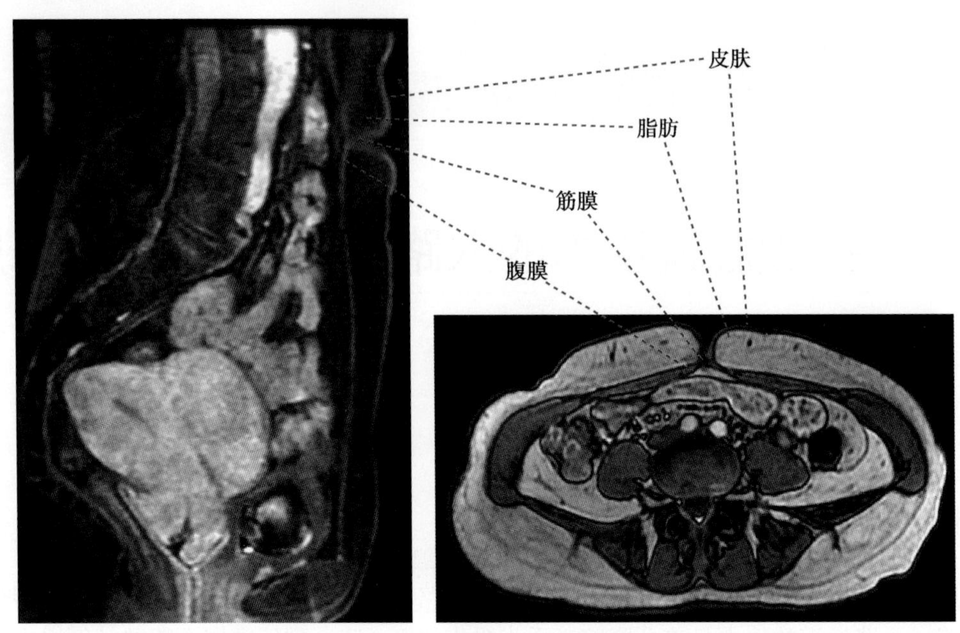

图 4-2 MRI 图像上的肚脐解剖层次

筋膜层是白线的一部分,后者是腹壁 3 层阔肌的腱膜在正中线上与对侧腱膜互相交织愈合而成。筋膜层发挥稳定加固腹壁的作用,肚脐缝合时需注意筋膜层的缝合,避免发生脐疝。

腹膜外脂肪,又称腹膜外筋膜,与腹膜后间隙疏松结缔组织相连续。脐凹处腹膜外脂肪厚度因人而异,与胖瘦相关。腹膜为腹膜壁层,是肚脐入路的最内层。

肚脐形成凹陷主要是由于脂肪层更薄和缺少肌肉层。凹陷之外解剖层次与脐凹不同。纵向上凹陷之外皮肤变薄、脂肪层更厚,横向上还有肌肉层及肌肉鞘膜(详见视频 4-1 单孔腹腔镜肚脐的切开和缝合)。

视频 4-1
单孔腹腔镜肚脐的切开和缝合

第二节 阴道入路的解剖

阴道入路包括前穹窿入路、后穹窿入路和中间入路。中间入路是指阴道穹窿一圈均打开后建立的通路,多用于子宫全切术。见图 4-3。

前穹窿是阴道顶端与宫颈前唇连接处。前为膀胱,后为宫颈前唇,上方为膀胱子宫陷凹。切开前穹窿,打开膀胱子宫陷凹,即可让盆腔与外界相通,置入切口保护套即可建立通道。经过的解剖层次为:阴道壁、膀胱宫颈间隙和膀胱反折腹膜。

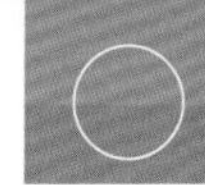

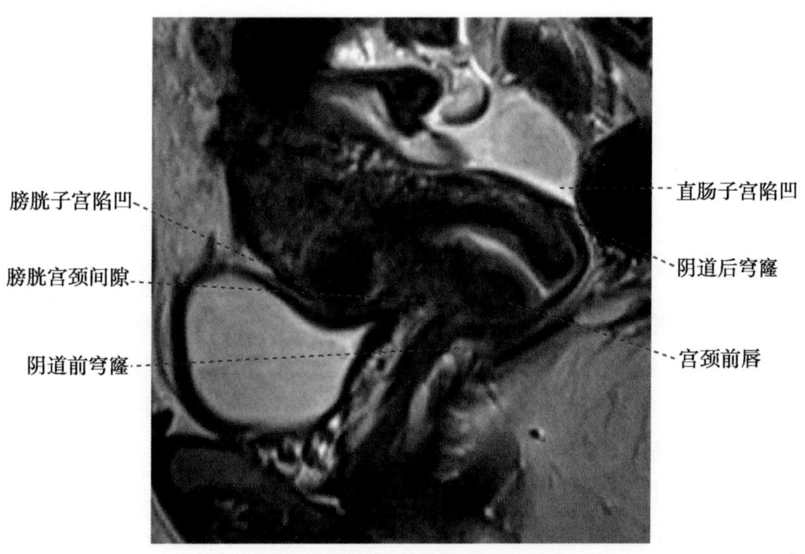

图 4-3　阴道穹窿入路 MRI 图像

阴道后穹窿是阴道顶端与宫颈后唇连接处。前为宫颈，后为直肠，上方为直肠子宫陷凹。切开后穹窿，打开直肠子宫陷凹，即可让盆腔与外界相通。Roberts 等提出后穹窿切开的“安全三角”，认为在此三角内切开后穹窿比较安全，可避免损伤周围组织。具体暴露方式如下：牵拉宫颈向上外提拉，充分暴露宫颈并展开后穹窿，以宫颈的 4 点钟和 8 点钟连线为底边，可构成一等边三角形，即为此三角所在（图 4-4）。此三角位于后穹窿顶端，与直肠有一定距离，切开是主要经过两层结构：阴道壁和腹膜壁层。如直肠子宫陷凹无粘连，一般不会损伤直肠。

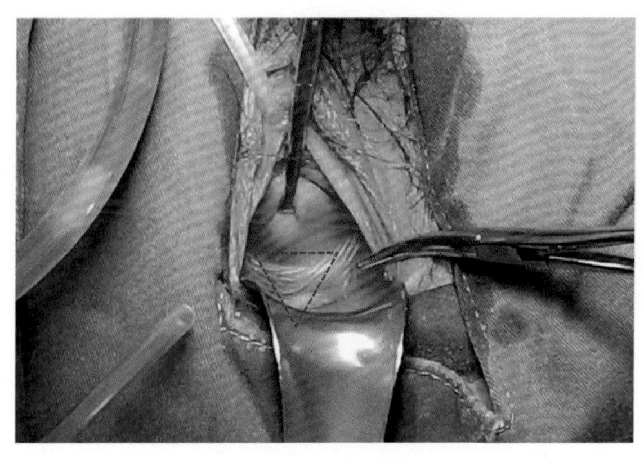

图 4-4　后穹窿切开的“安全三角”

相对来说，后穹窿入路较前穹窿入路更常用，原因之一在于后穹窿切开经过的解剖层次更少，距离更短，更易达到。在有剖宫产史患者中，膀胱宫颈间隙解剖发生改变，子宫前壁易发生粘连，此时经过后穹窿切开会更安全。

阴道穹窿血供来源于子宫动脉下行支，血供丰富，切开后渗血明显，是缝合止血的重点。阴道上段主要由内脏神经支配，对切割引起的疼痛不敏感，所以术后一般无切口相关疼痛（详见视频 4-2　经阴道后穹窿 vNOTES 下的解剖）。

视频 4-2
经阴道后穹窿 vNOTES 下的解剖

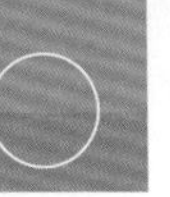

第三节　经脐单孔腹腔镜的特点

一、与多孔腹腔镜比较的优势

一般认为，与多孔腹腔镜相比，单孔腹腔镜具有术后疼痛轻、恢复快、美容效果好等优势，尤其单孔的美观优势是患者选择单孔的主要原因。但也有研究认为，单孔术后的美容效果并不明显，患者满意度并不比多孔高，术后疼痛并未减轻，单孔腹腔镜的术中出血量、患者住院时间、围手术期并发症并无优势。在得出确切结论之前，还需要更多高质量的临床研究。

单孔腹腔镜相对的大切口能带来相应的优势。与多孔腹腔镜 0.5~1cm 的切口相比，单孔腹腔镜的切口更大，经脐单孔腹腔镜的切口一般在 2~3cm。与大切口相关的优势主要体现在两方面：①取标本方便。②可直视下操作。在以下手术中优势明显：①子宫肌瘤切除术或子宫次全切除术，可经肚脐切口采用“削苹果”的方式取出瘤体，避免使用肌瘤粉碎器，避免粉碎器相关的并发症，可能减少肌瘤腹腔播散的风险（详见视频 4-3　经脐单孔腹腔镜下子宫次全切除术）。②巨大卵巢囊性肿瘤切除术，在单孔腹腔镜辅助下进行此类手术，可将肿瘤娩出体外进行剥离，直视下缝合，结合了腹腔镜微创和开腹保护卵巢功能的特点。③晚期卵巢恶性肿瘤活检术，对于术前评估难以行满意减瘤的拟诊晚期卵巢恶性肿瘤患者，单孔腹腔镜下进行组织活检及探查，可避免标本取出时肿瘤挤压脱落，且可保护切口免受肿瘤污染，符合无瘤原则。

视频 4-3
经脐单孔腹腔镜下子宫次全切除术

此外，经脐单孔采用开放切口置入 Port，避免了 Trocar 管盲穿带来的并发症，比如损伤大血管及盆腹腔重要脏器等，在腹部结核病病史或多次手术史患者中更为安全可靠。切口保护套内外圈紧贴切口，避免气体进入，可减少皮下气肿形成。

二、与多孔腹腔镜比较的局限

单孔腹腔镜由于切口数量的减少，也带来相应的局限。首先，操作三角的弱化明显降低了单孔腹腔镜的操作性，增加了手术难度，延长了手术时间；其次，器械和镜头均从同一切口进入，器械干扰增加，降低了手术操作性。镜头与器械在同一轴线上，镜头容易被器械干扰和遮挡，难以获得理想的视野。

大切口的局限在于术后脐疝的发生率增加。一项纳入 23 项研究 2 471 例病例的 meta 分析结果显示，多孔腹腔镜切口疝的发生率为 0.7%，而单孔的发生率高达 2.2%，单孔脐疝的发生率是多孔的 3 倍之多。

表 4-1 总结了经脐单孔与多孔腹腔镜的比较。与多孔腹腔镜相比，经脐单孔的变化在于切口：数量减少和切口变大。切口数量的减少带来的改变包括术后疼痛减轻、美容效果好，同时操作三角变小（小三角操作），器械干扰增加（“筷子效应”），视野的局限等，导致操作难度增加，学习曲线延长，手术时间延长。切口变大带来的改变包括：开放切口，减少盲穿带来的并发症；可直视下操作；取标本方便快捷；脐疝的发生风险增加。

表 4-1 经脐单孔腹腔镜的特点（与多孔比较）

变化点	优势	局限
切口减少	疼痛轻，恢复快	小三角操作
		筷子效应
		视野局限
	美容效果	手术时间延长
		学习曲线延长
切口变大	取标本方便	脐疝
	直视下操作，具有开腹优势	
	开放切口，避免盲穿的并发症	

第四节 经阴道单孔腹腔镜的特点

经阴道单孔腹腔镜结合了经脐单孔腹腔镜和阴式手术的特点，本节通过不同入路方式间的比较来认识经阴道单孔腹腔镜的特点（表 4-2）。

表 4-2 经阴道单孔腹腔镜的特点

项目	优势	局限
与经脐单孔比较	恢复快	操作空间狭小
	疼痛轻	视野局限
	体表无切口	视角倒置
	标本取出优势	入路建立失败可能
	器械干扰减少	适应证减少
与经阴道手术比较	操作范围扩展	气腹相关影响
	可视化	
	适应证增加	

一、与经脐单孔腹腔镜比较的优势

（一）快速康复优势

经脐单孔腹腔镜采用肚脐切口，术后瘢痕隐藏于肚脐，但若术中切口超出脐凹，或者患者为瘢痕体质，术后仍可见体表瘢痕。而经阴道单孔无任何体表瘢痕，是真正的“无瘢手术”。阴道上段为内脏神经支配，术后疼痛更轻。经阴道单孔腹腔镜对肠道干扰更少，术后排气时间短，术后康复迅速。

（二）手术操作优势

以附件区病变为例，经阴道单孔操作时 Port 到病变区的距离短于经脐单孔，体外水平器械干扰更小，体内更易形成小三角操作，操作性更强。经阴道单孔可结合阴式操作，比如对卵巢囊肿的剥离和缝合可在直视下进行，此时比经脐单孔操作更具有优势。

（三）标本取出优势

经阴道切口比经脐入路更大，取标本更方便。在畸胎瘤剥除手术中，囊内容物积聚于后穹窿或阴道，可迅速取出，避免污染腹腔，节省手术时间（详见视频 4-4 vNOTES 卵巢畸胎瘤剥除术）。

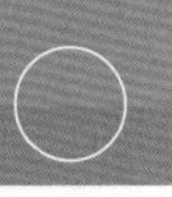

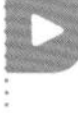

视频 4-4
vNOTES 卵巢畸胎瘤剥除术

二、与经脐单孔腹腔镜比较的局限

经脐单孔由肚脐向下俯视，视野更广，盆腹腔各个区域都能探查；经阴道单孔向上仰视，视野较窄，难以全面探查。以后穹窿入路为例，由于子宫的干扰遮挡，难以探查子宫前区域，且手术空间局限，镜下缝合、分离等操作更难。经脐单孔与开腹手术、多孔腹腔镜的视角相似，符合常规解剖结构；经阴道单孔的视角倒置（图 4-5A、B），需要重新适应解剖结构，学习曲线相应延长。如果盆腔粘连严重，还存在建立入路失败、难以进入盆腔的可能。因此，经阴道单孔适应证更少，主要适用于无严重盆腔粘连、疾病部位相对单一的患者，盆腔严重粘连、多部位病变或需要探查的疑难病例是手术的相对禁忌证。

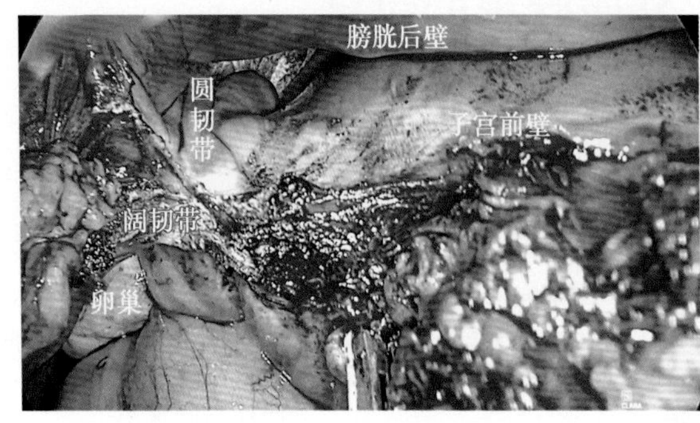

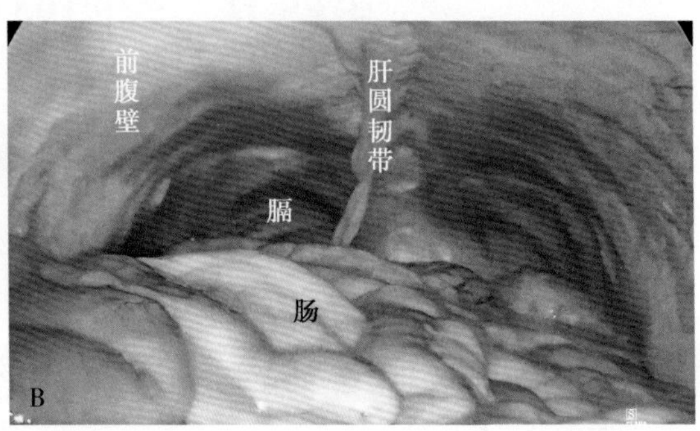

图 4-5　经阴道单孔的倒置视角
A. 经阴道所见的盆腔；B. 经阴道所见的腹腔

三、与传统阴式手术的比较

经阴道单孔腹腔镜可以看做是给阴式手术添了一双“眼睛”。它具备经阴道手术的优势，包括体表无瘢痕、疼痛轻、恢复快、住院时间短等。相比阴式手术，它可以清楚观察盆腔及上腹部，可完成更多的手术操作，适应证更多（详见视频 4-5　自制 Port vNOTES 全子宫双附件切除术）。

视频 4-5
自制 Port vNOTES 全子宫双附件切除术

四、不同阴道入路方式的选择

如前一章所述，经阴道入路包括前穹窿入路、后穹窿入路和中间入路。前穹窿入路一般用于子宫前方病灶的处理，比如子宫前壁肌瘤切除术；中间入路多用于子宫全切术（详见视频 4-6　经阴道腹腔镜子宫及双侧输卵管切除术）；后穹窿入路可用子宫后壁肌瘤或附件区域病灶的处理（详见视频 4-7　经阴道单孔腹腔镜下子宫肌瘤切除术）。其中后穹窿入路临床应用最多，原因有 4 个：①后穹窿较前穹窿切开更容易。②大多数附件区病变经后穹窿都可以达到。③子宫后方空间较大，便于操作。④直肠子宫陷凹为盆腹腔最低处，手术时囊肿内容物等液体往外流不会污染盆腹腔。

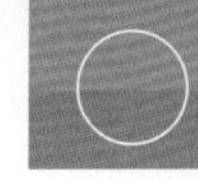

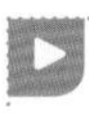

视频 4-6
经阴道腹腔镜子宫及双侧输卵管切除术

视频 4-7
经阴道单孔腹腔镜下子宫肌瘤切除术

第五节 手术入路方式的决策原则

对于外科医师来说，手术决策涉及多方面的内容，手术入路方式是其中之一。以子宫全切术为例，可包括以下入路方式：开腹、多孔腹腔镜、经阴道、经脐单孔腹腔镜、免气腹多孔或单孔腹腔镜、vNOTES、机器人腹腔镜、机器人单孔腹腔镜及机器人 vNOTES 等。如此繁多的入路方式如何决策，对患者来说难以选择；对医师来说，也需要仔细思考。

基于临床实践，笔者总结了图 4-6 所示的“术式决策三角”，即术式、术者和患者构成的三角关系。“术式决策三角”包含两个主体：患者和术者；一个客体：术式。对于患者来说，需要信任医师，与医师一起探讨、选择适合自己病情的手术入路方式。对于术者来说，需要在以下 3 方面下工夫：其一，充分评估患者病情，预判手术中的可能情况，比如病变良恶性，术中是否可能粘连等，结合手术入路的特点，制定适合患者的入路方式；其二，良好的医患沟通，协助患者选择适合的入路方式；其三，训练手术操作技术，了解不同手术入路方式的操作特点，努力掌握更多的手术入路方式，保证手术安全。

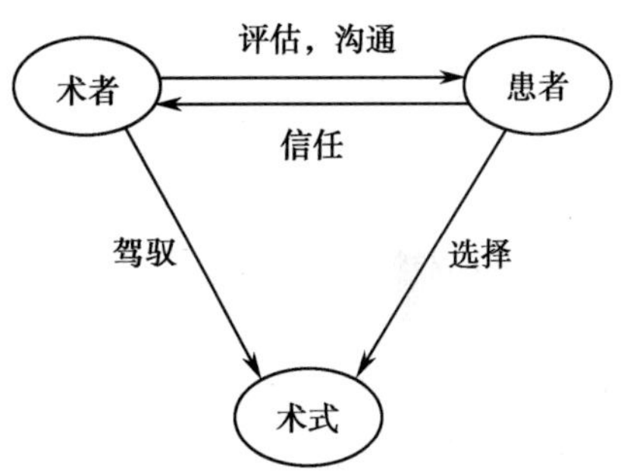

图 4-6 “术式决策三角”

（龚 瑶）

参考文献

[1] ROBERTS K, SOLOMON D, BELL R, et al. “Triangle of safety”: anatomic considerations in transvaginal natural orifice surgery. Surg Endosc, 2013, 27 (8): 2963-2965.

[2] KLIETHERMES C, BLAZEK K, ALI K, et al. Postoperative Pain After Single-Site Versus Multiport Hysterectomy. Jsls, 2017, 21 (4): e2017. 00065.

[3] SANDBERG EM, LA CHAPELLE CF, VAN DEN TWEEL MM, et al. Laparoendoscopic single-site surgery versus conventional laparoscopy for hysterectomy: a systematic review and meta-analysis. Arch Gynecol Obstet, 2017, 295 (5): 1089-1103.

[4] 龚瑶，秦艳，代雪林，等 . 经脐单孔腹腔镜辅助下体外巨大卵巢肿瘤剥除术 4 例报告 . 中国微创外科杂志，2019, 19 (4): 375-377.

[5] CONNELL MB, SELVAM R, PATEL SV. Incidence of incisional hernias following single-incision versus traditional laparoscopic surgery: a meta-analysis. Hernia, 2019, 23 (1): 91-100.

[6] 孙静，隋孟松 . 经阴道自然腔道内镜手术在妇科良性疾病中的应用 . 中国实用妇科与产科杂志，2019, 35 (12): 1315-1318.

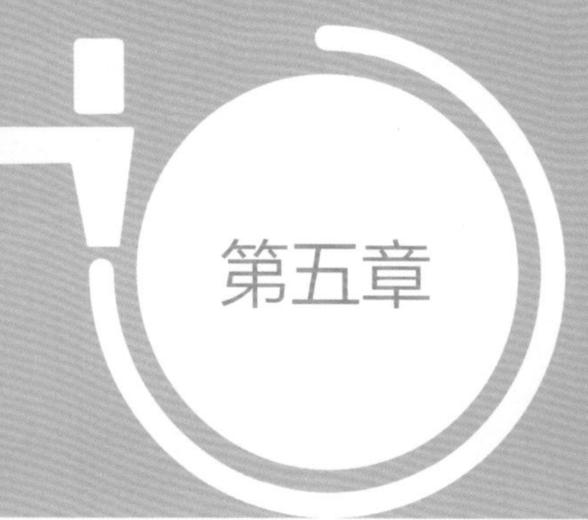

妇科肿瘤单孔腹腔镜手术的器械及设备

随着对微创与美感的不断追求，单孔腹腔镜技术也在不断地完善与发展。目前经脐单孔腹腔镜手术已在多数医院普及。与传统腹腔镜相比，单孔腹腔镜手术可能更为微创美观，可有效减轻患者术后疼痛，促进术后患者康复。因脐孔是人体的一个天然皱褶，从脐孔入路建立通道可以在操作的前提下，保证更小的创伤，术后住院时间缩短，伤口愈合会因为瘢痕皱缩隐藏于脐孔的天然皱缩中，达到"无痕"的目的。单孔腹腔镜手术在其他国家已经有着50年的历史，在输卵管切除等良性疾病中广泛应用，甚至近几年在恶性肿瘤的治疗中也取得了巨大的成功。在我国，单孔腹腔镜手术的发展从1981年才开始，自2016年开始我国单孔腹腔镜手术才走向规范化，近几年得到了飞速的发展。目前，我国单孔腹腔镜手术在妇科疾病中广泛应用于良性疾病，在恶性疾病中单孔腹腔镜手术的应用也在近几年中逐步被报道。单孔腹腔镜手术经脐建立手术通路进行手术，腔镜镜头及腹腔镜器械均从这一通道进出，导致单孔腹腔镜手术有着其局限和难点：腹腔镜操作器械与腹腔镜镜头间因操作空间狭小相互影响干扰，形成"筷子效应"，操作难度系数较大，从而导致单孔腹腔镜手术的操作时间可能比传统腹腔镜及经腹手术的时间要长，手术难度系数也相应增加，对手术所需的设备与器械的要求及依赖性也增加，同时也需要术者拥有更高的手术技能。"工欲善其事必先利其器"，合适的设备与手术器械是手术医师进行单孔手术的必要条件，也是保证单孔手术成功的第一要素。本章主要介绍单孔腹腔镜手术中所需的设备与器械相关知识，以期对准备开展单孔腹腔镜手术的单位有所借鉴。

第一节　单孔腹腔镜手术中的常用设备

单孔腹腔镜手术常用设备主要包括影像设备、气腹设备、能量设备等。影像设备作为术者双眼的延伸，可将体内组织结构进行照明、信号采集与处理、图像显示；气腹设备为腹腔镜手术创造操作空间，制造手术"战场"，而能量设备就像战争时所用的武器，在腹腔镜手术中应用十分广泛。

一、单孔腹腔镜手术的影像设备

影像设备作为术者双眼的延伸，可以将体内组织结构进行照明、信号采集与处理、图像显示等，帮助术

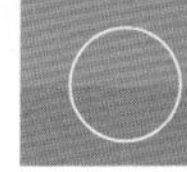

者观察腹腔环境并完成相应的手术操作。影像设备主要包括冷光源、导光束、腹腔镜(摄像头)、摄像主机、监视器、刻录机等。

(一)冷光源

冷光源的作用是给腹腔镜提供照明。为了避免光照所产生的热量灼伤组织,腹腔镜使用的是冷光源,它滤去了可产生热量但对照明没有作用的红外光,将能量集中转换为可见光,更适用于长时间的手术(图5-1)。常见的冷光源主要有氙灯与LED灯。氙灯冷光源的亮度优于LED,但是LED灯泡寿命长于氙灯。

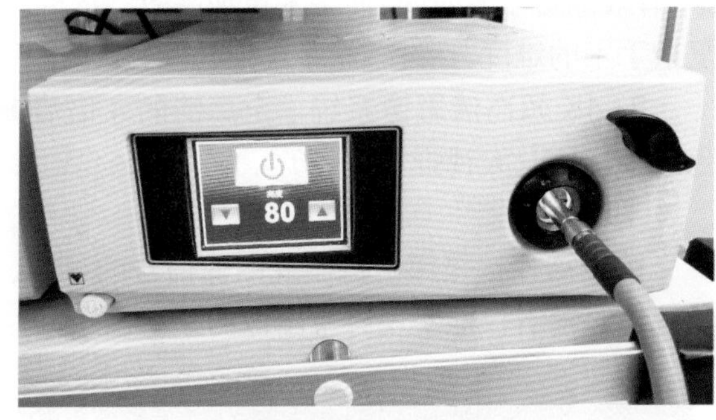

图5-1 腹腔镜冷光源

1. 氙灯冷光源 具有控制功能的氙灯冷光源,开启设备集总控制功能时,可实现在主机或腹腔镜(摄像头)上直接控制冷光源的亮度。提供手动光源控制与自动光源控制两种功能选项,手动光源控制即人工调节冷光源亮度。自动光源控制是指在一定亮度范围内,设备通过判断内镜镜头端到组织间的距离,自动调节冷光源的亮度,即当内镜镜头端靠近组织,冷光源亮度自动调小,降低光照对组织的损伤与术野的反光;相反,当内镜镜头远离组织时,冷光源亮度自动调大,保证术野光照充足。自动光源控制功能给手术的安全提供了保障,极大地提高了手术效率与术者体验。

2. LED冷光源 具有控制功能的LED灯冷光源,LED光照亮度可媲美氙灯冷光源,且灯泡寿命长达30 000小时。当它与IMAGE1S摄像系统或IMAGE1S三维摄像系统搭配,开启设备集总控制功能时,也可实现在主机或腹腔镜(摄像头)上直接控制冷光源的亮度。自动光源控制功能给手术的安全提供了保障,大大提高了手术效率与术者体验。

(二)腹腔镜(摄像头)

1. 二维腹腔镜 在单孔腹腔镜手术中,主刀医师及扶镜助手的操作都是通过同一个入路进入到腹腔中,主刀医师及扶镜助手的位置很近,容易互相干扰,即所谓的“筷子效应”。若要降低主刀医师与扶镜助手之间的干扰,除了手术技巧之外,一定程度上还需借用合适的操作器械,包括光学镜、导光束及手术器械。此外,光学腹腔镜使用时还需搭配摄像头,高清或全高清的摄像头可以清晰地显示解剖细节,为良好的手术操作创造条件。根据形状,摄像头可以分为标准型、直型、钟摆型等。腹腔镜手术中较常用的是标准型摄像头。标准型摄像头前端有3个环,分别为卡镜环、对焦环和光学变焦环,其中卡镜环可以将腹腔镜与摄像头固定在一起;金色的对焦环可实现不同距离观察组织的精准对焦;蓝色的光学变焦环可以调节镜头的远近,实现观察组织的拉近与放远。

2. 三维腹腔镜 三维腹腔镜基于“双眼视差”原理,即人的左、右眼分别观看到物体的左、右两个方向的画面,再通过大脑合成形成立体视觉。三维腹腔镜与二维腹腔镜最大的不同在于三维腹腔镜镜子前端安装有两个图像传感器,模拟人的双眼,对左、右眼画面分别进行采集,再通过主机处理和三维监视器呈现,带给术者三维视野。TIPCAMIS三维电子腹腔镜为一体化设计,修长、轻巧、灵便,重量仅为420g,同时可一键式快速进行二维、三维图像切换,方便快速掌握。尤其是导光束与数据线并列于内镜末端,其直型设计为术者提供了最大的操作空间与最佳的操作灵活性,对于单孔腹腔镜操作的帮助尤为明显。此外,高品质钛金属外壳可支持高温高压灭菌。

(三)摄像主机

摄像主机是腹腔镜影像设备的核心,是决定图像质量的最重要设备。腹腔镜采集到的图像信号处理是通过摄像主机来实现的,根据处理信号的不同分为二维摄像主机与三维摄像主机。

1. 二维摄像主机 腹腔镜(摄像头)采集到的图像信号处理是通过摄像主机来实现的,摄像主机的控制核心是摄像机控制器(camera control unit,CCU),可实现图像信号的处理与控制。IMAGE1S影像平台作为最新全高清影像主机,采用创新的模块化设计,具备五大影像增强功能、双路影像、1080P刻录等技术优势。

2. 三维摄像主机　单孔腔镜手术所用的摄像主机除了常规 2D 摄像主机外，也可利用三维摄像主机。IMAGE1S 三维摄像主机与 TIPCAMIS 三维电子腹腔镜结合，可以呈现三维图像显示。三维立体信息较原有二维图像更能增加深度信息，还原真实的体内环境，帮助术者准确判断解剖位置，减少误操作，尤其减少对血管、神经的误损伤。同时，三维可以通过立体成像以方便术者进行精细组织分离以及精准地缝合打结，有效缩短手术时间，使手术更加高效。此外，三维腹腔镜能帮助术者更加容易地辨认组织结构，可降低复杂手术的难度，且设备易于掌握，能够有效缩短适应曲线。

3. 4K 超高清影像系统　全高清的 4 倍清晰度，更纯净的画质，更少的噪点，更接近人眼视觉的丰富色彩，大画面、大视野（图 5-2）。

（四）监视器

监视器连接摄像主机实现图像信号的显示，根据显示图像维度不同分为二维医用监视器与三维医用监视器。前者仅能实现二维图像的显示，后者可兼容三维、二维图像显示（图 5-3）。

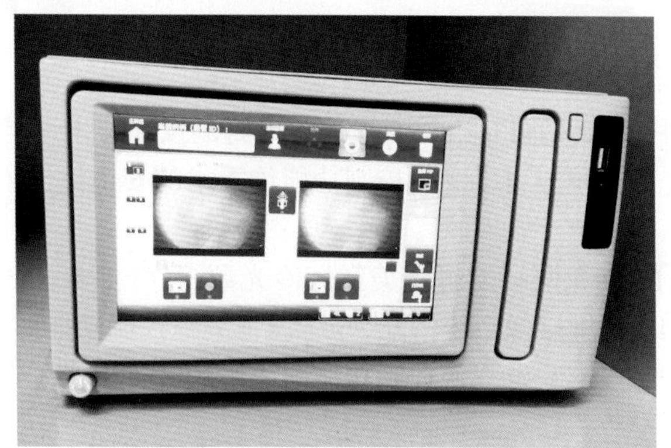

图 5-2　4K 超高清影像系统

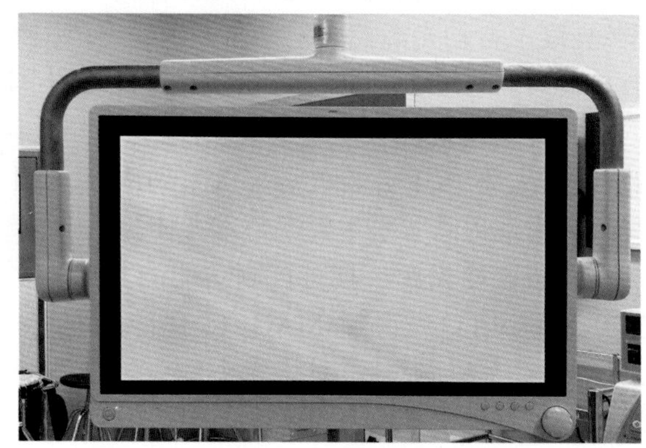

图 5-3　监视器

二、单孔腹腔镜手术的气腹设备

与传统普通的腹腔镜手术一样，足够稳定的盆腹腔手术操作空间是保证手术顺利进行的有利条件，这一点在单孔腹腔镜手术中尤为重要。气腹设备利用气体冲入盆腹腔，“拓宽”了手术空间，使手术视野更加清楚。目前医院常用的气腹系统主要由气腹机、二氧化碳存储源、气体输出连接管道组成。现阶段的气腹机主要采用 CO_2 气体构建气腹，一方面主要基于 CO_2 气体的特性决定。由于腹腔镜手术，尤其是单孔腹腔镜手术的时间一般较长，CO_2 气体为脂溶性气体，在血液及组织中的溶解度为氧气的 10 倍，而且 CO_2 是机体正常的新陈代谢的产物，容易经肺泡排出，形成气栓的概率极小，安全性高。另一方面 CO_2 气体价格便宜，更容易获得。因此，CO_2 气体是临床使用最为广泛、安全系数最高的气腹气体。气腹机上设有压力控制器、气体流量、进气量等显示窗与按钮，可根据手术需要来设定腹腔内压力和进气量。良好的气腹建立和维持要求气腹机具有快速充气、迅速补气及安全监视的功能，同时具有自动加温装置，使 CO_2 气体进入腹腔前加温至 37℃。腹腔镜手术时可以根据需要将最高气腹压力设定为 12~15mmHg，流速可设定于 0 至最大值之间。将气腹压力设置合理时，高流速一般不会产生任何副作用（图 5-4）。

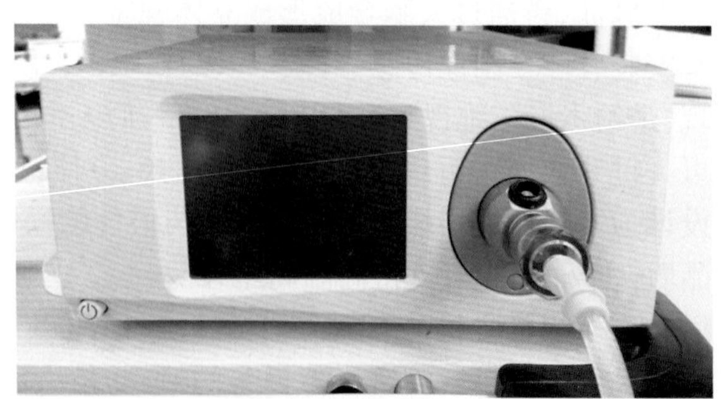

图 5-4　气腹机

三、单孔腹腔镜手术的能量设备

单孔腹腔镜使用的能量设备主要有高频电刀、超声刀、结扎束血管闭合系统（ligasure）等，用于手术中切割和止血。单孔腹腔镜手术中有效使用智能的能量器械，采用电凝与电切功能相结合的手术器械将获得事半功倍的效果。成熟的腔镜外科医师熟练地运用能量器械更便捷、更安全，能有效提高手术效率。

（一）高频电刀

高频电刀是单孔腹腔镜手术中用于切开、凝固止血的常用设备，以高频电流形式的能量，电流频率在500~750kHz，产生热量使细胞水分蒸发，引起组织蛋白变性、干燥，产生凝固效应，随着温度的逐渐升高，从而产生炭化、凝固和切开效果。可以根据手术的需要，选择不同的电刀、电凝或混合电刀。高频电刀有单极、双极、单双极混合一体3种，目前使用的高频电刀多为单双极混合一体型（图5-5）。

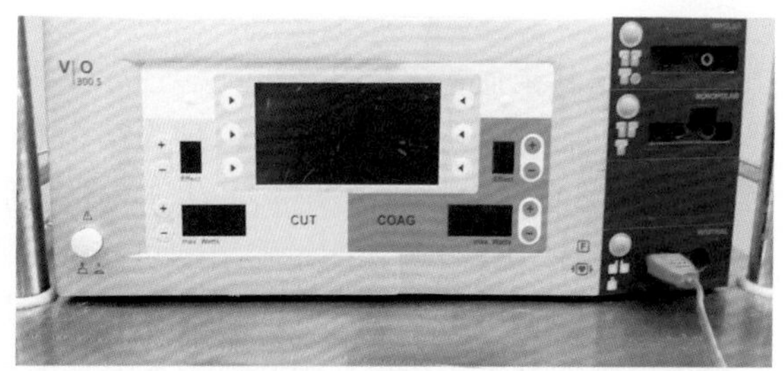

图5-5　高频电刀主机

1. 单极电凝　单极电凝的工作原理为220V、50Hz低压低频电流通过高频电流发生器转变为高压高频电流（电压高于1kV，频率在0.3~0.5MHz）。电流分为电切电流和电凝电流。电切电流为高电流低电压的连续正弦波，使组织温度瞬间升高，达到100~200℃。电凝电流为高电压低电流的间断正弦波，使组织的温度升高控制在100℃以内，使细胞内的水分蒸发，组织变干变硬，以达到止血的目的。单极电凝的烟雾较大，在单孔腹腔镜手术中应及时排出烟雾，避免手术视野模糊不清。

2. 双极电凝　双极电凝的工作原理为高频电流通过钳口内组织一端流至另一端，无须负极板。双极电凝损伤率小于单极，但是热辐射（5~10mm）仍可能导致并发症。双极电凝钳应与周围组织（膀胱、输尿管和肠管）保持适当间隙（最好 >5mm），避免热损伤。双极电凝输出功率控制在30~50W，选择适宜的电极接触面积和通电时间。双极电凝止血效果好，可以闭合5mm以上血管，在单孔腹腔镜手术中应用广泛，但双极电凝缺乏切割功能。

（二）超声刀

超声刀工作原理为电能转换为机械能，主要工作原理是通过刀头的振荡摩擦产生热量作用在组织（80~100℃）。超声刀凝血和切割同时完成、刀头温度低侧向热传导小、无电流刺激等特点，产生水汽少，产生烟雾较少，在单孔腹腔镜手术中具有一定的优势。超声刀可封闭5mm血管。对邻近组织热损伤小（<2mm）。超声刀应与周围组织（保持适当间隙，最好 >2mm），避免热损伤。近年来，一系列新的超声刀产品相继推出，在传统腹腔镜手术及单孔腹腔镜手术中应用的优势明显（图5-6）。在传统的超声刀（图5-7）基础上，新的超声刀已面世。图5-8所示的超声刀具有新一代智能组织感应技术，增强了凝血功能，按压绿键可以有效实现凝切一体化的完成，在宫颈癌手术中可以有效地处理宫旁血管，在单孔恶性肿瘤的手术中优势明显。图5-9所示的超声刀配合加长的更精细的锥形刀头、防粘涂层和提高的钳口压榨力使得精细手术操作更加流畅。

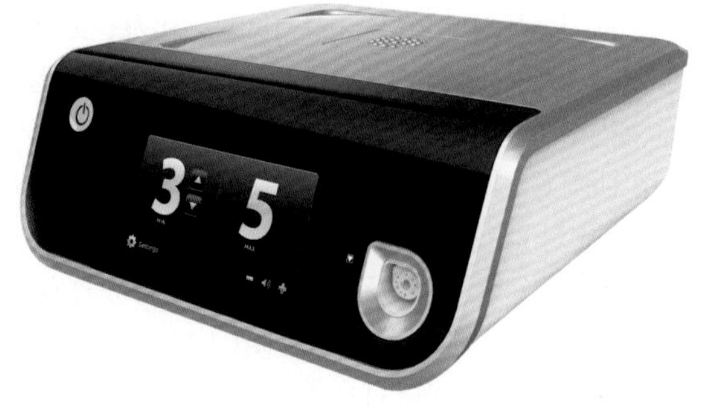

图5-6　超声刀主机

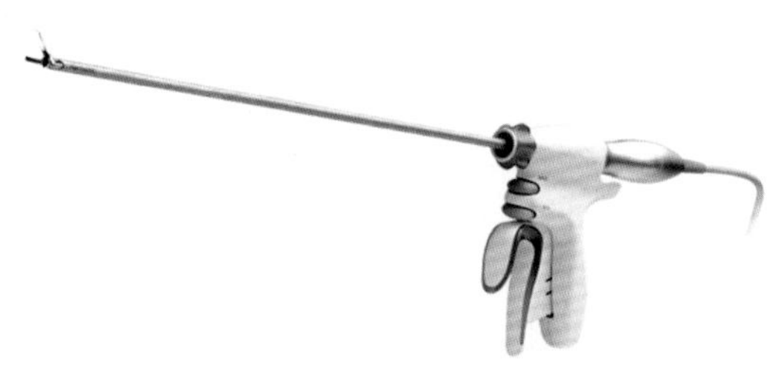

图5-7　超声刀(1)

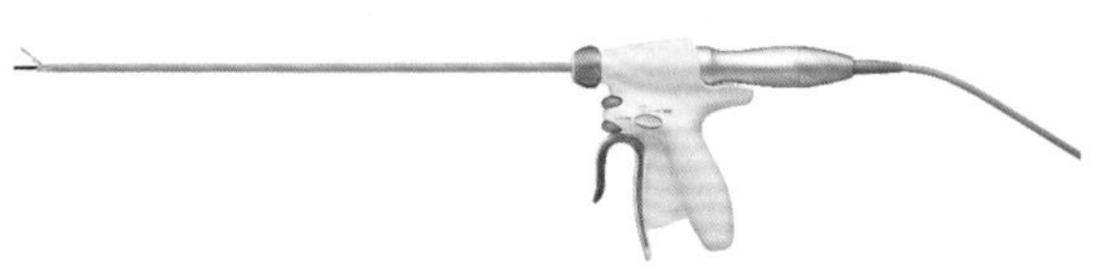
图 5-8　超声刀(2)

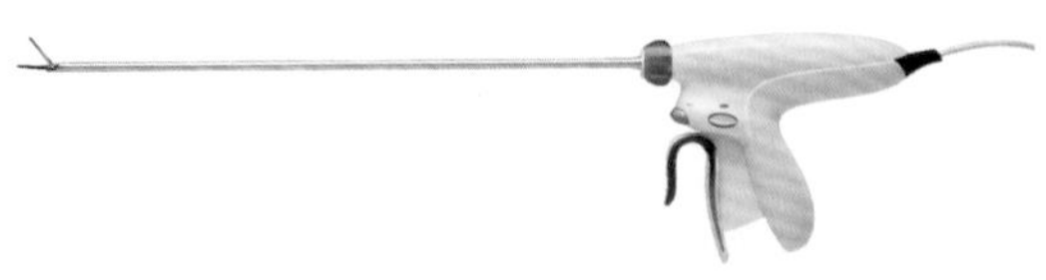
图 5-9　超声刀(3)

(三) 结扎束血管闭合系统

结扎束血管闭合系统的工作原理为结合实时反馈技术和智能技术,使血管壁胶原蛋白和纤维蛋白溶解变性,血管壁融合形成透明带,产生永久性管腔闭合。结扎束血管闭合系统的工作特点:脉冲调制技术调整输出电流、电压,实现能量输出的可控性,侧向热传导距离仅 1~2mm。可完全闭合 7mm 以内的动静脉血管,可达到缝扎强度。可完全闭合组织束,用于韧带处理。刀头抓持和分离组织能力较弱,故不适合于精细组织的分离。在单孔腹腔镜手术中合理利用结扎束血管闭合系统凝切一体,有效果可靠的特点,可以有效减少器械更换,提高手术效率(图 5-10)。

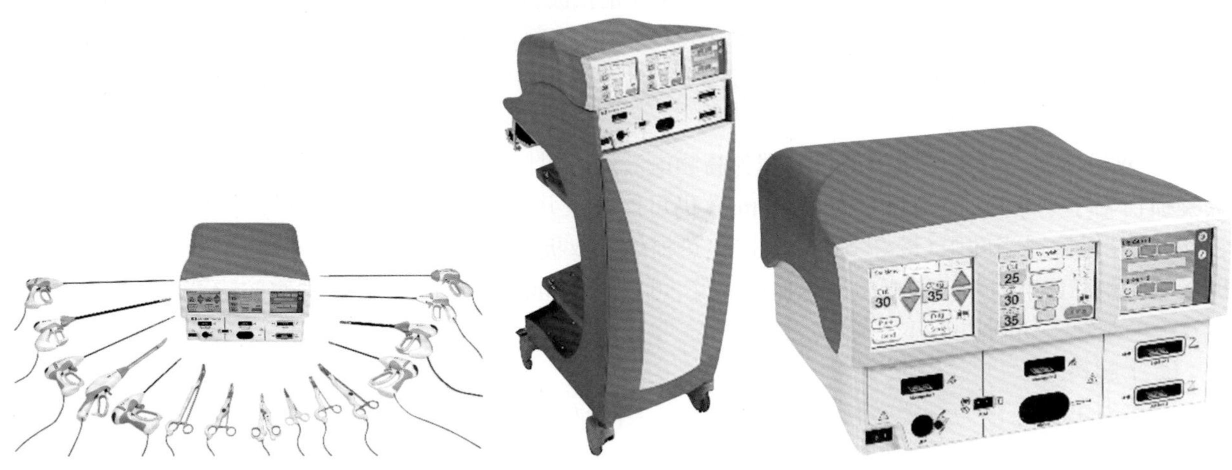
图 5-10　结扎束血管闭合系统主机

单孔腹腔镜手术能量器械选择搭配:可以根据 LESS 手术情况进行合理的选择。妇科良性疾病 LESS:输卵管 / 附件切除,结扎束血管闭合系统主机,双极 / 超声刀,双极 + 剪刀;卵巢囊肿剥除:双极;子宫肌瘤剥除:(单极)+ 双极 + 超声刀;子宫切除:单极 + 双极 + 超声刀(结扎束血管闭合系统);妇科恶性疾病 LESS:单极 + 双极 + 超声刀(结扎束血管闭合系统);mini 切口 LESS/V-NOTES:超声刀(结扎束血管闭合系统)/ 双极。

单孔腹腔镜手术中应用能量器械的注意事项:①充分了解能量器械基本原理。LESS 手术时,能量器械的选择很重要。比如处理血管的结扎束血管闭合系统主机,双极 + 超声刀;分离间隙的超声刀;在一些可能引起严重并发症的操作时,比如宫颈癌在打通输尿管隧道时,超声刀的安全性高于单极电刀;安全区域;切开肌瘤 / 阴道残端;单极便捷,超声刀便捷同时无烟雾。② LESS 手术视野相对欠佳。在使用能量器械时,更容易造成误伤,故手术时镜头需务必看清器械操作视野(注意:减少烟雾很关键,此时超声刀的优势明显)。③ LESS 手术缺乏助手帮忙。出血时往往止血相对困难,超声刀分清组织层次,找准组织间隙,进行“精准手术”,减少出血,预防出血在前[大部分能量器械对直径 <3mm 的血管可以直接闭合止血,对较大的血管(直径 5~7mm,结扎束血管闭合系统)闭合止血更稳妥]。④及时清理焦痂,保证器械工作效率。为了预防焦痂黏附使能量器械效率下降,需及时清理超声刀头或电凝钳叶。单 / 双极电凝钳长时间使用后余热较高,在碰触重要组织前,注意进行冷却处理(这一点务必当心)。⑤ LESS 止血不便。能量器械在切割血运丰富的脏器时速度不宜过快,最好使用中低挡能量慢慢进行。过快的切割可能会造成

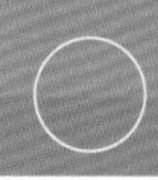

止血不彻底，而致出血。⑥ LESS 排烟不畅。相对于单双极，超声刀 / 结扎束血管闭合系统对于减少烟雾更有优势。⑦ LESS 器械更换不便。凝切一体更加便捷：超声刀 / 结扎束血管闭合系统。⑧优化能量器械的组合。可进一步优化分离、切割、止血作用的发挥；超声刀 + 双极；超声刀 + 结扎束血管闭合系统（双极 + 剪刀）。

第二节　单孔腹腔镜手术中的常用器械

在单孔腹腔手术操作中，为了有效降低术者与助手之间，以及器械与器械之间的干扰，应选择合适的手术器械，包括光学镜、导光束、导光束转换头、手术操作器械。

一、光学镜

（一）普通光学镜

普通腹腔镜手术中使用的是工作长度为 31cm 的光学镜，对于一般的单孔腹腔镜手术，普通腹腔镜就可以胜任，对于盆腔较深的患者采用加长光学镜手术及加长器械，会更加得心应手。

（二）加长光学镜

加长的光学镜为 42cm/50cm。加长的光学镜有助于错开摄像头、导光束及主刀器械之间的距离，降低主刀医师与扶镜助手之间的相互干扰。有时在单孔腹腔镜手术时采用长短器械并用的方式，可以有效降低“筷子效应”。

（三）变色龙腹腔镜

变色龙腹腔镜（EndoCA meleon）通过模拟变色龙眼镜转动灵活、视野广阔的特点，可以达到视角可变。它通过灵活调节旋转手柄，达到调整视角的目的，使手术术野无死角，同时可以保证腹腔镜视野下的高亮度、大视野及质量佳的图像。

（四）微型光学镜

普通腹腔镜手术使用的大多是直径 10mm 的镜头，当 10mm 镜头用于单孔腹腔镜手术时，镜体占据单孔通道的截面面积是直径 5mm 镜头的 5 倍，基于此，加长的 5mm 镜头应运而生，也更有优势。此次改进不仅极大地减小了镜体占据的单孔通道空间，同时也减少了光纤和扶镜助手对操作者手柄的阻挡。

二、导光束 / 导光束转换头

一般在腹腔镜手术中，导光束与光学镜呈 90°，导光束会占用一部分摄像头上方的空间。单孔腹腔镜手术通过使用带转弯接头的导光束或者导光束转接头，可以将导光束转换为与光学镜平行的角度，达到节省空间，减低干扰，降低“筷子效应”的目的。

三、直型接口导光束

导光束连接腹腔镜的接口为直型设计。单孔腹腔镜手术通过直型接口导光束与直型设计的 TIPCAMIS 三维腹腔镜配合使用，可实现导光束与腹腔镜呈平行角度，达到节省空间，减低干扰的目的。

四、手术器械

单孔腹腔镜手术可用的手术器械总体分为两类：直器械和带弯器械。另外在传统经脐单孔腹腔镜的基础上，采用大小 0.5~1cm 切口，使手术切口完全局限于脐轮范围以内，并在腹腔内手术操作结束后行脐整形术，使脐孔结构恢复自然凹陷状态，其美容效果更好，但微切口单孔腹腔镜手术需要更为精细的微型器械。

（一）带弯器械

带弯器械虽然可以在一定程度上降低器械在腹腔内的干扰，但是会增加操作难度，需要更长的学习曲线，所以并无明显优势，故目前大多数医师不太习惯也不愿意使用带弯器械进行单孔腹腔镜手术（图 5-11）。

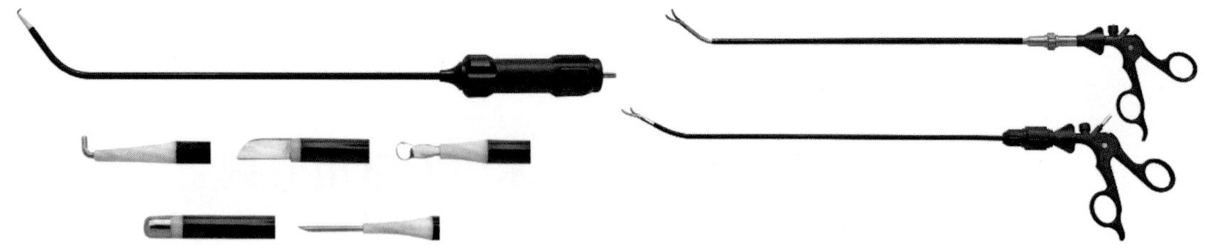

图 5-11　从左至右依次为可弯电钩、可弯分离钳

（二）直器械

直器械无须重新适应，学习更加快速，对于绝大多数单孔腹腔镜手术均能很好完成（图 5-12A~E）。

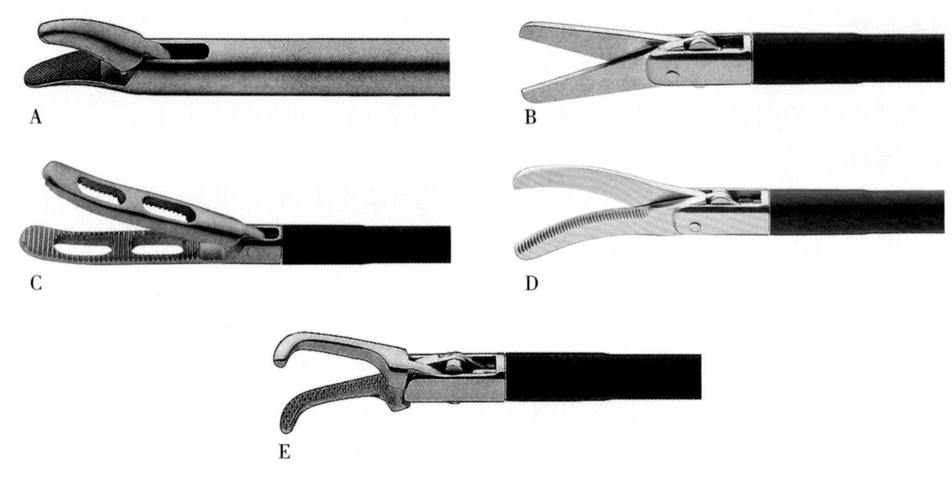

图 5-12　直器械

A. 持针器；B. 剪刀；C. 无创抓钳；D. 弯钳；E. 直角分离钳

（三）加长器械

单孔腹腔镜手术的手术器械有常规器械与加长器械，常规器械一般长 36cm，而加长器械为 43cm，虽然一般的单孔腹腔镜手术采用常规器械即可完成，通过采用常规器械与加长器械“一长一短”两把器械交叉使用，可以有效减少或避免两手之间的相互干扰，从而降低“筷子效应”（图 5-13）。

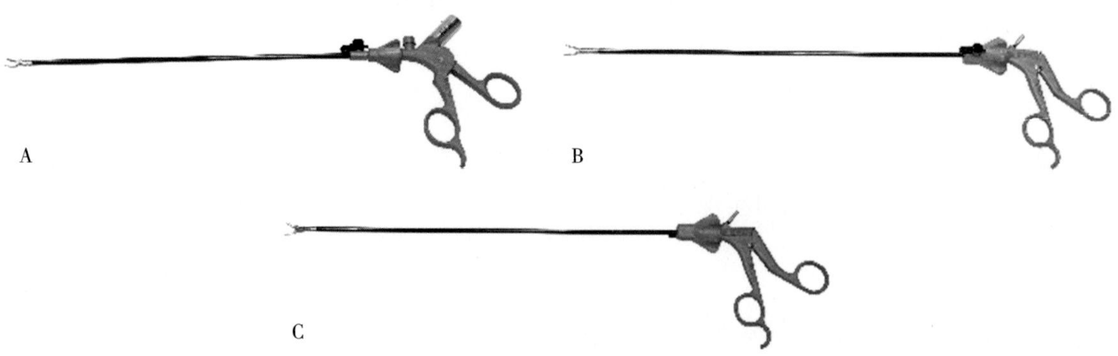

图 5-13　A、B、C 分别为加长双极电凝钳、弯分离钳、弯剪刀

（四）微型器械

微切口单孔腹腔镜手术由于相较于传统单孔腹腔镜手术入路更加狭小，因此只能选用微型腹腔镜手

术器械。但是目前市场上可供使用的 3mm 微型腔镜器械抓持力明显不足,不利于精细手术操作。微型手术器械的局限可能导致微切口单孔妇科手术难度更大,手术操作更难达到精准。针对微切口单孔腹腔镜手术器械存在的局限性,笔者认为应尽快设计开发性能更加稳定,抓持力更强的微型腹腔镜操作器械以满足微切口 LESS 的器械需求,使微切口单孔腹腔镜技术得到更快更好地发展(图 5-14)。

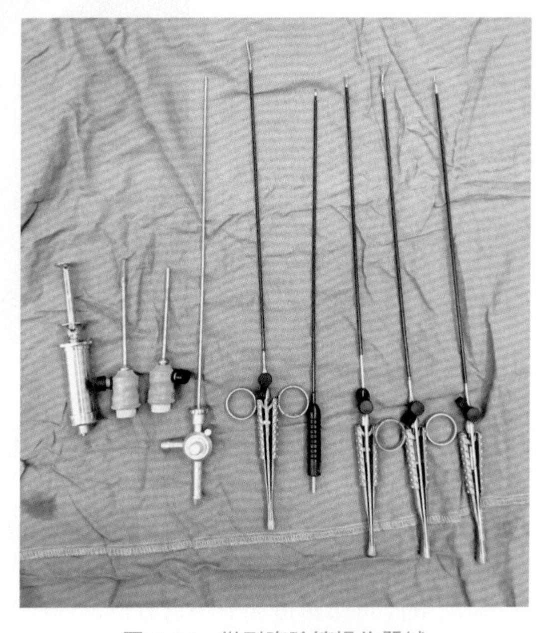

图 5-14 微型腹腔镜操作器械

(五)单孔腹腔镜手术的缝合材料

理论上,在单孔腹腔镜操作技术熟练的情况下,一般的缝合线能满足绝大多数单孔腹腔镜手术中的缝合需要。但是,由于单孔腹腔镜主要依赖单人操作,无助手协助,采用倒刺线可以有效降低缝合难度,在临床上单孔手术中应用较多。相应的倒刺线有鱼骨线,鱼骨线粗且张力大,在单孔腹腔镜手术中主要应用于子宫肌瘤创面的缝合与子宫成形。螺旋倒刺线相对柔软纤细,一般应用于子宫切除后阴道残端的缝合及卵巢囊肿剥除之后的卵巢成形的缝合。单孔腹腔镜中脐孔入路成形或阴道入路成形十分关键,5/8 弧鱼钩针应用于深部组织缝合时,进出针更加方便,因此在单孔腹腔镜中应用广泛(图 5-15)。

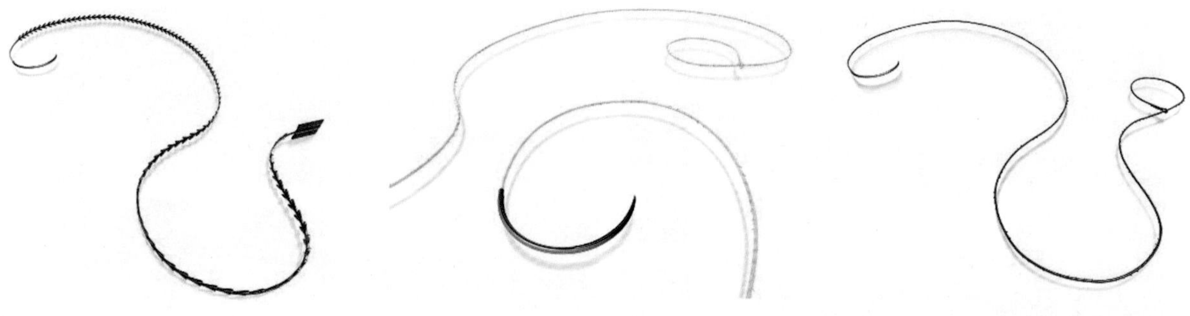

图 5-15 从左至右分别为鱼骨线、螺旋倒刺线、弧鱼钩针

(六)其他单孔腹腔镜手术器械

1.“如意钩” 在单孔腹腔镜手术中,需要将单孔入路平台 Port 保护套送入腹腔建立手术操作平台完成手术,有时徒手放置,不甚方便;尤其是经阴道单孔腹腔镜手术时,自阴道放置 Port 的保护套则更为困难。采用切口保护套推送器——“如意钩”,可以起到事半功倍的效果(图 5-16)。

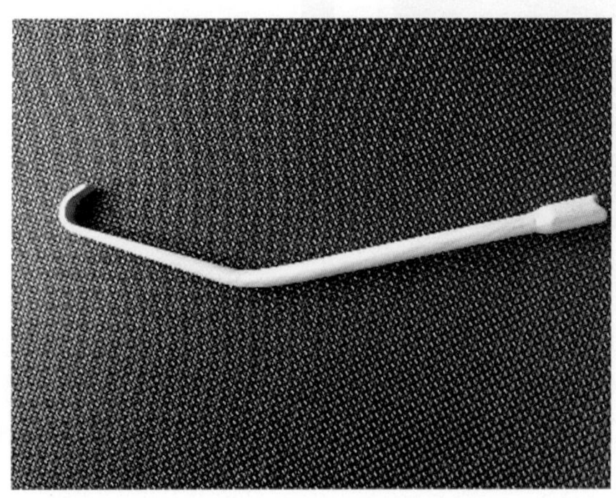

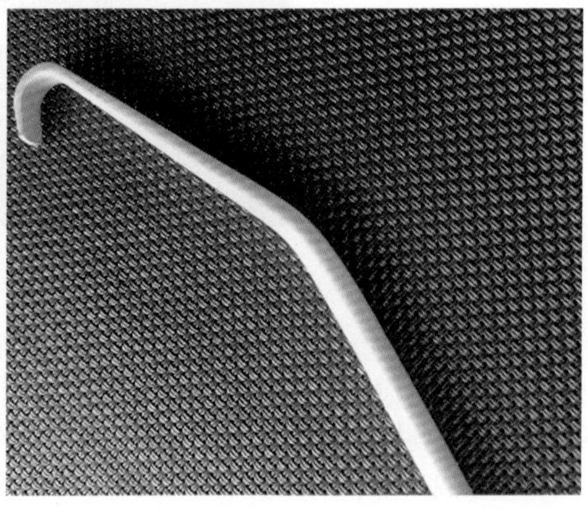

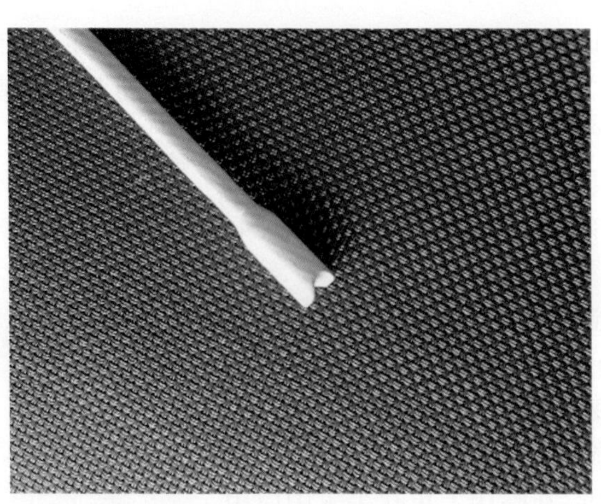

图 5-16　“如意钩”

2. 一次性使用无菌举宫固定器　在单孔腹腔镜手术中，由于缺少助手的帮助，举宫器的使用，可以有效促进单孔手术的顺利开展。但是在单孔腹腔镜恶性肿瘤的手术中，尤其是宫颈癌手术时，传统的举宫器可能挤压肿瘤，导致不良的临床结局。减少或避免对肿瘤组织的挤压，是新式举宫器研发的方向。一次性使用无菌举宫固定器是一款具有多功能的妇科腹腔镜专用器械，独特的一体化设计，有效减少对子宫组织的挤压，同时可多角度调节子宫方位，具有举宫、摆宫、固定、输卵管给药、通液及阴道封堵避气等功能，该产品为妇科腹腔镜手术提供了最佳的手术视野、操作省力、安全便捷（图 5-17）。

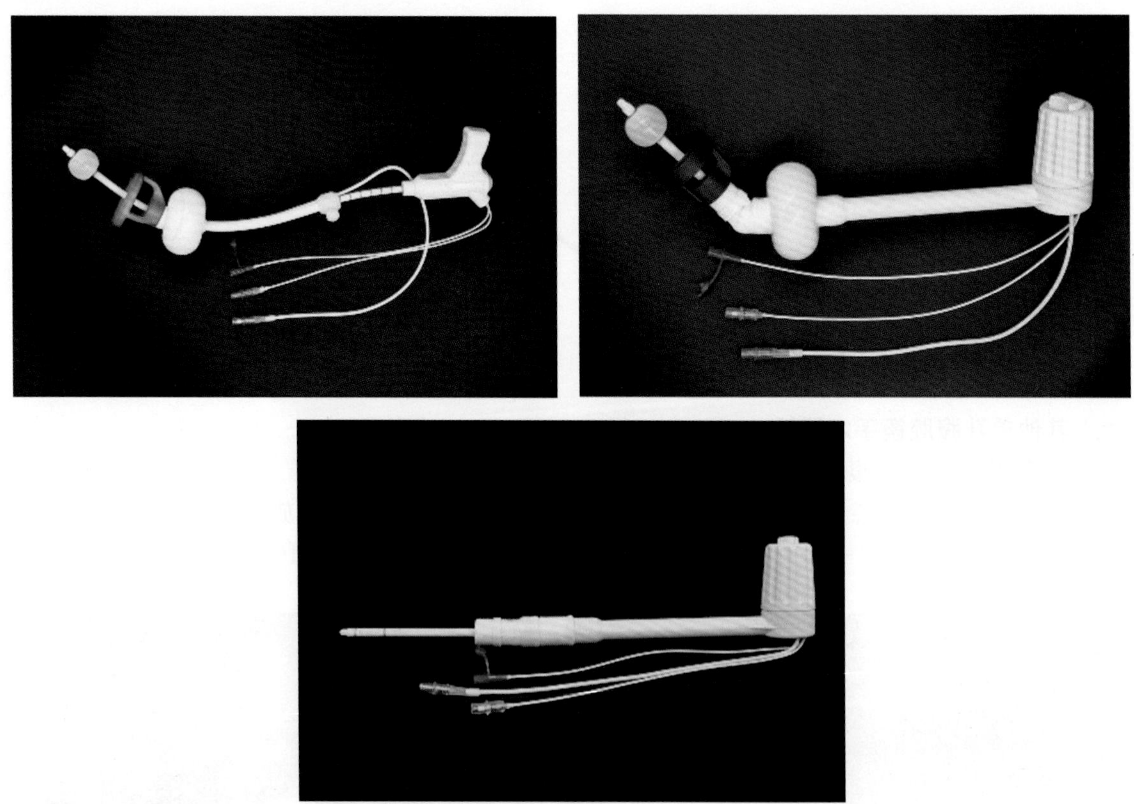

图 5-17　一次性使用无菌举宫固定器

3. 一次性使用内镜标本取物袋　该产品由纳物袋、张开装置、外套管、外套管手柄、内套杆，内套杆手柄、结扎绳和拉环组成。一次性使用内镜标本取物袋选材精良、设计精巧、收集袋薄膜采用医用高分子材料、柔软透明、不易破损、便于术中操作；柔软的记忆合金钢丝张开装置可将收集袋的袋口张开，手术切除物置入收集袋中一次性或分次取出，是手套、塑料袋等自制取物袋的优良替代品。有利于内镜手术中各类切除物（恶性肿瘤、囊肿、组织病变组织与健康组织接触，避免病理残留脓性切除物及子宫内膜等组织）的取出，避免病理残留。环氧乙烷无菌，一次性使用（图5-18）。

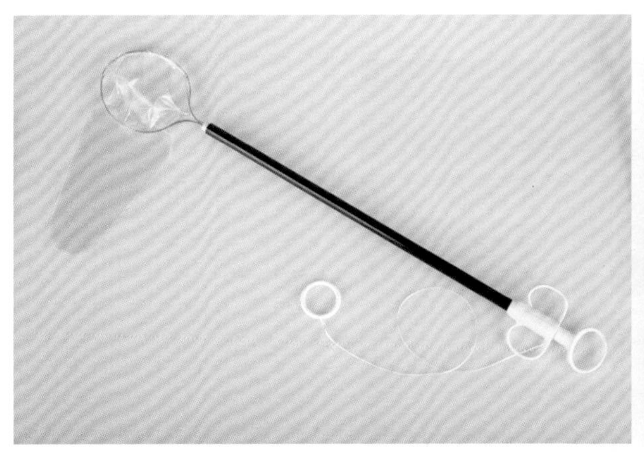
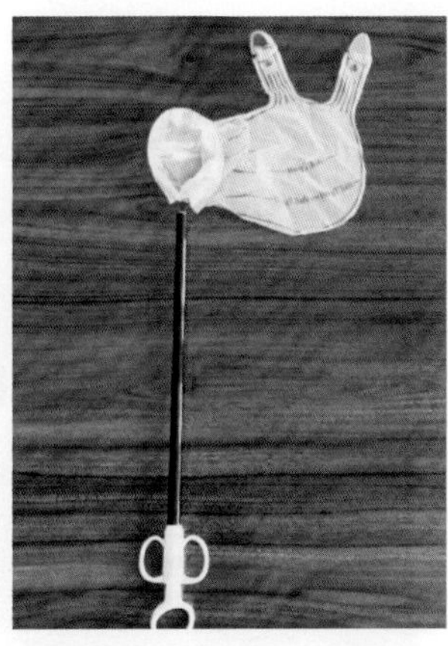
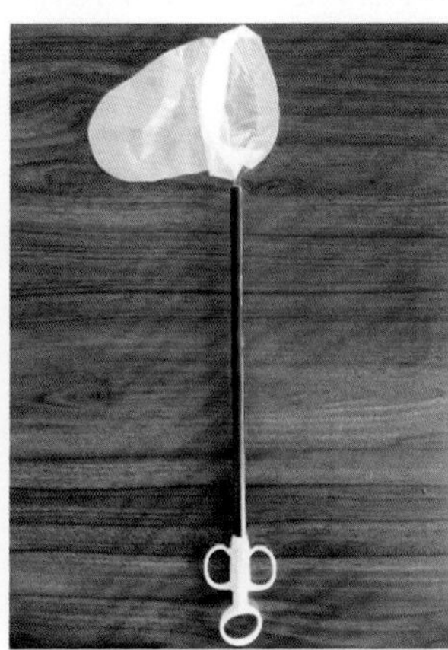

图 5-18　一次性使用内镜标本取物袋

第三节　无气腹腔镜手术的特殊器械

无气腹腔镜手术是通过悬吊系统（图5-19，视频5-1　经阴道免气腹腔镜子宫及双侧输卵管切除术）将腹壁悬吊后形成盆腹腔手术操作空间进行手术，因无须向腹腔充气，盆腹腔气压与外界相等，对呼吸循环系统影响小，对老年、孕妇、儿童及有并发症患者更为安全。其特殊器械主要包括如下。

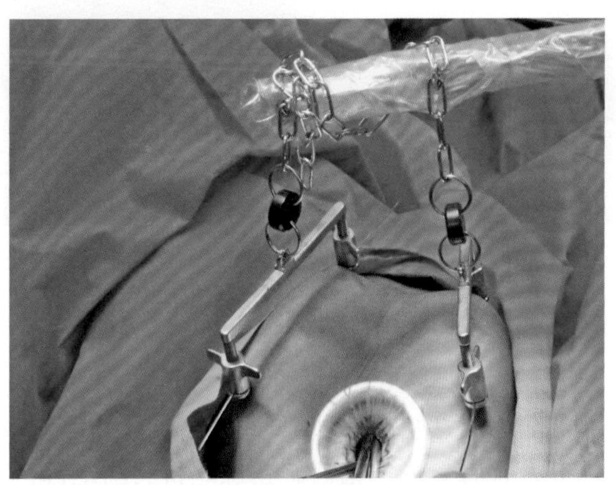

图 5-19　经脐无气单孔腹腔镜装置

视频 5-1
经阴道免气腹腔镜子宫及双侧输卵管切除术

一、支撑架固定器

支撑架固定器(图 5-20):置入手术床侧面,可将悬吊支撑架固定在手术床缘,可以调节支撑架的高度和倾斜度,便于手术操作。

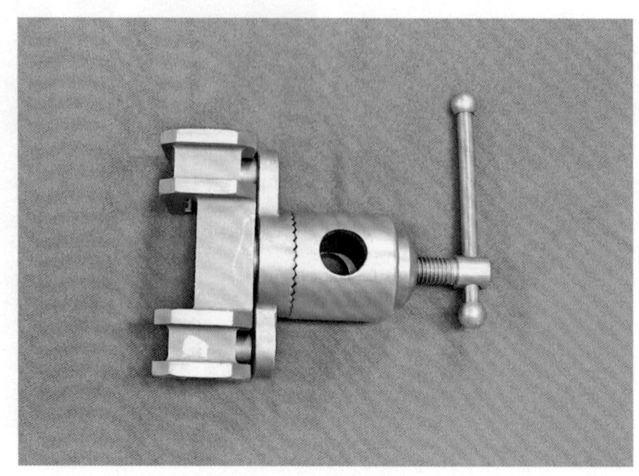

图 5-20　支撑架固定器

二、悬吊支撑架

悬吊支撑架(图 5-21A、B):尺寸 36cm × 70cm。打开后呈 90° 的悬吊支撑架,由支撑架固定器固定于手术床边缘,可以根据手术需要调整高度,用于腹壁悬吊。

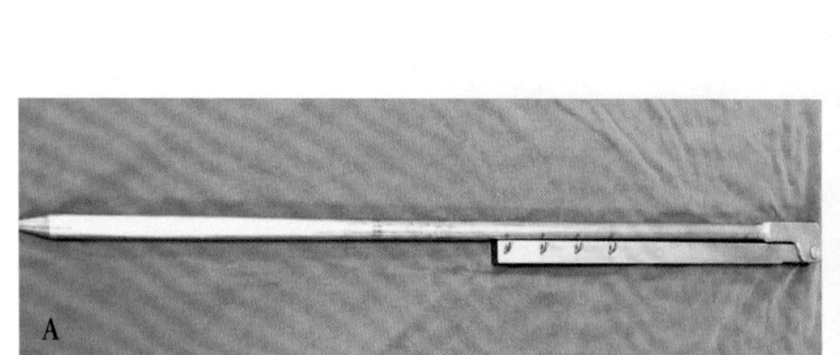

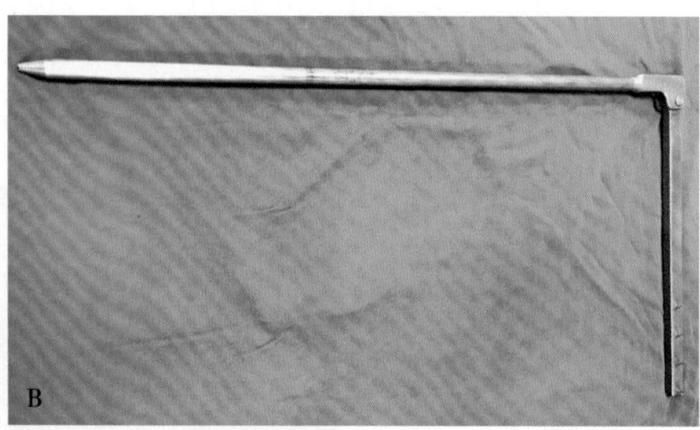

图 5-21　悬吊支撑架

三、克氏钢针抓手

克氏钢针抓手(图 5-22A、B):分为大、中、小 3 种型号,内空尺寸分别为 9cm、7.3cm、5cm。克氏针抓手上设计了凹槽用来固定克氏针,将克氏针置入凹槽后旋紧螺丝将其固定,避免提拉腹壁时导致克氏针弯曲变形及滑脱,手术根据患者年龄及体重选择不同型号的钢针抓手,大号用于成人及肥胖患者,中号用于体重偏低成人,小号用于小儿。

四、克氏钢针

克氏钢针(图 5-23):克氏针直径 1.0~1.2mm,长度 22~25cm,为不锈钢材质。用来穿刺、提拉腹壁形成盆腹腔手术操作空间便于手术,穿刺腹壁,将克氏针置入凹槽后旋转螺丝将其固定,提拉腹壁不容易变形、弯曲及滑脱,因其直径小,术后穿刺孔无明显的瘢痕。

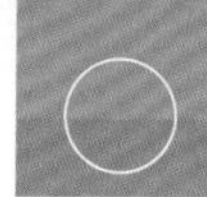

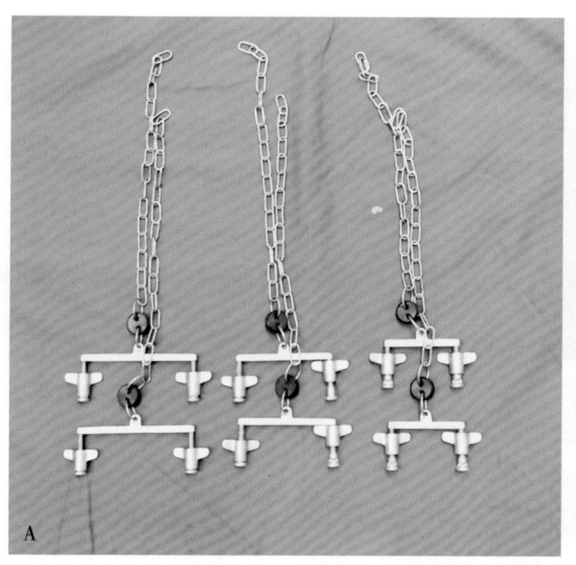

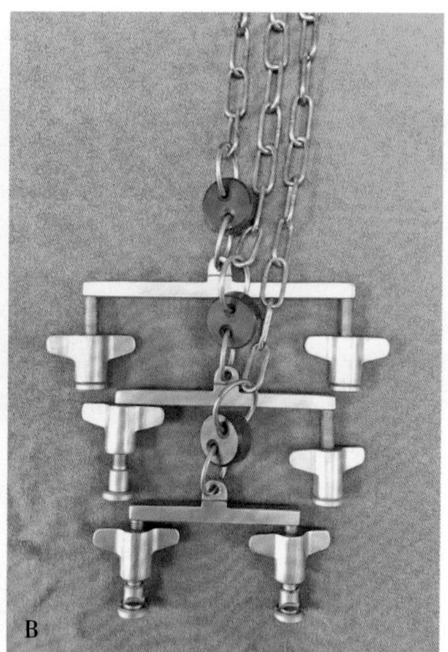

图 5-22　钢针抓手

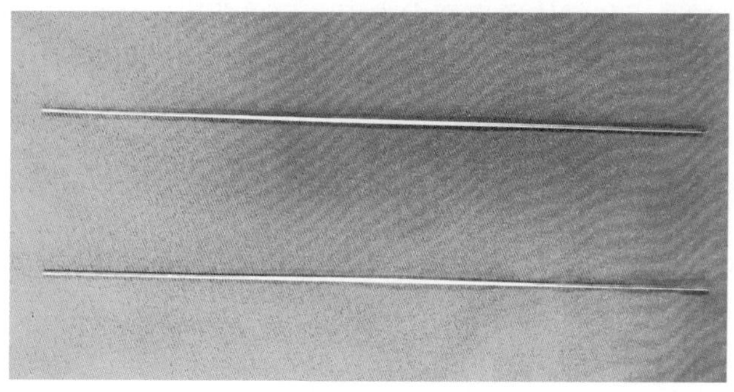

图 5-23　克氏钢针

五、穿刺套管

穿刺套管(图 5-24~ 图 5-27):有 5~20mm 的穿刺套管,根据不同手术的不同选择,无气腹腔镜手术即完成腹壁穿刺后将密封盖取下后进行操作,这样手术器械进出方便,且电凝产生的烟雾容易扩散,保持术野清晰。单孔无气腹腔镜手术则行开放性切开腹壁后置入单孔切开保护器进行手术。

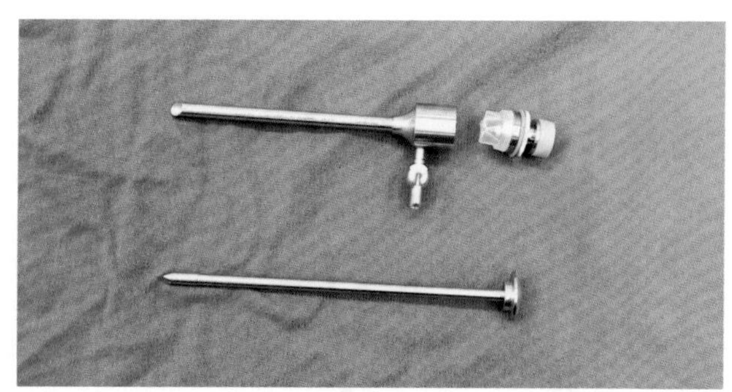

图 5-24　5mm 穿刺套管

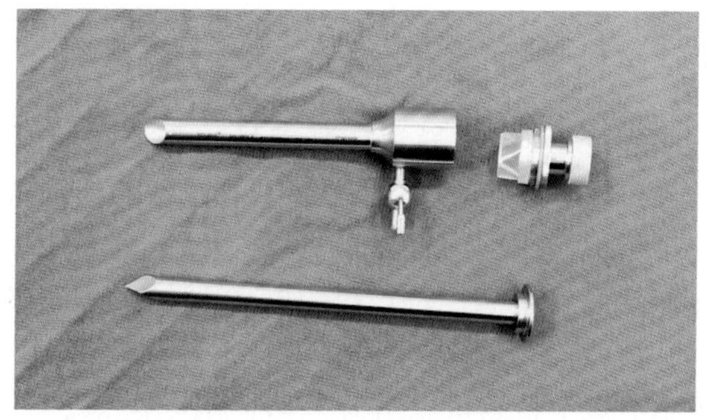

图 5-25　10mm 穿刺套管

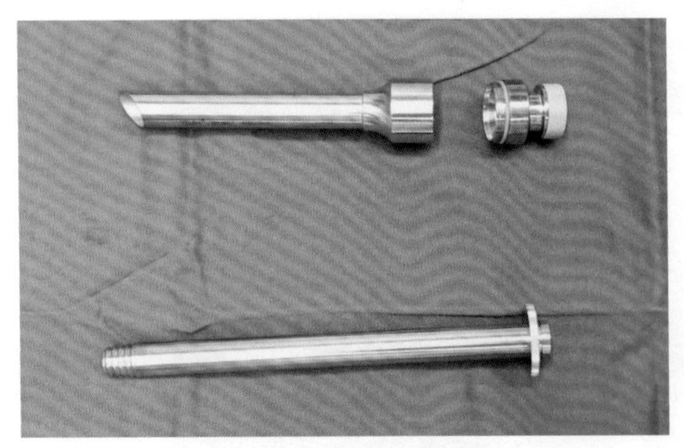

图 5-26　15mm 穿刺套管

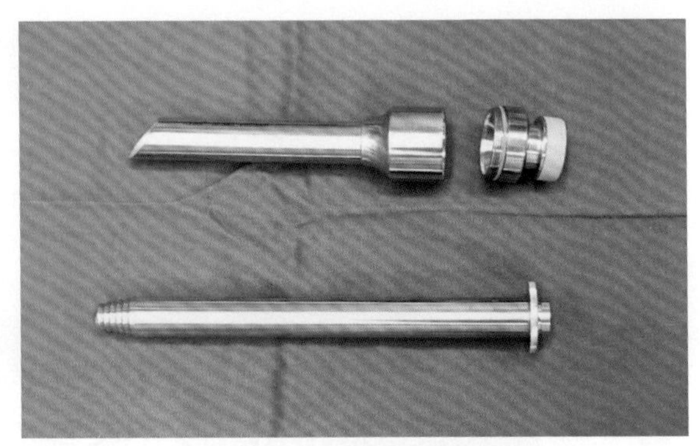

图 5-27　18mm 穿刺套管

第四节　单孔腹腔镜 Port 的特点与选择

从多孔腹腔镜到单孔腹腔镜，最主要的改变发生在入路平台。无论多孔腹腔镜 Trocar 还是单孔腹腔镜 Port，其功能主要包括器械通道和气体通道两大方面。而单孔腹腔镜操作的特殊性对单孔 Port 的这两大功能提出了新的要求。目前，市面上可供选择的专用 Port 较多，如何选择合适的 Port 是开展单孔腹腔镜面临的首要问题。

一、单孔腹腔镜 Port

目前，单孔腹腔镜 Port 主要有三大类：传统腹腔镜经脐入路，皮肤单切口多通道（single-incision multiport，SIMP）及专用 Port。传统腹腔镜经脐入路用于完成相对简单的手术，适应证局限，临床应用较少。SIMP 可以看作是把多孔腹腔镜的不同穿刺位置集中在肚脐。这种方法在临床有一定使用范围，它不需要增加特殊设备，容易开展。但存在肚脐切口较大、对切口保护不佳、取标本困难、气密性差等缺点。前两类 Port 只能用于经脐单孔腹腔镜，而不能用于 vNOTES。第三类即专用 Port，目前临床应用最多。包括自制手套 Port 及商用 Port。

二、腹腔镜 Port 的主要作用

传统多孔腹腔镜 Port，即 Trocar，其作用主要包括两方面：器械通道和气体通道。前者用于操作器械进出；后者用于气体进出，包括维持气体（气密性）及更换气体（排烟）。与此类似，单孔腹腔镜 Port 也发挥着这两方面的作用。但由于单孔腹腔镜操作的特点，比如器械间的“筷子效应”、小三角操作等，增加了手术操作难度和手术风险，临床中对单孔腹腔镜 Port 的器械通道和气体通道两方面提出了更多的要求。

三、器械通道的特点及要求

理论上，器械通道需要满足的要求包括以下 3 方面：①小器械通道，可增加体内器械的活动范围，提高手术操作性，即 Small Port 效应；②柔性 Port，器械间可自由靠近，操作无障碍；③器械进出顺畅，无须扶持，有一定支撑性；Port 安装和拆除顺畅，方便取标本。以上特点可总结为 3 个字：小、柔、顺。

1. 小　小的器械通道，不增加腹腔外水平器械间的干扰，器械在体内可完成交叉、平行及小三角等操作，增加手术操作性，即 Small Port 效应（图 5-28）。

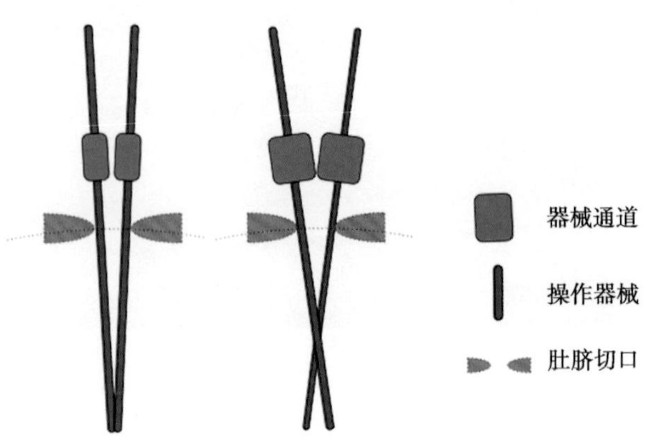

图 5-28　Small Port 效应

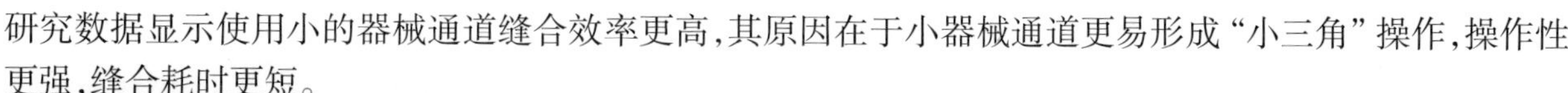

研究数据显示使用小的器械通道缝合效率更高，其原因在于小器械通道更易形成“小三角”操作，操作性更强，缝合耗时更短。

2. 柔 柔性 Port 是指 Port 有一定柔韧性，器械间可自由移动，尽量靠近，不增加操作时的阻力，可提高手术操作性。这些商用 Port 间的器械通道的大小类似，但临床操作性能存在差别，其原因多在于 Port 的柔韧性不同。

3. 顺 Port 的顺畅性包括：①器械进出顺畅不卡顿。不少商用 Port 为保证术中气密性，通道内径较小，维持气密性的瓣膜设计比较严实，器械进出通道时多存在卡涩现象。②器械进出无须专人扶持，Port 具有一定支撑性。需要指出的是，支撑性和柔性很难兼顾。vNOTES 术中 Port 处于竖直位置，经脐单孔术中 Port 处于水平位置，相对来说，前者对 Port 的支撑性要求更高。手套 Port 需要专人扶持才能保证器械进入，在 vNOTES 术中略显麻烦。Port 的安置和拆卸顺畅，比如术中需要取出标本时，这一特点有利于节省手术时间，提高手术效率。

四、气体通道的特点及要求

气体通道需要满足的要求包括如下。

1. 维持气体 即保证气密性。在一些自制切口保护套或自制器械通道的 Port 中，需要克服气密性的问题。在手套加 Trocar 的 Port 和大多数商用 Port，气密性都不成问题。

2. 更换气体 即术中排烟。妇科手术操作主要在盆腔，烟雾多聚集在此。大多数商用 Port 的进气孔和排气孔都设计在同一水平，排出的往往不是烟雾，而是刚进入的干净气体，好比“无效呼吸”，排烟效率较低，影响手术进程。后面章节会专门讨论术中排烟策略。

五、切口保护套的作用

切口保护套是单孔腹腔镜 Port 的重要元件之一，其原因在于切口保护套能发挥重要作用。

1. 撑开切口 在经脐单孔或 vNOTES 手术中，切口保护套翻转后能尽量撑开切口，扩大手术器械进出的空间，减少器械干扰，方便手术标本的取出。

2. 保护切口 避免切口直接与器械接触，保护切口免受污染，同时对切缘有压迫止血作用。

3. 维持气密性 切口保护套翻转后，外圈可紧贴皮肤，内圈可紧贴腹膜，避免漏气，维持术中良好的气腹压。根据不同的腹壁厚度或阴道长度，可相应地翻转调整，灵活方便。

六、自制单孔腹腔镜 Port

龚瑶等设计并临床应用的自制手套 Port，其特点如下：采用较小的器械通道，术中容易形成小三角操作，操作性强，为柔性 Port；而不足之处在于气密性欠佳，器械进出需专人扶持。Lee 等设计的切口保护套 + 手套 +Trocar 的 Port 在临床上应用广泛，该 Port 的手套指头可分别连接 3~4 个 Trocar，1 个通过腹腔镜镜头，其余可供 2~3 个器械进入操作。如果采用较大的 Trocar，则与 Small Port 效应相悖，可增加器械的干扰。在实践中，可采用较小的 Trocar，符合 Small Port 效应，操作性更强（图 5-29）。

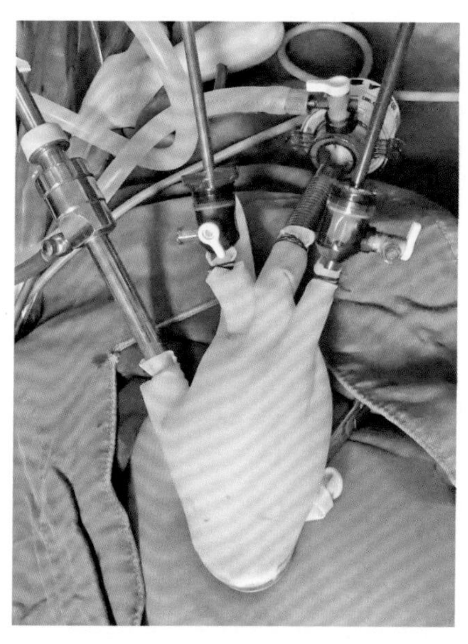

图 5-29　自制单孔腹腔镜 Port

综上所述，本节主要探讨了单孔腹腔镜 Port 的作用及在临床实践中单孔腹腔镜 Port 需满足的要求（表 5-1）。作为器械通道，单孔腹腔镜 Port 需要具备“小、柔、顺”的特点；作为气体通道，单孔 Port 需保证气密性，并能有效排出术中烟雾。在评价 1 个 Port 是否适合时，可根据这些特点进行权衡选择。在 Port 的设计上，可利用这些特点改良创新单孔腹腔镜 Port，以提高单孔腹腔镜的操作性，促进单孔腹腔镜技术的推广。

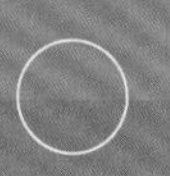

表 5-1 单孔腹腔镜 Port 的作用及理论要求

作用	理论要求	备注
器械通道	小	Small Port 效应：小 Port 可形成小三角操作，提高操作性
	柔	柔性 Port，器械间可无阻力移动，操作自由
	顺	器械进出顺畅，有支撑性，Port 安装顺畅
气体通道	气密性	维持气体，保证腹压
	排烟快	更换气体，排烟迅速

（龚 瑶 陈继明 罗迎春 王鑫丹）

参考文献

[1] 孙大为 . 经阴道腹腔镜手术的探索与实践 . 北京 : 清华大学出版社 , 2019: 41-55.

[2] 刘开江 . 妇科腹腔镜手术图解 . 北京 : 人民卫生出版社 , 2018: 1-15.

[3] 刘开江 . 妇科肿瘤腹腔镜手术中超声刀应用技巧及副损伤防治 . 中国实用妇科与产科杂志 , 2016, 32 (7): 608-613.

[4] 冷金花 , 戴毅 . 合理利用能量器械 , 提高手术效果和安全性 . 中国实用妇科与产科杂志 , 2016, 32 (7): 601-603.

[5] 康山 . 妇科肿瘤腹腔镜手术中单极电刀应用技巧及副损伤防治 . 中国实用妇科与产科杂志 , 2016, 32 (7): 613-616.

[6] 梁志清 , 邓黎 . 能量器械在妇科的应用及副损伤——妇科腔镜手术中能量设备的进化与应用 . 中国实用妇科与产科杂志 , 2016, 32 (7): 608-613.

[7] 熊光武 . 妇科单孔腹腔镜手术器械选择 . 中国实用妇科与产科杂志 , 2019, 35 (12): 1324-1326.

[8] BALUSAMY S, SALGAONKAR HP, BEHERA RR, et al. Laparoendoscopic single-site adnexal surgery: Preliminary Indian experience. J Minim Access Surg, 2017, 13 (3): 170-175.

[9] GONG Y, ZHU F, DAI X, et al. The Small-Port Effect and the Small-Triangle Manipulation in Laparoendoscopic Single-Site Surgery: Concept from a Training Model to the Clinic. J Laparoendosc Adv Surg Tech A, 2019, 29 (7): 949-952.

[10] 龚瑶 , 周容 , 代雪林 , 等 . 自制入路通道单孔腹腔镜手术治疗妇科良性疾病 60 例临床分析 . 中国实用妇科与产科杂志 , 2019, 35 (3): 1026-1029.

[11] 龚瑶 , 秦艳 , 代雪林 , 等 . 经脐单孔腹腔镜辅助下体外巨大卵巢肿瘤剥除术 4 例报告 . 中国微创外科杂志 , 2019, 19 (4): 375-377.

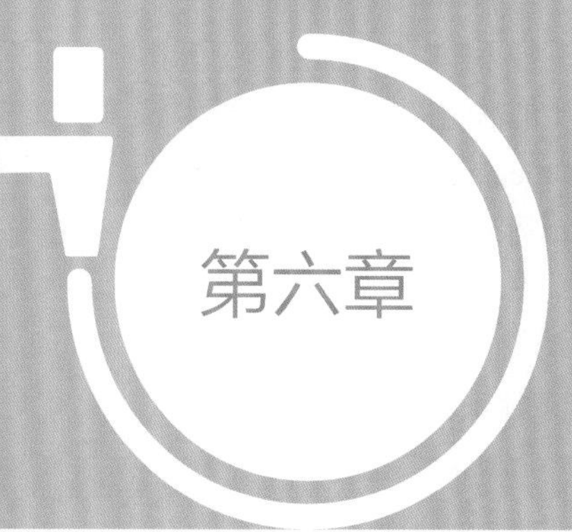

第六章 妇科肿瘤单孔腹腔镜手术的麻醉处理

第一节 妇科肿瘤单孔腹腔镜手术的麻醉方法

一、全身麻醉

妇科恶性肿瘤单孔腹腔镜手术创伤大、手术时间长，对腹腔暴露要求较高，气腹压力要求较高，对于全身，尤其是心肺功能的干扰大，如手术所需的 CO_2 气腹和头低足高位对呼吸和循环系统均会产生不良影响。麻醉医师要考虑综合患者的全身情况、术式、手术时间等，权衡利弊，制订最佳的麻醉实施方案，使麻醉做到安全、有效、可控。目前，对于妇科恶性肿瘤单孔腹腔镜手术，最常用、安全的麻醉方法为气管内插管全身麻醉，其麻醉效果确切，有利于患者术中气道管理，保持气道通畅，供氧充分，可灵活调控麻醉深度，控制不良刺激引起的有害反射。

二、椎管内麻醉

虽然椎管内麻醉有镇痛确切、肌松效果良好等优点，但是由于妇科恶性肿瘤单孔腹腔镜手术操作复杂，手术时间长，长时间的 CO_2 人工气腹后腹内压升高、腹膜牵拉等可导致迷走神经反射性兴奋，高碳酸血症可使心肌对迷走神经的反应性增强；而椎管内麻醉阻滞部分交感神经，导致副交感神经相对亢进；椎管内麻醉过程中患者舒适度差，常需静脉辅助镇静、镇痛药，使用不当会引起呼吸、循环的不稳定；椎管内麻醉过程中患者常出现腰背、肩部不适、虚脱、恶心、呕吐等症状；上述这些因素都是麻醉过程中发生不良事件的潜在风险，管理不当甚至可发生心搏骤停、患者死亡。因此，目前已经基本不选择椎管内麻醉行妇科恶性肿瘤的单孔腹腔镜手术。

第二节 妇科肿瘤单孔腹腔镜手术麻醉药物的特点

一、静脉麻醉药物

丙泊酚是妇科恶性肿瘤单孔腹腔镜手术最常用的静脉麻醉药，它是一种新型的速效、短效静脉麻

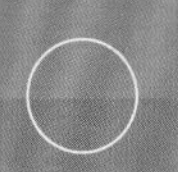

醉药，苏醒迅速而完全，持续输注后无蓄积。目前普遍用于各类手术的麻醉诱导和维持，也常用于麻醉中、手术后和重症监护病房（intensive care unit，ICU）的镇静。丙泊酚具有止吐的作用，可让患者产生轻微的欣快感。丙泊酚经常用于较大手术的全静脉麻醉（total intravenous anesthesia，TIVA），用于麻醉诱导可以减少其他麻醉药的用量，如与瑞芬太尼合用可使瑞芬太尼中央室的分布容积减少 41%，清除率减少 15%。

依托咪酯为咪唑类衍生物，系催眠性静脉麻醉药。对呼吸循环影响轻微，诱导与苏醒均较快，相对安全，故临床也常用。但是妇科恶性肿瘤单孔腹腔镜手术时间长，如持续长时间静脉输注后患者术后恶心、呕吐的发生率高，并且对肾上腺皮质功能具有抑制作用。

二、吸入麻醉药物

吸入麻醉是指挥发性麻醉药经呼吸道吸入，通过肺、脑血液循环，抑制中枢神经所产生的麻醉作用。在妇科恶性肿瘤单孔腹腔镜手术中，吸入麻醉药多选择七氟醚、地氟醚、异氟醚等，首选七氟醚或地氟醚，其次是异氟醚和安氟醚。氟烷因高脂溶性，且增加心肌对肾上腺素、去甲肾上腺素的敏感性和抑制阿片类药物在体内的清除，因此很少选择应用。N_2O 在腹腔镜手术中应慎用，原因是：N_2O 向可充气空间的弥散导致空腔脏器的膨胀，胃和肠的容积在 N_2O 麻醉 2 小时后会加倍，可严重影响手术野和手术操作；N_2O 可使循环中的气泡溶解延迟，对 CO_2 也是如此，因此增加了气体栓塞的风险，而且 N_2O 可能增加术后恶心、呕吐的发生率。

三、阿片类药物

阿片类药物是指所有能够与各种阿片受体亚型结合并产生类吗啡激动作用的外源性物质。阿片类药物的独特之处在于其产生镇痛但不影响触觉、本体感觉或意识，其作用机制是作用于中枢神经系统内（主要是脑干和脊髓）和中枢神经系统外周组织中突触前和突触后部位的阿片受体，通过与阿片受体结合模拟内源性配体的作用，从而导致疼痛调制（抗伤害性）系统激活。芬太尼仍然为当前临床麻醉中最常用的麻醉性镇痛药，常用于麻醉诱导、术中间断给药、术后镇痛，但因其大的分布容积和低清除率，长时间手术的反复追加或持续输注都会因蓄积作用而引起呼吸抑制过度延长和苏醒延迟。妇科恶性肿瘤单孔腹腔镜手术的术中麻醉维持最常使用药物为瑞芬太尼、舒芬太尼或阿芬太尼。瑞芬太尼在体内的代谢途径是被组织和血浆中非特异性酯酶迅速水解，清除率高达 3 000ml/min，而且其输注即时半衰期可长时间始终保持不变，非常利于患者的快速苏醒，目前已成为妇科恶性肿瘤单孔腹腔镜手术的术中麻醉维持的首选镇痛药物。

四、肌肉松弛药

骨骼肌肉松弛药简称肌松药，为作用于神经肌肉接头使骨骼肌完全松弛以便于进行外科手术的一类药物。良好的肌松效果可以增加腹部的顺应性，利于腹腔充气达到一定的腹腔内压力，使手术野暴露得更加清晰。单孔腹腔镜手术中，推荐使用恢复指数小的肌松药，或者根据手术时间来选择肌松药。妇科恶性肿瘤单孔腹腔镜手术时间一般较长，一般选用阿曲库铵、顺式阿曲库铵、罗库溴铵或维库溴铵。

第三节　妇科肿瘤单孔腹腔镜手术的麻醉监测与管理

一、妇科肿瘤单孔腹腔镜手术的麻醉监测

妇科肿瘤单孔腹腔镜手术麻醉除了需要常规监测心电图、无创动脉血压、脉搏血氧饱和度、体温、气道压、呼气末二氧化碳分压（partial pressure of end-tidal carbon dioxide，$P_{et}CO_2$）、肌松监测、尿量等，由于此类

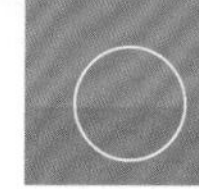

手术创伤大、手术时间较长、术前常辅助放射及化学治疗、术中易发生大出血及 CO_2 气腹的影响，因此，建议常规术前进行中心静脉穿刺置管和动脉穿刺置管，术中常规监测中心静脉压、有创动脉血压、定时监测血气分析。

$P_{et}CO_2$ 监测在妇科恶性肿瘤单孔腹腔镜手术麻醉期间用以代替 $PaCO_2$ 来持续监测 CO_2 人工气腹期间肺通气状况。应特别注意的是，人工气腹时由于通气 / 血流比值失调使 $P_{et}CO_2$ 与 $PaCO_2$ 之间浓度梯度差异可能增加，而且两者之间的差异可能因患者心肺功能状态、人工气腹 IAP 大小等因素而异。因此，我们需要定期监测血气分析，结合 $PaCO_2$ 来及时发现高碳酸血症。对于肥胖患者、术中高气道压、低氧血症或者 $P_{et}CO_2$ 不明原因增高等情况，也需及时监测动脉血气分析。

妇科肿瘤单孔腹腔镜手术机械通气时术中监测气道压的变化有利于及时发现 IAP 过高。当 IAP 升高时，由于膈肌抬高，胸肺顺应性降低，导致气道压升高。因此，当术中气道压过高时，在排除气道梗阻、支气管痉挛等情况后，应当提醒术者注意 IAP 是否过高，对气腹压进行适当的调节，而且气道压监测可能及时发现因为体位改变等引起的气管移位、打折、脱出等。

妇科肿瘤单孔腹腔镜手术期间建议监测患者肌松状态，一方面可保证术中肌肉松弛，使腹壁可以有足够的伸展度，使腹腔镜有足够的操作空间，且有清楚的视野，同时可以降低 IAP；另一方面，足够的肌松状态可以确保患者术中不会突然运动，避免意外损伤腹腔内组织器官，而且肌松状态监测有利于合理控制肌松药的使用，利于患者术后早期自主呼吸恢复，尽早拔除气管导管。

此外，由于此类手术时间长，术中还需常规监测体温，注意保温，防止体温降低带来的药物代谢延迟、凝血功能障碍等并发症。

二、妇科肿瘤单孔腹腔镜手术的麻醉管理

妇科肿瘤单孔腹腔镜的手术特点决定了其麻醉管理特点，除遵循常规的麻醉原则外，尚需针对妇科单孔腹腔镜手术的特点注意相应的特殊问题。

（一）麻醉维持

首先要维持手术时适宜的麻醉深度，保障呼吸和循环的平稳，合理使用肌松药，保持合适的肌肉松弛状态，利于术后早期苏醒、早期活动、早期出院。

（二）循环管理

建立气腹时由于腹膜牵拉反应和 CO_2 刺激易引起心率减慢，可给予静脉注射阿托品对抗。当人工气腹 IAP 超过 15mmHg 时会对循环产生影响，腹内压压迫腹腔内血管可影响右心充盈使中心静脉压及心排血量降低。因此，对于伴有心肺疾病的患者，建议采用较低的 8~10mmHg 气腹压为宜。当人工气腹头低位时，要注意由于头低位可能引起回心血量增加，前负荷增加，引起血压升高，需与麻醉深度不足相鉴别。

（三）呼吸管理

腹腔镜手术时 CO_2 人工气腹建立后，IAP 升高可致膈肌上抬而引起胸肺顺应性下降，潮气量下降，呼吸无效腔量增大，$P_{et}CO_2$ 或 $PaCO_2$ 明显升高，动脉血 pH 降低，加之气腹时腹腔内 CO_2 吸收，易造成高碳酸血症，头低位时上述变化更加显著。常规建立人工机械通气实施过度通气，调节呼吸参数，使 $P_{et}CO_2$ 维持在 35~45mmHg。体位摆放好后应重新确定气管导管位置，避免气管导管滑出或进入一侧支气管。若术中出现不明原因的低氧血症，应首先检查气管导管位置，排除气管导管移位。

（四）苏醒期管理

手术结束时应缓慢放气，避免快速放气引起的呼吸、心血管系统的波动，如 CO_2 快速排出后可能导致 CO_2 排出综合征，使患者血压急剧下降，甚至可能导致心搏骤停。手术结束后即使已经停止了 CO_2 人工气腹，短期内仍然可能存在高碳酸血症，这种状态可刺激患者呼吸中枢，使患者呼吸频率增快，通气量增加，此时需适当延长机械通气时间，适当过度通气，逐渐纠正高碳酸血症，等待患者通气功能完全恢复后方可停止机械通气。

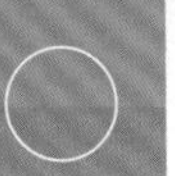

第四节　妇科肿瘤腹腔镜手术的镇痛处理

妇科肿瘤单孔腹腔镜手术虽然属于微创手术，但是有的患者术后疼痛仍然很明显。这类疼痛不单纯是手术切口疼痛，CO_2 气腹造成的不适有时更为突出。将近 2/3 的患者术后感觉内脏性胀痛、痉挛及 CO_2 对膈肌刺激导致的肩背部牵涉性酸痛。腹腔残余 CO_2 是术后疼痛的一个原因，术毕尽量排空 CO_2 可减轻术后疼痛程度。术后疼痛与气腹充气速度、压力、持续时间有关，充气越快、压力越高、持续时间越长，术后疼痛发生率及严重率越高；主要原因是由于 CO_2 气腹后腹膜的急性扩张，腹膜小血管撕裂、神经牵拉创伤，从而产生腹膜炎症所致。

由于妇科肿瘤单孔腹腔镜手术大多采用静吸复合全身麻醉，因此术后镇痛常采用静脉给药的方式。目前经静脉患者自控镇痛（patient-controlled intravenous analgesia，PCIA）在临床中广泛应用，其优点为操作简便，只需在手术后，利用已有静脉通路连接一次性机械镇痛泵，打开泵管上的控制件，就可以开始自动给药镇痛。适用药物较多，如阿片类、非甾体抗炎药、曲马多、布托啡诺、喷他佐辛等。PCIA 起效快、效果可靠、适用范围广，属于全身用药，其缺点是不良反应较硬膜外自控镇痛（patient controlled epidural analgesia，PCEA）发生率高，恶心、呕吐的发生率较高，尤其需注意预防阿片类药物引起的呼吸抑制。

第五节　腹腔镜 CO_2 气腹麻醉的循证评价

CO_2 气腹的腹腔镜手术在椎管内麻醉和气管内插管全身麻醉下均能完成，但是不同麻醉方法对患者产生不同的影响，全身麻醉与椎管内麻醉对患者的呼吸、循环影响如何？对患者的应激反应、免疫功能影响如何？文献报道的结果也存在分歧。有研究认为，气管插管全身麻醉更适合于妇科腹腔镜手术；也有研究认为在腹腔镜手术中，选择硬膜外麻醉安全可行且经济。潘灵辉等通过循证方法对腹腔镜手术全身麻醉与椎管内麻醉进行比较，评价麻醉方法的安全性，得出结论：椎管内麻醉与全身麻醉应用于腹腔镜手术同样安全可靠；但是需要指出的是：此循证收集评价的文献报道大多是腹腔镜应用于胆囊切除或妇科良性肿瘤切除等比较简单、短小的手术，因此结论有一定的局限性。而对于妇科恶性肿瘤腹腔镜手术，由于此类手术操作复杂、手术时间长，麻醉方法的选择大多建议为全身麻醉，椎管内麻醉是否安全有效需要进一步的循证医学证据。有研究进一步对全身麻醉时气管插管和喉罩的选择进行了系统评价，李平等应用 meta 分析方法评价 SLIPA 喉罩与气管插管在腹腔镜胆囊切除术中气道管理的安全性和有效性，得出结论：在腹腔镜胆囊切除术中，SLIPA 喉罩是一种安全、有效的气道管理方式；庞君等的 meta 分析结果显示：SLIPA 喉罩可安全有效地应用于全麻手术的气道管理，降低了术后咽痛的发生率，但同时增加了胃胀气、咽部出血的风险。同样，上述研究纳入的均为腹腔镜技术应用于短小手术的病例。因此，喉罩下的全身麻醉应用于妇科恶性肿瘤腹腔镜手术是否与气管插管下的全身麻醉同样安全有效，需要进一步的循证医学证据支持。

在腹腔镜手术的术后镇痛和超前镇痛方面，近年来也有不少研究报道。其中，腹腔内局部麻醉（intraperitoneal local anesthesia，IPLA）和腹横肌平面阻滞（transversus abdominis plane block，TAPB）等辅助性的局部麻醉方法在腹腔镜手术中应用的临床效果受到关注。Marks 等系统回顾并荟萃分析了 IPLA 在妇科腹腔镜手术的有效性及术后疼痛的疗效，认为 IPLA 能明显降低妇科腹腔镜术后 6 小时内的疼痛。Kahokehr 等对 IPLA 在腹腔镜胃切除术的临床效果进行了系统回顾和荟萃分析，结果显示 IPLA 可减少腹腔镜胃切除术的腹部疼痛强度、术后肩痛的发生率和术后阿片类药物的用量。Boddy 等的循证分析纳入了 24 篇评估 IPLA 用于腹腔镜胆囊切除术的随机对照试验，得出的结论是 IPLA 的使用是安全的，而且它可以显著减

少早期术后腹痛。另外，还有循证研究分析认为，循证证据支持 IPLA 应用于腹腔镜胆囊切除术，并建议未来 IPLA 应该作为进行微创外科技术的常规方法。Gildasio 等的研究纳入了 10 篇 TAPB 应用于腹腔镜手术的随机对照试验，共计 633 例患者，得出结论：TAPB 能有效改善腹腔镜手术术后早期和晚期疼痛，并能有效减少阿片类药物的使用。姚志文等用 meta 分析的方法综合评价了氟比洛芬酯用于腹腔镜下胆囊切除术的超前镇痛效果，共纳入 14 篇文献，累计病例 702 人，结果表明术后 2 小时、4 小时、8 小时及 12 小时的氟比洛芬酯超前镇痛效果明显，且恶心、呕吐等不良反应和对照组比较无显著性差异，进而得出结论：氟比洛芬酯用于腹腔镜下胆囊切除术的超前镇痛效果明确，且不增加不良反应的发生率。张元等的循证研究纳入文献 9 篇，共计患者 580 例，结果表明帕瑞昔布钠用于腹腔镜手术的超前镇痛，能有效预防麻醉苏醒期躁动，且安全性较高。

伴随着腹腔镜在临床上的广泛应用，人们逐渐发现了一些腹腔镜手术时与 CO_2 人工气腹相关的并发症，如腹腔内充入 CO_2 气体可以造成持久的高碳酸血症和酸血症、膈肌抬高、皮下气肿、肩部酸痛、心律失常、下肢深静脉淤血和血栓形成、腹腔内脏缺血、空气栓塞等。因此，学者们开始研究减少和避免 CO_2 人工气腹所造成并发症的方法，如 CO_2 的加温加湿、腹壁提升的免 CO_2 气腹的腹腔镜技术等。对此方面的循证评价有：Sajid 等系统分析了标准干冷 CO_2 与加温加湿 CO_2 在腹腔镜手术中的随机对照研究，共纳入 10 个文献，565 例病例，通过循证分析得出结论：在腹腔镜手术中应用加温加湿 CO_2 能降低术后低体温的风险，减少术后疼痛，减少术后镇痛的需求。Sammour 等所做的循证分析得到了同样的结果。但 Birch 等的循证研究得出不同的结果，他们通过系统分析纳入的 16 篇文献，认为在腹腔镜下的腹部手术中，加热 CO_2 与标准的冷 CO_2 比较，在术后疼痛、核心体温的改变、吗啡的使用量、住院时间、腔镜镜头成雾率、手术时间、术后恢复室停留时间等方面都没有统计学差异。因此，他们认为与常规气体比较，加热气体应用在腹腔镜的腹部手术中，对患者预后的影响很小。而对于免气腹的腹壁提升暴露技术，对其应用的研究结果也存在分歧，循证分析的结果也存在差异。Ren 等的循证研究纳入了 19 篇腹壁提升的免气腹技术与 CO_2 气腹技术的随机对照研究，共计 791 例病例，得出结论是两种技术在术中心率、围手术期并发症、术后住院时间、术后肩痛、血压、血浆 IL-6 水平等指标不存在显著性差异，而腹部支撑的免气腹技术在缩短手术时间、降低术中 CO_2 分压、减少术后恶心、呕吐发生率等方面较 CO_2 气腹技术有优势。而 Gurusamy 等的循证研究则认为在腹腔镜胆囊切除术这类低麻醉风险的手术中，与 CO_2 气腹技术比较，腹壁提升的免气腹技术在围手术期的各项结局指标中都没有体现出明显优势。因此，他们认为这项技术不能被常规推荐使用，并建议在未来的进一步研究中，纳入更多较高风险的麻醉病例可能会有助于体现腹壁提升的免气腹技术的临床应用优势。

（林　飞）

参考文献

[1] 邓小明，姚尚龙，于布为，等．现代麻醉学．5 版．北京：人民卫生出版社，2021.

[2] 古妙宁，冯艺，龚玉华．妇产科手术麻醉．北京：人民卫生出版社，2013.

[3] DE OLIVEIRA GS, CASTRO-ALVES LJ, NADER A. Transversus Abdominis plane block to ameliorate postoperative pain Outcomes after laparoscopic surgery: a meta analysis of randomized controlled trials. Anesth Analg, 2014, 118 (2): 454-463.

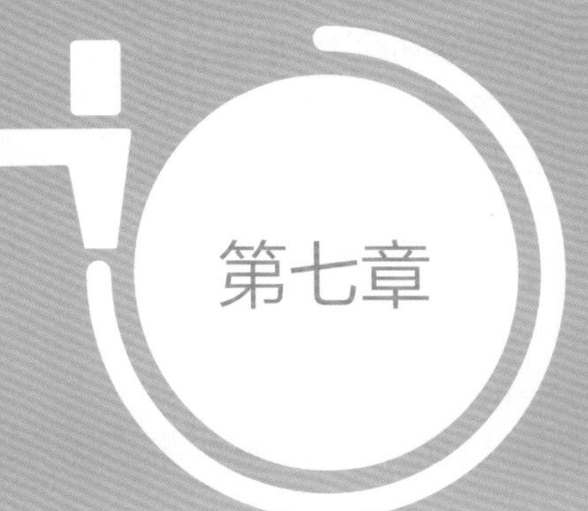

第七章

妇科肿瘤单孔腹腔镜手术通路的建立

随着腹腔镜妇科微创手术的不断发展,越来越多的患者要求进行微创化的治疗,同时对手术质量也提出了更高的要求。相对于传统的开腹手术与经典的腹腔镜手术,经自然腔道内镜手术(natural orifice transluminal endoscopic surgery,NOTES)被称为“第三代外科手术”。NOTES是采用内镜设备经自然体腔如口腔、食管、胃、结(直)肠、阴道、膀胱等通道进入盆腹腔、胸腔进行手术操作。经脐单孔腹腔镜手术也已成为微创外科研究的新热点。由于经脐单孔腹腔镜手术能基本达到腹部无瘢痕,美容效果好,因而越来越受到患者尤其是年轻女性的青睐。经脐单孔腹腔镜妇科手术国内外已有大量文献报道。相对于其他体腔,经阴道进行内镜下操作,对正常内脏器的损伤可能性更小。而妇产科医师对阴道及女性盆腔的解剖更加熟悉,因而经阴道内镜手术在妇产科乃至外科的应用必然具有更为广阔的前景。经阴道单孔腹腔镜手术(vNOTES)是指经阴道这一自然腔道的微创手术,从而对疾病进行治疗。作为一种全新的微创治疗方式,经阴道单孔腹腔镜手术除了具有传统的阴道手术微创的优势外,还有效克服了阴道手术暴露及操作困难的缺点,具有手术视野清晰、操作方便的优点。与传统开腹手术或多孔腹腔镜手术相比,经阴道单孔腹腔镜手术的最大优点为术后腹壁无瘢痕、疼痛轻、恢复快,美容效果好的特点。单孔腹腔镜现在已在一定数量的三甲医院中开展,若能在基层医院中开展便能更好的发展单孔腹腔镜技术,但对于基层医院来说,手术入路平台如何建立是一个重要问题,基于此,许多学者探索了多种入路模式模拟专用平台进行单切口的腹腔镜手术操作,主要包括单切口的筋膜入路、外科切口保护套连接自制手套等方法。笔者团队自2012年逐步开展单孔腹腔镜手术,从异位妊娠手术开始,在缺少专用单孔入路平台设备及专用单孔手术器械的情况下,自行设计了一种穿刺法——单孔三通道穿刺法,模拟专用入路平台的工作通道,并采用常规的腹腔镜手术器械,顺利完成单孔腹腔镜下输卵管切除手术用于治疗输卵管异位妊娠患者,取得了良好的临床效果并逐步过渡到更为复杂的手术。随后几年尝试了多种单孔腹腔镜入路方式,现已初步取得了一些成绩。现将经脐入路、经阴道入路及经腹壁瘢痕入路介绍如下。

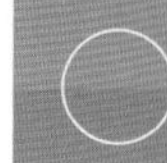

第一节　妇科肿瘤单孔腹腔镜手术通路的建立流程

一、单孔腹腔镜妇科手术的经脐入路

（一）筋膜入路单孔三通道穿刺法

在脐轮上方取长 15~20mm 的弧形切口（图 7-1A）或沿脐孔正中取纵行切口（图 7-1B），切开皮肤及部分皮下组织，但不切透至腹膜，以避免放置的穿刺通道装置之间存在间隙而漏气，置入 3 只穿刺通道装置（切口中间或上方位置放置 10mm 穿刺通道装置，旁边再依次放置 2 只 5mm 的穿刺通道装置，整体形成“倒三角形”排列以减少“筷子效应”的干扰，利于操作），其中中间 10mm 穿刺通道装置用于放置腹腔镜，并连接气腹管充入 CO_2 气体形成气腹；旁边 2 只 5mm 的穿刺通道装置用于放置操作钳进行操作，术中取标本时，笔者设计制作了一种带线的手套标本袋（图 7-1C），在标本袋上预先留置较长的手术缝线，待手术标本套装成功后，手术缝线可较好的发挥牵引与指示作用，方便将标本套袋边缘牵拉出腹腔外（图 7-1D），无须增加或扩大标本取出通路。标本取出后，术后 3-0 或 4-0 号可吸收缝合线逐层缝合脐孔组织进行脐孔再造成形，要注意不留腔隙，成形后脐孔与原脐孔基本无异（图 7-1E），并可利用一侧 5mm 穿刺孔放置腹腔引流（图 7-1F）。

（二）外科切口保护套连接自制手套入路

取脐部单切口，垂直逐层切开皮肤、浅筋膜及腹膜进入腹腔，置入 4~5cm 规格切口保护圈（图 7-1G），外接外科无菌手套，手套袖口套扎于保护圈外侧，丝线固定。剪开手套 3 指尖，置入 5mm 口径穿刺装置 2 个和 10mm 穿刺装置 1 个，丝线结扎固定，连接气腹管建立人工气腹（图 7-1H、I）。置入 10mm 30° 腹腔镜镜头及传统腹腔镜器械进行操作。具体手术方式与传统腹腔镜基本相同。切除的标本经入路一次性完整取出。最后 3-0 及 4-0 号可吸收缝合线逐层缝合脐部切口。

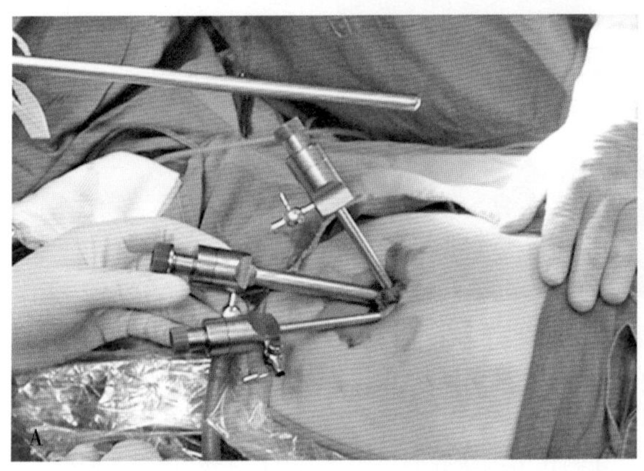
A

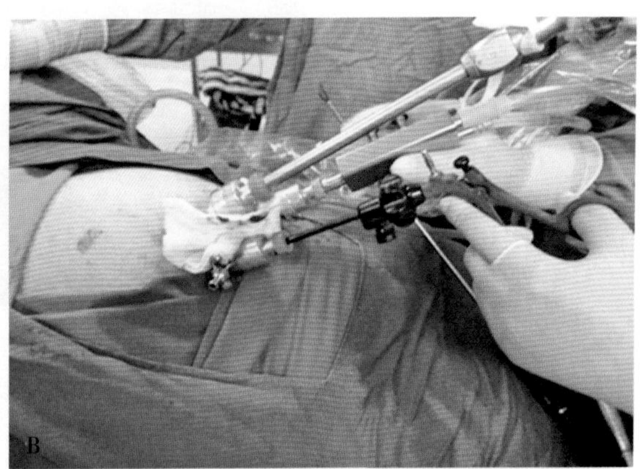
B

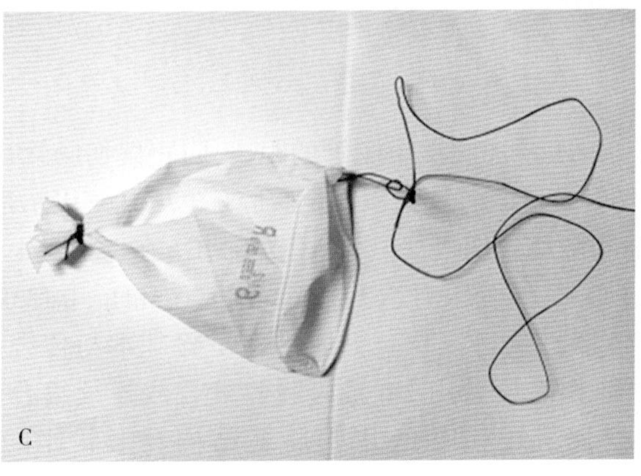
C

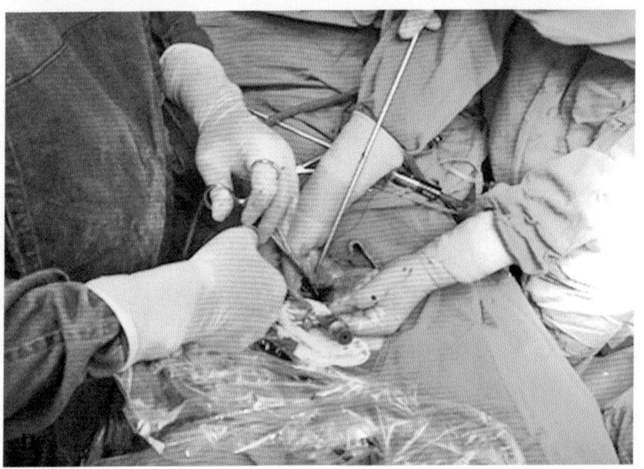
D

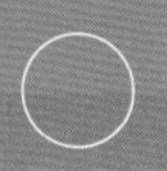

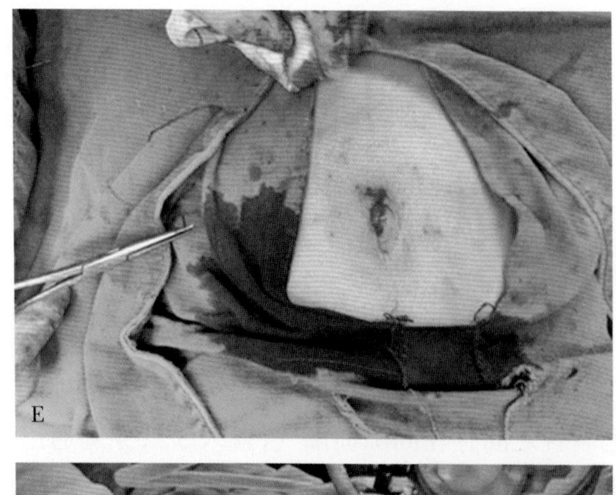

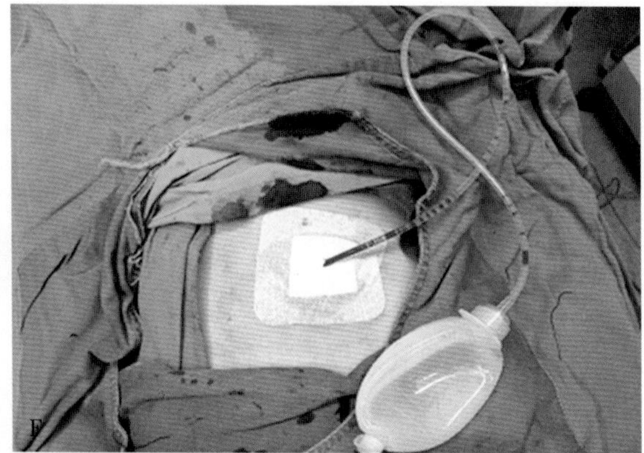

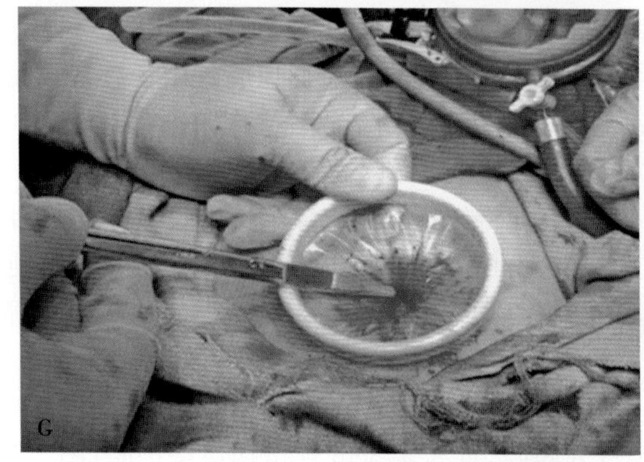

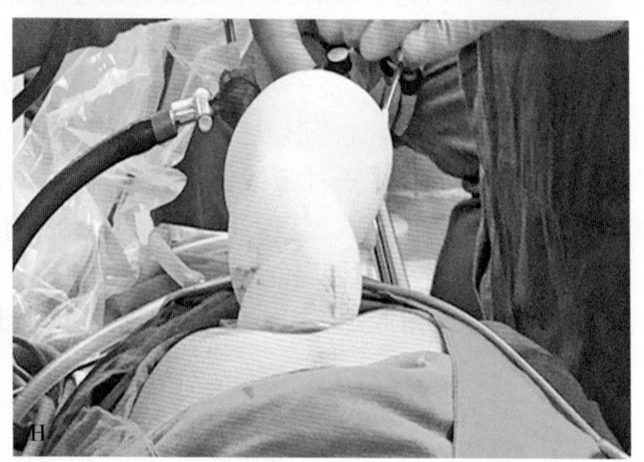

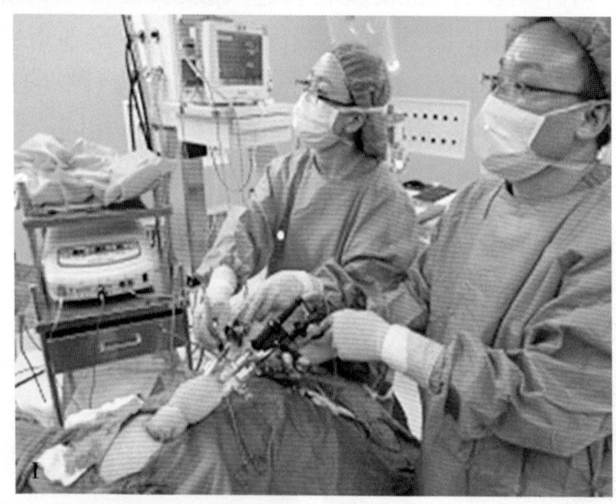

图 7-1　筋膜入路单孔三通道穿刺法

A. 采用脐轮上方弧形切口进行单孔三通道穿刺构建操作通道；B. 采用经脐正中切口进行单孔三通道穿刺构建操作通道；C. 自制的带牵引线的手套标本袋；D. 牵引线将标本袋牵出腹壁后，自 10mm 穿刺孔取出标本；E. 脐孔再造成形后的情况；F. 自一侧 5mm 穿刺通道装置穿刺孔引出腹腔硅球引流管；G. 连接外科切口保护套；H. 手套入路完成微切口单孔腹腔镜术式；I. 自制手套入路完成单孔腹腔镜手术

（三）专用穿刺操作装置单切口单通道入路

术者及助手各持组织钳从脐孔两侧提起脐孔（图 7-2A），增加腹壁至肠管的距离，防止误伤肠管，手术刀纵行垂直切开脐孔及上下缘达直径 1.5~2.0cm，逐层切开皮肤下各层组织直至腹腔（图 7-2B）。以示指、中指或弯钳钝性扩张切口深部组织（图 7-2C）后于腹膜前间隙放置切口保护套（图 7-2D、E），在保护套上连接单孔专用穿刺操作装置（图 7-2F），连接气腹平台接入 CO_2 气体至压力达 12~15mmHg（1mmHg=0.133kPa）。从操作孔置入 10mm 的 30° 腹腔镜镜头及传统腹腔镜器械进行操作。具体手术步骤基本与传统腹腔镜相同。切除后的手术标本经切口保护套直接完整取出。最后用 2-0 号可吸收缝合线连续缝合浅筋膜组织（图 7-2G），再用 4-0 号可吸收缝合线间断缝合脐孔（图 7-2H），重塑脐孔结构及形状（图 7-2I）。

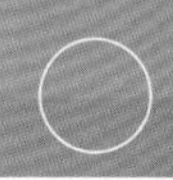

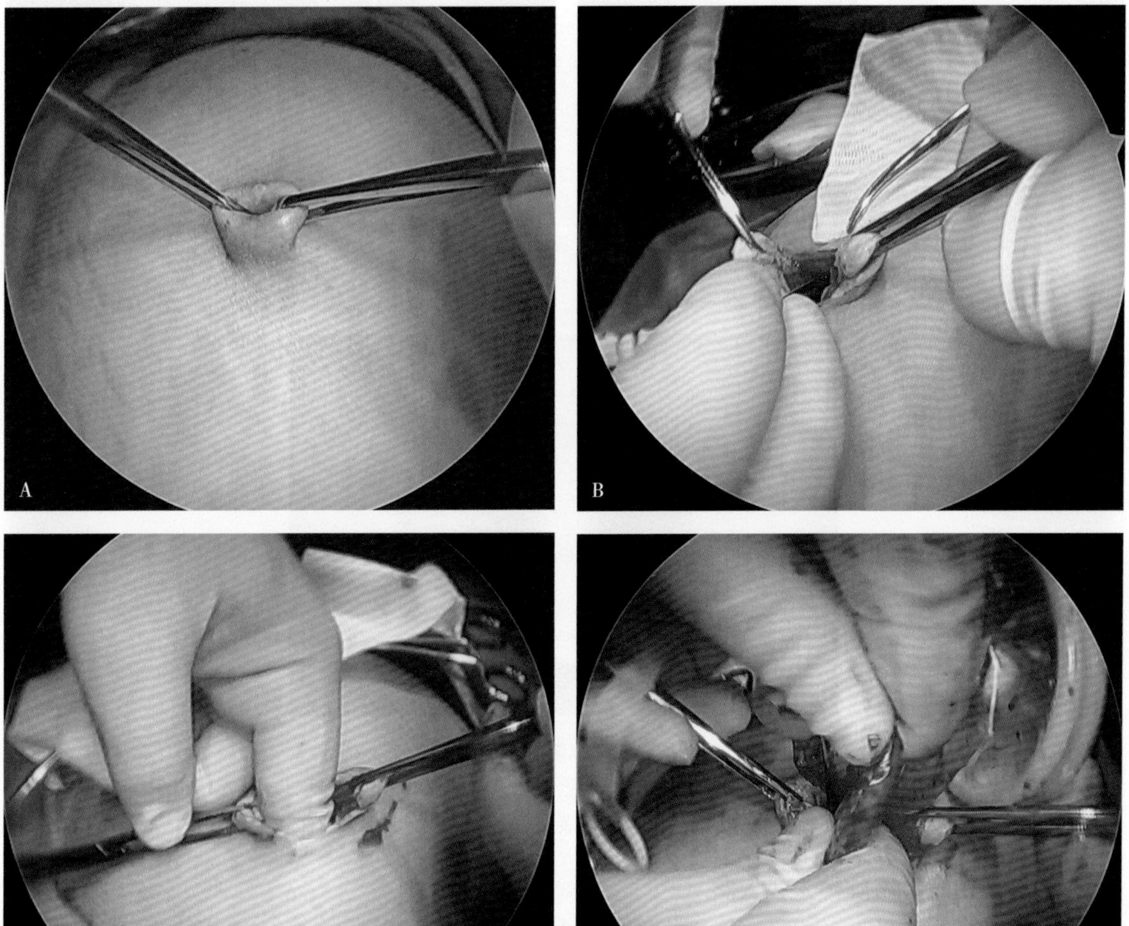

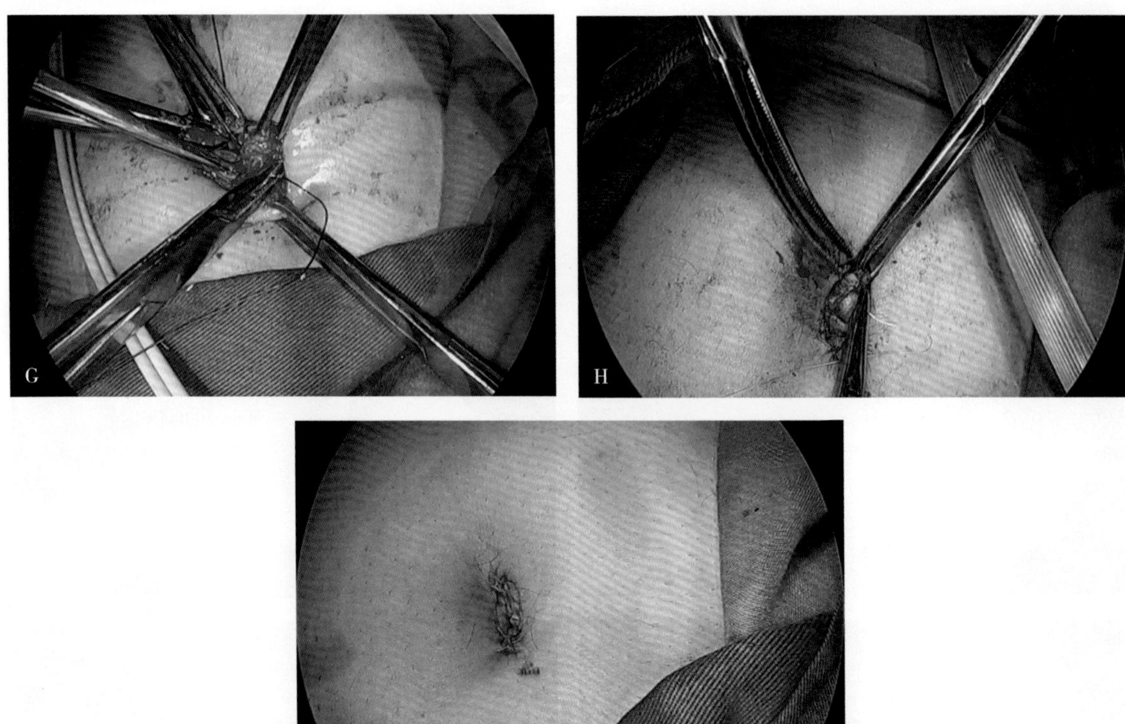

图 7-2　专用穿刺操作装置单切口单通道入路

A. 组织钳提拉脐孔两侧；B. 逐层切开脐孔至腹腔；C. 钝性扩张切口下组织；D. 置入切口保护套；E. 安装好切口保护套；F. 安装单孔腹腔镜专用穿刺操作装置；G. 缝合浅筋膜组织；H. 缝合脐孔；I. 重建后脐孔形态

（四）Mini 切口单孔腹腔镜术式入路

使用组织钳拎起脐孔两侧（图 7-3A），在脐部正中脐轮内部取长 5~10mm 的纵形切口，确保切口不超出脐孔的上下边缘，以保证美容效果。切开皮肤、皮下组织，至腹膜，采用小弯血管钳将一次性切口保护套放置切口内（图 7-3B）撑开切口（图 7-3C）。将一次性手套腕部套在切口保护套上并以丝线固定密封（图 7-3D），手套各指端剪开小口，放入专用 5mm 穿刺通道装置并丝线固定（图 7-3E），其中拇指位置穿刺通道装置用于放置微型腹腔镜镜头，并连接气腹机充入 CO_2 气体形成气腹；旁边 2 只穿刺通道装置用于放置微型操作钳进行手术操作。采用 Mini 切口进行单孔腹腔镜手术时，手术操作空间更加局限，其“筷子效应”必然更加明显突出。Mini 切口单孔腹腔镜手术结束后，40/50 切口保护套需要通过腹腔镜镜头指引，采用小弯血管钳夹取保护套内侧缘（图 7-3F）。取出保护套，以 2-0 号可吸收缝合线“8”字缝合浅筋膜组织后（图 7-3G），以 4-0 号可吸收缝合线间断缝合脐孔 2~3 针进行整形，重塑脐孔形状（图 7-3H、I）。

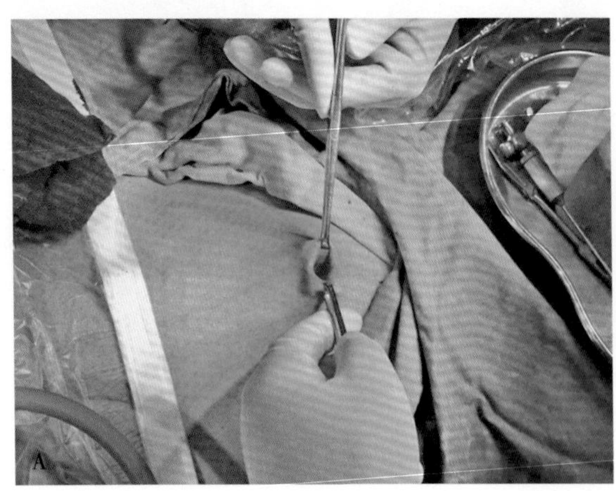

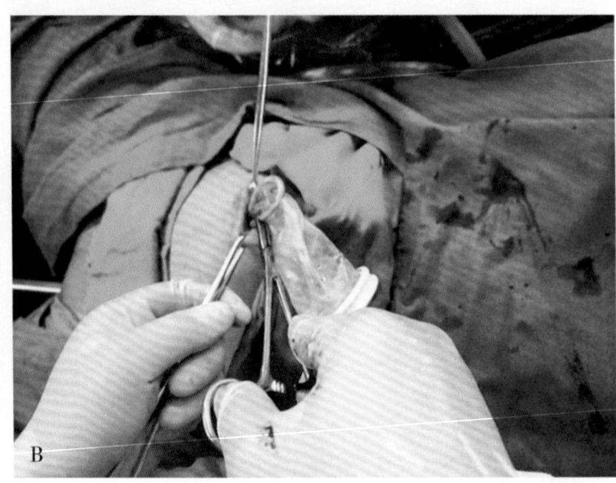

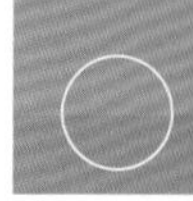

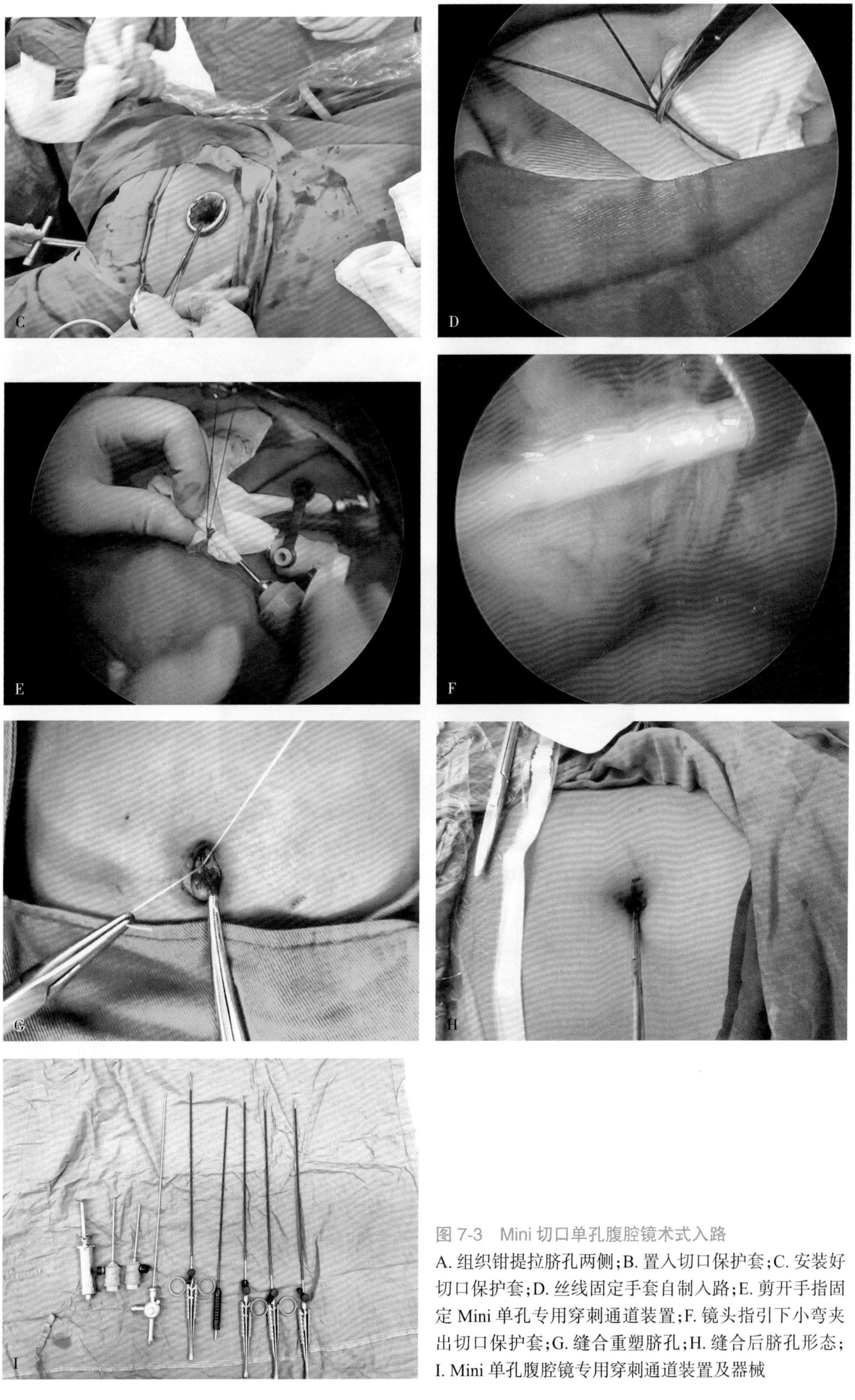

图 7-3　Mini 切口单孔腹腔镜术式入路

A. 组织钳提拉脐孔两侧；B. 置入切口保护套；C. 安装好切口保护套；D. 丝线固定手套自制入路；E. 剪开手指固定 Mini 单孔专用穿刺通道装置；F. 镜头指引下小弯夹出切口保护套；G. 缝合重塑脐孔；H. 缝合后脐孔形态；I. Mini 单孔腹腔镜专用穿刺通道装置及器械

（五）悬吊式无气腹单孔腹腔镜术式入路

消毒铺单麻醉满意后，于脐部纵行切开脐孔及脐轮上下缘长约 1.5cm，并逐层切开皮下组织进入腹腔，用手指或血管钳钝性分离切口内粘连组织等以扩大操作空间，可手持或弯钳协助放置一次性切口保护套，形成操作孔洞。置入 30° 腹腔镜镜头，判断手术所需牵引腹壁器械，暴露需求较高时可使用免气腹手术牵开器协助暴露视野（图 7-4A、B），暴露简单时利用甲状腺拉钩提拉腹壁即可（图 7-4C）。本术式入路及关腹步骤大致同单切口单通道单孔腹腔镜。

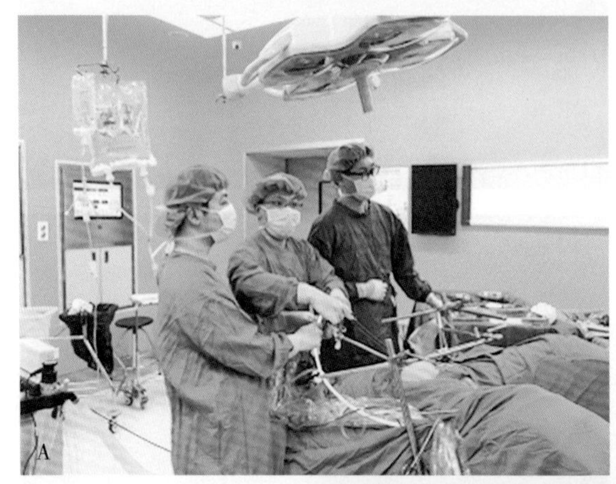

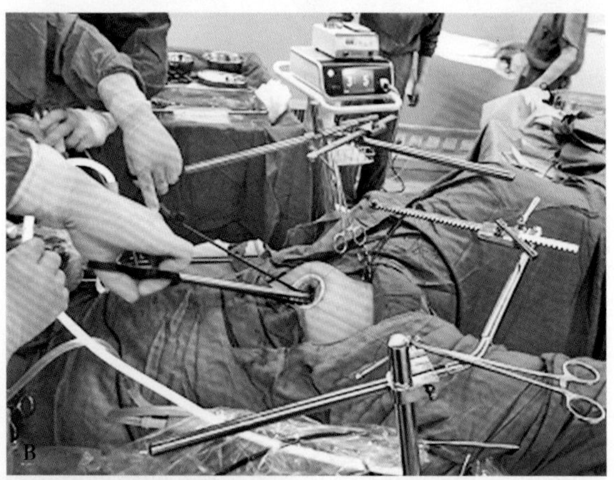

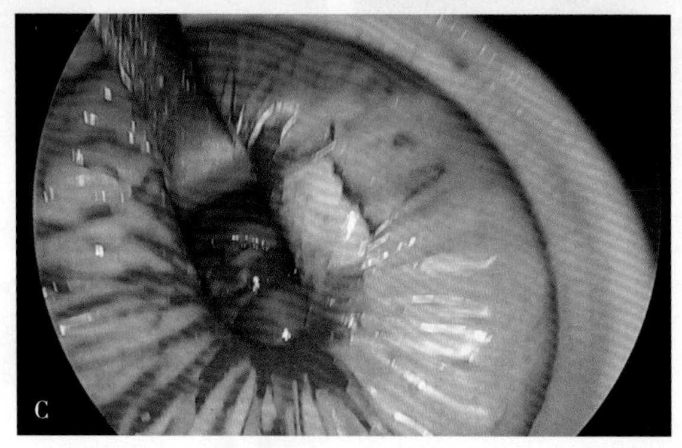

图 7-4　悬吊式无气腹单孔腹腔镜术式入路

A. 使用免气腹手术牵开器协助进行手术；B. 使用免气腹手术牵开器；C. 使用甲状腺拉钩提拉腹壁创造空间

（六）无气腹腔镜技术

采用机械装置悬吊腹壁，形成手术操作空间，无须持续提供 CO_2 营造气腹，避免腹压增加和 CO_2 吸收对呼吸、循环及免疫系统影响，尤其对于一些特殊人群如孕妇、幼女及高龄妇女合并心肺功能不全患者，可增加手术的安全性，是传统腹腔镜的有益补充。腹壁悬吊方法较多。无气腹腔镜手术有以下优点。

1. 利用机械装置将腹壁悬吊营造手术空间，无须使用气腹机及 CO_2 气体，投入减少，降低气腹对血流动力学及心肺功能的干扰，提高手术的安全性。

2. 避免腹压过高对膈肌运动影响，降低手术对心肺功能干扰，使无法耐受气腹的特殊患者（如合并心肺功能不全、肝肾功能障碍、高龄、幼女、孕妇等），顺利完成手术。

3. 不需密闭手术空间，无漏气之忧，器械可自由进出，随时吸出电凝产生的烟雾，保持术野清晰，有利于取出切除之肿物。

4. 妊娠合并卵巢囊肿扭转、宫外孕大出血休克、宫内外同时妊娠、产后胎盘植入宫腹腔镜联合手术等，有其特殊优势。

5. 无须常规插管全麻手术，一般采用硬膜外麻醉，麻醉管理较全麻简单，降低了麻醉费用及手术风险，适合在基层医院应用推广。

6. 避免气腹干扰，手术过程保持机体最佳的内环境稳定状态，术后恢复快。

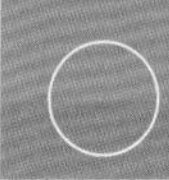

二、单孔腹腔镜妇科手术的经阴道入路

（一）经阴道前入路的构建与重建方法

常规消毒铺巾后，组织钳钳夹宫颈前后唇（图 7-5A），采用生理盐水在宫颈上约 1cm 注射形成水垫（图 7-5B），在膀胱宫颈附着处稍下方切开，找准膀胱宫颈间隙，上推膀胱组织，直至找到反折腹膜。剪开腹膜，并用 4-0 线缝合标记。进入腹腔，以卵圆钳推送经阴道单孔手术专用穿刺操作装置（图 7-5C、D），建立手术通道，充入 CO_2 气体形成气腹，使腹腔内压力维持在 12~15mmHg。放置腹腔镜，探查盆腹腔，通过穿刺操作装置通路放置手术操作器械进行手术。术中标本可直接从穿刺操作装置取出（图 7-5E），术毕取出保护套及穿刺操作装置，可吸收缝合线逐层关闭腹膜及穹窿关闭通道（图 7-5F）。

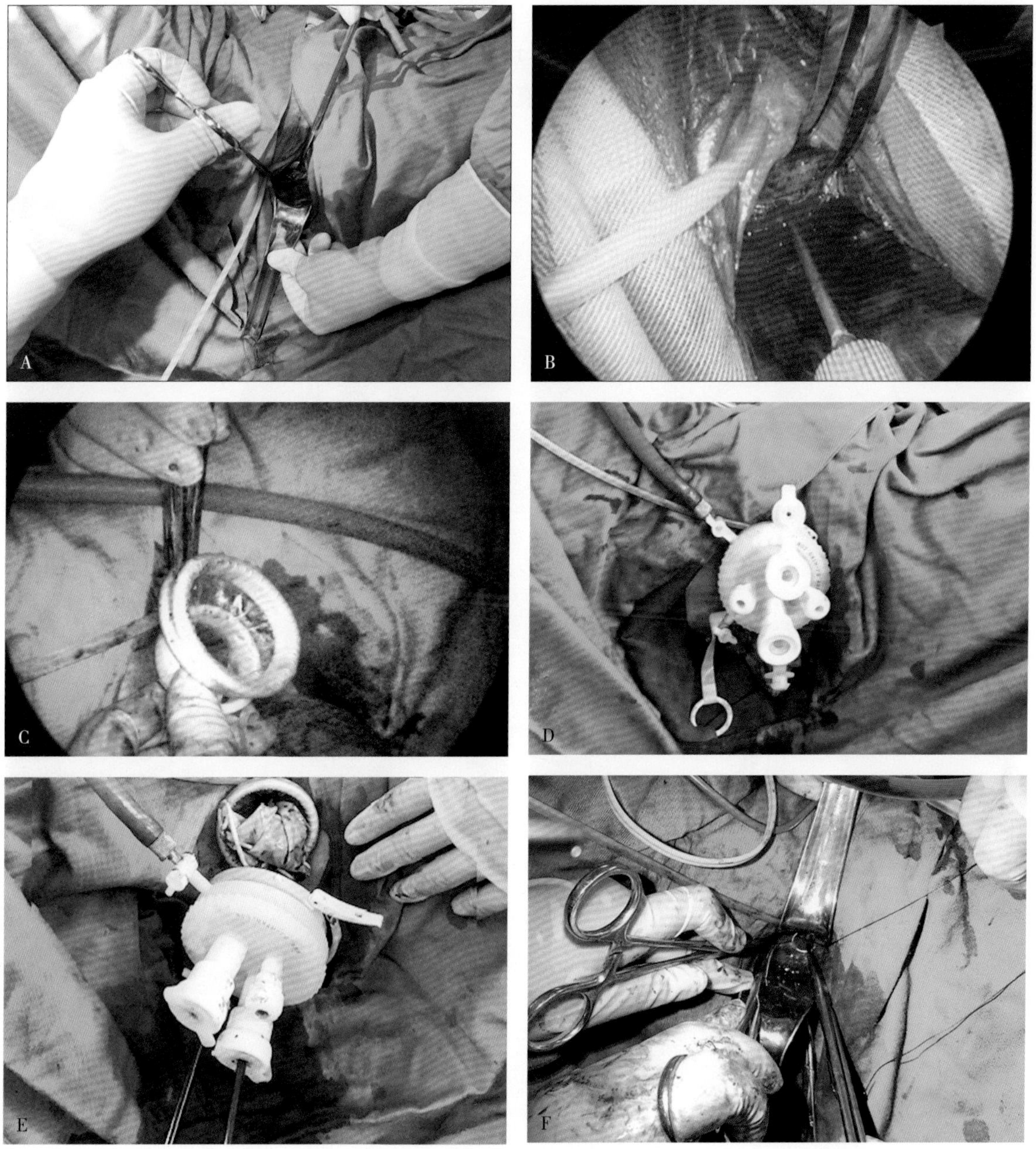

A　B　C　D　E　F

图 7-5　经阴道前入路的构建与重建方法

A. 组织钳提拉宫颈；B. 生理盐水注射水垫；C. 放置切口保护套及阴道环建立通路；D. 安装专用穿刺操作装置；E. 取出标本；F. 可吸收缝合线关闭入路通道

（二）经阴道后入路的构建与重建方法

常规消毒铺巾后，宫颈钳或组织钳钳夹宫颈后唇，充分上提宫颈，并暴露阴道后穹窿，在宫颈下方1.5~2.0cm处做一小切口，气腹针水平穿刺进入腹腔，向两侧延长阴道后穹窿做切口至2.5~4cm，进入盆腹腔，置入穿刺操作装置阴道专用通道，建立气腹。术毕，取出保护套及穿刺操作装置，可吸收缝合线缝合阴道切口。

三、单孔腹腔镜妇科手术的经腹壁瘢痕入路

麻醉满意后，患者取膀胱截石位，消毒铺巾，留置导尿，取原瘢痕与腹壁正中线交点下段，切开瘢痕皮肤约1.5cm（图7-6A、B），以电刀逐层小心切开皮下各层组织至腹腔（图7-6C），手指或血管钳钝性扩张切口内部粘连，扩张手术操作空间，置入切口保护套扩张切口空间（图7-6D、E），安装单孔腹腔镜专用穿刺操作装置（图7-6F），连接气腹平台充入CO_2至压力达12~15mmHg，气腹满意后置入30°腹腔镜镜头及腹腔镜器械进行手术。具体手术步骤与单切口单通道方法基本相同。术毕，取出切口保护套后以可吸收缝合线逐层缝合切口（图7-6G、H），缝合后切口隐藏于原瘢痕处（图7-6I）。

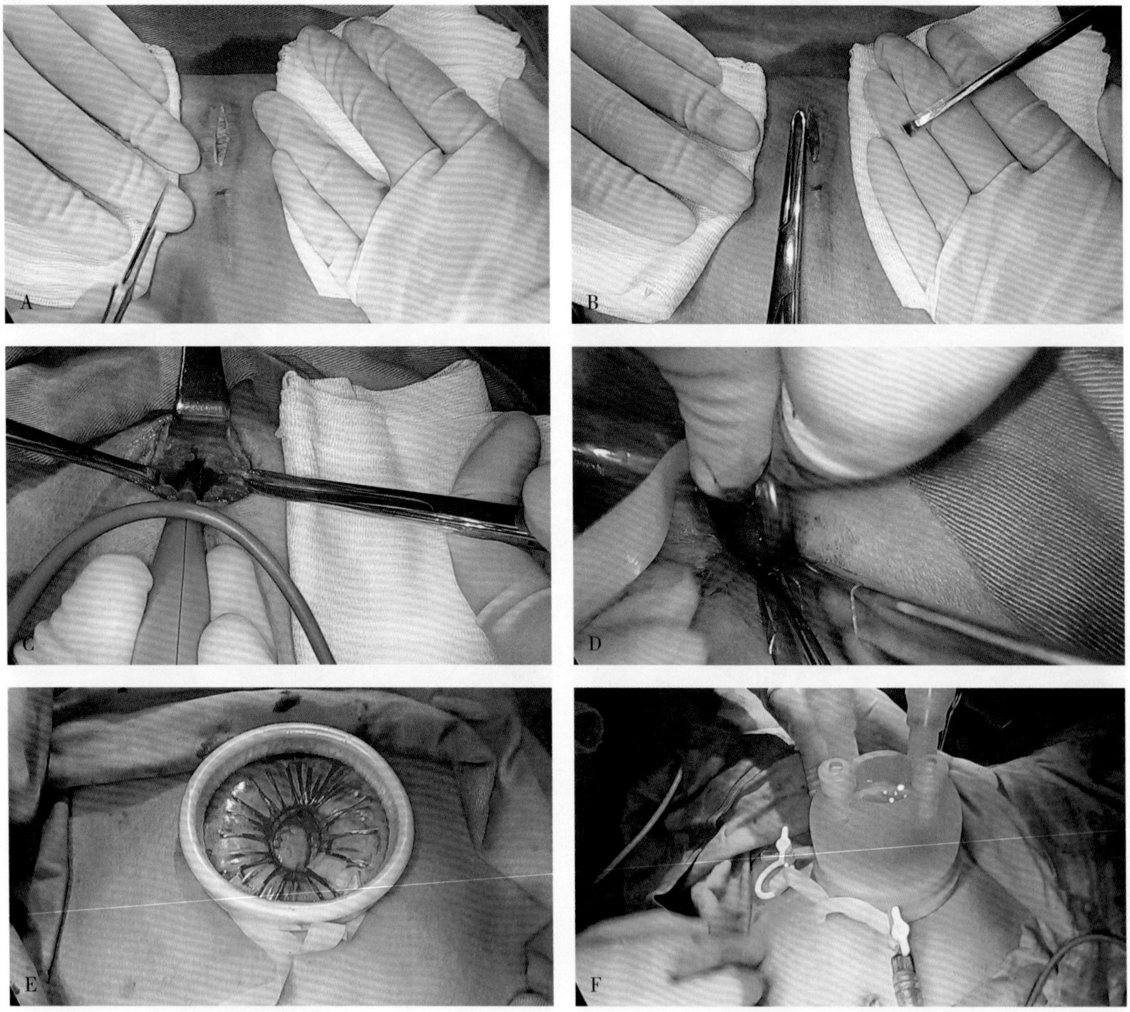

A B C D E F

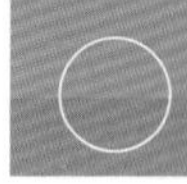

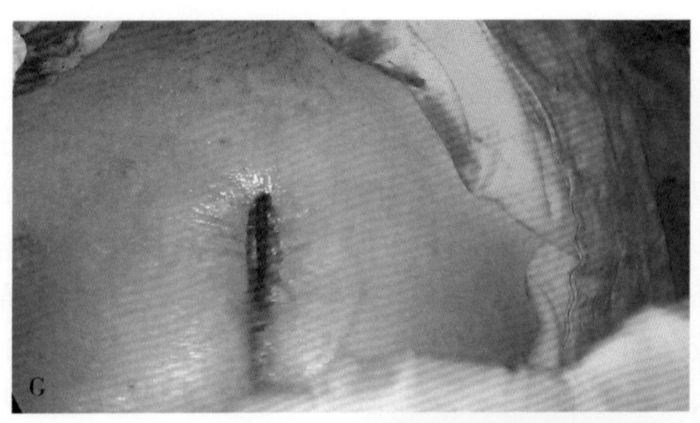

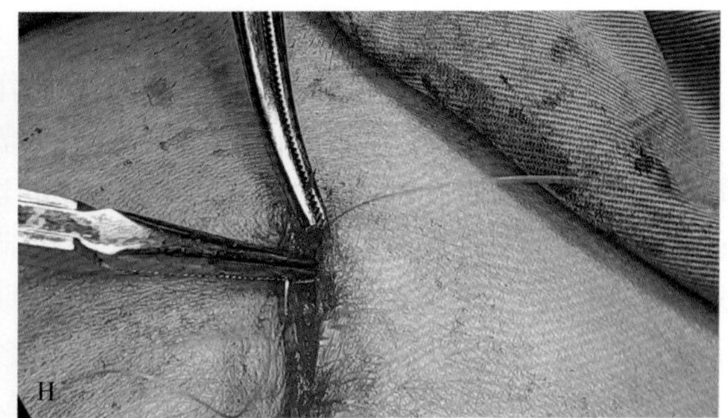

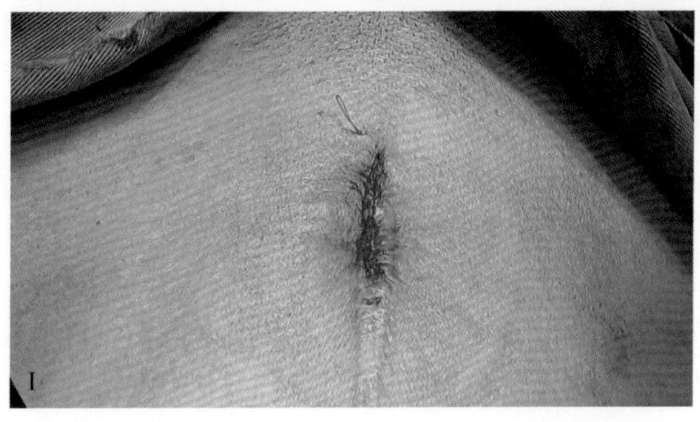

图 7-6　经腹壁瘢痕入路单孔腹腔镜妇科手术

A. 切开原瘢痕下段；B. 对比切口长约 1.5cm；C. 电刀逐层切开皮下各层组织进腹；D. 放置切口保护套；E. 安装好切口保护套；F. 安装专用单孔穿刺操作装置；G. 取出切口保护套后切口；H. 可吸收缝合线逐层缝合切口；I. 缝合后切口

第二节　单孔腹腔镜通路建立的注意事项

随着对微创化的不断追求，单孔腹腔镜的技术在不断改进。不仅在妇科领域，其他科室在单孔腹腔镜术式的精进也都未曾懈怠。单孔腹腔镜有着术后瘢痕少，恢复快等优点，较传统腹腔镜相比创伤更少，但是总费用可能比传统腹腔镜较高。而随着现在国家多级诊疗机制以及国家医疗联合体（以下简称“医联体”）政策的实施，在中国巨大人口的医疗环境下，基层医院应该承担起更为重要的角色，顺应大环境开展单孔腹腔镜技术可以在提高中国医疗水平的同时为更多的患者带来享受微创的权利。影响单孔腹腔镜在基层医院开展的因素有许多，单孔腹腔镜操作时的难度及单孔腹腔镜入路的构建是两个主要因素。操作的困难主要由于“筷子效应”及“同轴平行”存在。“筷子效应”可通过长期的训练及操作时的小技巧来应对。“同轴平行”可通过使用 30° 腹腔镜镜头代替 0° 腹腔镜镜头及经验的积累处理。

对于入路的构建，每个入路都有各自的特点与注意事项：①筋膜入路单孔三通道穿刺法由于不完全切透至腹膜，术后减少了切口疝发生的概率。标本取出困难的问题可采用常规手术手套制作成专用的标本套袋，采用这种自制专用的带线手套标本袋，患者的手术标本均成功从原手术穿刺孔取出。此种专用标本取出方法简单实用且经济实惠，能有效提高手术标本取出的成功率。②外科切口保护套连接自制手套入路可用于无专用单孔穿刺操作装置时，可使用手套剪开示指、中指及小指 3 个指尖连接传统腹腔镜穿刺通道装置，用丝线固定手套于保护套后注入 CO_2 气体，由于非专用穿刺操作装置，有着漏气的风险，对于标本的频繁取出也较为不便，但成本较专用穿刺操作装置低廉。手术时由于手套较软、手套长度不合适时均会影响手术操作。由于单孔腹腔镜手术切口小而少、术后瘢痕隐藏于脐孔美容效果好，自制手套价格低廉便宜，制作相对较为简单，可用于广大基层医院开展单孔腹腔镜技术，促进我国妇科及外科单孔腹腔镜的发展。③单切口单通道单孔腹腔镜术式作为现在单孔手术的主流入路之一，通过直视下进腹，可以避免传统腹腔镜穿刺时误伤肠管可能。单孔腹腔镜手术对于患者的选择有着一定的要求，对于肥胖患者腹壁过厚及盆腔重度粘连等不适于单孔腹腔镜的术式。因为术中只使用穿刺操作装置上的3个操作孔，术中对于视野的暴露依赖于举宫器的使用。专用穿刺操作装置的使用，减少入路的时间，术中对于标本的取出更为方便快捷。标本袋套袋后取出时更易遵守“无瘤原则”，尤其是处理子宫肌瘤时可以避免旋切器的使用，减少了子宫肌瘤腹腔种植的可能。④对于Mini切口单孔腹腔镜术式入路而言，其设计的理念与背景如下：由于普通的单孔腹腔镜手术仍然需要在脐孔部位切开15~30mm的切口，这可能会破坏脐孔的正常形态，或多或少的留下脐孔部位的瘢痕痕迹；同时，脐孔正常结构的完全切开再缝合，有可能增加脐部切口疝的发生。如果在传统的对脐部结构破坏性相对较大的单孔腹腔镜手术的基础上，进一步缩小切口，保持脐孔形态结构不被破坏，一方面可以增加美容效果，另一方面可能进一步减少脐部切口疝的发生。基于此理念，笔者在熟练开展传统经脐单孔腹腔镜手术的基础上，进一步缩小脐部切口，采用5~10mm的Mini切口进行单孔腹腔镜手术，取得了更好的美容效果与患者满意度。目前虽有相应的微型器械及穿刺通道装置，但缺乏配套的微型穿刺操作装置，对此技术推广造成了一定的困难，将来应更加关注微型单孔穿刺操作装置及微型器械的研发，以进一步促进微型切口单孔手术的推广与发展。⑤采用悬吊式无气腹单孔腹腔镜术式时，可以在直视下进腹以避免穿刺通道装置时对肠管及大血管损伤，不仅操作灵活，条件允许时还可以将手术部位提拉出切口，在直视下利用外科器械操作。普通腔镜手术及其余单孔腹腔镜术式均需术中通入CO_2气体进入腹腔，以此扩大腹腔空间，为手术创造操作空间。但CO_2气体的长时间充入，会增加一些并发症（如皮下气肿、气体栓塞、高碳酸血症、纵隔气肿等）发生的概率，对于身体耐受性差及不能耐受的老年人、心肺功能不良的患者或者合并妊娠状态且要求继续妊娠的女性等，应关注气腹的不良影响。基于此类患者群体，悬吊式无气腹单孔腹腔镜的优势显而易见，不仅可以避免CO_2气体充入后引发的并发症，还拥有单孔腹腔镜的创伤小、术后恢复快及美容效果好等优点。在临床取得了良好的治疗效果与患者满意度。⑥由于经阴道单孔腹腔镜手术的诸多优点，目前该术式在临床上的应用越来越普遍。经阴道单孔腹腔镜手术具有得天独厚的美容效果，受到越来越多的临床医师与患者的欢迎，且已有许多医院进行了该类手术。但是，经阴道单孔腹腔镜手术是近几年发展起来的先进术式，相对于传统开腹及腹腔镜手术，具有更大的难度。因手术器械与手术技术的限制，经阴道单孔腹腔镜手术的应用目前尚处在探索阶段，此术式对主刀医师的技术有较高的要求，必须具有非常熟练的阴式手术及传统单孔腹腔镜手术基础。⑦随着剖宫产术式的逐渐成熟，以剖宫产术终止妊娠的女性较前增多，无论是横切口或是竖切口，伤口愈合后都会留下一条瘢痕。或是经腹外科手术，同样腹部会留下瘢痕。而对于腹部已有瘢痕的患者，再因其他病因需要手术时，若病例符合选择要求，可选择经腹壁瘢痕单孔腹腔镜入路，术后切口愈合形成的瘢痕与原瘢痕相重合，隐藏于原瘢痕中，从而起到相对“美容”效果。但因有手术史，经腹壁瘢痕入路无法避免有盆腔粘连的发生。剖宫产瘢痕位于下腹部，较脐孔更接近子宫及附件，术中可配合举宫器将子宫及附件抬起或将囊肿提拉至切口外，便于操作。建立入路后，不仅需要术者有耐心，也需要术者有着丰富的腹腔镜手术技巧及经验。

目前单孔腹腔镜术式与传统腹腔镜术式相比，已证实其具有安全性及可行性。但是单孔腹腔镜技术若想更好地推广，可能需要配套器械的更新，随着临床医师手术经验的不断积累，单孔腹腔镜术式或许会有着更好的发展。现在微创理念的发展奠定了单孔腹腔镜术式的趋势，相信将来单孔腹腔镜术式在微创外科领域必将占据一席之地。

第三节　气腹通路的建立对妇科肿瘤手术的影响

一、CO_2人工气腹对呼吸系统的影响

CO_2人工气腹建立时，腹内压急剧升高引起膈肌上移，肺底部肺段受压，无效腔量增加，通气/血流比值失调，肺阻力明显上升，气道压力升高，潮气量和肺泡通气量减少，从而影响肺通气功能。气腹的腹内

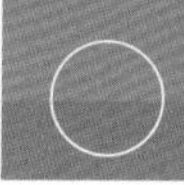

压在 12~15mmHg 范围内可使胸肺顺应性迅速减小 30%~50%、气道峰压和平台压分别提高 50% 和 80%。CO_2 有高溶解度的特性，使之容易被吸收入血，如果进行长时间的 CO_2 气腹，人体排出 CO_2 的能力减弱，容易引起严重的高碳酸血症。尤其是肥胖患者术前即存在胸廓运动受限，横膈提升，肺顺应性下降，呼吸做功增加，耗氧量增多等，加上 CO_2 气腹的作用，进一步影响肺通气功能。术前存在呼吸功能不全的患者更应慎重选择行腹腔镜手术，因其肺顺应性明显降低，通气 / 血流比值严重失调，易产生严重的高碳酸血症和 CO_2 潴留。发生严重高碳酸血症时呼气末 CO_2 浓度已经不能反映血液中 CO_2 浓度的真实情况，因此临床中长时间 CO_2 人工气腹时必须监测动脉血气分析。

妇科恶性肿瘤腹腔镜手术时常用头低臀高体位（Trendelenburg 体位）。正常情况下，机体可通过自身调节，纠正体位改变引起的呼吸变化。麻醉状态下，腹腔脏器由于重力和气腹压双重作用而上移，导致膈肌上抬，肺顺应性减低，气道阻力增加，严重时可出现肺膨胀不全甚至肺不张。体位倾斜角度越大、气腹时间越长、患者过度肥胖或年老体弱、术前肺功能越差，对患者术中呼吸功能的影响越显著。但对无心肺并存疾病患者、腹内压不超过 15mmHg、头低位与地平面夹角不超过 20° 时，通常对生理无效腔量和肺内分流率无显著影响。

二、CO_2 人工气腹对循环系统的影响

腹腔镜手术期间，CO_2 人工气腹后，腹内压升高、CO_2 吸收、麻醉、体位、神经内分泌反应及患者原有血容量和心血管功能状态等因素相互作用，可导致循环功能一系列变化。这些变化都是在麻醉诱导后的基础上发生，受麻醉药物的直接抑制或血管扩张作用，患者心排血量与平均动脉压均已下降至一定水平。在人工气腹所有影响循环功能的因素中，腹内压影响最大，其变化幅度也最大。腹内压升高影响静脉回流从而改变回心血量（前负荷），高碳酸血症引起交感神经兴奋，儿茶酚胺释放，肾素 - 血管紧张素系统激活，血管升压素释放等因素可改变血管张力（后负荷）。气腹期间腹内压一般控制在 12~15mmHg，由于机械和神经内分泌共同介导，动脉血压升高，体循环阻力增加，心脏后负荷增加，可使心排血量降低 10%~30%，并存心脏疾病患者心排血量可进一步下降；另一方面，增加的腹内压压迫腹腔内脏器，使其内部血液流出，静脉回流增加，中心静脉压升高，心脏前负荷增加，心排血量增加，血压上升。当腹内压超过 20mmHg 时，继续增加的腹内压力将压迫下腔静脉，腹部和下肢静脉血液回流减少，回心血量减少，心排血量下降，同时膈肌上移使胸膜腔内压增加，心脏充盈压升高。

由于 CO_2 易溶于血液，人工气腹过程中不断吸收 CO_2，当 $PaCO_2$ 逐渐升高至 50mmHg 时，高碳酸血症刺激中枢神经系统，交感神经张力增加，引起心肌收缩力和血管张力增加，CO_2 的直接心血管效应使外周血管扩张，周围血管阻力下降，引起反射性儿茶酚胺类递质分泌增加，增强心肌兴奋性，可能诱发室上性心动过速、室性期前收缩等心律失常。在置入腹腔穿刺针过程中、人工气腹引起腹膜受牵拉、二氧化碳气栓等情况均可引起迷走神经反射，导致心动过缓。腹内压对心脏前负荷的影响还与机体自身血容量状态有关，在手术中，由于患者迷走神经过度兴奋，腹膜牵拉，CO_2 刺激反射性引起迷走神经兴奋，过度的迷走神经兴奋可抑制窦房结，导致脉率及血压下降，高碳酸血症时心肌对迷走神经的反应性增强，如果同时存在低血容量状态，容易引起心搏骤停。心血管功能正常的患者一般可以耐受 CO_2 人工气腹导致的心脏前后负荷的改变，但患有心血管疾病、贫血或低血容量患者可能无法代偿气腹时腹内压升高对循环的影响。因此，这类患者选择腹腔镜手术需谨慎，如选择腹腔镜手术时需特别注意人工气腹充气、放气、气腹压、变换体位、容量改变对全身循环功能的影响。

三、CO_2 人工气腹对肝代谢的影响

CO_2 人工气腹时腹内压急剧升高压迫腹内脏器和血管，使血液回流受阻，体内儿茶酚胺递质释放增加，加上 CO_2 气腹引起的高碳酸血症，可导致肠系膜血管收缩，使肝血流量减少，肝血流灌注不足是影响肝功能代谢的直接原因。由于肝脏缺血缺氧，使肝细胞内 ATP 合成下降，引起各种离子出入细胞内外，导致细胞生物膜、细胞骨架及线粒体功能障碍，造成肝细胞损害。另外，手术结束时突然解除气腹，血流恢复，内脏血流再灌注，可能会导致缺氧缺血再灌注损伤，引起活性氧自由基增加，使磷脂、蛋白质、核酸等过

度氧化损伤，进一步造成肝细胞损伤，甚至坏死。

四、CO_2 人工气腹对肾功能的影响

CO_2 气腹对肾功能的影响主要表现在对尿量、肌酐清除率、肾小球滤过率、血肌酐的影响。CO_2 人工气腹引起腹内压升高可直接压迫肾，使肾皮质灌注血流下降，导致肾的尿排出量减少，且气腹压越高，尿量减少越明显。CO_2 气腹还影响肾脏中的激素水平，人工气腹机械刺激导致血浆肾素 - 血管紧张素系统被激活，引起肾血管收缩，降低肾血流量，影响肾功能。

五、CO_2 人工气腹对颅内压的影响

由于 CO_2 人工气腹引起的高碳酸血症、外周血管阻力增高及头低位等因素的影响，可导致脑血流量增加，颅内压升高。一方面脑血流量对 CO_2 存在正常的生理反应性，当 $PaCO_2$ 在 2.7~8.0kPa 范围内与脑血流量呈直线相关，$PaCO_2$ 每升高 0.13kPa，脑血流量可增加 1~2ml/(100g·min)；另一方面腹内压增加刺激交感神经，导致平均动脉压增高，同时伴有微血管痉挛而致血流减少。CO_2 气腹时脑血流量的增加主要体现在局部大血管，形成脑充血，从而使脑组织氧摄取和利用减少。

六、CO_2 人工气腹对神经内分泌和免疫功能的影响

腹腔镜手术对神经内分泌的影响明显轻于同类开腹手术，CO_2 气腹可引起血浆肾素、血管紧张素及醛固酮明显升高，促肾上腺素皮质激素、肾上腺素、去甲肾上腺素、皮质醇和生长激素虽有增加，但变化不显著。腹腔镜手术对机体的创伤小，由此引起的免疫抑制程度小、持续时间短，其术后白细胞介素表达水平明显低于开腹手术。

（陈继明　林　飞　于锦玉）

参考文献

[1] 刘海元，孙大为，张俊吉，等.《妇科单孔腔镜手术技术专家共识》解读. 中华腔镜外科杂志(电子版), 2017, 10 (1): 1-6.

[2] 陈继明，胡丽娜，刘俊玲，等. 单孔腹腔镜手术在子宫内膜癌中的应用初探. 中华腔镜外科杂志(电子版), 2018, 11 (5): 318-320.

[3] 陈继明，刘俊玲，陆冰颖，等. 5mm 微切口单孔腹腔镜全子宫切除术初探. 中华腔镜外科杂志(电子版), 2019, 12 (2): 118-121.

[4] JIMING CHEN, HONGYAN GAO, YI DING, et al. Application of laparoendoscopic single-site surgery using conventional laparoscopic instruments in gynecological diseases. Int J Clin Exp Med, 2016, 9 (7): 13099-13104.

[5] 王晓樱，李妍. 改良经脐单孔腹腔镜子宫肌瘤剔除术. 中国微创外科杂志, 2019, 19 (10): 919-921.

[6] 刘俊玲，曹颖，陈继明，等. 微切口单孔腹腔镜卵巢缝合术的方法初探. 中华腔镜外科杂志(电子版), 2019, 12 (5): 298-300.

[7] 宋玉成，沈霖云，刘伟，等. 增加辅助孔的单孔腹腔镜根治性远端胃大部切除 16 例报告. 中国微创外科杂志, 2019, 19 (10): 945-947.

[8] 明葛东，朱鸿喜，陈晨，等. 一针双线单孔单隧道腹腔镜疝囊高位结扎术. 中国微创外科杂志, 2019, 19 (10): 929-932.

[9] 范登信. 超微通道单孔腹腔镜输尿管再植术在治疗小儿输尿管末端梗阻中的应用(附光盘). 现代泌尿外科杂志, 2019, 24 (9): 693-695.

[10] 肖刚. 单孔腹腔镜手术中肝脏牵拉方法的应用进展. 中国微创外科杂志, 2019, 19 (1): 72-76.

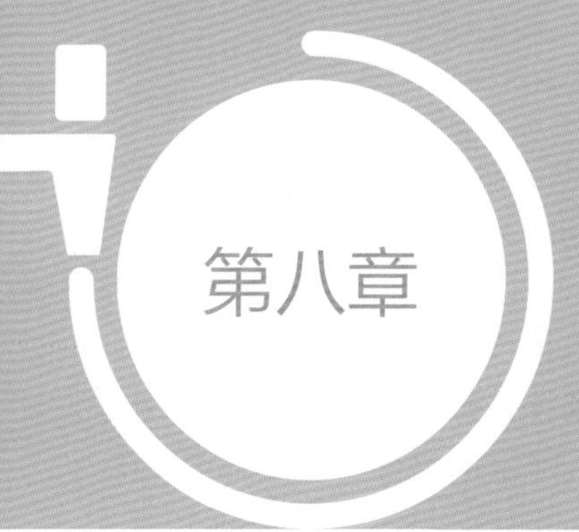

第八章

妇科肿瘤单孔腹腔镜手术的操作技巧及培训

单孔腹腔镜手术体内与体外仅有一个孔道相通，操作器械、镜头及气体进出均需要经过这一孔道。操作器械通过这一孔道出入，导致器械间的相互干扰，即“筷子效应”。因为“筷子效应”，以往适用于多孔手术的操作模式发生了相应的改变，交叉操作、小三角操作成了单孔腹腔镜下的重要操作模式。镜头与器械通过同一孔道，干扰视野，降低了手术安全性。气体进出通过同一孔道，导致排烟效率低下，影响手术操作。以上多方面提高了单孔腹腔镜下的操作难度，延长了单孔的学习曲线，给单孔培训带来新的挑战。

第一节　单孔腹腔镜的“筷子效应”

单孔腹腔镜手术中，由于腹腔镜镜头及各手术器械均经单一切口进入腹腔，易造成器械之间在腹腔内外的相互干扰，无法充分展开而形成“筷子效应”，进而影响操作，降低了手术安全性。为减少“筷子效应”对初学者的困扰，笔者总结出“三位一体”的思路来认识和处理单孔腹腔镜下“筷子效应”（表 8-1）。“三位”即发生“筷子效应”的 3 个水平，分别为腹腔外水平、肚脐水平（阴道内水平）和腹腔内水平。3 个水平的干扰并非孤立存在，是一个整体，任一水平的干扰均影响整体的手术操作和患者安全。在改进器械的基础上，熟练掌握单孔下的操作技巧才是解决器械干扰的关键。

表 8-1　“三位一体”与经脐单孔腹腔镜的“筷子效应”

“三位”的干扰			“一体”的思路
	原因	策略	
腹腔外水平	器械手柄大 主刀医师左右手处于同一水平 主刀医师与扶镜助手同一水平 入路平台的器械通道大	更小的手柄 不同长度的镜头和器械 体外可弯曲的镜头或器械 更小的器械通道	3 个水平是一个整体，任一水平的干扰均影响整体的操作及手术效果
肚脐水平	肚脐切口小 器械管径大	适当增大肚脐切口 更小管径的器械	改进器械是解决“筷子效应”的基础，提高手术技巧是解决“筷子效应”的关键
腹腔内水平	直器械平行操作	可弯曲的镜头 打弯的器械	

一、腹腔外水平的“筷子效应”及对策

腹腔镜外水平主要是主刀医师手的操作器械的区域，主刀医师的手、扶镜手及器械手柄均在此处。此处“筷子效应”的形成原因包括：①器械体积大，尤其是手柄部位，造成器械之间互相干扰。②主刀医师双手在同一水平操作，左右手相互干扰。③镜头与器械手柄在同一水平，扶镜手与主刀医师的手相互干扰。④入路平台，尤其是器械通道较大，影响器械之间的靠近。

相应的对策：①更细的器械手柄，比如把吸引器的操控器件做得更小，或者直接通过脚控装置控制冲和吸。②使用不同长度的器械，比如 5mm 的 30° 加长镜头，可远离主刀医师手的操作水平。常用的器械如分离钳、超声刀等采用不同长度，一方面可以把水平位的干扰延长到轴向位；另一方面轴向上加长了器械，水平位操作手间的距离也会增加。使用手柄处弯曲的器械，让操作手相互远离，减少干扰。③使用光纤摄像头一体镜，减少光纤对操作手的干扰。④把入路平台的器械通道做小，可提高手术操作性。

二、肚脐（阴道内）水平的“筷子效应”及对策

经脐单孔腹腔镜手术中，所有器械均经肚脐进出，肚脐水平是发生“筷子效应”的咽喉部位。肚脐水平的器械干扰原因在于：①肚脐切口小。使用同样管径的器械，1.5cm 的肚脐切口必然会比 3cm 的切口干扰更明显，手术难度更大。②器械管径大。相应对策包括：a. 使用细小管径的器械，比如使用 5mm 的细镜，减少镜体占据肚脐切口的空间；使用 3mm 而非 5mm 管径的分离钳也可以减少干扰。b. 更大的肚脐切口可以减少“筷子效应”，但这势必影响术后的美容效果。

同样，在经阴道单孔腹腔镜中，阴道水平也是导致器械干扰的关键。与经脐单孔不同，经阴道单孔的切口可以更大，加上阴道的延展性，切口保护套撑开后通道可达 4~5cm。因此，经阴道单孔的器械干扰明显降低，在一定程度上有利于手术操作。

三、腹腔内水平的“筷子效应”及对策

腹腔内水平的“筷子效应”是器械干扰的终端，直接影响手术操作。其成因主要是直器械。直器械经同一孔道进入后，器械间的位置处于平行或交叉状态，而非多孔腹腔镜中的三角操作。使用打弯的器械一定程度上可缓解腹腔内水平的干扰，比如末端“L”形的分离钳。但由于操作的习惯，打弯的器械会增加操作难度。目前，直器械操作仍是单孔腹腔镜器械的主流。值得一提的是，可弯曲的镜头在降低器械干扰上具有一定优势。可弯曲的镜头移动空间更广，可避开操作手区域，减少腹腔内外的干扰。此外，在经阴道单孔中，可弯曲镜头视野更大，可探查区域更广，优势明显。

经脐单孔和经阴道单孔产生“筷子效应”的原理类似，但两者有一些差别。妇科手术多位于盆腔，经阴道单孔的操作目标离 Port 位置更近，同一长度的器械在腹腔内更短，腹腔外更长，此外阴道切口更大，在 3 个水平上经阴道单孔的器械干扰均小于经脐单孔。因此，经阴道单孔的操作性一定程度上优于经脐单孔。

四、“一体”的思路

3 个水平的器械干扰本质上是一体的，并不孤立存在。任何水平的“筷子效应”均影响整体的操作，最终影响手术效果和患者安全。笔者认为，“一体”在外是每一个操作器械，在内是每一个术者的操作技能。比如单孔下的缝合操作：在外部器械改进上，可使用手柄更小、管径更细的加长持针器。但更重要的是，通过反复练习，熟练掌握持针、进针和拔针等步骤，才能最终完成缝合操作。在尽量改善器械的基础上，不断练习，提高操作技巧，才是做好单孔腹腔镜最好的策略。

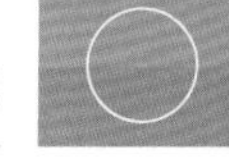

第二节　单孔腹腔镜的操作模式

从多孔腹腔镜到单孔腹腔镜，由于手术入路的改变，器械的操作模式发生了较大变化。多孔腹腔镜中，器械通过腹壁上 3~5 个切口进入体内，形成操作三角，好比使用刀叉用餐。而在单孔腹腔镜中，器械好比筷子束缚在一起，通过一个切口进入体内进行手术操作，于是单孔腹腔镜下的器械干扰被称为“筷子效应”。筷子和手术器械都是人手的延伸，我们可以借鉴国人使用筷子的方法来理解和学习单孔下的操作模式。单孔腹腔镜下器械的操作模式众多，本节总结了经脐单孔腹腔镜手术的操作模式，为单孔腹腔镜的推广提供理论基础及技术指导。

一、基于握筷方式的操作模式

（一）两种握筷方式

握筷方式是指在持筷取物时手与筷子的作用方式。筷子的操作需要良好的神经控制和手指的精细运动功能，尤其是拇指、示指和中指的协同。目前多数研究把握筷方式分为两种，一种是钳子手（图 8-1A）：握筷时，两筷不交叉，形似钳子；取物时一只运动，一只相对固定，一动一静协同取物。另一种是剪刀手（图 8-1B）：握筷时，两筷交叉，形似剪刀；取物时，常常是两筷同时运动夹取食物。研究发现剪刀手握筷相对简单，而钳子手握筷需要使用手指的精细运动功能，不易掌握。初学者或手部精细运动障碍患者更适合使用剪刀手握筷。钳子手在精确性和稳定性方面表现出色，钳子手夹取食物的绩效优于剪刀手，多数研究推崇使用钳子手握筷。同样，在单孔腹腔镜中也存在这两种操作模式。

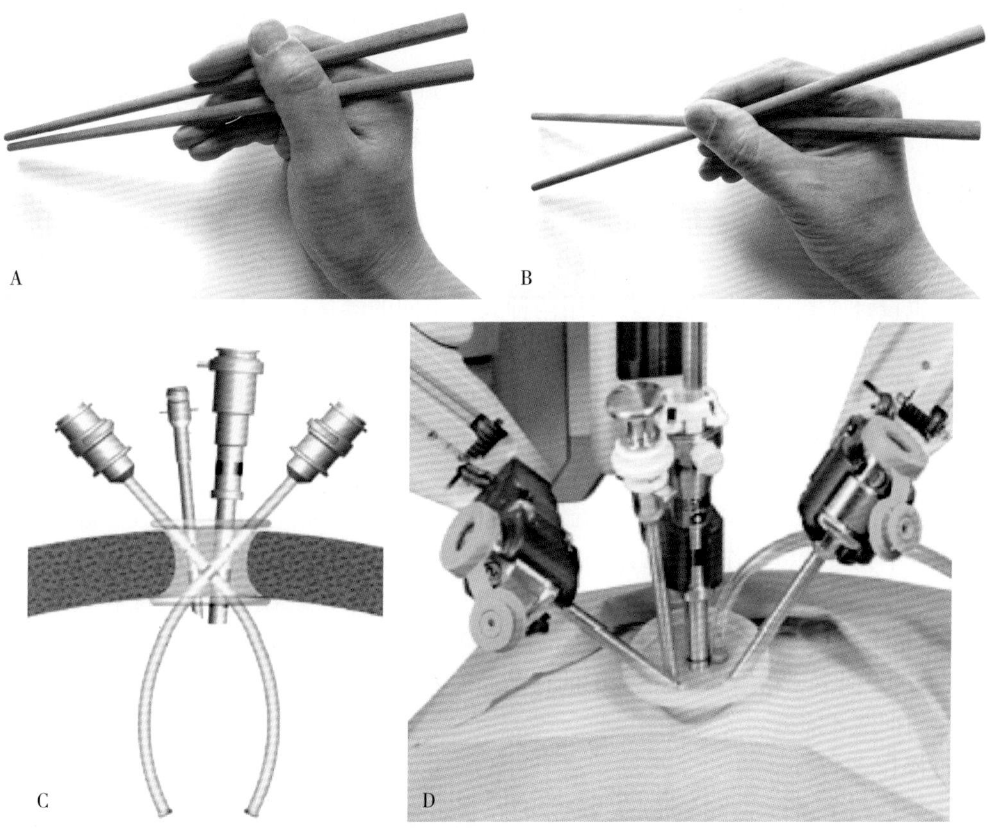

图 8-1　握筷方式与单孔腹腔镜下的操作
A. 钳子手；B. 剪刀手；C. 单孔机器人中的剪刀手；D. 达·芬奇机器人单孔手术

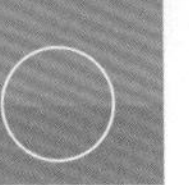

（二）单孔腹腔镜下的钳子手操作

采用钳子手握筷时，一支为动筷，另一支为静筷；两筷不交叉，一动一静协同夹取食物。单孔腹腔镜直器械操作时就会使用到这种方式。单孔下，器械在腹腔内的活动空间有限，不能充分展开，常常是一手运动，进行主要操作，另一手相对静止，完成牵拉、阻挡等静态动作，一动一静完成手术。王延洲等总结了"筷子法"在单孔腹腔镜宫颈癌手术中的应用，术中采用两只等长器械进行操作，左侧夹持后固定不动，右手进行主要操作，左右手配合，此法即为钳子手操作。推广开来，手术进程中的左右手操作，常采用一动一静、协同配合的操作模式，与手术入路方式无关。在传统开腹手术、阴式手术或多孔腹腔镜手术中，器械操作过程都有钳子手的痕迹。

（三）单孔腹腔镜下的剪刀手操作

采用剪刀手握筷时，两筷交叉夹取食物。剪刀手操作模式主要运用在单孔机器人系统的设计中（图 8-1C），即在肚脐入口水平进行器械的交叉，交叉之后左侧机械臂操作右侧手术区域，反之亦然。研究数据显示，这种方法可以显著提高机器人手术臂的操作性。目前，基于这种操作模式的达·芬奇机器人手臂已用于多种外科手术中（图 8-1D）。在一项比较机器人单孔手术和人手单孔手术的随机对照研究中，Teoh 等采用此操作模式完成猪的胆囊切除术和胃空肠造口术，术中器械在腹部内交叉，同侧手处理交叉的器械，结果显示机器人下的这一操作模式可明显降低手术难度，减轻术者疲劳感。

二、基于器械间相对位置的操作模式

根据主刀医师两手器械间不同的位置关系，腔镜下的操作主要有交叉操作、三角操作和平行操作等。大致来说，钳子手操作包括了小三角操作和平行操作；剪刀手操作与交叉操作类似。多孔腹腔镜中以三角操作为主，交叉操作为辅，交叉操作几乎无用武之地，有经验的术者甚至避免使用交叉操作，可谓"大三角小交叉"。这种情况在单孔腹腔镜发生了改变，单孔腹腔镜中所有器械均经肚脐单一切口进入，器械远端的三角关系减弱，但并未消失，只是角度减少，即为"小三角"。同时左右器械交叉操作可提供相对广阔的操作空间，可减少器械间的打架，更适合单孔腹腔镜手术，可谓"小三角大交叉"。

（一）小三角操作

单孔腹腔镜相关的文章常提出三角操作关系缺失的观点。而笔者认为，单孔腹腔镜下的三角操作只是减弱，并未消失。这种弱化的"小三角"操作在单孔中仍有重要作用。而且，小三角操作合乎操作习惯，更容易掌握。以妇科手术为例，在一些精细操作中，需要小三角操作才能完成（图 8-2A）。在卵巢囊肿切除术中需要分清剥离的层次时，小三角的精细操作更易完成手术（图 8-2B）；在淋巴结清扫术中，因淋巴组织质软易碎，两个器械必须形成小三角近距离操作；在缝合过程中，小三角操作也极具优势。

笔者团队也设计了相应的体外试验，采用两种大小不同的器械通道进行体外缝合操作，结果显示小的器械通道容易形成"小三角"操作，缝合耗时更短。更进一步，笔者分析了小三角操作的影响因素，通过"一角两边三线"的模拟图，总结了实现小三角操作的途径，比如把手术目标靠近肚脐，适当扩大肚脐切口，使用加长器械、管径更小的器械均有助于形成小三角操作。

（二）交叉操作

交叉操作包括之前所述的剪刀手操作，既发生在肚脐水平的交叉，也可表现为在腹腔内器械的交叉操作。交叉操作是单孔直器械操作时最常用的方式之一，它增加了器械的活动范围，可提高手术操作性。对于一些粗大的动作，比如剥离卵巢囊肿，大组织的切断时（图 8-2C），交叉操作更具优势。在使用可弯曲器械时，交叉操作技术能很好地解决操作时内外部器械碰撞的问题，重建操作三角关系，大大降低了手术难度，临床效果确切。但需要指出的是，单孔下的这种操作方式不同于多孔下的操作习惯，初学者不易掌握，需要通过反复的训练才能做到游刃有余。

（三）平行操作

平行操作是指两个器械以平行的关系进行操作，在多孔及单孔中均具有作用，也是常见的操作方式。平行操作可看作是钳子手操作过程中的一部分。以腔镜下的持针为例，持针动作可以单手完成，也可以两个器械平行（图 8-2D）或小三角完成，但很难通过器械交叉操作完成。

单孔腹腔镜下器械的操作方式较多，需要根据不同的操作目的使用不同的方式。以妇科手术为例，妇科腹腔镜操作动作可分三大类：切、剥和缝。①切：切除输卵管、子宫、淋巴结等。②剥：剥除卵巢包块，切除肌瘤。③缝：缝合重塑卵巢，缝合阴道残端，缝合肌瘤腔等。在不同的操作中，需要使用不同的操作模式。小三角操作、平行操作和钳子手操作源于多孔腹腔镜，符合操作习惯，容易掌握；而交叉操作或剪刀手操作在多孔中使用不多，在单孔腹腔镜下需要重新学习适应。实际手术过程是各种操作模式的综合应用，很难且无必要进行严格区分。熟练掌握各种操作模式的特点，反复练习，才能在手术中灵活应对，提高手术技巧。

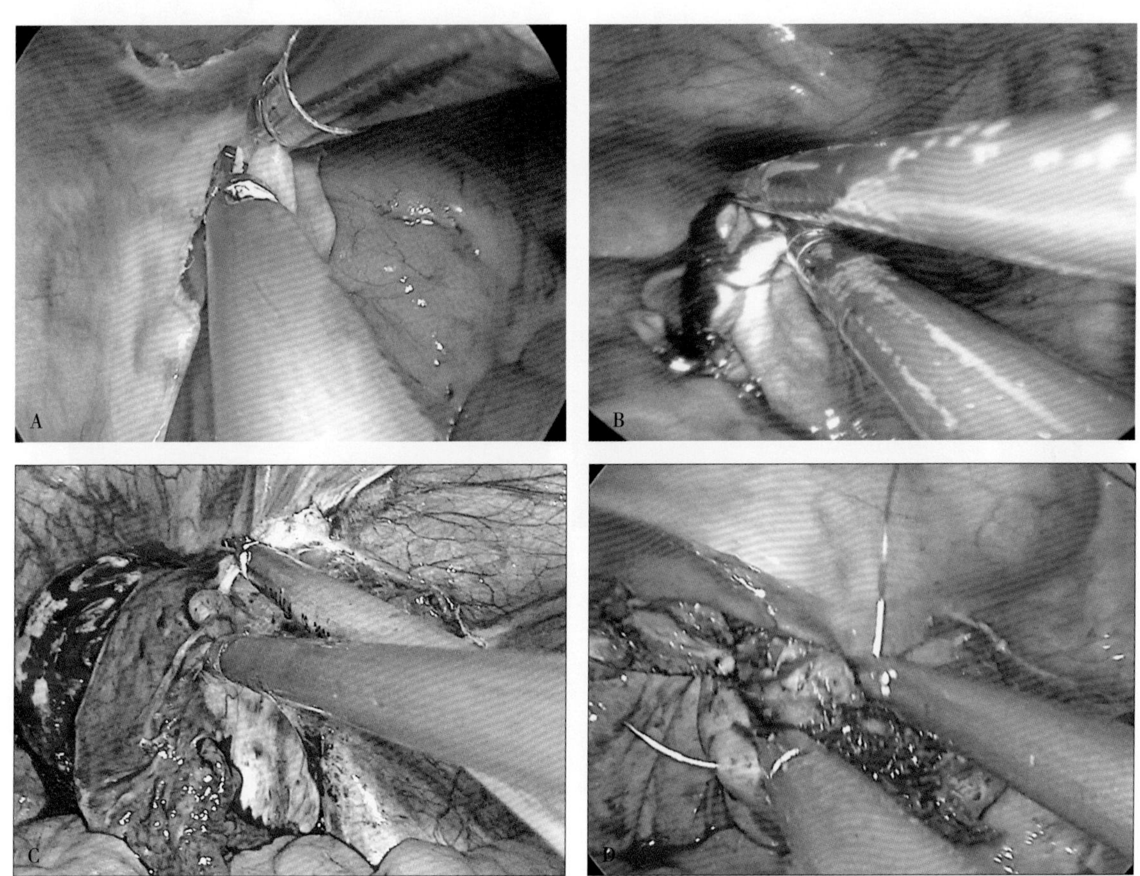

图 8-2　单孔腹腔镜下的操作模式

A. 精细操作中的小三角操作；B. 卵巢囊肿切除术中的小三角操作；C. 单孔腹腔镜交叉操作；D. 单孔腹腔镜下两器械平行持针

第三节　单孔腹腔镜术中的排烟策略

在谈及单孔腹腔镜的缺点时，术者们会提及单孔下排烟不畅的问题。烟雾影响视野，干扰手术进程。其原因在于 Port 设计的缺陷。单孔 Port 进气和排烟都在同一水平（图 8-3A、B），排出的往往不是烟雾，而是刚进入的干净气体。好比无效呼吸，呼出的是大气道内的干净空气，小气道内的 CO_2 没有排出。多孔腹腔镜中进气和出气不是一个通道，排烟一般利用下腹部的 Trocar，排烟效率高，所以多孔腹腔镜不存在排烟不畅的问题。

搞清楚了症结所在，解决起来就很简单，对策也很多。中心原则是把进气和排气安置在不同位置。可以把一根塑料管道作为进气延长管置于盆腔，而从肚脐处排气。可以把普通针头在腹腔镜监视下插入腹腔，连接负压吸引，持续排烟。如果患者腹壁太厚，或者担心针头损伤血管或肠管，气腹针或者腹穿针的外鞘都是很好的选择。在经脐单孔，可以在下腹部放置气腹针，持续吸引排烟（图 8-3C）；在经阴道单孔，在肚脐放置气腹针或腹穿针排烟（图 8-3D）；在免气腹单孔，不存在气腹问题，可以在肚脐位置放置吸引管，持续吸引排烟（图 8-3E）。

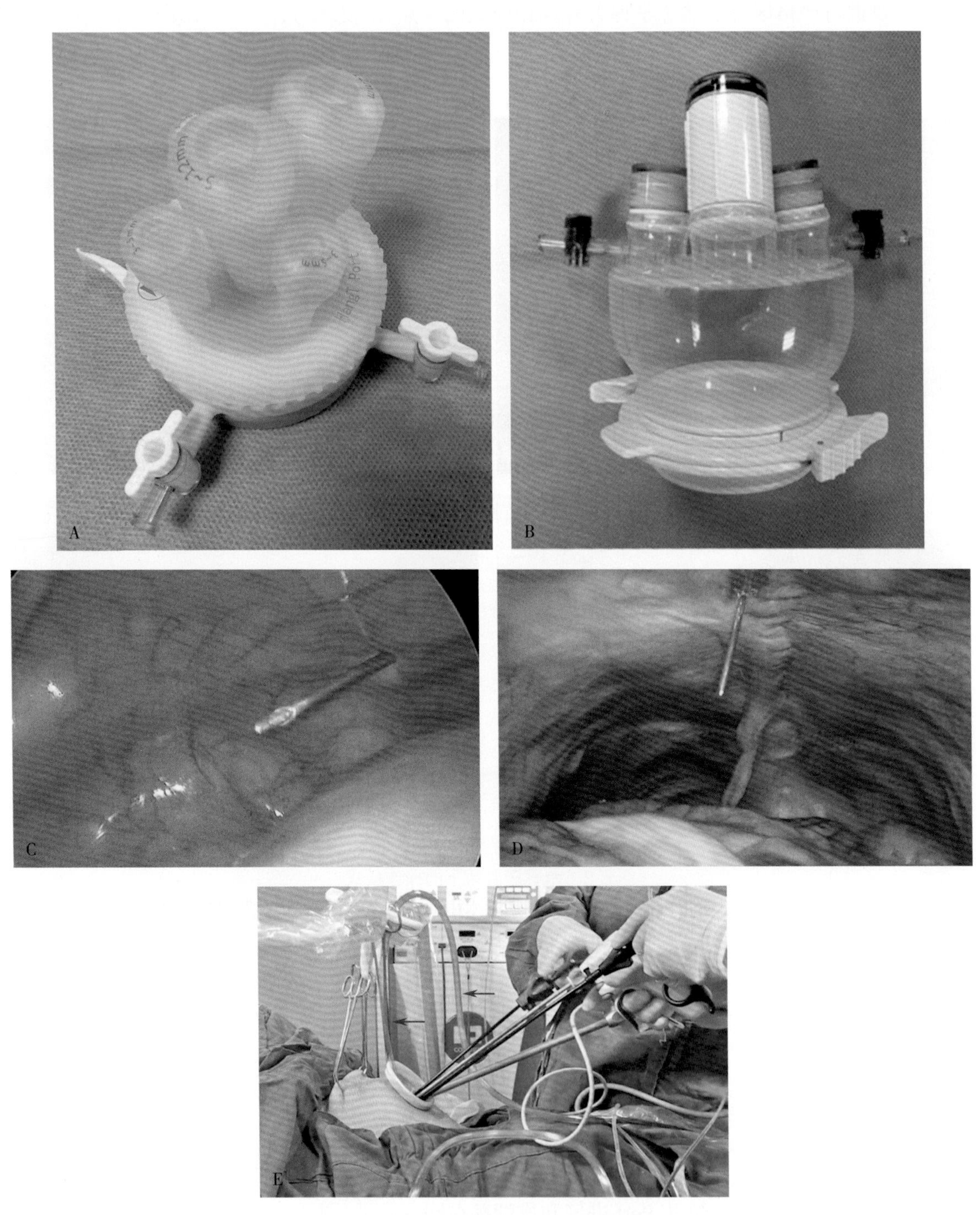

图 8-3 单孔腹腔镜下的排烟策略

A. 单孔 Port 实物正面；B. 单孔 Port 实物侧面；C. 单孔腹腔镜下腹部气腹针持续排烟；D. 经阴道单孔腹腔镜肚脐处气腹针排烟；E. 免气腹单孔腹腔镜肚脐处吸引管排烟

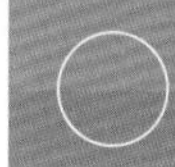

第四节　单孔腹腔镜手术的培训

任何新的手术技术都需要严格的技术培训，这是减少手术并发症，以及保障患者安全的关键。单孔腹腔镜具有独特性，在多孔腹腔镜技术的基础上，需要专门针对单孔腹腔镜的培训。单孔腹腔镜评估研究中心针对单孔腹腔镜的培训提出了 4 个阶段的建议：①体外模拟操作训练。②动物模型上的操作训练。③手术观摩。④上级医师指导下的单孔腹腔镜手术。原则上，对于任一新技术的开展，4 个阶段的训练缺一不可。在实际操作过程中，需要根据各中心的条件做适当的调整，由于国内大多数医院缺乏动物模型的训练中心，因此对于初学者来说，体外模拟操作训练尤为重要。

一、简易模拟器

简易模拟器即常规的箱式模拟器，一般包括显示屏、训练箱、摄像头及简易光源。操作者可边看显示器边在箱内完成训练操作，可完成腹腔镜下手眼分离的操作，锻炼操作者镜下空间感、方向感及手眼的协调运动。多孔腹腔镜的模拟训练常使用模拟箱操作。从多孔过渡到单孔的训练，主要是适应器械干扰的筷子效应。可以改良多孔的模拟操作箱，作为单孔腹腔镜训练箱。把多孔模拟箱的肚脐入口扩大到 2~3cm，在这一切口置入腹腔镜器械即可进行训练，甚至无须单孔 Port，即可体会单孔下器械打架的特点。对于初学者来说，这是很好的一个训练工具。笔者初始训练单孔下缝合时就采用了类似的训练方式，效果明显。训练分缝合固定目标和活动目标。固定目标可为一块乳胶板，活动目标可为两节橡胶管，其中一端固定，缝合活动端进行训练（详见视频 8-1　单孔腹腔镜模拟箱缝合训练）。缝合打结训练之外的其他腹腔镜训练，比如拾豆操作等均可在模拟箱内完成。训练者可以自行创新，设计适合自己的训练方式。

视频 8-1
单孔腹腔镜模拟箱缝合训练

二、虚拟现实训练模拟器

近年来，随着虚拟现实技术的发展，该技术在医学培训中逐步得以应用。在腹腔镜训练中，训练者可通过感官互动进行手术操作训练。优势在于初学者可以很快且熟练地进行腹腔镜器械操作，以及适用于各种腹腔镜下操作。劣势是价格一般较高，大多为腹腔镜培训中心配备。腹腔镜虚拟现实模拟出的环境和操作与模拟训练箱相比更为接近真实情况。理想的训练可实时模拟现实中的实际操作过程，包括光学设备、操作器械及操作器械与组织器官的相互作用过程，比如组织器官的弹性变形、回缩、出血及操作者可以感受到使用器械的触觉感及力反馈，就如在真实人体上手术的感受一致。研究表明，经过专业计算机模块训练的学员在手术熟练度、技巧及手术效率上具有更大优势。

对于单孔的初学者来说，要清楚多孔腹腔镜操作是单孔技术的基础。如果在多孔下不能操作自如，到了单孔难以做到游刃有余。对于经脐单孔腹腔镜，需要首先掌握多孔腹腔镜的操作。其次，对于经阴道单孔腹腔镜，除了需要掌握经脐单孔腹腔镜技术之外，阴式操作技术也是必备的基础。研究表明，单孔腹腔镜的学习曲线在 20 台手术左右。单孔腹腔镜的学习曲线比多孔腹腔镜更长，需要更多的练习才能掌握。总之，持之以恒地训练操作技能，适应每一种器械在单孔下的操作特点，才是做好单孔腹腔镜手术的决定性因素。

（龚　瑶）

参考文献

[1] 黄琳娟，代雪林，唐均英，等．“三位一体”认识和处理单孔腹腔镜的“筷子效应”．医学与哲学 (B), 2018, 39 (09): 76-77, 86.

[2] KAN HC, PANG ST, WU CT, et al. Robot-assisted laparoendoscopic single site adrenalectomy: A comparison of 3 different port platforms with 3 case reports. Medicine (Baltimore), 2017, 96 (51): e9479.

[3] YOO IG, YOO WG. Comparison of Effects of Pincer-and Scissor-pinching Modes of Chopstick Operation on Shoulder and Forearm Muscle Activationduring a Simulated Eating Task. Journal of Physical Therapy Science, 2019,(10): 953-954.

[4] 王延洲，陈诚，徐嘉莉，等．“筷子法”单孔腹腔镜技术在宫颈癌中的应用．中华腔镜外科杂志 (电子版), 2018,(1): 28-31.

[5] TEOH AYB, CHAN SM, YIP HC, et al. Randomized controlled trial of EndoWrist-enabled robotic versus human laparoendoscopic single-site access surgery (LESS) in the porcine model. Surgical endoscopy, 2018, 32 (3): 1273-1279.

[6] 龚瑶，唐均英．单孔腹腔镜下直器械间的“小三角”操作模式的临床体会．腹腔镜外科杂志，2019, 24 (8): 634-636.

[7] 唐均英，龚瑶．单孔腹腔镜技术在妇科应用中的若干问题．第三军医大学学报，2019, 41 (7): 631-636.

[8] GONG Y, ZHU F, DAI X, et al. The Small-Port Effect and the Small-Triangle Manipulation in Laparoendoscopic Single-Site Surgery: Concept from a Training Model to the Clinic. J Laparoendosc Adv Surg Tech A, 2019, 29 (7): 949-952.

[9] 范登信，潮敏，张殷，等．交叉操作技术在小儿单孔腹腔镜离断性肾盂成形术中的应用．中国微创外科杂志，2019, 19 (2): 63-66.

[10] HALLBECK MS, LOWNDES BR, MCCRORY B, et al. Kinematic and ergonomic assessment of laparoendoscopic single-site surgical instruments during simulator training tasks. Appl Ergon, 2017, 62: 118-130.

第九章

妇科肿瘤单孔腹腔镜手术的标本处理

单孔腹腔镜是将多通路整合为单通路的微切口手术，如何通过一个小切口将大的标本取出是微创手术中一个必须解决的问题。本章将参考普通腹腔镜常用的标本处理方法，介绍几种单孔腹腔镜处理标本的方法。

与普通腹腔镜类似，标本取出的途径一般可以分为以下几类：①经脐取出。②经阴道取出。③经宫颈取出。一般来说，任何大小的肿瘤标本均建议装入密封标本袋（取物袋）取出。

第一节　经脐取出

为遵循“无瘤原则”，建议切除的器官或标本尽可能先装袋，理想的取物袋应选择透明、强度大且防水的材料，以避免破裂、渗漏。目前已经有商品化的不同规格取物袋（图 9-1、图 9-2），但价格不菲。

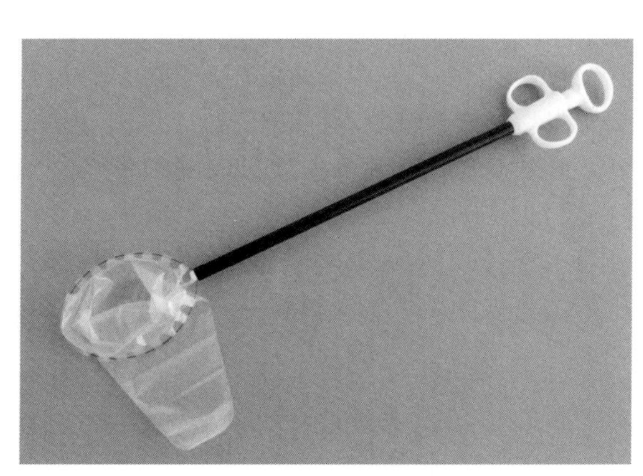

图 9-1　一次性取物袋

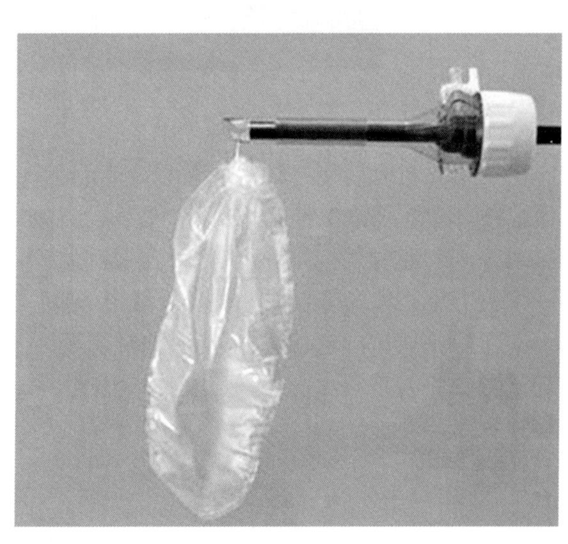

图 9-2　腹腔镜标本袋

也可使用医用包装用的无菌塑料袋,或使用手套、无菌薄膜套等自制(图 9-3)。将切除的标本放置入标本袋内后收紧袋口,将袋口提至脐部切口外,打开后取出或于袋内切开标本减容后分块取出。

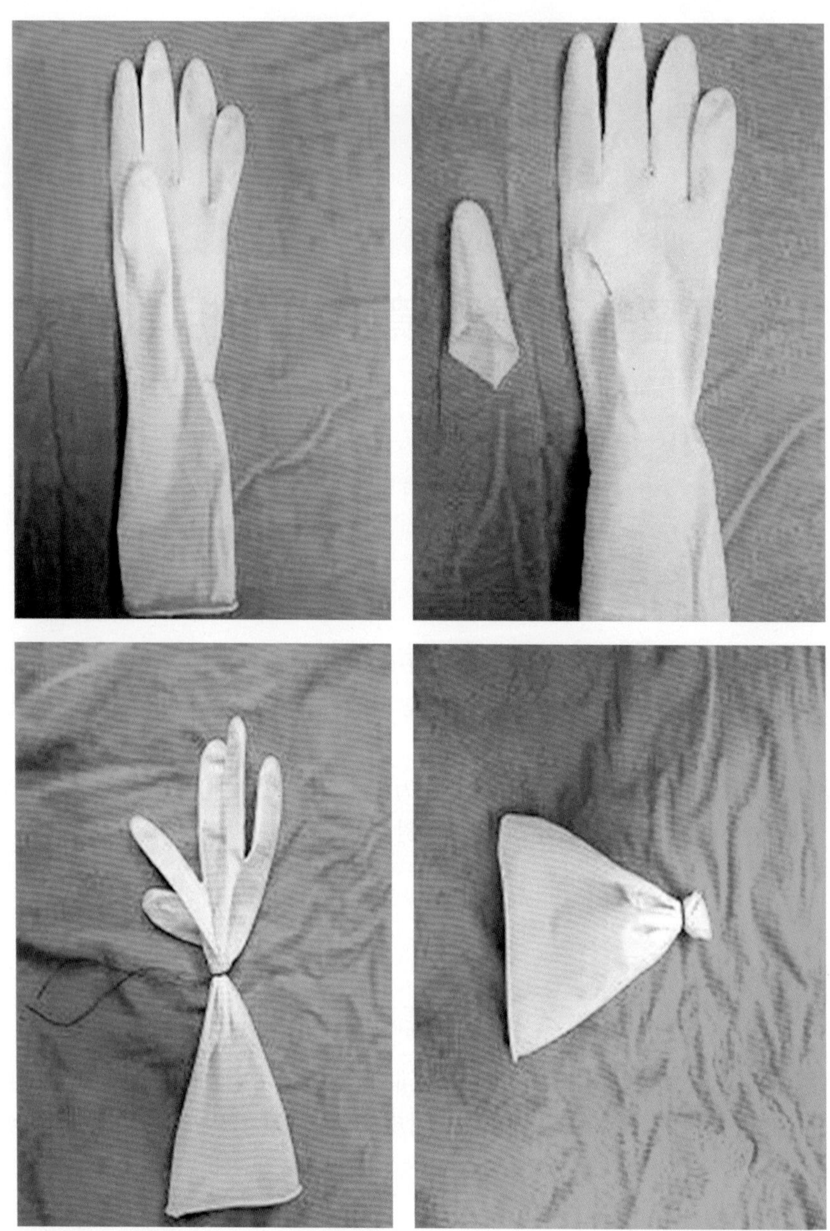

图 9-3　手套自制标本袋

由于单孔腹腔镜切口较常规腹腔镜单个切口更大,更便于取出标本。对于较大的附件良性囊性肿瘤,可通过脐部单孔加以保护后的减容(图 9-4、图 9-5),经脐部拉出囊肿进行剥离囊壁、缝合。

对于子宫肌瘤的标本取出,则可通过“削苹果”(图 9-6、图 9-7)式的冷刀分碎,用布巾钳钳夹瘤体,再用手术尖刀小心将瘤体切成一长条后取出,熟练之后效率也较高。

对于经脐切口内电动机械分碎,缺点明显,入路平台宽度有限,同时由于同轴效应的影响,监视旋切刀头前端的视野非常有限。有报道一种可充气的取物袋(图 9-8),将大的袋子放入腹腔,标本装入后,袋口通过切口置于体外,充气后于袋子内电动分碎标本。

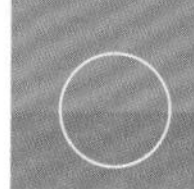

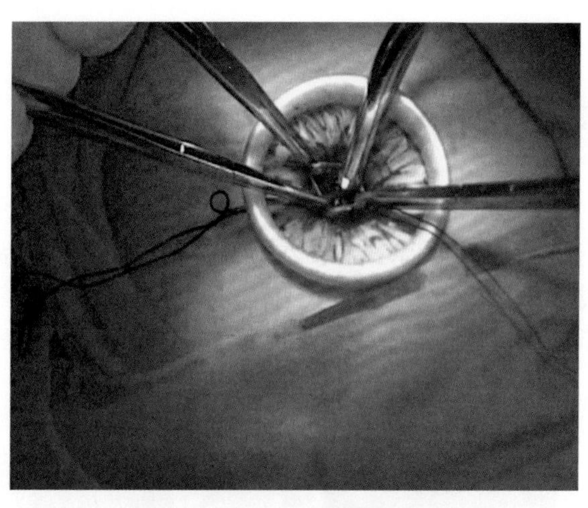

图 9-4　利用囊肿壁的保护减容

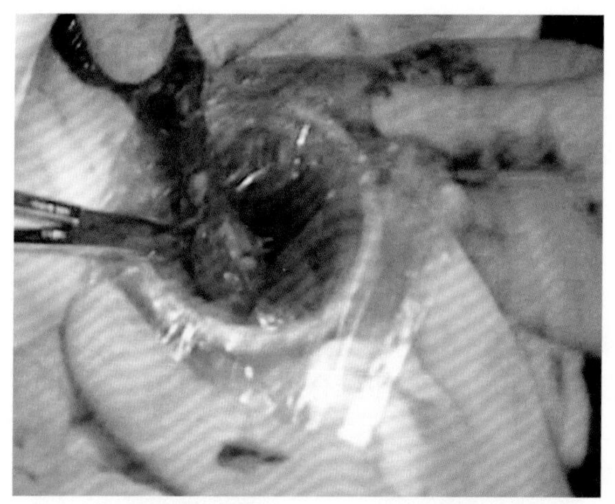

图 9-5　标本袋取出卵巢肿物

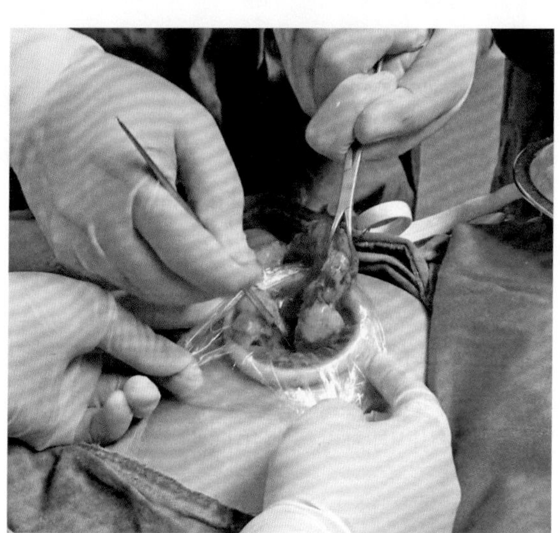

图 9-6　“削苹果”取肌瘤

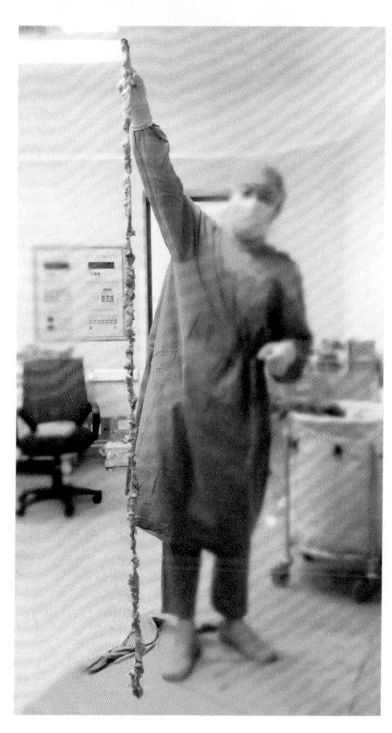

图 9-7　“削苹果”完整取肌瘤

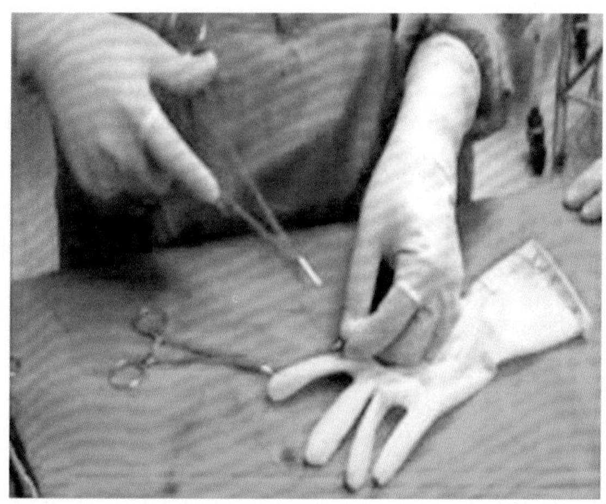

图 9-8　自制多头充气式取物袋

第二节　经阴道取出

对于腹腔镜下子宫全切术，经阴道取出标本是最佳选择。而其他术式需要在腹腔镜下（或经阴道）做后穹窿切口。具体方法：腹腔镜下可以用杯装举宫器或纱布顶起后穹窿，沿双侧宫骶韧带之间切开后穹窿，或经阴道切开后穹窿进入腹腔；钳夹标本袋口拖出阴道切口外，在袋内取出标本或分碎标本取出；最后经阴道或腹腔镜下缝合阴道切口（图 9-9、图 9-10）。

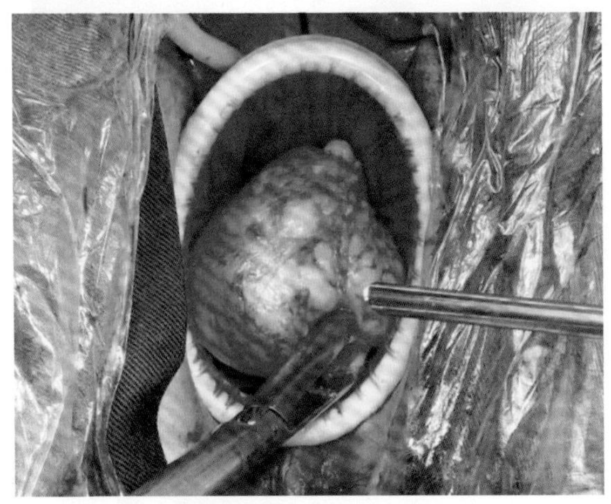
图 9-9　经阴道取出肌瘤

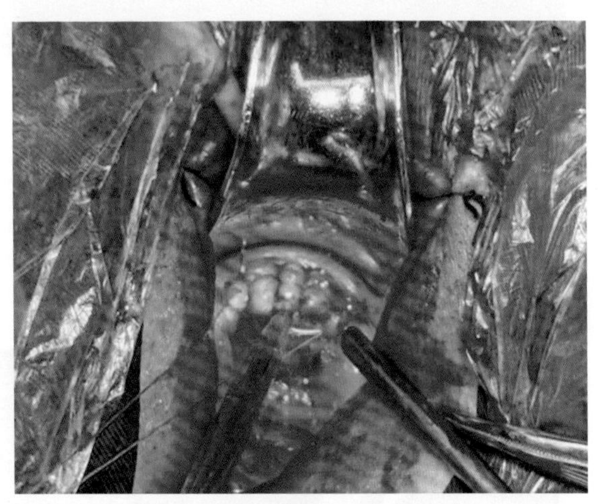
图 9-10　缝合阴道前穹窿切口

阴道壁由于其良好的延展性，可以取出体积更大的标本，可以在腹腔镜直视下完成标本的装袋、分碎和协助取出；当然此种方法对于无性生活史、阴道狭窄、子宫内膜异位症直肠子宫陷凹粘连封闭者不适用。

有报道也可经阴道使用电动分碎器，但需要特别注意旋切刀头的监视，以避免损伤。具体注意事项：增加腹腔内压力以获得更好的视野；旋切刀头的前端必须在腹腔镜下监视；仔细核对肌瘤的数量以免遗漏。对于单孔腹腔镜，经阴道使用电动分碎器安全性优于经脐使用，因为可以避免同轴操作，分别从两个通道进入更有利于操作视野的监视。

第三节　经宫颈取出

2010 年国外学者在腹腔镜次子宫全切术中首次介绍了这种经宫颈的分碎组织方法。这种方法可以避免增大侧腹部的切口从而减轻疼痛，并减少伤口感染和穿刺口疝的风险。但此方法需要先旋切宫颈，整个旋切宫颈的过程需要在腹腔镜下监视以确保不损伤内脏，完成宫颈旋切后旋切器进入盆腔，才能进行子宫的旋切，移除所有标本后封闭宫颈，过程较为繁琐，且妇科肿瘤极少选择子宫次全切除术，故此方法仅作为参考。

第四节　内镜下肿瘤组织分碎术使用的要求和注意事项

子宫（肿瘤）分碎术是指在腹腔镜手术中将子宫（肿瘤）分碎后从盆腹腔取出。分碎过程多采用高速

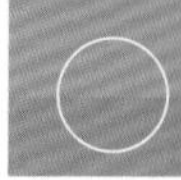

旋转的刀管式电动分碎器，通过分碎器旋切子宫（肿瘤）而完成。高速旋转的刀片可能会导致肿瘤碎片飞溅、播散到整个盆腹腔。普通腹腔镜下子宫次全切除术、肌瘤切除术是目前较为常用的手术方式。

这些未被病理确诊的“子宫肌瘤”中尚不能完全排除子宫肉瘤。有研究表明，接受子宫分碎术的患者，其隐匿性子宫肉瘤的发生率为 0.05%~0.06%。子宫肉瘤被分碎，脱落种植于子宫外，使早期子宫肉瘤不再局限于子宫，这是造成肉瘤病变迅速进展与预后差的主要原因。此外，良性肿瘤经无保护分碎术后仍可能致肿瘤种植于其他部位，从而影响预后。寄生性肌瘤是与子宫分离并从其他器官获得血供的子宫肌瘤，分碎术后其发生率分别为 0.12%~0.25%。子宫腺肌病和子宫内膜异位症经分碎术后也可能导致良性种植的并发症。腹膜播散性平滑肌瘤病（leiomyomatosis peritonealis disseminate，LPD）是一种以小平滑肌瘤散在分布于腹膜和网膜表面为特点的非转移性、同源性、多中心性的良性肿瘤疾病，此病罕见，一般发生于育龄期妇女，确切的发病机制尚不清楚。但子宫肌瘤腹腔镜下分碎术的普及，LPD 的发生率有所增加，甚至有发现 LPD 肿瘤结节生长在既往子宫肌瘤切除术后的腹腔镜穿刺孔瘢痕上。因此，腹腔镜下子宫（肌瘤）分碎术成为 LPD 发生的医源性种植病因。

那么，将如何防范此问题呢？首先，需要充分的术前评估，患者术前应由有经验的超声医师进行充分检查，子宫肉瘤主要超声表现：①灰阶，子宫不规则增大，病灶多成单发、分叶状或不规则形态、边界模糊；较大病灶呈囊实性混合回声，病灶较小时，宫腔内呈高回声，有时呈“筛孔状”回声；病灶向肌层内浸润生长时，呈均质无“漩涡状”低回声，与肌层分界不清，内部回声杂乱。②血流，病变血管阻力指数（resistance index，RI）均低于良性变肌瘤。以 RI ≤ 0.40 为阈值预测子宫肉瘤，其敏感度为 90.91%，特异度为 99.82%。同时还需要结合患者的临床表现和肿瘤标志物（LDH、CA125）来评定风险。对于高风险患者，推荐选择 MRI 检查进一步评估，以确定手术方式。MRI 检查的优势：①具有较高的软组织分辨能力，T_1、T_2 加权相可显示肉瘤病灶内部的结构特点和出血、坏死等特征性改变，通过评估肿瘤坏死和周围边缘的关系来区别子宫肌瘤和子宫肉瘤。②可准确判断病灶与内膜、肌层的关系和浸润程度。③对临床分期有很高的预测价值。对术前、术中高度怀疑子宫肉瘤的患者，应禁忌行分碎术，应该按恶性肿瘤手术的标准步骤完整取出子宫。对于评估为良性的肿瘤，也应该强调在密闭式标本袋中进行分碎术，可以避免良性肿瘤的种植，更重要的是避免术后确诊子宫肉瘤，而术中无保护分碎所导致的灾难性后果。术前评估流程（图 9-11）及相关无瘤技术参照《实施腹腔镜下子宫（肌瘤）分碎术的中国专家共识》。

此外，术前应做好医患沟通，患者有选择手术方式的权利，术前应详细告知治疗子宫肌瘤的各种手术方式。如患者选择腹腔镜手术，沟通应包含以下内容：①腹腔镜微创手术（包括普通腹腔镜、单孔腹腔镜）与开腹手术的比较及利弊。②普通腹腔镜手术将会使用电动旋切分碎器进行子宫体或子宫肌瘤分碎术，单孔腹腔镜会选择冷刀分碎。③分碎术的优点与可能带来的弊端。④分碎术将在密闭的分碎袋中进行组织标本分碎，目的是防止组织碎片、细胞在腹盆腔内种植。⑤使用密闭式分碎袋不会增加术中出血量及增加手术并发症，但手术时间会稍延长。⑥分碎术术中可能将切下的组织进行冰冻病理诊断，但可能会和术后石蜡切片诊断有所不同。⑦尽管术前已经根据现有检查排除了子宫恶性肿瘤的可能性，但如果术中冰冻病理诊断为恶性肿瘤，将按照子宫恶性肿瘤的手术原则进行处理；也可以待术后石蜡切片病理诊断后再做相应处理。⑧如果病理诊断为良性肿瘤，仍然需要进行常规随访。

最重要的在于无瘤技术理念的贯彻。无瘤技术是指在恶性肿瘤的手术操作中为减少或防止癌细胞的脱落、种植和播散而采取的一系列措施，其目的是防止癌细胞沿血液循环、淋巴系统扩散和创面种植。目前普通腹腔镜下子宫（肌瘤）分碎的方法主要有：子宫肌瘤分碎术和子宫体分碎术。在分碎术中，由于高速旋转的分碎器叶片在手术中不可避免地会产生小的喷雾状肿瘤组织、细胞，这些小的肿瘤碎片和细胞将脱落于腹盆腔中，造成恶性或良性肿瘤的种植转移，而单孔腹腔镜多采用冷刀分碎，可避免因高速旋转导致的肿瘤碎屑播散，但也存在小块碎屑掉落腹腔的可能性。

在进行腹腔镜下子宫（肌瘤）分碎术前，医师必须遵循以下原则：①对行腹腔镜下分碎术的患者，术前应该经评估流程尽可能地排除子宫恶性肿瘤，分碎术仅限用于术前诊断为子宫肌瘤行肌瘤切除术或良性病变行子宫次全切除术的患者。②术中对子宫肿瘤进行再次评估，当怀疑有恶性肿瘤的可能性时，则不能实施肿瘤分碎术，应转为开腹手术。③使用国家批准上市文号相关的腹腔镜组织密闭式分碎袋进行标本

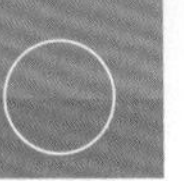

组织分碎。④如果术前排除恶性肿瘤有误，当怀疑分碎的标本组织含有恶性肿瘤成分时，即使在密闭式分碎袋中进行的分碎术，也应立即停止分碎术，转为开腹手术。⑤在密闭式分碎袋中进行分碎术，应避免分碎袋的破裂，防止标本组织外溢。术毕，取出密闭式分碎袋，注水检查分碎袋是否破裂。⑥分碎术中要注意避免损伤腹腔内其他器官。⑦手术结束前应用大量蒸馏水或生理盐水冲洗盆腹腔。一旦怀疑分碎袋有破损或者破损，应用至少 3L 蒸馏水或生理盐水反复仔细的冲洗盆腹腔。需要强调的是，密闭式分碎袋是腹腔镜下实施子宫（肌瘤）分碎术中无瘤技术的安全保障，是分碎术的重要组成部分。

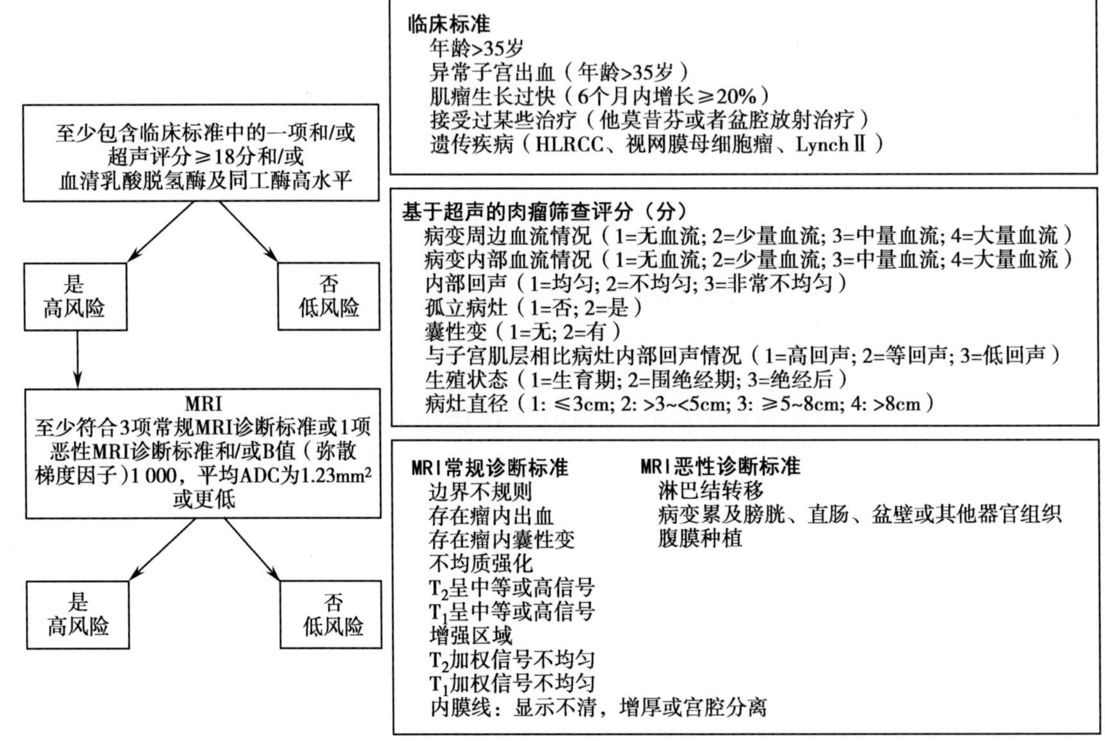

图 9-11　腹腔镜下子宫（肌瘤）分碎术的术前评估流程

腹腔镜手术密闭式分碎袋的应用：将密闭式分碎袋按操作程序置于腹腔内，然后将肿瘤标本置于标本袋里封闭，充气后使肿瘤标本与腹腔内的一切器官完全隔离并在其内进行分碎术，从而保证无瘤技术的安全实施。无瘤原则与无瘤技术是腹腔镜下子宫（肌瘤）分碎术的安全保障，只有在密闭环境中实施分碎术，才能使腹腔镜下子宫（肌瘤）分碎术达到无瘤原则的要求。使用一次性腹腔镜密闭式标本分碎袋进行组织分碎和取出标本，可以有效地防止组织细胞在腹腔内扩散的风险（图 9-12）。

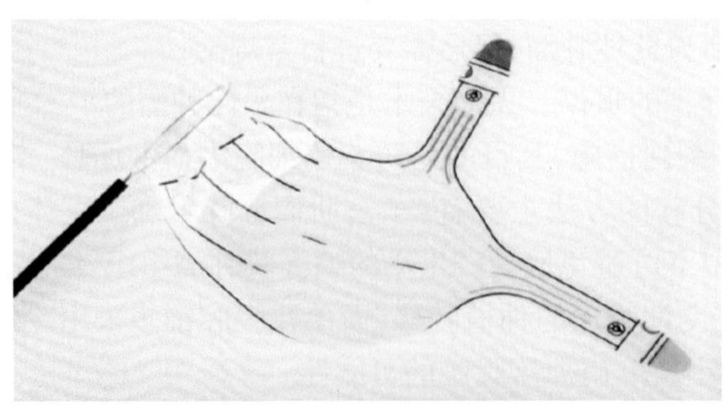

图 9-12　密闭式旋切袋

单孔腹腔镜手术，无论是经脐还是经阴道，由于手术入路通道直径更大，给术者留有足够的操作空间，所以一般极少采用电动分碎器，而是直接冷刀切开减容，虽手动切割速度较慢，但碎块可较大，很大程度

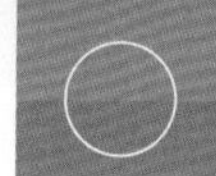

上避免了飞溅性播散，但仍然会有将小的肿瘤碎片遗留在腔内的概率出现，或种植于未加以保护的切口周围。故在此仍然建议：对于术前、术中可疑肌瘤恶变而肿瘤较大且无法直接取出时，应果断中转开腹手术，以避免造成灾难性结局；而对于其他任何良性标本的取出，均建议使用大小合适、密封的标本袋保护后取出。

（陈 坤　于 江）

参考文献

[1] 李珺玮，陈义松，华克勤. 单孔腹腔镜在妇科良性疾病中的应用. 实用妇产科杂志，2019, 35 (3): 170-172.

[2] 中国医师协会妇产科分会妇科单孔腹腔镜手术（包括 NOTES）专家技术协作组. 中国大陆妇科单孔腹腔镜及 NOTES 手术的探索发展及现状. 中华腔镜外科杂志（电子版），2018, 11 (1): 1-3.

[3] SYBIL G, DESSIE M, PARK PL, et al. Laparoscopic supracervical hysterectomy with transcervical morcellation and sacro-cervicopexy for the treatment of uterine prolapse. International Urogynecology Journal, 2016, 27 (1): 151-153.

[4] 周克水，于兆梅. 自制充气式密闭取物袋在妇科腹腔镜手术中应用研究. 中华腔镜外科杂志（电子版），2017, 10 (4): 238-241.

[5] 中国医师协会妇产科医师分会妇科肿瘤专业委员会（学组）. 实施腹腔镜下子宫（肌瘤）分碎术的中国专家共识. 中国实用妇科与产科杂志，2020, 36 (7): 626-632.

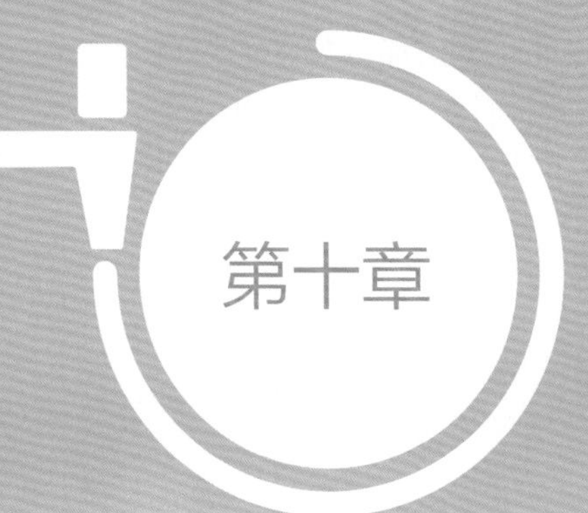

第十章

加速康复外科在妇科肿瘤单孔腹腔镜手术的应用

第一节　加速康复外科的概念和意义

加速康复外科也被称为快通道外科或快速康复外科，这一理念是通过围手术期采取一系列有循证依据的措施使患者达到快速康复的目的，以减少患者对手术等创伤的应激，促进机体早日康复，从而在术后并发症、住院时间、住院费用等方面得到改善。这一概念最早由丹麦外科医师 Kehlet 在 1997 年首先提出，2001 年 Moller 等首次将加速康复外科理念应用于妇科手术，之后逐步应用于各种妇科良恶性肿瘤手术，2016 年加速康复外科学会发表了《妇科及妇科肿瘤相关的专家指南》[《Guidelines for postoperative care in gynecologic/oncology surgery：Enhanced Recovery After Surgery（ERAS）Society recommendations》]，并在 2019 年进行了更新和补充。

微创外科的推广使传统外科发生了历史性变革，微创技术的核心是减轻手术创伤及其造成的应激反应，为了减轻严重创伤或者较为复杂的外科疾病患者的手术创伤和应激，更是提出了“损伤控制性手术”的概念，然而以上概念都还只是单纯从外科手术的角度考虑如何减少手术创伤对患者的打击，其实，围手术期的应激来自多方面，从患者了解自己患病、需要外科手术的时候起，焦虑、紧张、恐惧就已经产生，并影响整个治疗过程，除此之外，饥饿和低血糖、补液、各种导管、麻醉、低温、手术本身及疼痛等各种围手术期的生理、心理反应和治疗措施无不刺激机体发生应激反应，并对治疗效果产生影响。因此，采用一系列措施减少围手术期患者的应激反应，加快患者康复的加速康复外科理念应运而生。加速康复外科采取的措施有 3 个方面：一是术前患者应有体质与心理两方面的准备；二是减少治疗措施的应激性；三是阻断传入神经对应激信号的传导。加速康复外科不是简单的手术操作快捷或是简单的缩短住院时间，而是应用现在临床上已成熟的理论与方法来减少对患者机体的应激，降低患者机体由此而产生的反应，尤其是负效应的反应，以加快患者从手术创伤中恢复过来，更快地康复，同时也在一定程度上改善现有医疗资源的利用（表 10-1）。

表 10-1　加速康复外科组(ERAS 组)与传统组处理措施比较

围手术期处理	ERAS 组	传统组
术前宣教	有	无
禁食、禁饮	禁食 8 小时,禁饮 4 小时	禁食 12 小时,禁饮 6 小时
肠道准备	简单肠道准备	常规肠道准备
胃管	不留置	留置
尿管	术后 24 小时拔除	术后 48 小时拔除
麻醉	全麻联合硬膜外麻醉	全麻
术中体温控制	监测体温,防止过低	无特殊要求
术中低 CVP	有	无
术后禁食	鼓励尽早进食	肛门排气后进食
术后下床活动	尽早	不做特殊要求
术后镇痛	硬膜外联合氨酚羟考酮镇痛	静脉镇痛
腹腔引流管	尽早拔除	无特殊要求
术后限制性补液	是	否

第二节　加速康复外科在妇科肿瘤单孔腹腔镜手术管理中的应用

一、术前咨询

对患者及家属而言,手术本身是一个重大的应激源,而妇科手术又涉及女性生殖器官,必然会引起患者围手术期心理和生理极强的应激反应。妇科手术患者术前对手术的恐惧和焦虑等情绪来自多个方面,如对疾病、术后并发症及术后放射、化学治疗的恐惧,对术后效果、术后生活的担忧等。这些情绪会对患者产生不良应激,影响患者术后的康复。术前咨询就是针对这一应激源采取的必要措施,是加速康复外科理念重要内容之一。术前由主管医师、专门的加速康复麻醉医师及专业护士共同宣传教导及沟通,重视术前麻醉咨询,针对每位患者的具体情况,对麻醉风险进行评估,给患者展示手术室的布局照片,并告知患者麻醉前需要配合医师完成的事项、麻醉苏醒时可能的反应,手术的必要性、手术方式、术前及术后可能出现的并发症及解决办法、术后的注意事项、出院时间、出院后的家庭护理等问题,对患者提出的问题进行面对面解答,针对患者的恐惧、焦虑的心理进行疏导。加速康复外科理念并不推荐术前使用抗焦虑药物来减少患者的焦虑,因为在麻醉前使用抗焦虑和镇静药物可能会延长患者恢复正常认知功能所需要的时间。

二、术前评估

术前对贫血、吸烟、饮酒、营养状况等进行充分评估。据报道,择期手术前对以上因素进行充分评估避免其干扰,可减少围手术期的发病率和死亡率。值得注意的是,应减少应用输血及红细胞生成刺激剂等方式改善贫血,因为有促进肿瘤恶化的风险。戒烟至少 2 周可减少术后并发症的发生率,戒酒 2 周可明显改善血小板功能,而妇科恶性肿瘤患者,术前应该严格戒烟、戒酒 4 周,必要时延迟手术以优化术前评估。术前可采用营养风险评分(营养风险筛查简表 2002)进行全面的营养风险评分,当半年内体重下降 >10%、疼痛数字评分法(numerical rating scale,NRS)评分 >5 分、体重指数(body mass index,BMI) $<18.5\ kg/m^2$、

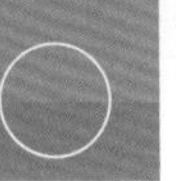

血清白蛋白 <30g/L 时可认为存在严重营养风险。此类患者可选择肠内营养或者静脉营养支持治疗，首选肠内营养治疗。术前营养治疗时间一般为 7~10 天，严重营养风险患者可能需要更长时间。

三、术前预康复

术前预康复计划包括患者术前的准备策略和术前措施，以改善患者功能状态和加强术后恢复。多模式的预康复包括锻炼、营养咨询、心理支持、基础医疗条件的优化，以及戒烟、戒酒等不良健康行为。目前，还没有统一的预康复规范，且已有的研究也是异质化的，然而，多模式方法可能比单一管理方案对功能结局有更大的影响，建立一个基于患者量身定制的术前医学优化、体育锻炼、营养咨询和心理支持，安全的、可再生的、功能性的、易于应用的多模式的妇科肿瘤科实践的预康复项目更为重要，通过预防即将到来的应激源，减少当前和未来损伤的发生率及严重程度。然而在加速康复外科中实施的预康复方案需要进一步的研究，以检验其对手术结果和术后恢复的效果。

四、术前肠道准备

术前肠道准备不但不能降低术后感染和吻合口瘘的发生率，而且还会导致机体脱水、电解质紊乱、肠管水肿，增加术后肠麻痹发生率。国内的一项临床研究报道，术前不常规行机械性肠道准备，消除了机械灌肠引起的肠黏膜水肿及菌群异位，减少了手术期应激反应。外科手术引起的代谢反应堪比严重的创伤，可以导致儿茶酚胺分泌增多，刺激下丘脑 - 垂体 - 肾上腺轴分泌大量的糖皮质激素，从而产生更多的细胞因子和趋化因子，以此来预防低血压、动员机体的愈合过程。由于激素的分泌和交感神经兴奋，导致肝糖原、脂肪、蛋白质的分解，大量葡萄糖释放入血。有研究表明，手术开始后数分钟之内，机体即可出现胰岛素抵抗，持续时间数周到数月不等，可以导致血糖升高、肌肉对葡萄糖摄入减少，肌肉蛋白质丢失及肌肉强度下降，致使患者术后出现体质减弱，影响术后康复。研究表明，在妇科微创手术前常规术前准备对术野暴露、肠道处理及手术便捷方面并无明显改善，且可增加脱水、电解质紊乱等不良反应及降低患者满意度。因此，甚至在包括计划性肠切除术的患者，妇科 / 妇科肿瘤手术患者不推荐常规肠道准备，可在术前给予乳果糖口服软化大便。

五、术前禁食、禁饮及补充碳水化合物

由传统的术前禁食 12 小时、禁饮 6 小时缩短为术前禁食 6 小时、禁饮 2 小时。术前禁食、禁饮的主要目的是避免术中误吸，但过早的禁食、禁饮易引起口渴、饥饿、脱水、血容量减少、低血糖等不良反应，消耗体内肝糖原储备，加重术后胰岛素抵抗，增加心理及代谢的应激，影响组织修复和伤口愈合。通过术前适量进食、进饮以获得足够的糖负荷，能够缓解术后的胰岛素抵抗，降低术后高血糖的发生，减少由此引发的并发症。相关研究表明，进食固体食物 6 小时即可排空，进食液体 2 小时即可排空。另外，据报道，术前 2 小时予以少量清饮［包括清水、糖水、无渣果汁、碳酸类饮料、清茶及黑咖啡（不含奶），不包括含酒精类饮品］，麻醉风险不仅没有增加，反而减轻了手术的应激反应。

妇科手术患者推荐：术前 1 天进少渣普通饮食，如面条、蒸鸡蛋、粥等；术前 6 小时可摄入淀粉类固体食物（牛奶等乳制品的胃排空时间与固体食物相当），但油炸、脂肪及肉类食物则需要更长的禁食时间；麻醉前 2 小时饮用 10% 的温葡萄糖水 250ml，这里的碳水化合物作为一种能量底物，能够提前诱导胰岛素的释放，从而降低术后胰岛素抵抗、纠正机体对创伤的反应。发现术前口服灌注乳清蛋白的碳水化合物可缩短术后住院时间、30 天内再入院率，且不会增加并发症，有条件的医院可在术前向患者提供灌注乳清蛋白的碳水化合物以改善预后。据文献报道，危重症患者血糖控制在 4.4~6.1mmol/L，可降低病死率。由于糖尿病患者术前本身存在胰岛功能受损，术前口服碳水化合物利弊情况尚缺乏相关研究。值得注意的是，无论患者是否有糖尿病，围手术期血糖应保持在 200mg/dl 以下。老年患者各器官功能在一定程度上均有所下降，在一些小样本单中心研究中发现在各年龄组中胃排空时间比较差异无统计学意义，即胃排空并没有随着年龄的增长而减慢，但目前仍需要多中心大样本研究年龄与胃排空的关系。

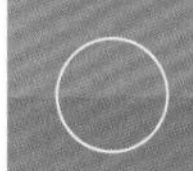

六、预防血栓栓塞

血栓栓塞最常见原因是下肢深静脉血栓形成(deep venous thrombosis,DVT),DVT 是指血液在下肢深静脉内不正常的凝结,阻塞管腔而导致静脉回流障碍性疾病,易发展为肺栓塞疾病,严重影响患者健康。任何引起静脉损伤、静脉血流停滞及血液高凝状态的原因都是 DVT 的危险因素,妇科腹腔镜手术时,体位压迫、静脉穿刺、手术操作创伤、应激反应、麻醉状态、术后气腹疼痛致患者长时间卧床等都是导致 DVT 发生的危险因素。因此,针对妇科腹腔镜手术患者围手术期血栓预防管理尤为重要。

麻醉前嘱患者主动下移至骶尾部超出背板边缘 8~10cm,将膝关节弯曲 130°,调节托腿架稍外翻,同时托腿架保持远高近低,双腿自然外展。头胸部垫一 10° 斜坡软垫,术中调整头低时,控制角度 <30° 的改良截石位较传统截石位能更有效的预防深静脉血栓形成。此外,除建立深静脉血栓风险因素 Autar 评估表外,还应避免反复穿刺,避免下肢静脉穿刺,特别是左下肢,因为左侧髂静脉受主动脉分叉左侧髂动脉及腹股沟韧带的压迫,这种压迫会影响左侧下肢静脉回流,同时对左侧髂静脉也是一种损伤,是左下肢 DVT 发病率高的主要原因,同时密切观察双下肢周径、皮温、有无压痛等,重视患者的主诉,动态监测患者凝血功能,根据检查结果指导超声监测,排除有无血栓形成。如发生 DVT,应嘱患者下肢抬高并制动,禁止按摩或气压治疗,防止栓子脱落引发栓塞危险。

2019 年国际 ERAS 协会对 VTE 预防的总结和推荐具体为:所有 >30 分钟的妇科肿瘤手术,均需要药物(低分子量肝素或肝素)预防血栓栓塞的发生,同时应结合机械方法如弹力袜、下肢气压治疗(每次 20~30 分钟,每日 2 次)等双重预防。加速康复外科推荐对血栓风险评估[美国胸科医师学会(American College of Chest Physicians,ACCP)]中危以上患者,预防应在手术开始前进行,术前 2 小时注射低分子量肝素(椎管内麻醉需慎重),并持续至术后,术后 6~12 小时开始使用,良性疾病至术后 7 天,对于符合 ACCP 标准高风险的患者,包括晚期卵巢癌患者,应延长药物预防的时间(至术后 28 天)。口服激素治疗及口服避孕药均能增加静脉血栓的风险。因此,建议术前 4 周停用或者改为其他替代药品及避孕方式。妇科癌症患者通常会在术后 3~5 周开始辅助化学治疗,因此化学治疗期间 VTE 的预防仍需引起重视,需进一步研究探讨使用口服抗凝药作为术后预防性抗凝的价值,以及妇科癌症患者化学治疗期间预防 VTE 的指南。

七、降低手术部位感染

妇科手术部位感染可由皮肤菌群、阴道菌群或肠源杆菌引起。因此,预防性抗生素应选取针对需氧菌及厌氧菌的广谱抗生素,第一代头孢菌素应作为子宫切除手术的首选,术前 30 分钟预防性应用,并且根据患者体重调整剂量,若手术时间 >3 小时或超过抗菌药物半衰期 2 倍,或术中出血量 >1 000ml 可在术中重复使用 1 次。患者应在术前使用氯己定抗菌肥皂进行沐浴,并在手术开始前用氯己定 - 酒精进行术口准备,以减少切口处皮肤上存在的细菌菌群数量。手术过程中,由于环境温度过低、保温措施不当、内脏或伤口暴露、大量输入低温液体或血液、失血和休克导致的组织灌注不足和产热不足等原因,常造成低体温。低体温作为影响手术患者预后的独立因素,其机制是在复温过程中诱发机体处于高应激状态,直接影响机体的免疫系统和凝血机制,通过监测鼻温对手术全程体温进行监测,预热静脉液体、加热毯、加热床垫等加热设施的应用保证术中体温恒定,控制手术室内温度 22~25℃,湿度 40%~60%,确保患者离开恢复室时体温 >36℃。

传统观点认为,引流管既是外科手术后出血、渗液、脓肿、瘘的观察窗口,也是脓肿和瘘的治疗手段。但加速康复外科理念认为目前并没有足够的证据证明引流管能够预防瘘的发生,相反,术后留置引流管给患者带来精神及身体上的压力和创伤,很多患者因此推迟下地活动的时间,并且带来经引流管发生逆行感染的风险,从而增加围手术期的不良应激反应,影响患者的预后。另外,有研究认为,盆腔淋巴结切除术后放置引流管不仅没有降低淋巴囊肿发生率,反而可增加淋巴囊肿的发生,并推荐妇科肿瘤腹主动脉旁淋巴结切除术不常规放置腹膜后引流管。腹腔引流管可在渗血较多时选择性放置,但只要术后腹腔引流液 50ml/d、引流液中无活动性出血或脓性液体、患者无发热、血常规结果正常,腹腔引流管应在术后早期拔除。

据报道，留置胃管、尿管可显著增加术后发热、胃 - 食管反流、尿路感染的发生率，长期放置引流管并不能降低术后并发症。由于妇科手术盆腔操作的特殊性，易损伤膀胱尿道及盆腔神经，且全麻可影响排尿反射，因此大多数妇科手术前留置尿管。建议妇科手术后早期撤出尿管，减少尿路感染、尿液渗漏、膀胱功能损伤及拔管困难等。产科手术如剖宫产术后最早期撤出尿管时间建议为 6 小时，而妇科疾病种类繁多、手术范围大小不等，撤出尿管时间为 6 小时至 7 天，拔管最好时机是膀胱充盈时。

八、术后恶心、呕吐的预防

术后恶心、呕吐（postoperative nausea and vomiting，PONV）的高危因素（年龄 <50 岁、女性、非吸烟者、晕动病或 PONV 病史及给予阿片类药物）进行充分评估，针对以上高危因素的患者，加速康复外科指南及围手术期防治恶心、呕吐的指南均推荐使用两种或两种以上的方案联合预防 PONV 的发生。在妇科腹腔镜手术中，妇科手术及腹腔镜手术都是术后恶心、呕吐的独立预测因素，而术中氧化亚氮（nitrous oxide，N_2O）的使用会增加术后恶心、呕吐的发生，因此，术中减少使用 N_2O 是非常必要的。另外，减少阿片类药物及吸入性麻醉药物的应用，可减少恶心、呕吐的发生。目前专家共识推荐 5-HT_3 受体拮抗剂如昂丹司琼为一线用药用于 PONV 的预防，可以复合小剂量地塞米松（4~8mg），地塞米松在术后镇痛中亦有一定作用，二线用药包括抗组胺药、丁酰苯和吩噻嗪类药物等。

九、术中及术后的优化补液

以往的观点认为，术后需要补充大量液体以补充禁食后及术中丢失的液体。输入过多的液体会加重心脏负荷，增加毛细血管的通透性，引起组织水肿，导致术后脏器功能障碍，尤其是可能加重肠麻痹的发生。并且术中应激反应使抗利尿激素分泌增加，进一步加重水钠潴留，不利于术后的恢复，需控制术中补液量≤25ml/kg。

现有的证据普遍认为，术中限制补液量方案在减少手术并发症方面优于术中不限液体输入量方案，特别是外科患者液体负荷增加，且伴随着体重的增加，使围手术期并发症和死亡率增加。现阶段提倡目标导向液体治疗（goal-directed fluid therapy，GDFT），GDFT 要求液体治疗的目标为：中心静脉压保持在 8~12cmH_2O，平均动脉压（mean arterial pressure，MAP）达到 65~90mmHg，尿量 >0.5ml/（kg·h）；如果 MAP 低于 65mmHg，则用血管活性药物维持；中心静脉血氧饱和度（systemic central venous oxygen saturation，$ScvO_2$）应 >70%，如果 $ScvO_2$<70%，则输入红细胞以维持血细胞比容 >30%，$ScvO_2$ 仍 <70%，则使用多巴酚丁胺 2.5~20μg/（kg·min）。推荐采用晶胶兼顾的补液方法，晶体液以林格液为主，作为维持液使用，胶体液的补充遵循相同容积替代的原则，补充失血量，维持血流动力学稳定，维持尿量在 0.5ml/（kg·h），第三间隙及通过利尿造成的液体丧失不补充。对于因硬膜外麻醉引起的术中血压下降，推荐使用血管活性药物代替单纯补液。通过以上方法减少晶体液的用量，同时可以维持血流动力学稳定和维持尿量。

十、其他

研究表明，术后 6 小时小肠即可恢复正常蠕动，术后早期小肠内液体就开始被重吸收，术后 24 小时胃蠕动恢复正常。禁食时胃和小肠的蠕动为缓慢、不规律的收缩波，而进食状态时是有力、频繁和有规律的收缩波。术后麻醉清醒且生命体征平稳后每隔 30 分钟口服 20ml 清水，没有严重的恶心、呕吐者返回病房 6 小时后即可进清流食，如米汤或者营养科提供的能量合剂，排气后即转为半流食，排便后转为软食，以高蛋白食物为宜，但要避免进食牛奶、豆浆等产气食物。术后早期咀嚼口香糖利用假饲的原理，使胃肠蠕动增加，从而促进患者术后早期排气、排便，缩短首次肠鸣音时间。术后长时间卧床不但会加剧患者骨骼肌的丧失、降低肌力、削弱肺功能及氧合，而且由于下肢静脉回流缓慢，容易诱发静脉血栓及栓塞，不利于患者康复。早期运动可减少下肢静脉血栓、肺部并发症、胰岛素抵抗、肌肉萎缩发生率。所有患者术后 6 小时取半卧位，术后第 1 天下床活动，要求每天步行至少 3 次，每次不低于 30 分钟，第 2 天开始正常活动。

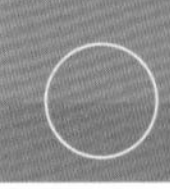

加速康复外科理念强调：术后患者早期下床活动是在不影响患者病情的情况下越早越好，活动量、锻炼程度及时间应根据患者的耐受程度而定。接受大手术的患者在面对手术压力时，更容易出现功能下降，从而延缓术后恢复。

十一、围手术期镇痛

疼痛是术后最常见的症状，是患者最大的应激源。应激反应可以影响多个脏器和系统，包括促进分解代谢、降低免疫功能、抑制胃肠道功能、加重心血管及呼吸系统负担，甚至诱发各脏器功能不全等，会对患者康复产生诸多不良影响。充分的镇痛也是早期下床活动、早期经口进食的必要前提。

阿片类药物曾经是术后镇痛的基础用药，但可引起 PONV、头晕、肠梗阻、呼吸抑制，并有潜在成瘾可能。现推荐术后采取多模式镇痛，即多种镇痛方式、多种非阿片类药物联合应用［主要为非甾体抗炎药（non-steroidal antiinflammatory drugs，NSAIDs）］，进而减少阿片类镇痛药引起的并发症。术前给予非甾体抗炎药可抑制痛觉神经敏化，减轻术后疼痛。胸段硬膜外镇痛（thoracic epidural analgesia，TEA）的镇痛效果理想，且持续时间长，并能够减轻术后应激，减少阿片类用量，促进肠道功能恢复，但可能影响血流动力学稳定、延迟拔除尿管时间及术后活动时间，临床应用尚有争议。蛛网膜下腔镇痛与 TEA 同属椎管内镇痛，对术后活动及排尿功能影响较小，但皮肤瘙痒发生率相对较高。此外，还可考虑躯干神经阻滞，如腹横肌平面阻滞、切口局部皮肤浸润，两者均可减轻术后疼痛及阿片类用量，但作用持续时间较短，单独使用难以达到满意的术后镇痛目标。

Wick 等对现有加速康复外科镇痛方案进行总结后，建议多模式镇痛采用以下方案：术前 1~2 小时给予预防性镇痛，联合口服乙酰氨基酚、非甾体抗炎药（建议使用选择性环氧化酶 -2 抑制剂）、加巴喷丁；术中尽量使用非阿片类或短效阿片类麻醉药物，可考虑区域阻滞麻醉，包括硬膜外麻醉、蛛网膜下腔麻醉等轴索神经阻滞及联合应用腹横肌平面麻醉、切口周围皮下浸润等周围神经阻滞；术后继续使用乙酰氨基酚、非甾体抗炎药、加巴喷丁联合用药方案，必要时使用曲马多或羟考酮等阿片类药物缓解急性锐痛。对于开放手术，术后推荐中胸段连续硬膜外患者自控镇痛联合非甾体抗炎药；对于腹腔镜手术，术后镇痛推荐局麻药伤口浸润镇痛联合低剂量阿片类药物 PCA+NSAIDs 方案。

第三节　加速康复外科的麻醉优化及管理

麻醉科医师进行麻醉前访视时，应充分询问患者病史、进行 ASA 分级及评估气道情况。研究表明，全身麻醉只能抑制交感神经高级中枢及自主神经系统，不能有效地抑制手术部位的刺激向交感神经的低级中枢传导，而完善的硬膜外麻醉可阻断手术部位刺激的传导及交感神经活动，硬膜外麻醉已被证明对恢复肠蠕动、限制代谢反应，减少术后胰岛素抵抗及代谢并发症的发生率方面有益，从而能够缩短住院时间，全身麻醉有利于术中管理，因此，应用全身麻醉复合硬膜外麻醉可有效减少手术创伤应激反应。

另外，为了能使手术患者术后尽快苏醒，麻醉应使用短效镇静药如持续丙泊酚静脉给药，镇痛药选择短效阿片类如舒芬太尼、瑞芬太尼，肌松药可考虑罗库溴铵、顺阿曲库铵，可达到术后快速苏醒的目的，值得注意的是，老年患者术前慎用抗胆碱类及苯二氮䓬类药物，以减少术后谵妄的发生率。有文献报道，术口皮下注射麻醉药物可有效镇痛长达 12 小时，首选罗哌卡因或布比卡因，从而减少卧床时间长导致的血栓形成、肺部感染等并发症。使用脑电双频指数（bispectral index，BIS40-60）来监测麻醉深度以便于及时调整药量。通气应采用保护性策略：潮气量 6~8ml/kg，PEEP 5~8cmH_2O，FiO_2<60%，吸呼比为 1:(2.0~2.5)，其中慢性阻塞性肺疾病（chronic obstructive pulmonary disease，COPD）患者可以调整吸呼比为 1:(3~4)，维持 $PaCO_2$ 在 35~45mmHg，由于 CO_2 气腹的建立及特殊体位的影响，在气腹建立后应查动脉血气以便调整通气参数，防止潜在的高碳酸血症。麻醉清醒后即可适量饮水，4~6 小时后可给予流质饮食，恢复通气后可改为半流质饮食。

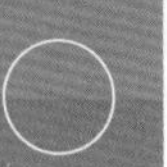

第四节 加速康复外科在手术技术中的改进

手术创伤是加速康复外科路径应用于手术并影响手术结局的决定性因素，这一点在目前的加速康复外科应用包括在妇科肿瘤等复杂手术中的应用尚未得到充分重视。那么应如何在围手术期改进以减少手术创伤使加速康复外科所带来的利益最大化呢？我们应该根据手术学及加速康复外科理念的学习曲线，不管是简单手术还是复杂手术均能够大同小异地应用加速康复外科的评估来减少术者因素的误差。同时要根据医院条件及患者身体健康状况等因素全面规划手术及围手术期护理，从而规避手术风险，保证加速康复外科实施的有效性和安全性。无论手术的不良结局是手术本身的原因或是加速康复外科理念的问题，都需要在失败的经验中不断完善自己，提高手术技巧，将加速康复外科理念更好地应用于妇科围手术期，并开展前瞻性及回顾性研究，为以后的诊疗服务提供更多的支撑。

第五节 加速康复外科在妇科肿瘤手术应用的研究现状

与传统围手术期常规治疗方案相比较，应用加速康复外科路径围手术期管理行开腹手术的妇科恶性肿瘤患者，可加快患者术后排气、排便，早期恢复肠内营养及下床活动，缩短了住院时间、降低了住院费用，降低了术后并发症的发生率，且返院率和死亡率并不增加；但在手术时间、手术范围、淋巴结清扫数量及术中出血量方面两组患者并无显著差异。妇科恶性肿瘤手术患者实施加速康复外科路径可以快速恢复至生理状态，使其尽快得以补充放疗及化疗。加速康复外科路径尽管减少了微创手术术中及术后住院患者阿片类药物的使用，但术后疼痛评分较低，从而增加了多模式疼痛管理干预方案的依从性。

虽然有国外学者提出加速康复外科理念在妇科及妇科恶性肿瘤围手术期管理措施及护理中的应用，然而其切实的临床应用尤其是在妇科恶性肿瘤手术中的应用尚非常局限且仍然缺乏多中心、大样本的研究数据。目前加速康复外科理念在妇科手术中的应用主要集中于妇科良性肿瘤手术，在妇科癌症手术方面研究较少，其中在妇科癌症微创手术上尤甚，但大多数妇科肿瘤开腹手术的建议同样适用于接受微创手术的患者，而微创手术就属于加速康复外科理念中最容易而且最早被临床医师及患者广泛认识及接受的措施之一。

现阶段，在保证腹腔镜手术安全、有效的前提下，如何使创伤更小已成为临床医师新的研究课题。LESS 手术时间较多孔腹腔镜（multi-port laparoscopic，MPL）短，美容效果好，但无统计学意义。手术结果、术后恢复、术后发病率和患者满意度在 LESS 和 MPL 方面是相似的；LESS 可以考虑作为 MPL 的替代方案，在妇科手术操作中具有同等的可行性和安全性。现有报道显示，LESS 确实在解剖学上大大缩小了体表切口，而 LESS 借助加速康复外科理念的实施则可能是由解剖学微创向功能学微创的重大转变，可以最大化的给患者带来切实利益。

但 LESS 与传统的 MPL 相比，仍存在着一些问题：由于将 MPL 的数个操作孔道集中于 LESS 的一个操作孔道上，空间减小及器械之间的相互干扰使得术野暴露不佳。此外，妇科领域所应用的加速康复外科方案更多关注术后恢复、麻醉优化管理等方面；而微创手术的应用更多的关注在手术操作上，加速康复外科对许多医师来说还停留在理念方面。不得不说从现阶段 LESS 的应用现状来看，无论是在治疗疾病范围，还是在手术器械和设备的完备、手术操作规范等方面都与传统腹腔镜技术有一定的差距，但是作为一项创伤更小的微创技术，LESS 使得临床医师在治疗某些疾病时有了更多的选择，因而适当

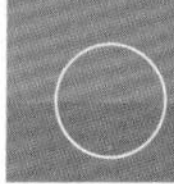

地掌握此项技术也逐渐成为一种趋势。但由于操作空间受限,LESS 手术时间有所延长,据此应选择适宜病例。

在妇科领域,尤其是妇科恶性肿瘤方面关于加速康复外科与 LESS 联合应用的研究甚少,适应证方面更有待商榷,是否参考直肠癌选择肿瘤分期较早的年龄、较轻的患者需要进一步研究;微创外科技术是加速康复外科的核心内容,经脐 LESS 更是对"微创"与"美容"的极致追求,将加速康复外科路径应用于 LESS 虽然可以加速患者术后的康复,明显缩短住院时间,降低住院费用,但是在应用加速康复外科理念时也应"因人而异",灵活运用,切莫一味地追求缩短住院时间,反而会适得其反。虽然上述研究成果初步证实了单孔腔镜手术的合理性和基本价值,但相对于其他手术技术,其发展还是相对缓慢,而且高级别的循证医学证据并不多。目前尚无 LESS 治疗妇科肿瘤学疗效的相关报道,期待更多客观数据来进一步阐述其临床价值。

在 LESS 与加速康复外科两大优势相结合时,围手术期准备尚需注意以下几点:①由于部分患者尚不了解腹腔镜手术,因此对于新开展的经脐单孔手术更应做好充分的心理护理和宣教工作,重点介绍新手术的安全性、可靠性、高效性和美容性,以消除患者及家属的心理负担。②由于单孔腹腔镜需要在脐部穿刺,因此脐部皮肤的准备很重要,要求彻底清洗脐部污垢,术前一日让患者用肥皂或松节油彻底清洗脐部(尤其注意对皱褶深处的清洁),还应嘱患者及家属多次清洗脐部污物。部分患者对脐部护理较敏感,应在消毒术区时重点对待,全麻成功后用止血钳等器械彻底暴露脐部深处进行清理。若发现脐部有破损、渗液等,应敷以消炎药膏,并以无菌纱布覆盖,必要时推迟手术。③脐部手术切口愈合不佳多出现在术后 7~10 天,主要表现为脐部分泌物持续存在,但大多无异味及发热,通过局部持续换药,1 周后大多能痊愈。脐部卫生条件差和肥胖者是此类并发症的主要对象,对此,除了术前做好脐部皮肤准备外,还应嘱患者术后尽量减少端坐体位,多采取站立位或卧位,以减少脐部分泌物的滞留。

第六节 加速康复外科在妇科肿瘤手术应用中存在的问题

由于加速康复外科中的许多内容与现行医疗常规相冲突、临床医师对加速康复外科理念的认识不足与掌握差异、医保政策限制、各个相关学科协作的不顺畅等因素,均影响了加速康复外科的预期效果。已有文献研究了加速康复外科的中期获益,但研究主要集中在骨科、普通外科等科室患者,目前尚缺乏加速康复外科应用于妇科手术的长期随访资料,加速康复外科的中长期获益并不明确,如何使加速康复外科中多种措施的单一作用及联合作用发挥最大效应,如何将加速康复外科理念的核心内容应用于妇科临床工作中,仍需要大量循证医学证据支持,以制订出最佳的妇科特征化治疗策略、形成统一的评价标准与体系。

目前,欧美国家将加速康复外科理念在妇科领域中的运用较为成熟,而我国尚处于起步探索阶段,关于如何系统地评价加速康复外科、如何统一推广加速康复外科,避免因医院与医师水平等因素影响加速康复外科实施效果,国内外尚无统一标准。另外,国内外就加速康复外科路径在妇科恶性肿瘤微创手术方面的研究甚少,而微创就是加速康复外科推崇的理念之一。因此,妇科恶性肿瘤微创手术如腹腔镜、机器人或者阴式手术围手术期加速康复外科途径的应用更值得研究;大部分妇科加速康复外科研究对象主要集中于无严重并发症的择期手术患者,对于急重症、合并严重营养不良、高龄、严重心脑血管疾病等患者的研究甚少,而这一人群面对的术后应激反应更复杂。因此,对于以上患者针对性的优化围手术期处理措施更为重要和迫切。

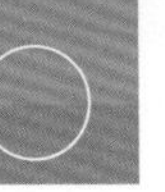

第七节　加速康复外科在单孔腹腔镜子宫内膜癌分期手术的临床实践

一、前言

子宫内膜癌（endometrial cancer，EC）在发达的国家是妇科生殖系统恶性肿瘤中最常见的疾病，在我国居妇女性生殖系统恶性肿瘤的第二位。据 2019 年国家癌症中心统计，我国子宫内膜癌发病率为 10.28/10 万，死亡率为 1.9/10 万。近年来其发病率表现出逐渐递增的趋向，且发病年龄有年轻化趋势。它的危险因素与肥胖、糖尿病、高脂饮食、月经初潮早、未育、绝经迟、高龄及应用激素有关。约有 90% 的子宫内膜癌的患者，发现时为早期，局限于子宫体，多为子宫内膜样腺癌，治疗后生存率相对较高。子宫内膜癌的治疗原则主要以手术治疗为主，根据患者病情进行分期手术，基本术式包括筋膜外全子宫双附件手术、盆腔淋巴结清扫术、腹主动脉旁淋巴结清扫术，手术方式有常规直视下开腹手术、阴式手术及腹腔镜手术。阴式手术可行全子宫双附件切除，但是清扫淋巴结就比较困难，因此阴式手术在子宫内膜癌的治疗中很难开展。开腹手术和传统多孔腹腔镜手术的两种术式已经比较成熟，作为治疗子宫内膜癌手术方法已经广泛应用。常规开腹手术，腹部切口长，疼痛明显，术后住院时间长，术后恢复慢，影响肿瘤的后续治疗。传统的腹腔镜技术，一般在腹部钻 3~4 个孔作为观察镜头及操作孔，在妇科疾病已应用多年，随着腹腔镜技术日益成熟及腹腔镜器械的不断完善，腹腔镜手术的优势也日益凸显。大量研究表明，子宫内膜癌的腹腔镜手术治疗与开腹手术治疗相比术中出血量少、术后恢复快，腹腔镜手术受到越来越多的医师及患者的青睐，已成为子宫内膜癌全面分期手术首选的方式之一。

手术方式的选择是影响术后快速康复的重要因素，腹腔镜手术切口小、创伤小，无疑是术后快速康复的首选。如今腹腔镜手术相较于开腹手术的优势已显而易见。近年来一种“无痛无瘢痕”的全新技术是经自然腔道内镜手术，是指经自然腔道（胃、直肠、膀胱或阴道）置入软性内镜，通过管壁切口进入腹腔开展手术。单孔腹腔镜手术是利用人体脐部的天然瘢痕进行手术，避免了经胃、阴道或直肠的感染问题，因此，经脐单孔腹腔镜手术是现阶段最具可行性的 NOTES 技术。经脐单孔腹腔镜对器械依赖性不高及技术成熟易掌握，而普遍被接受，并广泛开展。

加速康复外科理念于 1997 年由丹麦外科医师 Kehlet 教授首次提出，是指在通过基于循证医学证据的一系列围手术期优化处理措施，减少手术创伤及应激，减轻术后疼痛，促进患者早期进食及活动，加速患者术后康复。已在胃肠外科、肝胆外科、泌尿外科等科室广泛应用，并已证实能促进胃肠蠕动、减轻疼痛和促进患者术后康复。

为了探讨经脐单孔腹腔镜手术治疗子宫内膜癌的安全性及治疗效果，将加速康复外科理念应用到单孔腹腔镜围手术期，并与传统多孔腹腔镜比较，将比较加速康复外科理念下的单孔腹腔镜的应用效果进行临床探究。

二、资料与方法

（一）研究对象

选取 2015 年 6 月至 2019 年 12 月广西医科大学肿瘤医院妇瘤科收治的 93 例子宫内膜癌患者作为研究对象。所有患者均进行手术治疗。

（二）纳入标准

1. 经病理确诊为Ⅰ型子宫内膜癌，临床分期为Ⅰ期。
2. 子宫小于孕 3 个月大小。
3. 无多次腹部手术史以及慢性盆腔炎反复发作史。
4. 无严重的内外科并发症。

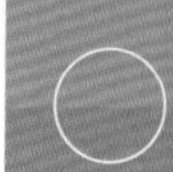

5. 无手术、麻醉及人工气腹禁忌证。

6. 一般情况好，美国东部肿瘤协作组（Eastern Cooperative Oncology Group，ECOG）评分 0~1 分。

（三）排除标准

1. 年龄 >75 岁，麻醉诱导风险大的患者。

2. 有严重内外科基础疾病患者，凝血功能障碍或者正在接受治疗性抗凝药物者。

3. 急性生殖系统、泌尿系统或全身感染的活动期。

4. 多次腹部手术史。

5. 怀疑肿瘤多发转移患者。

6. 肥胖患者（BMI>35kg/m^2）。

7. 以往曾行放射治疗或者化学治疗史。

8. Ⅱ型子宫内膜癌。

9. 研究者认为可能存在的其他医学或心理疾病不能配合完成本研究者。

（四）分组方法

对所有患者按 1∶2 进行随机分组，根据入路途径不同，分为经脐单孔腹腔镜手术为单孔组，以及行传统腹腔镜手术为多孔组两组。单孔组 31 例，平均年龄（50.94 ± 7.60）岁，组织分级：高中分化 27 例，低分化 4 例。多孔组 62 例，平均年龄（54.18 ± 7.49）岁。组织分级：高中分化 55 例，低分化 6 例。所有病例均由广西医科大学肿瘤医院伦理委员会监督完成。

三、入组处理

（一）对于单孔组（研究组）按加速康复外科理念进行管理

1. 患者均进行相应术前检查，包括血尿常规，血电解质，凝血功能，乙肝两对半，肝肾功能，血型，血糖，腺癌肿瘤标志物（如 CA125、CA199、CA153、HE4、HCG、AFP），宫颈细胞学检查，X 射线胸片，心电图，肝、胆、胰、脾、双肾、输尿管彩超，心脏彩超，子宫双附件彩超，盆腔磁共振平扫 + 增强扫描等。

2. 术前对患者及其家属进行术前疾病概况、临床诊断、治疗方案、手术对患者及其家属进行常规宣教与心理疏导、麻醉风险及术后康复等围手术期相关内容进行宣教。

3. 不常规禁食、禁饮，术前 12 小时及 4 小时口服碳水化合物 800ml，术前晚、术晨肠道清洁灌肠。

4. 静脉麻醉，使用短效麻醉药。手术结束前局部麻醉药切口浸润静吸麻醉。控制手术当日及术后液体输入量，防止液体过多。

5. 保持温暖环境，提高手术室温度；保持体温在 36.5℃左右，加强覆盖，避免不必要的暴露；减少手术应激反应。

6. 如无特殊，术后 6 小时进水，术后 1 天进流质饮食，术后 24 小时要求下床活动。

7. 患者自控静脉镇痛泵与非甾体镇痛药联合镇痛。引流量 <100ml/d 时拔除。

8. 患者下床活动后尽早拔除尿管及腹腔引流管。

9. 切皮前 0.5 小时及术中静脉滴注抗生素预防感染（青霉素类过敏者使用克林霉素，无过敏者使用第一代头孢菌素）。

（二）对于多孔组（对照组）按常规准备

1. 患者均进行相应的术前检查，包括血尿常规，血电解质，凝血功能，乙肝两对半，肝肾功能，血型，血糖，腺癌肿瘤标志物（如 CA125、CA199、CA153、HE4、HCG、AFP），宫颈细胞学检查，X 射线胸片，心电图，肝、胆、胰、脾、双肾、输尿管彩超，心脏彩超，子宫双附件彩超，盆腔磁共振平扫 + 增强扫描等。

2. 积极控制患者血压、血糖等内科并发症，排除手术禁忌证。

3. 与患者及家属详细告知病情及手术方式、预后、费用等，签署手术知情同意书。

4. 两组患者术前准备均一致，术前均行阴道冲洗及肠道准备 3 天，术前禁食 8 小时，禁饮 6 小时，并清洁灌肠，清洗脐部，术前更衣。

5. 切皮前 0.5 小时及术中静脉滴注抗生素预防感染（青霉素类过敏者使用克林霉素，无过敏者使用第

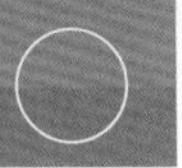

一代头孢菌素)。

6. 术中体温及 CVP 无特殊要求。
7. 术后肛门排气后进饮进食。
8. 对术后下床不做特殊要求。
9. 尿管及腹腔引流管按常规处理,无特殊要求。

四、评价指标

(一) 手术指标

1. **手术时间** 从术者第一刀切开皮肤开始计时,皮肤缝合结束停止计时,单位:分钟。

2. **术中出血量** 计算负压吸引袋内液体总量减去腹腔冲洗液,并计算术中使用止血纱布血液吸收量,其中纱布血液吸收量以面积法估计,即 15cm × 20cm 止血纱布吸收量约为 10ml,4 层 15cm × 30cm 无菌纱垫吸收量约为 60ml。

3. **术中输液量** 根据麻醉单记录,单位:ml。

4. **术中输血率** 每个组输血患者的例数。

5. **手术前后血红蛋白的下降** 手术前的血红蛋白值 - 手术后当天血红蛋白值。

6. **切除淋巴结个数** 术后常规病理提示清除淋巴结个数。单位:个。

(二) 术中并发症

1. **闭孔神经损伤** 闭孔神经离断。

2. **术中邻近脏器损伤** 术中肠道、膀胱、输尿管等出现损伤均列为邻近脏器损伤。

3. **血管损伤** 动脉静脉血管损伤需要修补。

(三) 术后并发症

1. **术后切口疝发生** 术后 3 个月门诊复查,辅以电话随访了解患者有无出现切口疝。

2. **切口感染** 术后 1 个月内出现切口愈合不良、感染,需要二期缝合。

3. **肠梗阻** 腹痛、腹胀、肛门无排气,需禁食。

4. **盆腔感染** 发热、腹痛,白细胞高。

5. **血栓** B 超或 CT 检查发现血管内有血栓。

6. **尿路感染** 尿道刺激征,尿液里白细胞阳性。

7. **淋巴漏** 腹腔引流液增多,清亮,乳糜蛋白阳性,需结合临床。

(四) 快速康复指标

1. **术后住院天数** 自患者手术日起至患者办理出院的时间差。单位:天。

2. **尿管留置** 术后尿管留置时间。单位:天。

3. **胃肠功能恢复情况** 术后排气时间。单位:天。

4. **腹腔引流管留置** 腹腔引流管留置时间。单位:天。

5. **疼痛评分** 术后切口疼痛评分均采用国际标准视觉模拟评分(visual analog scale,VAS)(0~10 分),将疼痛的程度用 0~10 共 11 个数字表示,0 表示无痛,10 代表最痛,术后患者根据自身疼痛程度在这 0~10 这 11 个数字中挑选一个数字代表疼痛程度并记录(表 10-2)。

表 10-2 VAS 疼痛评分

分数	疼痛程度
0 分	无疼痛
1~3 分	有轻微的疼痛,患者能忍受
4~6 分	患者疼痛并影响睡眠,尚能忍受,应给予临床处置
7~10 分	患者出现逐渐强烈的疼痛,疼痛剧烈或难忍

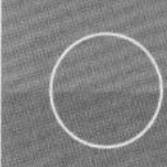

（五）美容效果

术后 3 个月电话随访患者对术后腹壁伤口美容程度的满意情况。评分对应满意度见表 10-3。

表 10-3　满意度评分

非常不满意	不满意	一般	满意	非常满意
1 分	2 分	3 分	4 分	5 分

（六）生存质量评定

采用健康调查简表（SF-36）进行评定，内容包括：生理功能、生理职能、躯体疾病、一般健康状况、精力、社会功能、情感职能、精神健康等方面，每项满分为 100 分，分值越高，则表示患者生存质量越好。

五、统计学分析

应用 SPSS 22.0 统计学软件对调查资料及数据进行处理，其中计量资料采用 t 检验，计数资料采用方差分析，等级资料比较采用秩和检验，以 $P<0.05$ 为差异有统计学意义。

六、结果

（一）一般情况比较

两组患者的年龄、绝经与否、孕次、产次、FIGO 分期、盆腔淋巴结、腹主动脉旁淋巴结清扫状态及组织学分级比较，差异无统计学意义（$P>0.05$）。

（二）结局指标比较

1. 两组患者手术指标比较　单孔组患者在手术时间、术中出血量、术中输液量、术中输血率分别与多孔组比较，差异均有统计学意义（$P<0.05$）（表 10-4）。

表 10-4　两组患者手术指标比较（$\bar{x}\pm s$）

组别	例数	手术时间 /min	术中出血量 /ml	术中输液量 /ml	输血率 /%
单孔组	31 例	290.50 ± 68.07	153.20 ± 129.70	2 462.00 ± 656.40	0
对照组	62 例	190.90 ± 59.03	105.20 ± 80.00	2 173.00 ± 779.30	1.61
χ^2		28.690	40.660	7.416	16.250
P		<0.000 1	<0.000 1	0.000 8	0.000

2. 两组患者盆腔及腹主动脉旁淋巴结切除数量比较　单孔组切除盆腔淋巴结个数为（14.31 ± 6.66）个，多孔组为（15.02 ± 6.96）个，组间比较差异无统计学意义（$P>0.05$）。单孔组切除腹主动脉旁淋巴结个数为（5.00 ± 4.61）个，多孔组为（6.12 ± 3.86）个，组间比较差异有统计学意义（$P<0.05$）（表 10-5）。

表 10-5　两组患者盆腔及腹主动脉旁淋巴结切除数量比较（$\bar{x}\pm s$）

组别	例数	盆腔淋巴结数 / 个	腹主动脉旁淋巴结数 / 个
单孔组	31 例	14.31 ± 6.66	5.00 ± 4.61
多孔组	62 例	15.02 ± 6.96	6.12 ± 3.86
t		2.778	3.900
P		0.066	0.023

3. 两组患者术中及术后并发症比较　①术中并发症：单孔组有 2 例，其中 1 例为膀胱损伤，1 例因局

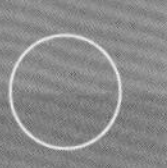

部渗血致术后血压不稳考虑有出血行传统腹腔镜手术电凝止血；多孔组 3 例，其中 1 例为血管损伤，2 例为闭孔神经损伤。②术后并发症：单孔组有 1 例为盆腔感染；多孔组 4 例，其中 2 例肠梗阻，1 例淋巴漏，1 例尿路感染。

4. 两组患者术后加速康复指标比较　单孔组患者在术后进水时间、术后进流质时间、术后排气时间、下床活动时间、尿管留置时间、腹腔引流管留置时间、术后住院天数分别与多孔组比较，差异均有统计学意义（P<0.05）（表 10-6）。

表 10-6　两组患者术后加速康复指标比较（$\bar{x}\pm s$）

术后情况	分组		t	P
	单孔组（n=31）	对照组（n=62）		
术后进水时间（小时）	5.94 ± 1.46	15.69 ± 3.28	15.740	0.000
术后进流质时间（小时）	7.45 ± 1.57	16.92 ± 3.15	15.760	0.000
术后排气时间（天）	2.03 ± 1.44	2.33 ± 0.84	1.660	0.000
下床活动开始时间（天）	1.68 ± 0.79	3.00 ± 0.80	7.550	0.000
尿管留置时间（天）	1.84 ± 1.73	2.87 ± 1.86	64.780	0.000
腹腔引流管留置时间（天）	4.00 ± 2.28	4.89 ± 3.36	6.118	0.003
术后住院天数（天）	8.29 ± 3.12	8.86 ± 2.92	25.010	0.000

5. 两组患者术后美容效果满意度比较　传统腹腔镜手术，有 3~4 个 0.5~1cm 的小切口瘢痕，但对于对美容效果有极高要求的患者和具备瘢痕体质的患者，美容效果仍不满意。

经脐单孔腹腔镜利用脐部自然通道凹陷处一长 1.5~3cm 的切口为手术入路，术后切口缝合使用可吸收线皮内缝合，脐部皮肤皱褶可最大限度地隐蔽切口，切口美观程度极佳，术后 3 个月脐部外观可基本恢复至术前状态（图 10-1A、B）。单孔组患者对术后切口美容效果较满意，与多孔组相比较差异有统计学意义（P<0.05）（表 10-7）。

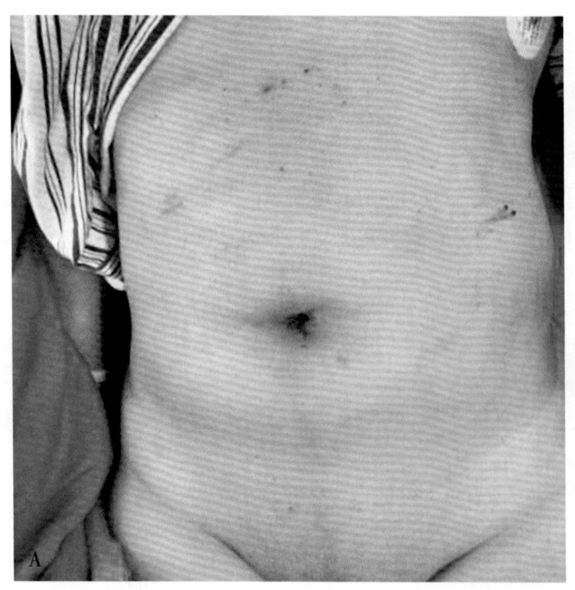

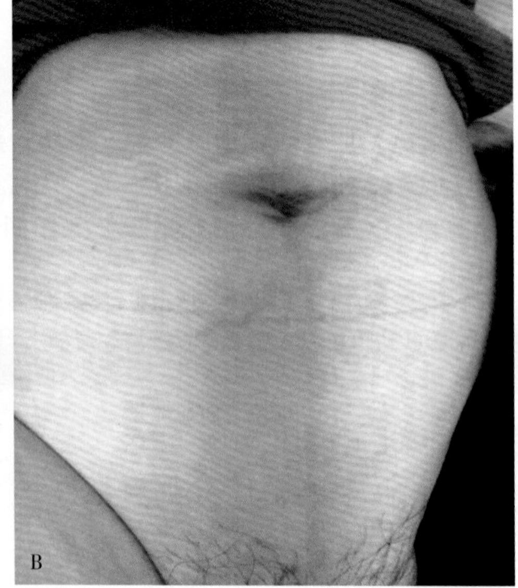

图 10-1　脐部术口情况

A. 术后脐部切口情况；B. 术后 3 个月的切口情况

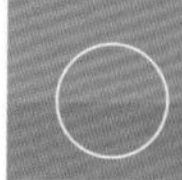

表 10-7　两组患者术后美容效果满意度比较($\bar{x} \pm s$)

组别	例数	非常不满意 / 分	不满意 / 分	一般 / 分	满意 / 分	非常满意 / 分	$\bar{x} \pm s$
单孔组	31 例	0	0	9	32	100	4.55 ± 0.68
多孔组	62 例	0	10	72	92	50	3.61 ± 0.86
t							38.240
P							0.000

6. 两组患者术后 24 小时疼痛 VAS 评分比较　单孔组患者术后 24 小时的疼痛程度比多孔组明显减轻，组间比较差异有统计学意义(P<0.05)(表 10-8)。

表 10-8　两组患者术后 24 小时疼痛 VAS 评分比较($\bar{x} \pm s$)

组别	例数	术后 24 小时 VAS 评分	t	P
单孔组	31 例	1.32 ± 0.91	77.220	0.000
多孔组	62 例	3.24 ± 1.44		

7. 生存分析　根据纳入、排除标准，再纳入开腹组(n=62)，收集三组患者的临床资料，包括年龄、体重、孕产等。三组患者在年龄、体重、孕产等一般资料方面比较差异均无统计学意义(P>0.05)。

三组患者的死亡率分别为单孔腹腔镜组 3.23%，多孔腹腔镜组 3.23%，开腹手术组 11.29%，组间比较差异无统计学意义(P=0.165)；复发率分别为单孔腹腔镜组 6.46%，多孔腹腔镜组 3.23%，开腹手术组 6.46%，组间比较差异无统计学意义(P=0.713)。单孔腹腔镜、多孔腹腔镜和开腹手术患者的 1 年总生存率分别为 96.8%、98.4% 和 91.5%，组间比较差异无统计学意义(P>0.05)；单孔腹腔镜、多孔腹腔镜和开腹手术患者的 1 年无进展生存率分别为 93.5%、94.7% 和 91.7%，组间比较差异无统计学意义(P>0.05)。

(三) 讨论

从手术时间、出血量、输血率、清扫淋巴结数量及术中、术后并发症的比较，单孔腹腔镜是安全可行的。在整个围手术期应用加速康复外科的理念，结果显示：单孔组在术后进水时间、术后进流质时间、下床活动开始时间均明显比多孔组短；单孔组术后尿管留置时间、腹腔引流管留置时间均比多孔组时间短，术后恢复快，住院时间也比常规腹腔镜组时间短；且单孔组患者术后 24 小时疼痛评分也比常规腹腔镜组的评分低，术后疼痛少，但是胃肠道的排气时间与常规腹腔镜无显著差异，考虑与记数单位有关，单位用的是天，假如精确到小时应该会有所区别。应用了加速康复外科的单孔腹腔镜不但能减轻疼痛、缩短住院日，促进术后恢复，而且能减少伤口疼痛，隐蔽伤口。本研究结果表明，对于手术伤口的满意度，单孔腹腔镜的手术是最好的，这是年轻有美容要求的患者较好的选择。另外，在对不同手术方式对预后的影响的研究，单孔腹腔镜组、多孔腹腔镜组和开腹组的子宫内膜癌的死亡率、复发率和生存率无差异，而手术方式不是影响子宫内膜癌预后独立的危险因素。

(贺红英　韦露薇　蔡志福)

参考文献

[1] MEYER LA, LASALA J. Comparison of patient reported symptom burden on an enhanced recovery after surgery care pathway in patients with ovarian cancer undergoing primary vs. interval tumor reductive surgery. Gynecol Oncol, 2019, 152 (3): 501-508.

[2] 欧阳振波，王存孝 . 加速康复外科在妇科的应用进展 . 现代妇产科进展，2017, 26 (05): 390-392.

[3] 双婷，马佳佳，陈必良 . 加速康复外科在妇科及妇科恶性肿瘤手术中的应用及研究进展 . 实用妇产科杂志，2018, 34 (1): 22-26.

[4] YI HO CHIOU, IBRAHIM ZURIATI, ABU ZAID ZALINA, et al. Impact of Enhanced Recovery after Surgery with Preop-

erative Whey Protein-Infused Carbohydrate Loading and Postoperative Early Oral Feeding among Surgical Gynecologic Cancer Patients: An Open-Labelled Randomized Controlled Trial. Nutrients, 2020, 12 (1): 264.

[5] NELSON G, BAKKUM-GAMEZ J, KALOGER E, et al. Guidelines for perioperative care in gynecologic/oncology: Enhanced Recovery After Surgery (ERAS) Society recommendations-2019 update. Int J Gynecol Cancer, 2019, 29 (4): 651-668.

[6] WICK EC, GRANT MC, WU CL. Postoperative Multimodal Analgesia Pain Management With Nonopioid Analgesics and Techniques: A Review. JAMA Surg, 2017, 152: 691-697.

[7] NELSON G, DOWDY SC, LASALA J, et al. Enhanced recovery after surgery (ERAS) in gynecologic oncology-Practical considerations for program development. Gynecol Oncol, 2017, 147 (3): 617-620.

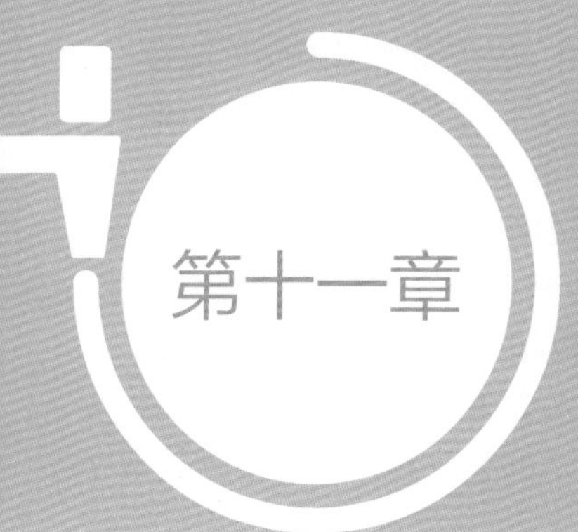

第十一章

妇科肿瘤单孔腹腔镜手术的全程管理

早在1981年，世界卫生组织（World Health Organization，WHO）就宣布，人类有1/3的癌症是可以预防的，1/3的癌症经过早诊早治是可以治愈的，1/3的癌症通过规范治疗是可以延长生存时间，提高生活质量的；到了2006年，WHO把癌症重新定义为可调控、可治疗甚至可治愈的慢性疾病。当然，要达到上述预期效果，需强调对癌症患者实行全程管理。全程管理是一个疾病管理学范畴内的概念，是指贯穿在疾病诊断、疾病治疗、疾病随访到疾病康复的全程管理过程。在倡导多学科协作的今天，全程管理尤其适用于恶性肿瘤等慢性疾病的防治。

第一节　全程管理的必要性

微创技术的应用是人类手术史的一大里程碑。从20世纪80年代起，医学技术的迅猛发展，促使了外科手术由粗犷式向精细化发展，外科手术逐渐趋于微创化。腹腔镜技术在临床上的广泛应用是最好的见证。从最初的腹腔镜辅助阴式技术，历经完全腹腔镜技术、机器人辅助腹腔镜技术、单孔腹腔镜技术到机器人辅助单孔腹腔镜技术，这些技术的演变反映了外科手术的进步。

宫颈癌是应用腹腔镜技术最为成熟的代表性病种。自20世纪80年代起，人类在宫颈癌手术治疗方面尝试了各式各样的腹腔镜技术，如今也给这项微创技术带来了质疑和争议。宫颈癌微创技术肿瘤学结局之所以变差，究其原因，与临床应用的乱象无不相关。据国内调查，肿瘤专科医院综合医院和妇幼保健院开展宫颈癌腹腔镜技术的比例分别是78.6%、73.0%和61.4%；三甲医院、三乙医院和二甲医院开展该项技术的比例依次减少，分别为89.6%、73.7%和45.3%；主治医师、副主任医师和主任医师首次开展该项技术的比例分别是21.1%、65.1%和13.9%；38%的临床医师未曾接受过肿瘤学专业训练，接受专业训练时间≤3个月、3~6个月和>6个月的医师比例分别是29.9%、16.9%和23.5%；仅74.1%的医师有系统连续整块切除淋巴结的习惯，仅79.5%的医师有通过取物袋取出淋巴结的习惯，仅6.9%的医师经阴道环切阴道壁；19.3%的医师在腹腔镜下缝合阴道残端前没有冲洗盆腹腔，13.9%的医师缝合后没有消毒阴道残端。

另一应用腹腔镜技术备受争议的病种是卵巢癌。穿刺口肿瘤种植或转移是影响卵巢癌腹腔镜手术的最大障碍。穿刺口肿瘤种植或转移可发生在不同肿瘤期别的卵巢癌，以晚期病例最为常见。晚期卵巢癌

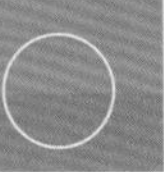

患者肿瘤包膜往往不完整，或手术过程中难免肿瘤破裂，或腹水中有癌细胞存在，这些癌细胞因此可能会黏附于腹腔镜手术器械中，随着器械的进出或者来回操作，导致肿瘤播散或种植。卵巢癌手术中不恰当地使用腹腔镜技术，有可能造成人为分期的提高，肿瘤复发风险增加或分期手术不够全面。

近 10 年来，在国内，各种类型的腹腔镜手术如火如荼地进行着，甚至在基层医院，未经系统培训的手术医师也早已“磨刀霍霍”。尽管国内已广泛开展腹腔镜技术，但普遍存在需要整治的管理乱象，因此，笔者认为，有必要从以下 3 个层面对这些临床乱象进行整治：①在国家层面上，根据手术医师职称和资历、专业技术培训和资格获取和定期考核情况及继续教育等各方面建立腹腔镜手术资质准入制度，并且强调腹腔镜手术的质量监控管理和持续改进。②在医院学科层面上，做好腹腔镜技术的整改和持续质量改进，同时定期召开学术会议和技能培训，培养基层医师规范应用腹腔镜技术，促进交流，整治乱象，规范治疗。③从临床医师个人层面上来说，强化无瘤原则这一外科手术理念，并加强腹腔镜技能培训和学习，优化自身腹腔镜手术学习曲线。

微创技术发展至今日，依旧存在许多未知领域值得我们深入的思考和探索。单孔腹腔镜技术是微创技术的一种新兴形式，技术的革新必然对管理提出新的要求。唯有重视单孔腹腔镜技术的全程管理，才有可能整治临床应用乱象，促进这项技术的规范应用。

第二节　全程管理的关键步骤及流程

妇科内镜技术的日臻成熟和广泛普及，早已改变了妇科医师的思维观念、操作技巧和技术路线。在微创技术领航外科手术新模式的趋势下，妇科内镜技术成为妇科领域与开腹和经阴道入路相并列的三大手术方式之一。单孔腹腔镜手术是微创技术发展的一种新模式，它的核心思想是“无瘢痕手术”，因此，除了遵循传统腹腔镜技术管理的一般原则，LESS 全程管理也有其特殊性。首先，LESS 准入标准应比传统腹腔镜技术更为严格。传统腹腔镜技术采用多通道手术入路，有助手的协助，主刀医师在术野暴露的视觉体验更佳，操作空间更为广阔，缝合更加顺畅，而 LESS 采用单一切口（经脐或经阴道）手术入路，缺乏助手的有效配合，受线性视野和操作空间的限制，主刀医师总有一种“被束缚着”的手术体验。相比传统多通道腹腔镜手术，LESS 对手术医师的总体要求明显要高出许多，相应的，其医疗技术准入和管理理应更加严格。其次，加大政策和学会支持力度，并加强 LESS 业务培训。近年来，在中华医学会妇产科学分会和中国医师协会妇产科学分会的领导和支持下，国内 LESS 得到蓬勃发展。2016 年 4 月，中华医学会妇产科学分会成立妇科单孔腹腔镜手术技术协助组。2017 年 6 月，中国医师协会妇产科学分会成立妇科单孔腹腔镜技术（包括 NOTES）全国科研协作组，同时全国科研协作组网页正式上线。同年 12 月，中国医师协会妇产科学分会微无创委员会妇科单孔腹腔镜技术（包括 NOTES）学组成立。政策和学会的大力支持将促进 LESS 的学术交流，也将为 LESS 业务培训提供良好契机。有效的学术交流和业务培训将促进 LESS 的合理应用和规范管理。LESS 要求手术者具备传统多通道腹腔镜手术的基础和经验，特别是从事复杂手术操作，从接受培训到实际操作，LESS 学习曲线非常具有挑战性。再次，严格把控 LESS 的应用指征。在妇科领域，LESS 最初应用于良性病变并取得成功，随着技术的改进和经验的积累，手术应用逐渐拓展到子宫内膜癌、卵巢癌甚至宫颈癌等妇科恶性肿瘤中。技术的成熟并不意味着 LESS 可以毫无顾忌地应用于所有妇科病种，遵循“无瘤原则”才是“王道”。妇科 LESS 全程管理的关键步骤具体包括：①建立手术分级准入制度。②优化学习曲线。③合理选择手术病例。④及时处理并发症。

一、全程管理的关键步骤

（一）建立手术分级准入制度是前提

需要弄清楚两个重要的概念：手术分级和手术准入。手术分级是指根据难易程度和风险程度将不同类型手术进行分级，一般可分为 1~4 级。随着手术风险和操作难度的增加，手术级别相应增加。不同级别

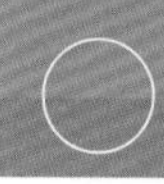

的手术医师对应不同级别的手术权限。手术准入包括手术项目临床应用准入和手术医师资格准入。手术项目临床应用准入是指医院对科室申请新开展的风险较高、难度较大、既往尚未开展的疑难、重大、创新手术项目，从设备准备情况、手术医师资质、技术可靠性、风险程度和医疗安全等方面进行综合评估，以确定是否允许准入开展。手术医师资格准入是指各级医师申请担任手术项目主刀医师时，实行资格审批制度，即由各级手术管理机构综合手术医师的专业技术资格、工作岗位、理论水平、手术技能和手术实施情况等多方面因素进行考量，确定其可以施行手术项目的级别和范围。

美国关于腹（胸）腔镜手术准入制度的指南明确指出，手术准入制度建立的目的，是授予能够独立完成腹（胸）腔镜操作，或同时进行机器人辅助腔镜手术操作的医师相应的手术资格，促使手术医师合理开展腹（胸）腔镜手术，从而保证医疗质量和安全。授权的前提是手术医师必须具备充分的判断力并且经过严格的培训，确保一旦开展腹（胸）腔镜手术便能安全顺利完成，同时必须具备完成中转开放手术的能力。手术医师的准入资格一旦被授予，医疗机构需对腔镜手术质量进行追踪监测。同时对原有的质量保证机制进行相应地调整，以便对腔镜手术的最终疗效和手术医师的操作能力进行恰如其分地评估。被授予腹（胸）腔镜手术资格的外科工作者应适时参加当地或者国内外继续医学教育课程或相关会议，这也是准入权周期性评价的内在要求。

2009 年，国家卫生部印发了《医疗技术临床应用管理办法》，要求各级医疗机构建立医疗技术准入和管理制度，并加强对医疗技术实行分类和分级管理。医疗技术准入管理的首要目标是安全和效能，因此，医疗机构在制订制定的《妇科内镜手术分级准入制管理》时，应遵循以下 3 个基本原则：①以国家卫生健康委员会相关规定为指导，遵循国家相关的法律法规。②追求标准化、系统化、同质化和精细化管理模式。③充分考虑医院的整体技术水平、临床实际工作需求和操作的可行性，从医院实际情况出发，制定合理的管理制度。

（二）多学科协作是保障

多学科协作（multi-disciplinary team，MDT）是目前国际上普遍认可的肿瘤诊疗的主流模式，是构成医院医疗体系的重要组成部分，是规范 LESS 技术应用的重要手段。妇科肿瘤 MDT 团队主要由妇科肿瘤外科、泌尿外科、胃肠外科、麻醉科、影像科、病理科、放疗科、化疗科、护理专家和内科等科室构成。在术前管理中，复杂病例往往需要 MDT 团队介入，进行麻醉前访视和风险评估、术前护理干预以及相关学科处理并发症。在术中管理中，麻醉安全管理是手术平稳实施的后盾，同时需要手术护理人员默契配合，必要时须请相关外科术中协作解决术中并发症和外科并发症问题。在术后管理中，术后并发症的发生是影响患者快速康复的重要因素，MDT 团队在术后并发症的管理中发挥着重要的作用。由此可见，MDT 团队是妇科肿瘤 LESS 技术安全平稳实施的强大保障。

（三）合理选择手术病例是关键

最初，LESS 应用于妇科良性疾病并取得成功，技术的改进和设备的更新为 LESS 的扩大应用提供了契机。LESS 手术不再限用于卵巢囊肿、子宫肌瘤、异位妊娠等妇科良性疾病，已有临床医师将其拓展至难度较大的妇科恶性肿瘤手术，比如盆腔和腹主动脉旁淋巴结切除术、早期子宫内膜癌分期手术、早期宫颈癌根治性手术等。LESS 的主要优势在于手术切口小，术后瘢痕隐蔽，能满足年轻女性“无手术瘢痕”的美容要求，同时降低了多切口导致的潜在手术并发症发生风险和切口及全身感染的概率。“筷子效应”、直线视野和术野暴露是限制 LESS 在临床上广泛应用的重要因素。受于目前技术限制，《妇科单孔腹腔镜手术技术的专家意见》（2016 年版）建议 LESS 手术适应证遵循如下原则：①妇科良性疾病应是现阶段 LESS 的主要适应证。②有相应的腹腔镜手术资质的医师，如条件允许，可以有选择地对妇科恶性肿瘤的 LESS 治疗进行积极、稳妥、慎重的探索性临床研究。③所选择的病例应是早期恶性肿瘤病例。④由于达·芬奇机器人是 LESS 的理想选择，故应积极探索机器人辅助的 LESS。⑤在克服镜下缝合等难题的前提下，应谨慎开展盆底修复的 LESS 手术。需要注意的是，2018 年《新英格兰医学杂志》刊登 2 篇关于早期宫颈癌微创手术治疗结局的重磅级研究，为宫颈癌的微创技术惹来广泛争议。与传统的开放式手术相比，微创技术将导致宫颈癌患者预后变差，患者 4 年相对存活率每年下降 0.8%，4.5 年无瘤生存率整整降低 10.6%。鉴于此，对于宫颈癌微创技术病例的选择，一般主张选择低危病例，即高分化、癌灶 <2cm、无深肌层浸润和淋巴脉管间隙浸润（lymph-vascular space invasion，LVSI）的宫颈鳞癌病例，而肿瘤 >4cm、淋巴结转移且

>1cm、侵犯深肌层和新辅助化疗后的病例则不适合微创技术。同时，在实施手术前，手术医师应将不同手术方式的获益和潜在风险详细告知患者，由患者进行手术方式的选择。

LESS 作为一种新型的微创技术，在妇科良性肿瘤中应用较为成熟，而在妇科恶性肿瘤中更多处于探索阶段。严格把握手术适应证，合理选择手术病例，才能使患者更好地受惠于新型技术。需要特别强调的是，无论是良性、交界性还是恶性肿瘤，在进行开放性手术或微创技术时均需要遵循无瘤原则。比如卵巢黏液性肿瘤，应注意保留术野和手术切口部位，避免黏液播散造成术后假性黏液瘤和肿瘤复发形成。无法耐受麻醉者、合并严重心肺疾病患者、急性腹膜炎者、罹患严重出血性疾病者或广泛盆腹腔粘连影响手术操作者等，不宜选择 LESS。

（四）术中谨慎操作是核心

一位外科医师的基本功是否扎实，直接影响着手术能否顺利开展。任何一台手术，无非讲究暴露、分离、切开、缝合、止血和打结等基本操作。因此，无论是开放性手术还是微创手术，都应该强调手术基本功的训练。与传统开放性手术不同的是，微创手术失去了手指的直接触觉和立体视觉，更加依赖于腹腔镜手术专用器械和光学系统。因此可以说，微创手术操作基本功源于传统外科，但又高于传统外科。

LESS 采用开放式造气腹技术，可以有效避免置入穿刺器造成肠管、大网膜或血管损伤。LESS 技术讲究“稳”“巧”“精”，具体体现在：①讲究稳定的 CO_2 气腹压力，讲究沉稳的手术作风，手术操作者应具备增加穿刺通道或中转开腹的能力，面对紧急情况仍能稳重如山。②从技术层面上来说，LESS 绝不仅仅是传统多通道腹腔镜手术的技术改进。LESS 操作者在对手术视野的观察上，在特殊器械的使用上和在缝合打结等操作上均面临着巨大的挑战，故 LESS 更强调手术技巧的重要性，手术操作者应学会巧用单手操作方法和特殊手术器械，加强手术技巧训练，优化学习曲线。③对于特殊的病种如宫颈癌，应达到精确切除的要求，对特殊解剖结构如输尿管“隧道”，应达到精细化处理的目标，同时整个手术精准贯穿无瘤原则。

二、全程管理的流程

全程管理是疾病管理学范畴中的一个概念，贯穿于疾病诊断到康复的全过程，尤其适用于慢性疾病的管理。全程管理的提出，顺应了现代医学的发展趋势。对 LESS 技术实行全程管理，既规范了这项技术的临床应用，又保障了这项技术的安全性。单孔腹腔镜技术全程管理的具体流程见图 11-1。

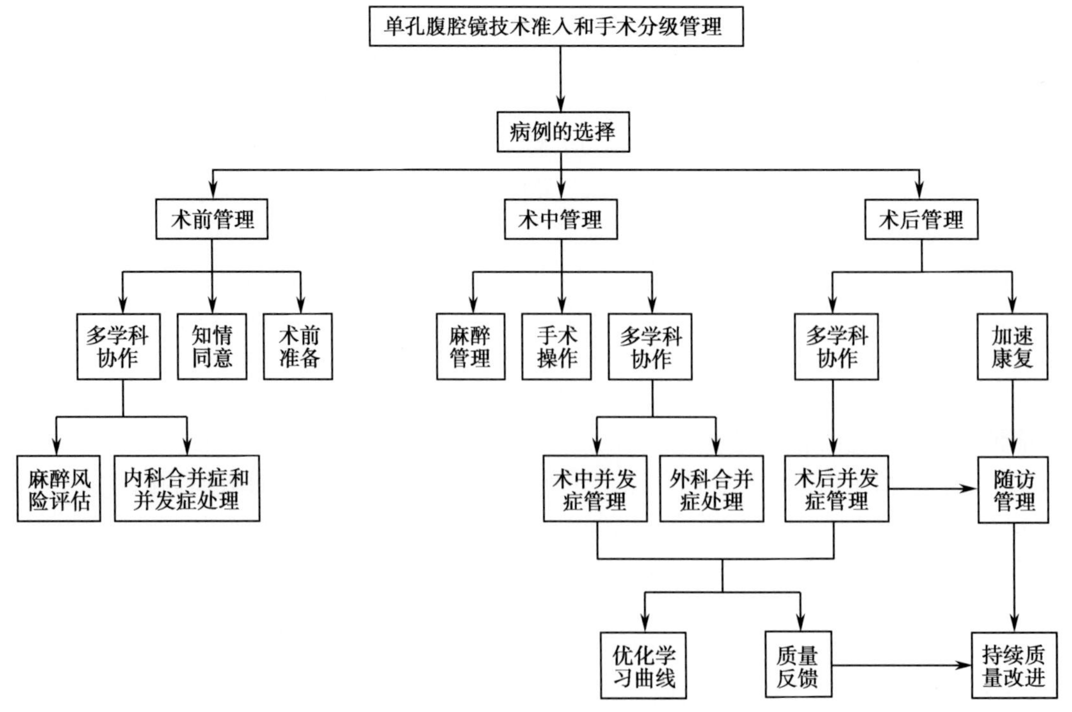

图 11-1　单孔腹腔镜技术全程管理流程

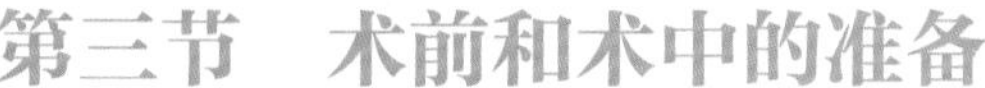

第三节　术前和术中的准备

一、术前准备

术前准备工作具体包括术前常规检查、健康教育、配血、备皮、心理护理、患者及家属知情同意、阴道准备、肠道准备和并发症的处理等。术前完善血常规、大便常规、尿常规、肝功能、肾功能、凝血功能、血糖、血型检测、输血前四项、肿瘤标志物、心电图、影像学检查，甚至是肺功能、心脏彩超、内镜等检查，有助于评估患者的身体状况，及时发现和处理潜在的影响麻醉和手术并发症。患者和家属知情同意并签署手术同意书是术前准备工作中最为重要的步骤，术前对患者及家属进行心理疏导和健康教育，详细告知围手术期注意事项、手术指征、手术方式、手术可能的获益和风险，帮助其正确认知疾病的发展和转归，有效缓解患者围手术期恐惧和焦虑等不良情绪，避免过高的期望值及减少不必要的医疗和伦理纠纷。传统外科观念认为，肠道准备一直是盆腔手术的术前常规准备，术前进行充分的肠道准备，有助于避免术中意外发生的肠管损伤造成术后肠瘘发生的风险。快速康复理念却认为，对于妇科肿瘤手术，术前常规应用机械性肠道准备是没有必要的，因为过度的术前肠道准备，容易造成肠道功能紊乱和肠液大量丢失，导致水、电解质和酸碱平衡紊乱，影响术后肠道恢复。阴道准备是妇科肿瘤手术前准备的常规工作，术前一般使用碘伏溶液或稀释后的高锰酸钾溶液进行充分的阴道冲洗，将阴道内潜在的分泌物或坏死组织等冲洗干净，有利于降低术后不必要的盆腔感染发生风险。

二、术中准备

妇科肿瘤手术中准备包括体位的准备、腹腔镜设备的准备、麻醉管理及手术器械的准备。手术体位有两种，即平卧位和膀胱截石位。一般情况下，仅涉及附件的手术，选择平卧位即可，而涉及子宫部位的手术，往往推荐膀胱截石位。腹腔镜设备包括光学系统、气腹系统和冲洗系统，这一点与常规腹腔镜手术无异。此外，还应准备切口保护套和单孔装置，可使用自制的无菌乳胶手套或获批上市使用的多通道单孔腹腔镜手术入路装置。麻醉方式一般选择静脉吸入复合麻醉。手术器械方面大部分与传统多通道手术相同，有条件者，可使用带有弧度的手术器械，以减少“筷子效应”的负面影响，提高手术操作效率。

第四节　术中和术后并发症的处理及管理

一、术中并发症的处理和管理

（一）腹腔镜穿刺并发症

这类并发症往往发生在闭合式腹腔镜穿刺上。而 LESS 技术采用开放式造气腹方法，故可避免此类并发症的发生。但在逐层切口皮肤、皮下组织、腹膜等过程中，注意有无粘连组织，应在直视下避免损伤脐孔下方腹腔内组织或器官。

（二）气腹相关并发症

造气腹时，充气速度过快及气腹压力过高容易导致并发症，如出现高碳酸血症，从而引起腹膜局部或全身酸碱失衡。避免此类并发症发生的预防措施有：①在形成气腹时，充气速度切勿过快；气腹压力维持在 11~12mmHg，切勿过高。②使用加温加湿的 CO_2 气体。③手术时间不宜过长。④手术后尽量排空残留气体。⑤有条件者可采用无气腹腹腔镜技术。

（三）能量器械相关并发症

一般发生在手术视野暴露不清或者周围组织粘连严重等情况，单双极、超声刀或双极电凝钳等能量器械在进行切割组织或止血时误伤周围正常组织和脏器。避免此类并发症的预防措施有：①手术视野暴露清楚再进行操作，避免盲目钳夹、切割和止血。②小心仔细分离粘连组织。③采用间隙解剖法。

（四）血管损伤

血管损伤往往发生在淋巴结清扫术时，主要发生于静脉，可能与手术操作难度增加有一定的关系。王延洲等报道了 2 例宫颈癌单孔腹腔镜广泛子宫切除盆腔淋巴结清扫时出现血管损伤，1 例为左髂外静脉损伤，1 例为右髂总静脉损伤，但均能在 LESS 下完成损伤血管修补。

（五）泌尿系统损伤

表现为膀胱损伤或输尿管损伤，相对较少见，更多是因为手术操作者局部解剖不熟悉、经验欠缺、操作不当等造成，也有局部粘连严重导致局部解剖不清的因素。在进行广泛性子宫切除时，最容易发生膀胱损伤的部位往往是膀胱宫颈间隙以及膀胱宫颈韧带，因此，在游离下推膀胱时，应找准膀胱和宫颈之间的间隙，按间隙解剖法进行操作，可减少膀胱损伤的发生率。倘若手术过程中意外发现膀胱不慎撕破或切开，可在腔镜下进行膀胱修补术，但应视损伤区域而定，术中可请泌尿外科评估，如膀胱损伤部位位于输尿管周围，在进行膀胱修补的同时，应注意预防输尿管狭窄，必要时进行输尿管膀胱种植术，并留置输尿管支架。术中发现输尿管损伤更多的是因为直接损伤所致，包括误钳、误扎、剪断、电灼伤等，较为容易损伤的部位为跨骨盆漏斗韧带处和宫颈段输尿管隧道处。特别是在处理输尿管隧道时，倘若出血，电凝止血时极易出现输尿管电灼伤。术中可请泌尿外科医师评估，酌情进行输尿管支架置入或者输尿管端端吻合或者输尿管膀胱种植术。

（六）肠道损伤

主要表现为直肠损伤，一般发生于广泛性子宫全切术。在环切阴道和处理宫骶韧带时应慎防损伤直肠。因此，手术操作者应仔细找准直肠阴道间隙，此间隙组织较为疏松，往往较易推离直肠前壁。在切除宫骶韧带时，需充分暴露直肠侧窝，同时于骶韧带直肠间隙直达骶骨，使直肠侧壁与骶韧带内侧充分分离，最后充分暴露宫骶韧带，避免过多切除宫骶韧带造成直肠损伤。如术中不慎损伤肠道，应请胃肠外科医师评估酌情行肠修补术或肠造瘘术。

二、术后并发症的处理和管理

（一）术后感染

妇科肿瘤手术部位感染可由皮肤葡萄球菌属、阴道菌群或肠道菌群引起，可出现手术切口部位感染、盆腔脓肿或血液感染，大多是因为术前准备不够充分或围手术期缺乏无菌观念所致。LESS 术后感染的发生率与传统多通道腹腔镜手术类似。应根据药敏结果针对性选择敏感抗生素，脓肿形成者视感染部位行穿刺引流术或切开引流术。

（二）静脉血栓栓塞症

妇科手术后出现静脉血栓栓塞症（venous thromboembolism，VTE）并不少见，尤其是恶性肿瘤患者。VTE 包括深静脉血栓形成和肺栓塞（pulmonary embolism，PE），严重威胁患者的生命健康。手术创伤和由此导致的血流状态改变是妇科肿瘤手术术后发生 VTE 不容忽视的因素，其他促进术后 VTE 发生的不良因素包括恶性肿瘤、手术时间超过 3 小时、术后卧床时间超过 48 小时和住院时间超过 5 天等，腹腔镜手术反而在一定程度上降低了妇科手术后 VTE 的发生风险，显著低于开放性手术。一般在手术后 2~7 天内进行 DVT 筛查，筛查方式首选下肢血管超声造影检查。罹患 DVT 者需要进一步排查 PE。倘若患者 LESS 术后出现晕厥、胸痛、低氧血症、呼吸困难、心动过速等可疑 PE 症状者，建议完善 PE 相关检查。而 PE 的筛查则首选肺动脉造影检查。术后 VTE 的预防措施包括机械性预防措施和药物预防措施。机械性预防措施主要包括梯度压力袜和间歇性气囊加压。药物预防以低分子量肝素和华法林为主。利伐沙班是一种新型口服抗凝药物，因其安全性好目前得以广泛应用于 VTE 的预防和治疗中。对于药物预防，一般建议术后 6~12 小时开始使用，良性肿瘤者应用 7~10 天或自由下床活动即可停用，恶性肿瘤者推荐使用至术后

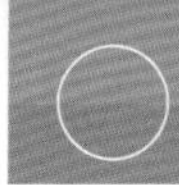

4周。同时，手术时应严密止血、减少创伤、补充足够的液体量、尽可能缩短手术时间，必要时手术区域留置引流管，术后尽早下床活动，尽可能不使用止血药物。对于已形成血栓者，应尽量加强多学科协作，减少VTE带来的危害。

（三）尿瘘

尿瘘分为膀胱瘘和输尿管瘘两种类型。由于术中膀胱损伤多能及时发现并修补，故术后膀胱瘘现象并不多见，倘若术后留置尿管引流不畅，膀胱压力过多、膀胱壁变薄则可导致膀胱破裂。输尿管瘘是术后尿瘘常见的类型，主要是由于手术不同程度损伤输尿管所致，一般发生于术后3~14天。早期症状可表现为突然发热，或者下腹部胀痛，接着阴道流出清亮液体。膀胱注入亚甲蓝进行试验，可初步鉴别膀胱瘘或输尿管瘘。输尿管镜检查可确定输尿管瘘的位置。倘若瘘口不大，可通过放置输尿管支架，并加强营养、控制感染和保持尿管引流通畅，一般可自行愈合。需要手术者，一般选择术后3个月后才进行。

（四）尿潴留

这类并发症常常发生在宫颈癌根治术后，主要表现为尿频、尿急、尿不尽和排尿困难等，患者常常需要长期留置尿管。发生尿潴留的原因，除了手术切除范围广泛以外，大致还包括上腹下神经丛或盆腔自主神经损伤。发生尿潴留者，需定时加强盆底肌肉功能锻炼，适当膀胱理疗，合并尿路感染者，应加强抗感染治疗。

（五）淋巴系统并发症

淋巴系统并发症主要包括淋巴回流障碍、淋巴囊肿和淋巴漏或乳糜漏，此类并发症的发生在系统性淋巴结切除的妇科恶性肿瘤患者中较常见。假如手术过程中不慎损伤到重要的淋巴干且没能及时发现和处理，术后淋巴管道闭合欠佳，且容易形成淋巴漏或乳糜漏；淋巴液渗出积聚盆腹腔，局部包裹则形成淋巴囊肿；或者因侧支循环建立不良致淋巴回流障碍，主要表现为外阴肿胀和下肢水肿。预防术后淋巴漏或乳糜漏的最佳策略是手术中进行精细解剖，切除淋巴结时，如遇到重要的淋巴管要结扎牢靠，术前口服芝麻油有助于识别淋巴管，术中使用BLOOD-CARE粉末的止血纤维素剂可能预防术后淋巴漏的发生，而切除淋巴结过程中如过多使用单极电凝和超声刀可能导致术后淋巴漏发生率增加。针对术后淋巴漏，有保守治疗和手术治疗两种方式。在所有保守治疗措施中，膳食管理作用至关重要，所有淋巴漏疑似患者，应无脂饮食，或低脂饮食，或中链脂肪酸饮食。中链脂肪酸（6~10个碳链）不进入淋巴系统，它更容易溶于水并直接被吸收进入门静脉系统，但长链脂肪酸（>14个碳链）被肠道吸收后，需通过淋巴系统进入静脉系统，因而将加重淋巴液漏出。倘若标准的非长链脂肪酸肠内营养后，患者淋巴引流液7~10天内还没有减少，应启动全胃肠外静脉营养治疗（total parenteral nutrition，TPN），至少持续3周，以达到临床改善。药物治疗方面以生长抑素为主，其他药物还有奥曲肽和奥利司他，药物起到减少淋巴液产生的辅助作用，其他辅助技术包括腹腔穿刺术和持续负压引流，但这些技术容易加重患者的营养不良状况，存在潜在感染风险，故应酌情使用。大部分患者保守治疗后淋巴漏症状改善，保守治疗失败者，应考虑手术探查，对损伤的淋巴管道进行结扎，手术探查时机一般等待4~8周。淋巴囊肿往往发生在术后第2~7天，患者一般无症状，合并感染者可出现发热、腹部疼痛不适，此时应加强抗感染治疗，有条件穿刺引流者可在B超引导下穿刺引流，囊内注射沙培林或者博来霉素。对于出现外阴部位淋巴回流障碍表现者，可外敷硫酸镁促进淋巴回流，对于下肢淋巴回流障碍，严重者如象皮腿[（下肢淋巴水肿（lymphedema of lower extremity）]，有非手术治疗和手术治疗，非手术治疗以手法按摩和弹力袜或弹力裤为主，适用于各个期别的下肢淋巴回流障碍。有学者认为，早期患者尽早手术治疗效果较好，可选择的手术方式包括淋巴管静脉显微吻合术，目前还尚处于探索阶段。

（六）胃肠道并发症

术后肛门排气时间是手术医师术后管理的重要参考指标，患者可因麻醉因素、长期卧床、电解质紊乱、不合理镇痛和手术干扰肠管等，影响术后肠管恢复蠕动，从而出现术后肠粘连、肠胀气甚至是肠梗阻的发生。在术后管理中，应鼓励患者尽早下床活动，饮食上循序渐进、早期恢复肠内营养，及时纠正低钾血症、低钠血症，适当使用胃肠动力药物促进患者胃肠道蠕动，有利于预防患者术后肠梗阻的发生。盆腹腔广泛粘连、解剖结构辨认不清、手术技能不娴熟和能量器械的热损伤等是患者术后发生肠瘘的可能原因。一旦发现肠瘘,宜尽早进行手术探查,酌情行肠修补或肠切除术,必要时行肠造瘘术。

（李 力 陈昌贤）

参考文献

[1] 李必波,罗治彬,闫东.癌症患者的全程管理.中华介入放射学电子杂志,2019, 7 (3): 185-189.
[2] 陈昌贤,李力.宫颈癌腹腔镜手术的全程管理.中国癌症防治杂志,2019, 11 (3): 212-215.
[3] 陈春林,李朋飞.用大数据还原宫颈癌腹腔镜手术的真相:需要中国的声音.中国实用妇科与产科杂志,2019, 35 (1): 28-32.
[4] MELAMED A, MARGUL DJ, CHEN L, et al. Survival after minimally invasive radical hysterectomy for early-stage cervical cancer. N Engl J Med, 2018, 379: 1905-1914.
[5] RAMIREZ PT, FRUMOVITZ M, PAREJA R, et al. Minimally invasive versus abdominal radical hysterectomy for cervical cancer. N Engl J Med, 2018, 379: 1895-1904.
[6] 李力教授专访:腹腔镜治疗宫颈癌,这些问题需要了解.2020-06-26.
[7] 郎景和,王辰,瞿红,等.妇科手术后深静脉血栓形成及肺栓塞预防专家共识.中华妇产科杂志,2017, 52 (10): 649-653.
[8] ZHUO GN, XIN WJ, LI XQ, et al. The role of oral oil administration in displaying the chylous tubes and preventing chylous leakage in laparoscopic para-aortic lymphadenectomy. J Surg Oncol, 2018, 118 (6): 991-996.
[9] YOSHIDA A, TAVARES BVG, SARIAN LO, et al. Clinical Features and Management of Women with Borderline Ovarian Tumors in a Single Center in Brazil. Características clínicas e manejo de mulheres com tumores borderline de ovárioemum hospital no Brasi. Rev Bras Ginecol Obstet, 2019, 41 (3): 176-182.
[10] Al-ISHAQ Z, GUPTA S, COLLINS MA, et al. Chyle leak following an axillary sentinel lymph node biopsy for breast cancer in a patient with superior vena caval thrombosis-a case report and review of the literature. Ann R Coll Surg Engl, 2018, 100 (6): e147-e149.

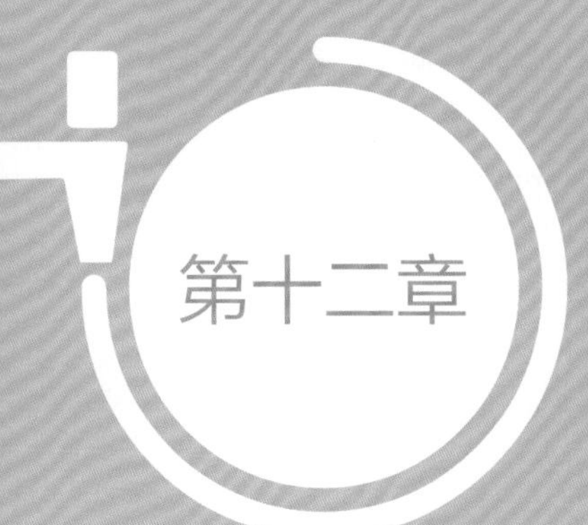

第十二章

单孔腹腔镜附件良性肿瘤切除手术

第一节　临床表现、诊断及病理类型

在女性内生殖器官中，输卵管、卵巢被称为子宫附件（uterine adnexa）。附件囊肿（adnexal cyst）就是指输卵管和卵巢的囊性肿瘤，其内容物的性质是液态的。附件囊肿临床以卵巢囊肿为多见，附件囊肿是妇科常见病，它可发生于任何年龄，但大多数发生于生育期。造成子宫附件囊肿的原因：一是由炎症所引起的；二是由内分泌失调所造成的。

一、临床表现

1. 肿瘤较小时多无症状，常在妇科检查时偶然发现。

2. 肿瘤增大时，感腹胀或腹部扪及肿物。

3. 肿瘤长大占满盆腹腔时，可出现尿频、便秘、气急等压迫症状。

4. 肿瘤并发扭转或破裂可出现突发性腹痛、恶心、呕吐等急腹症表现；肿瘤并发感染可出现腹痛、发热及白细胞计数升高等全身的炎症反应。

二、诊断

结合病史和体征，辅以必要的检查检验。

1. 影像学检查　超声检查了解肿块的性质（囊性或实性），有无腹腔内积液等，MRI、PET/CT 可进一步明确肿瘤良、恶性。

2. 肿瘤标志物　如 CA125、CA199、HE4、AFP、HCG、性激素等协助判断肿瘤的性质和类型。

3. 腹腔镜检查　可直接观察肿块外观、可疑部位活检，抽取腹腔积液行细胞学检查，切除肿瘤。

三、病理类型

1. 卵巢良性囊肿（benign ovarian cyst，BOC）　成熟性畸胎瘤、浆液 / 黏液性囊腺瘤、卵巢子宫内膜异位囊肿、功能性卵巢囊肿。

2. 输卵管肿物（fallopian tube mass，FTM）　系膜肿物、卵巢冠囊肿（crown ovarian cyst）。

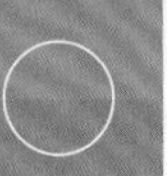

3. 输卵管炎症性疾病（inflammatory disease of fallopian tube）　输卵管积液、输卵管脓肿、输卵管卵巢囊肿。

4. 其他　包括附件区粘连包裹性积液（adhesive encapsulated effusion in the appendage area）、盆腔子宫内膜异位症等。

第二节　术前评估和手术入路

一、术前评估

所有附件区肿块的患者在术前都需要仔细评估，包括详细的病史采集和体格检查，同时需要进行超声检查，必要时还需要 CT 或 MRI 的检查，需采集 CA125 等肿瘤标志物，充分评估肿瘤的良恶性，对于可疑附件区恶性肿瘤者应慎重选择单孔腹腔镜。此外，还需要评估盆、腹腔粘连情况，评估手术难度和风险，充分进行知情告知。

二、手术入路

单孔腹腔镜常用的是经脐入路和经阴道入路，对于经脐入路一般选用脐孔正中切口或脐缘切口，使手术瘢痕隐藏效果最佳。由于单孔腹腔镜入路的局限性，为减少术者操作难度，建议助手使用举宫器配合（详见第四章）。

第三节　经脐入路的单孔腹腔镜附件手术

一、卵巢囊肿切除术

进入腹腔后仔细探查（图 12-1），了解卵巢囊肿的位置、颜色、大小、活动度，表面有无赘生物，与周围组织粘连情况。推移肠管，分离粘连后切开囊肿表面包膜（图 12-2），寻找囊肿与卵巢皮质之间的间隙，逐步钝性分离并扩大卵巢皮质切口，直至完整剥除囊肿（图 12-3），放入提前准备好的标本袋中。

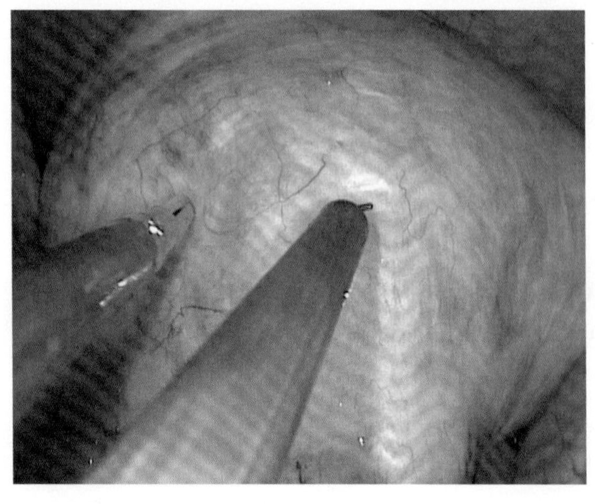

图 12-1　探查腹腔

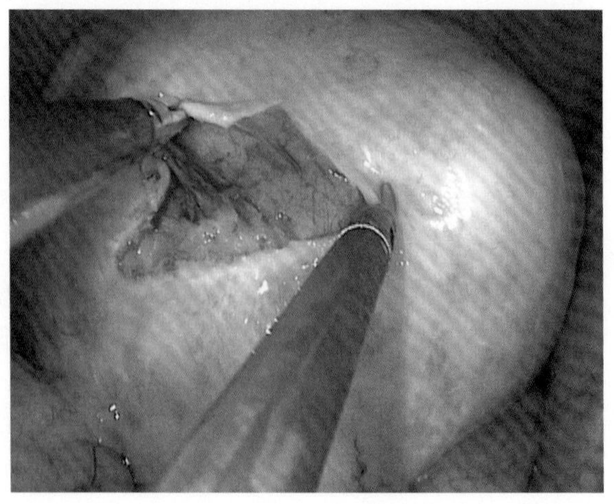

图 12-2　剥离囊肿包膜

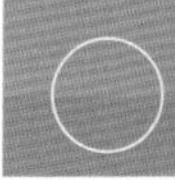

卵巢子宫内膜异位囊肿往往合并较为严重的粘连，特别是子宫后壁、双侧宫骶韧带处（图 12-4）。因为子宫内膜异位症浸润卵巢的生物学特点，很难充分分离粘连而不破裂。故常用方法是使用腹腔镜吸引器钝性分离粘连，分离过程囊肿一般会破裂，沿着破裂口扩大，反复冲洗并吸净囊液后，再仔细辨认囊壁，完整剥离。而对于其他类型囊肿，如畸胎瘤等，则尽可能仔细寻找间隙，力求囊壁不破裂，以免污染腹腔。

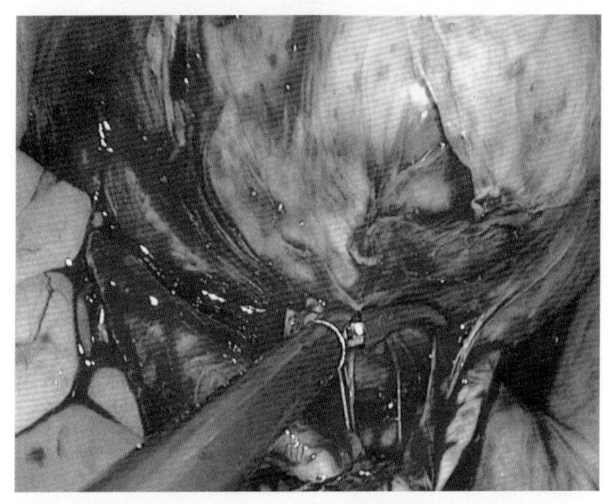

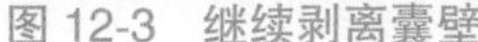

图 12-3　继续剥离囊壁

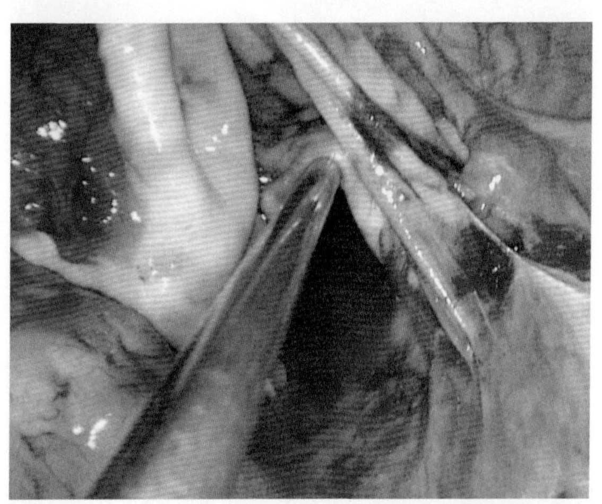

图 12-4　完整剥除囊肿

卵巢剥离面活跃出血点可用双极电凝点凝止血，然后用可吸收缝线连续缝合卵巢组织（图 12-5、图 12-6），由于单孔腹腔镜下缝合难度较大，需要一定的学习训练提高操作技巧，也可选择自固定缝线以降低手术难度。应注意尽可能少地使用电凝器械止血，以防止正常卵巢组织的热损伤，导致对卵巢储备功能的影响。

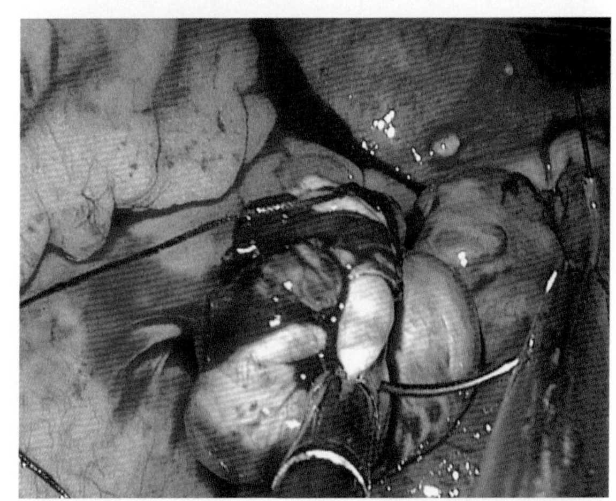

图 12-5　缝合剥离面

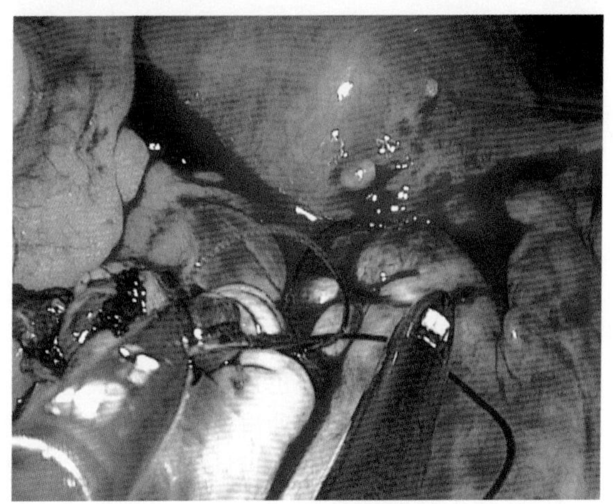

图 12-6　缝合创面

对于体积较大的囊肿，可用穿刺吸引器吸出囊液，缩小体积后再剥除，可有更大的手术空间。对于巨大的单房囊肿，建议将囊壁钳夹拖至脐部切口下方（图 12-7），直视下穿刺抽吸，并逐渐将囊肿提出切口外剥离，并在切口外进行缝合后还纳（图 12-8~ 图 12-10），可大大提高手术效率，但需特别注意无瘤原则。

完成手术前再次仔细探查术野，检查卵巢创面有无活动性出血，反复冲洗盆腔，取出标本袋，由于脐部切口较普通腹腔镜大，取出标本相对容易。

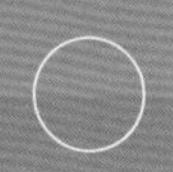

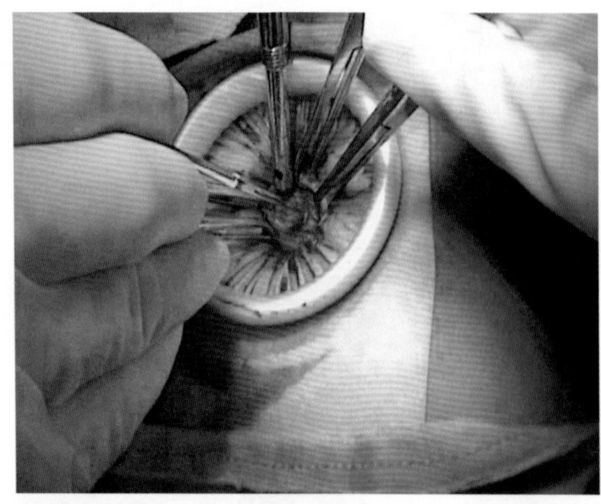
图 12-7　囊肿拖至切口下，有保护下切开减容

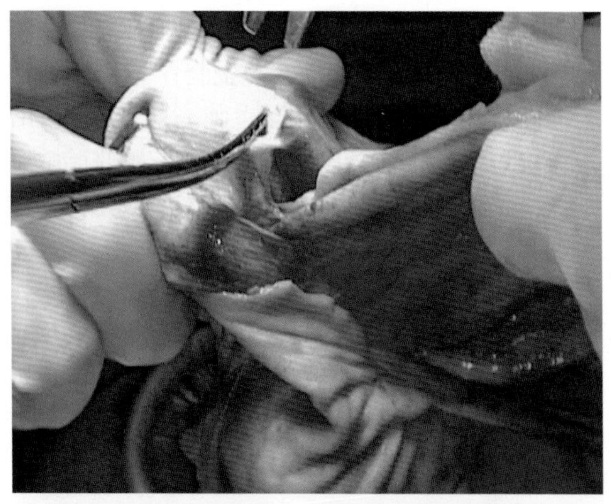
图 12-8　逐步将囊壁提出切口外，完整剥除囊壁

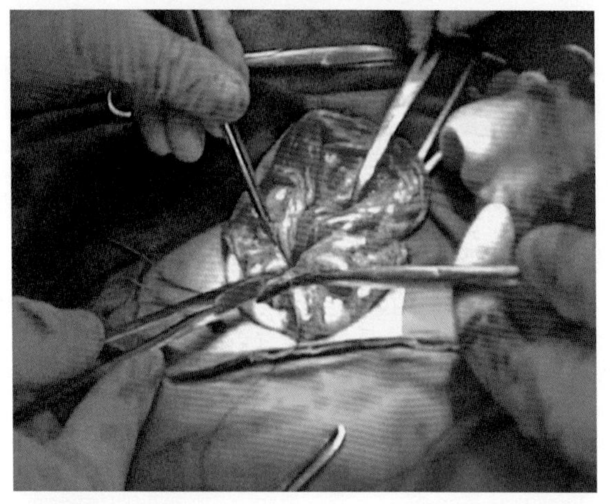
图 12-9　剥离完成后缝合卵巢

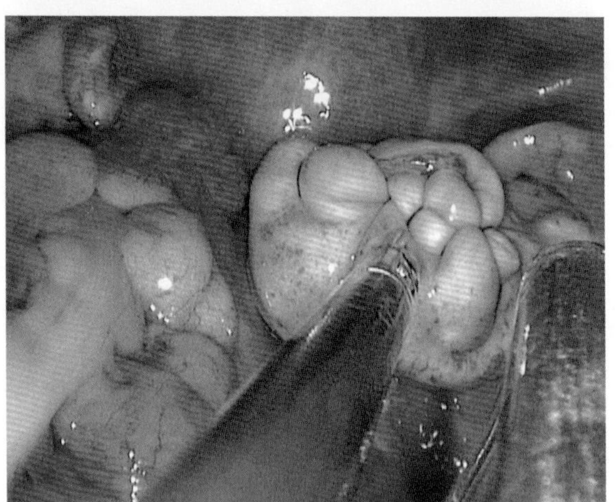
图 12-10　缝合完成后检查盆腹腔

二、卵巢输卵管切除术

由于卵巢、输卵管各自的功能和解剖特点，一般临床较少单独切除卵巢而保留输卵管。故本节仅介绍卵巢输卵管切除。

进入腹腔后仔细探查，包括中上腹的探查，膈面、网膜等，必要时可留取腹腔冲洗液。充分评估肿瘤的良、恶性，及与周围组织粘连情况。分离粘连建议使用超声刀，致密的肠管粘连可使用弯剪刀以防止热损伤。因为附件病变较易形成粘连，从而导致附件区域解剖改变，分离粘连的目的是更充分地暴露输尿管的走行，必要时可切开后腹膜，直接寻找并保护输尿管。

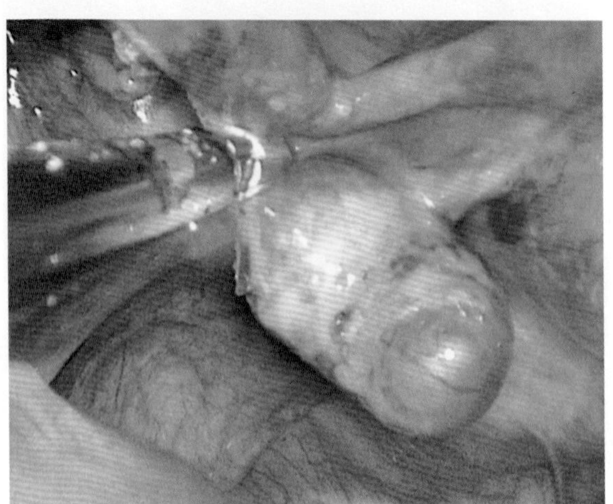
图 12-11　凝切伞部输卵管系膜

术中用抓钳提起患侧输卵管，暴露输卵管伞端系膜，沿伞端系膜开始电凝并切开直至宫角间质部（图 12-11、图 12-12），抓钳提起患侧卵巢，电凝患侧骨盆漏斗韧带（图 12-13），由于卵巢动静脉走行于此韧带内，故建议使用双极电凝或超声刀彻底闭合血管，断开骨盆漏斗韧带。

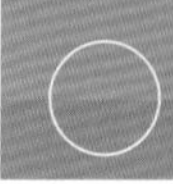

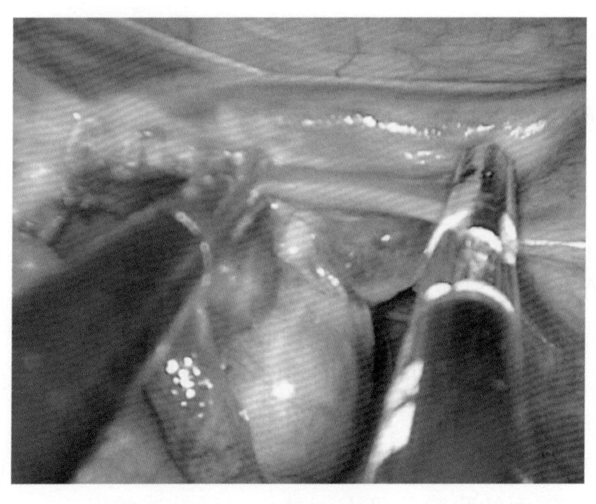

图 12-12　凝切峡部输卵管

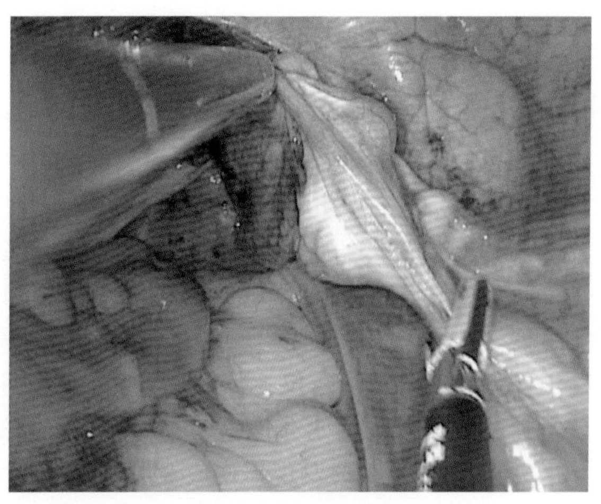

图 12-13　凝闭卵巢漏斗韧带

电凝并切开卵巢系膜(图 12-14),电凝并断开卵巢固有韧带及输卵管峡部(图 12-15),各断端如有出血,应及时补充凝闭,确切止血。切除的卵巢及输卵管放入标本袋,冲洗盆腹腔,再次检查创面有无渗血。消除气腹后取出标本袋,取标本内容详见第九章。

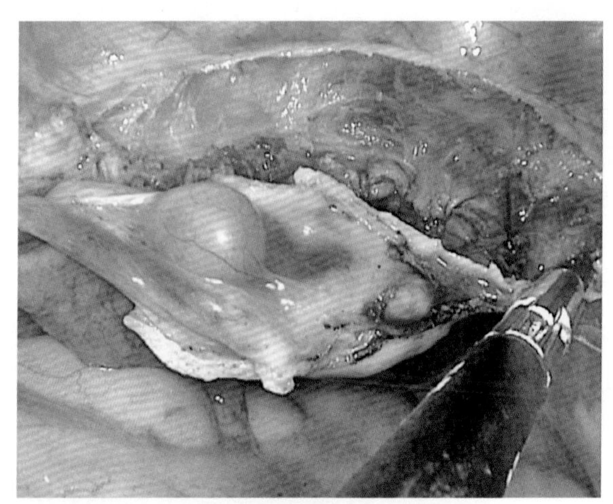

图 12-14　凝切卵巢系膜

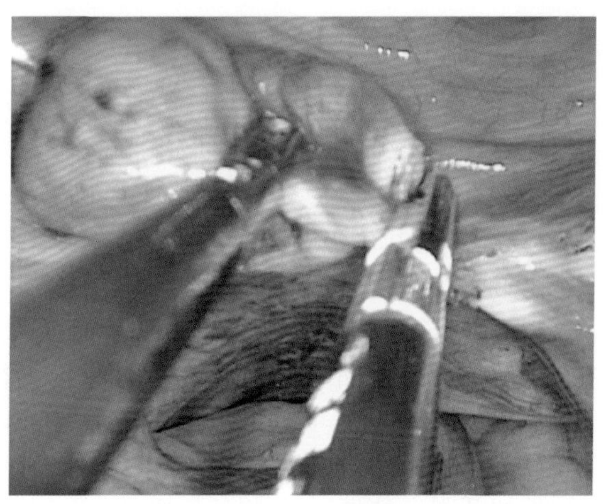

图 12-15　凝切卵巢固有韧带

三、输卵管切除术

进入腹腔后仔细探查。在操作前辨清输卵管走向并仔细检查其系膜由宫角直至伞端,分离粘连,钳夹并提起患侧输卵管,沿伞端系膜开始电凝并切开直至宫角间质部,自峡部断开,切除输卵管放入标本袋。消除气腹后取出标本袋。

四、输卵管系膜囊肿切除术

进入腹腔后仔细探查。在操作前可向输卵管系膜内、囊肿外间隙内注射生理盐水形成水垫,用电凝钩或超声刀切开输卵管系膜,进入囊肿外间隙,逐步分离,注意间隙内有较为密集的系膜内血管,注意边凝血边剥离,直至完整地剥除囊肿。彻底止血后,用 3-0 号可吸收缝合线连续缝合系膜切口。观察有无血肿形成,剥除的囊肿放入标本袋内。消除气腹后取出标本袋。

五、手术操作的注意事项

(一) 无瘤原则

应贯彻始终,包括术前完善的筛查、超声影像和血清学肿瘤标志物,对于术前可疑恶性或交界性的肿瘤，建议不要选择微创术式，比如对于超声提示巨大多房的囊性肿瘤，则应慎重选择术式，因为多房黏液性肿瘤交界性或局部恶性的概率较高，而微创术式往往会导致肿瘤破裂。在手术过程中，建议除巧克力囊肿或脓肿外的其他囊肿，均要尽可能地完整剥离，保持囊肿壁的完整性，以减少污染。剥除完成的囊肿建议放入标本袋中取出，以免取物过程中破裂污染腹腔。

（二）微创理念

微创并不仅仅指的是体表的损伤小，腔内的操作也需要体现出微创的理念，包括尽可能地减少副损伤，比如分离粘连过程中对肠管的保护，可选择组织剪在张力下寻找组织间隙，精准剪开无血管区，如果使用能量器械，则建议尽可能远离肠管切开，以免热辐射导致隐匿的肠管热损伤，严重者出现术后肠瘘，对于可疑损伤点，应积极修补；又比如卵巢囊肿剥离过程中、剥除完成止血时过多使用能量器械，对正常卵巢组织的电热损伤可能导致永久性的卵巢功能丢失。笔者建议，分离粘连尽可能使用锐性的冷器械或超声刀（工作温度远低于电刀），发现损伤应及时修补；卵巢囊肿剥离尽可能钝性分离，选择缝合来止血而不是电凝，缝合应注意层次的对合。最后，反复冲洗、彻底止血和创面的腹膜化可大大减少术后粘连的发生。

第四节　经阴道入路的单孔腹腔镜附件手术

一、入路体位、途径和方法

1. 体位　取膀胱截石位，头低臀高倾斜 15°，臀部超出手术台边缘 3~5cm，便于放置阴道后壁拉钩。两大腿要充分分开、固定。主刀医师和第一助手坐在患者两大腿之间。

2. 途径　经阴道后穹窿。

3. 方法

（1）切开阴道后穹窿进腹：用单叶阴道前、后壁拉钩，牵开阴道前后壁。用宫颈钳钳夹宫颈后唇，往上牵拉。于宫颈阴道交界处阴道后壁黏膜下注入含 0.5mg/250ml 肾上腺素的生理盐水溶液（0.2%）。合并有高血压者用含缩宫素 10U 的生理盐水 30~40ml 至黏膜鼓起来，减少出血。于宫颈后方距宫颈外口约 2.5cm 处切开阴道黏膜，向两侧延长切口。提起阴道黏膜切缘用弯组织剪刀尖紧贴宫颈筋膜向上推进并撑开分离子宫直肠间隙达子宫直肠腹膜反折。将宫颈向外上方牵引，手指钝性分离扩大子宫直肠间隙，阴道拉钩显露，剪开子宫直肠腹膜反折，进入腹膜腔（图 12-16）。

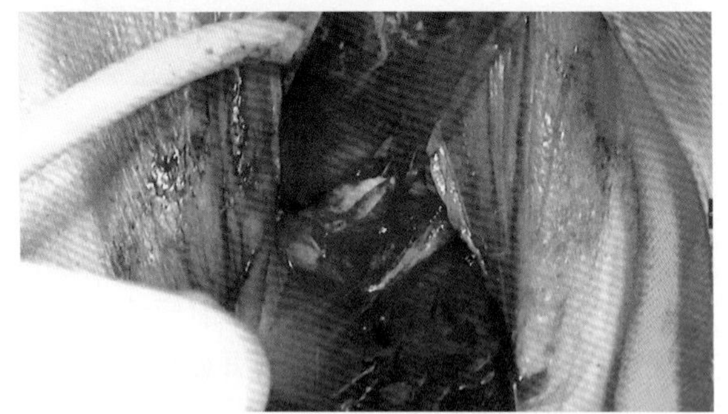
图 12-16　切开阴道后穹窿进腹

（2）经阴道建立内镜通道：置入一次性套管穿刺器 / 套管穿刺针（单孔型）。

二、经阴道单孔腹腔镜下卵巢囊肿切除术

1. 剥除囊肿　进入腹腔后仔细探查，了解卵巢囊肿的位置、颜色、大小、活动度，表面有无赘生物，与周围组织粘连情况（图 12-17）。推移肠管，分离粘连后切开囊肿表面包膜，寻找囊肿与卵巢皮质之间的间隙，逐步钝性分离并扩大卵巢皮质切口，直至完整剥除囊肿，放入标本袋中或直接从阴道取出。卵巢子宫内膜异位囊肿往往合并较为严重的粘连，特别是子宫后壁、双侧宫骶韧带处。因为子宫内膜异位症浸润卵巢的生物学特点，很难充分分离粘连而不破裂。故常用的方法是使用腹腔镜吸引器钝性分离粘连，分离过程中囊肿一般会破裂，沿着破裂口扩大，反复冲洗并吸净囊液后，再仔细辨认囊壁，完整剥离。而对于其他类型的囊肿，如畸胎瘤等，则尽可能仔细寻找间隙，力求囊壁不破裂，以免污染腹腔。完成手术前再次仔

细探查术野，检查卵巢创面有无活动性出血，反复冲洗盆腔，由于阴道切口较普通腹腔镜大，取出标本相对容易。

2. 缝合囊腔　卵巢剥离面活跃出血点可用双极电凝点凝止血（图 12-18），然后用可吸收缝合线连续缝合卵巢组织（图 12-19～图 12-21，视频 12-1）。由于单孔腹腔镜下缝合难度较大，需要一定的学习训练以提高操作技巧，也可选择自固定缝线以降低手术难度。应注意尽可能少的使用电凝器械止血，以防止正常卵巢组织的热损伤，导致对卵巢储备功能的影响。

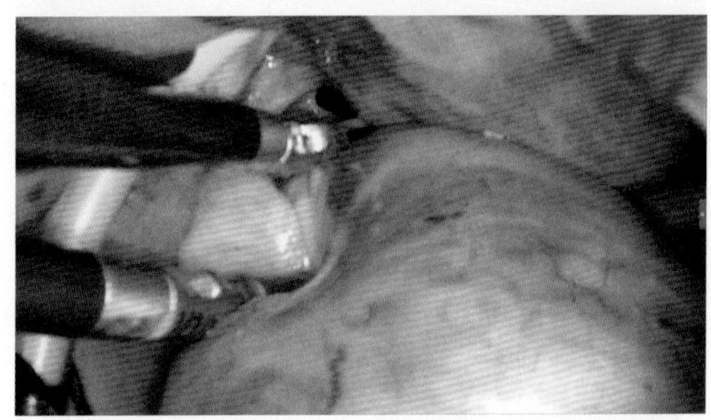

图 12-17　探查腹腔，评估卵巢囊肿

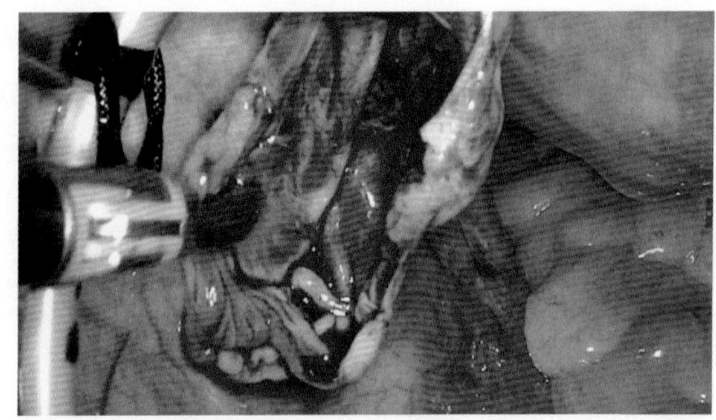

图 12-18　双极电凝点凝止血

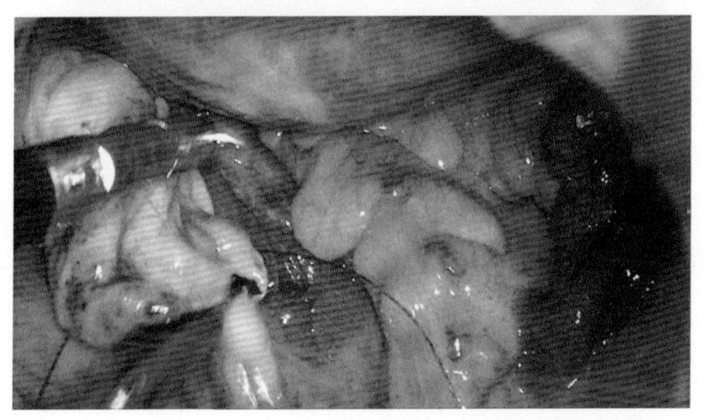

图 12-19　开始缝合卵巢囊壁

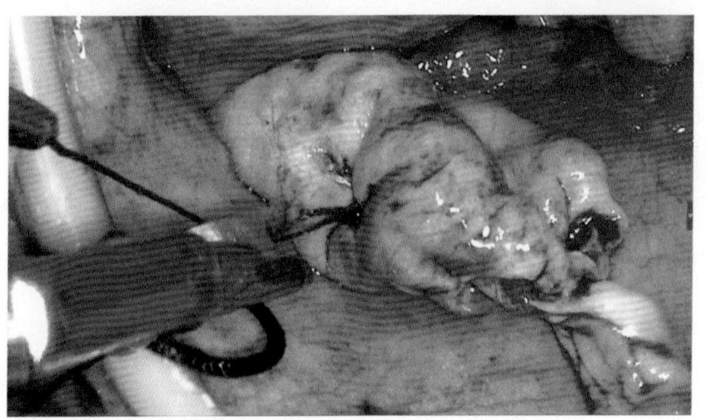

图 12-20　连续缝合包埋卵巢囊壁

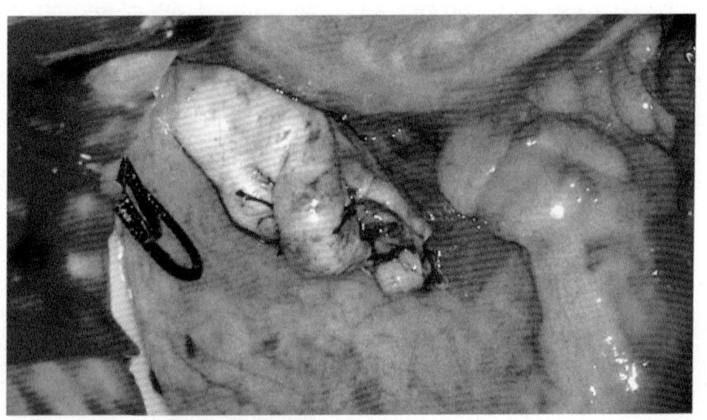

图 12-21　缝合完毕后检查有无出血

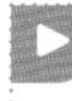

视频 12-1
单孔腹腔镜阴式卵巢囊肿切除术

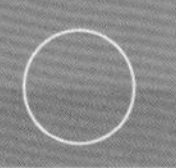

对于较大的附件囊肿易造成手术视野遮挡，增加手术难度。对于直径 >10cm 的卵巢良性囊肿，尤其是位于直肠子宫陷凹者，可经阴道打开后穹窿行囊肿壁荷包缝合，抽吸囊液，缩小囊肿体积、充分暴露手术空间后行 vNOTES 下手术（图 12-22~ 图 12-24）。对于巨大的单房囊肿，亦可将囊壁钳夹拖至阴道切口，直视下穿刺抽吸，并逐渐将囊肿拉出到阴道内剥离，并在阴道内进行缝合后还纳，可大大提高手术效率。但需特别注意无瘤原则，手术过程中仍应尽可能地避免囊肿破裂造成隐匿性癌灶的扩散。

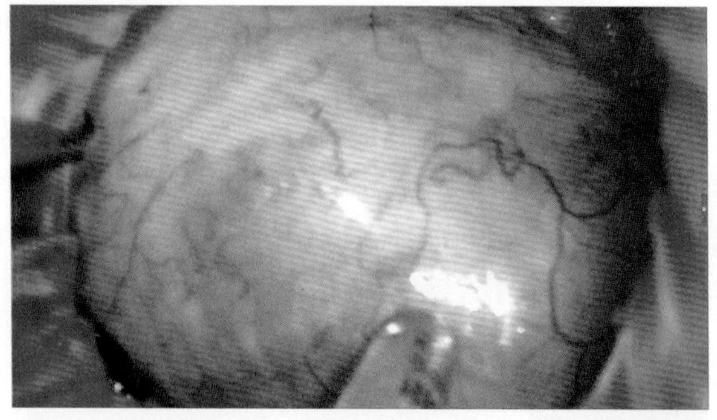

图 12-22　切开囊壁吸取囊液

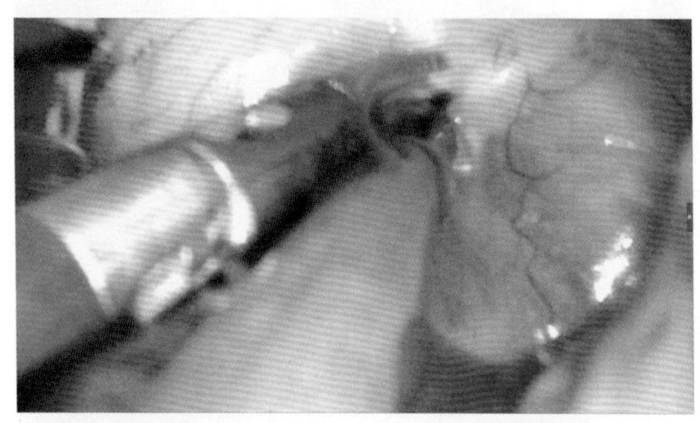

图 12-23　吸引器吸取囊液，缩小囊肿

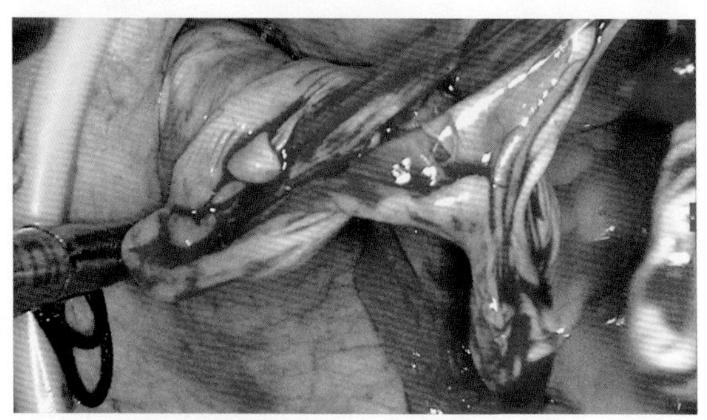

图 12-24　完整剥离囊壁

3. 缝合阴道壁切口　1-0 号可吸收缝合线连续或间断缝合宫颈筋膜创面以利止血，特别注意两侧角部的缝合。1-0 号可吸收缝合线从阴道黏膜切口一侧角开始向另一侧角全层连续缝合子宫腹膜及阴道穹窿黏膜切口。根据手术情况可放置阴道引流管。

三、经阴道单孔腹腔镜下卵巢输卵管切除术

进入腹腔后仔细探查，包括中上腹的探查，如膈面、网膜等，必要时可留取腹腔冲洗液（图 12-25）。充分评估肿瘤的良、恶性，以及与周围组织粘连情况。分离粘连建议使用超声刀，致密的肠管粘连可使用弯剪刀以防止热损伤。术中用抓钳提起患侧输卵管，暴露输卵管伞端系膜，沿伞端系膜开始电凝并切开直至宫角间质部（图 12-26、图 12-27）。抓钳提起患侧卵巢，电凝患侧骨盆漏斗韧带（图 12-28），由于卵巢动静脉走行于此韧带内，故建议使用双极电凝或超声刀彻底闭合血管，断开骨盆漏斗韧带，电凝并切开卵巢系膜，电凝并断开卵巢固有韧带及输卵管峡部。切除的卵巢及输卵管放入标本袋或直接从阴道取出，冲洗盆腹腔，再次检查创面有无渗血。消除气腹后，进行关腹。

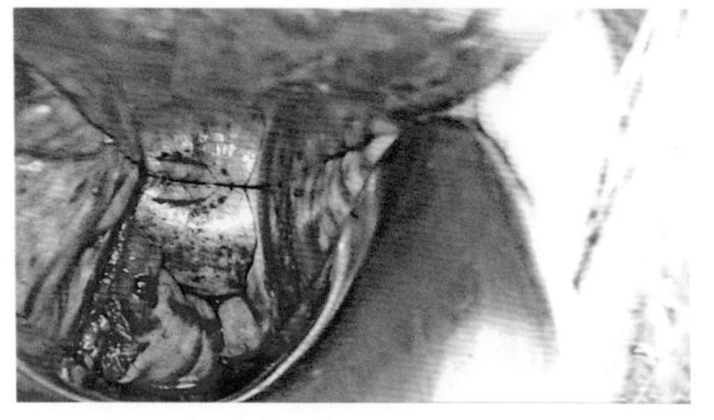

图 12-25　探查盆腹腔，将肿瘤拉至阴道内

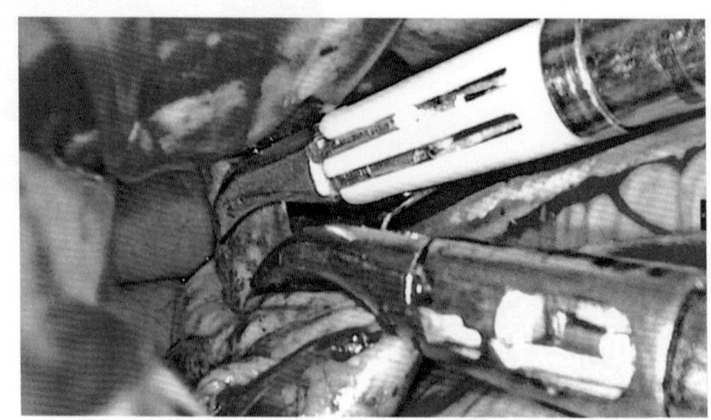

图 12-26　充分电凝左卵巢固有韧带及输卵管峡部

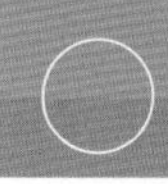

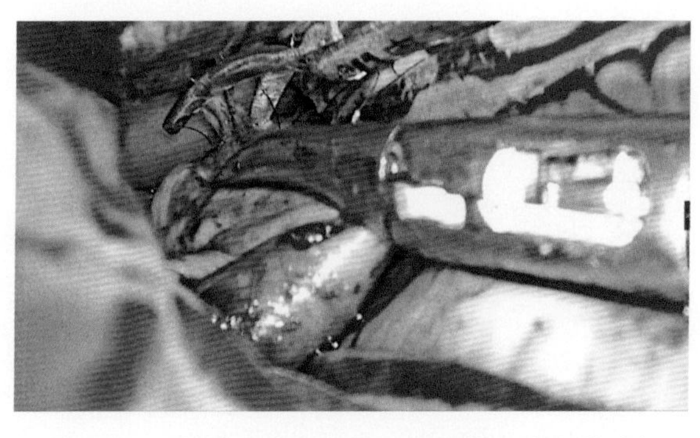

图 12-27　锐性断离左卵巢固有韧带及输卵管峡部

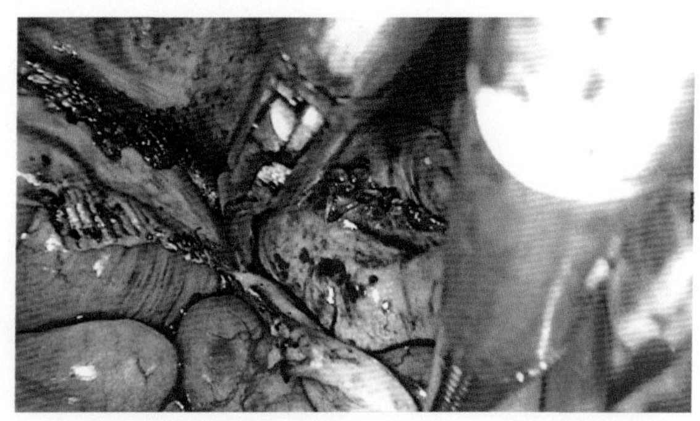

图 12-28　电凝并剪断左侧卵巢骨盆漏斗韧带

四、经阴道单孔腹腔镜下输卵管系膜囊肿切除术

同卵巢囊肿切除术。

五、手术局限性及注意事项

由于阴道手术视野小，暴露差，操作困难，技术要求高，尤其子宫大、活动度差、盆腔有粘连时，手术失败的机会增多和并发症的增加，这些因素一定程度上制约了经阴道入路手术的普及。

1. 脏器损伤　包括膀胱损伤、输尿管损伤、结直肠损伤、小肠损伤、盆腔血肿、输尿管阴道瘘、外阴撕裂伤、膀胱损伤、血尿等。尽管阴式子宫全切术经直肠子宫陷凹的操作简单而成熟，但仍有相邻脏器损伤的风险，可通过经脐部引导监视手术操作而避免。

2. 阴道瘢痕、粘连　经阴道 NOTES 手术会在阴道内形成瘢痕和阴道粘连，引起性交困难或降低生育能力。对于有生育要求的妇女为相对禁忌。

3. 阴道壁皮下气肿　其发生可能与气体灌注器及灌注气体的使用和手术中行组织切开的筋膜室有关。

4. 技术要求高，培训周期长　单孔腹腔镜手术有专用的手术器械，单孔操作违背了传统的三角分布原则，经阴道的单孔腹腔镜手术需要适当翻转以获得理想的手术视野，要求术者有熟练的操作技巧，需经过严格的操作训练和丰富的传统的多孔腹腔镜手术经验。目前，国内外尚无 NOTES 医师资质认证机构和严格的程序，NOTES 手术的学习曲线需要在丰富的传统的多孔腹腔镜手术基础之上，进行单孔腹腔镜手术的理论和模拟器的培训，因此其技术要求高而培训周期漫长。

（陈　坤　杨　洲）

参考文献

［1］中华医学会妇产科学分会妇科单孔腹腔镜手术技术协助组. 妇科单孔腹腔镜手术技术的专家意见. 中华妇产科杂志, 2016, 51 (10): 724-726.

［2］ATES O, SEVKET S, SUDOLMUS FC, et al. Granulosa cell tumor presenting with ovarian torsion and de novo borderline mucinous ovarian tumor in the contralateral ovary. European journal of gynaecological oncology, 2015, 36 (3): 354-355.

［3］关小明, 陈琳, 郑莹. 妇科经自然腔道内镜手术. 中国实用妇科与产科杂志, 2019, 12: 1305-1307.

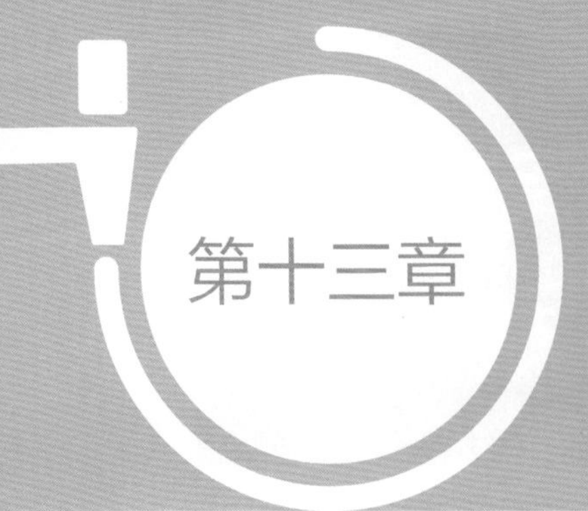

无气腹微切口单孔腹腔镜手术治疗妊娠期巨大卵巢肿瘤

第一节 概 述

作为临床上常见的妇科肿瘤，卵巢肿瘤在任何年龄段均可发病，妊娠期当然也不会例外。但是，妊娠期合并卵巢肿瘤的发病率相对不高。然而，随着产检的不断规范与超声的进步，越来越多的妊娠期合并无症状的卵巢肿瘤的妇女被意外发现。孕期卵巢肿物多数发生于孕早期，随着孕周增加其发病率逐渐减少。妊娠期卵巢肿瘤多数为生理性或良性肿瘤，65%~80% 的无症状卵巢包块都会自然消退；持续存在的卵巢包块中有 3.6%~6.8% 为恶性肿瘤，大多为低度恶性潜能（交界性）的上皮性肿瘤或生殖细胞肿瘤，两种肿瘤术后预后常常良好。对于妊娠期合并的卵巢肿瘤，总体的治疗原则与非孕期相同。但是，治疗的选择还同时需要考虑孕妇和胎儿的情况，以及之后可能发生的妊娠并发症、肿瘤为恶性肿瘤的风险、对胎儿健康的影响等，所以治疗的决策会变得更加复杂。

现在对于妊娠合并巨大卵巢肿瘤尚无明确定义，参照国内外对于卵巢囊肿研究的文献报道，认为卵巢囊肿直径 >10cm 即可定义为妊娠合并巨大卵巢囊肿。妊娠合并的卵巢肿瘤常见类型有成熟性囊性畸胎瘤、浆液性囊腺瘤、黏液性囊腺瘤、交界性卵巢上皮肿瘤及卵巢恶性肿瘤等。随着孕期子宫体积的增大，附件韧带会被牵拉及变软，妊娠合并卵巢肿瘤的患者发生卵巢肿瘤蒂扭转、破裂、感染等并发症风险较非妊娠患者明显升高，对于卵巢肿瘤直径 >6cm 的患者，发生这些并发症的风险会增加。此外，体积巨大的卵巢肿块也有压迫子宫引起胎儿生长受限、胎儿宫内缺氧，甚至流产、早产等风险；即使可以顺利妊娠到足月，也有着因体积巨大的肿块竞争盆腔位置引起梗阻性难产等并发症。因此，对于孕期发现合并卵巢囊肿或肿瘤持续存在超过 3 个月且增长快速者，应立即采取干预措施。

经腹手术和微创手术是目前卵巢肿瘤的主要术式。传统的经腹手术在妊娠合并卵巢巨大肿瘤的疗效已十分确切，但其对于母体创伤较大，术后并发症较多，且开腹手术对于母儿结局影响较大，较长的腹部切口会在术后留下较明显的腹部瘢痕，在影响美观的同时也对妊娠有着影响。传统腹腔镜术式作为当今微创外科术式的主体，其应用于妊娠合并巨大卵巢囊肿治疗方面的有效性、安全性和合理性均已得到临床实践的充分验证，且有着微创、疼痛少、恢复快等优点，但因其全程均需在 CO_2 维持气腹压力的状态下进行。

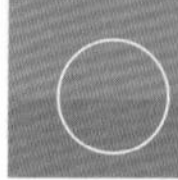

长时间处于此环境会导致流产、胎儿酸中毒、胎儿缺氧等风险升高，其中以气腹压力为15mmHg及以上的压力环境下变化最为明显。此外，由于卵巢肿块体积巨大且操作空间狭窄，术中易损伤邻近器官且易出现囊液渗漏导致交界性肿瘤或恶性肿瘤种植播散等的风险，术后腹部仍可见切口及瘢痕，由于多个穿刺孔也会随着孕期增加易引起术后腹部切口愈合不良、盆腔粘连，增加再次手术概率及腹壁切口疝等远期并发症发生的风险。因此，尽管传统腹腔镜技术相对经腹手术有更多优势，但由于其存在的一系列风险也引起了许多争议，促使众多学者去寻求更安全、合理、可行的方法。

近几年，随着经脐单孔腹腔镜手术（transumbilical laparoendoscopic single-site surgery，TU-LESS）在妇科领域的广泛应用及飞速发展，国内外早有学者研究表明经脐单孔腹腔镜手术应用于卵巢巨大肿瘤治疗是安全及有效的。经脐单孔腹腔镜手术可以通过脐部小的切口，置入切口保护套后穿刺抽吸囊液使囊肿缩小后将其提拉出切口再行体外囊肿剥除及修复，之后再行单孔腹腔镜进行探查。经脐单孔腹腔镜技术辅助体外巨大卵巢肿瘤切除术不仅同时具有超小型开腹和腹腔镜手术的优点，又能克服两种方法的局限性，在卵巢合并巨大肿瘤患者的治疗上相对传统腹腔镜技术更安全、更有效，并且术后更能让患者满意。

笔者单位团队，在熟练开展一系列单孔腹腔镜手术的基础上，充分发挥经脐单孔腹腔镜手术的优势，又充分考虑CO_2气腹对妊娠的影响，对部分妊娠期巨大卵巢肿瘤的患者采用简易方式进行牵拉悬吊腹壁，以无气腹经脐单孔腹腔镜手术的模式进行手术，取得了良好的临床结局。本章节将结合笔者单位手术治疗的临床典型案例进行展开分析，主要围绕这种简易牵拉式无气腹单孔腹腔镜手术在孕期巨大卵巢肿瘤中的应用进行陈述，以探讨其临床安全性、可行性及相关手术要点。

第二节　手术方法

一、术前准备

对患者应完善术前检查，排除腹腔镜手术禁忌。术前行影像学检查及肿瘤指标等检查，初步判断卵巢肿瘤的性质。完善常规术前准备，做好脐孔清洁，术前留置导尿管，监测生命体征，准备好相应的腹腔镜手术器械，术前患者安置肩托，避免术中患者滑落跌伤。术中患者取平卧位。

二、手术器械

传统腹腔镜系统、专用单孔穿刺操作装置、3-0号可吸收缝合线，5mm高清30°腹腔镜镜头及常规腹腔镜分离钳2把，常规腹腔镜剪刀1把，双极电凝钳1把，吸引器设备1套，腹腔镜持针器1把，其他常规腹腔镜设备，以及甲状腺拉钩2把，其他开腹妇科手术器械1套等。

三、手术通路建立及主要手术步骤

麻醉满意后（麻醉诱导及维持均使用对孕妇及胎儿影响轻微的药物），助手常规消毒铺单留置导尿，纵行垂直切开脐孔约1.0cm的微小切口，逐层切开皮下组织直视下进腹，安装固定切口保护套（图13-1），手指钝性扩张切口内部扩张操作空间，于切口见右侧卵巢肿瘤，于肿瘤表面作荷包缝合（图13-2），于荷包中间以穿刺吸引器吸引囊液，扩张切口后使用一次性吸引器套管进入囊腔内吸净囊液（图13-3），共引流约1 100ml液体（图13-4），收紧缝线扎紧荷包，并在吸引过程中将卵巢肿瘤拖出脐孔切口保护套外，于肿瘤下垫湿纱布防止肿瘤播散，并于体外直视下剪开囊肿皮质至囊肿壁，小心完整剥离囊肿壁（图13-5、图13-6）并行快速病理检查。术中快速病理示：右侧卵巢囊肿。在直视条件下，以3-0号可吸收缝合线连续缝合右侧卵巢残留皮质行卵巢成形术（图13-7）。探查发现右侧输卵管伞端存在系膜囊肿，剪开系膜囊肿表面系膜，完整剥除囊肿，将卵巢放回盆腔。为减少对孕妇的影响与刺激，笔者采用简易牵拉悬吊式无气腹微切

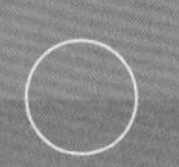

口单孔腹腔镜模式(用小型的甲状腺拉钩轻轻提拉起腹壁,形成有效的盆腹腔操作空间)进行腹腔镜下探查与操作(图 13-8)。冲洗盆腹腔并检查创面无出血,探查对侧输卵管、卵巢(图 13-9)及盆腹腔(图 13-10)无明显异常。2-0 号可吸收缝合线间断缝合浅筋膜组织保证无空隙后,以 4-0 号可吸收缝合线间断缝合脐孔,重塑脐孔形态后(图 13-11)于脐孔处放置酒精纱布以敷贴加压包扎,手术完毕(详见视频 13-1　无气腹单孔腹腔镜下妊娠卵巢巨大囊肿切除术)。

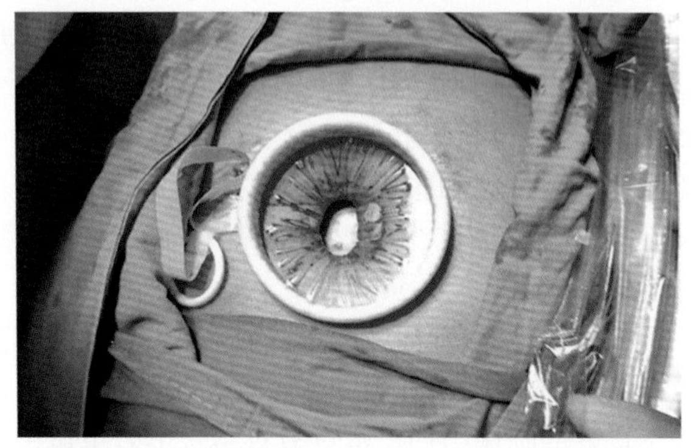

图 13-1　建立单孔手术入路,直视下可见盆腔内肿物

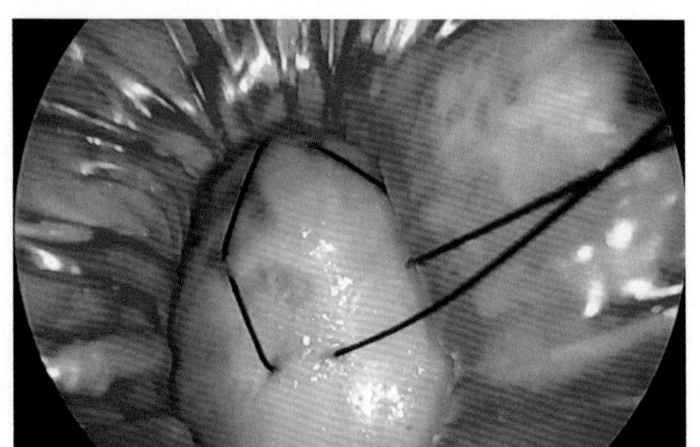

图 13-2　在肿瘤表面做荷包缝合

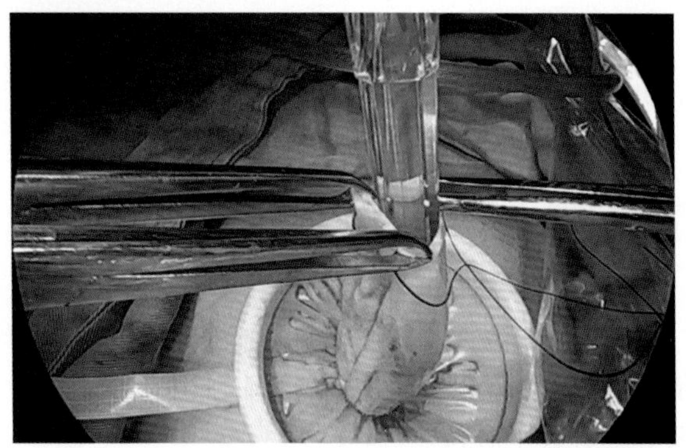

图 13-3　吸引器吸净囊液

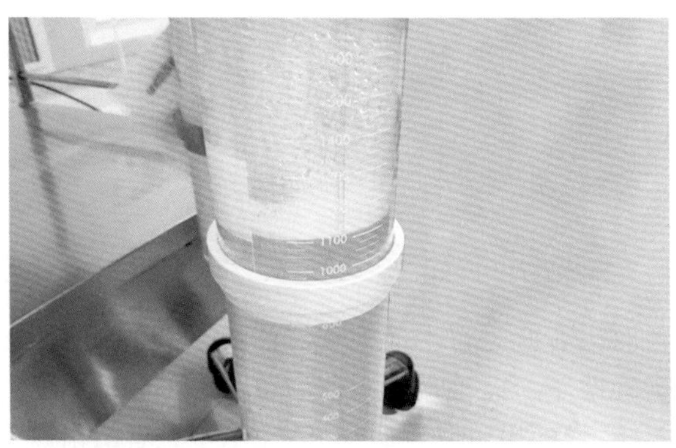

图 13-4　吸引器引流出约 1 100ml 的囊液

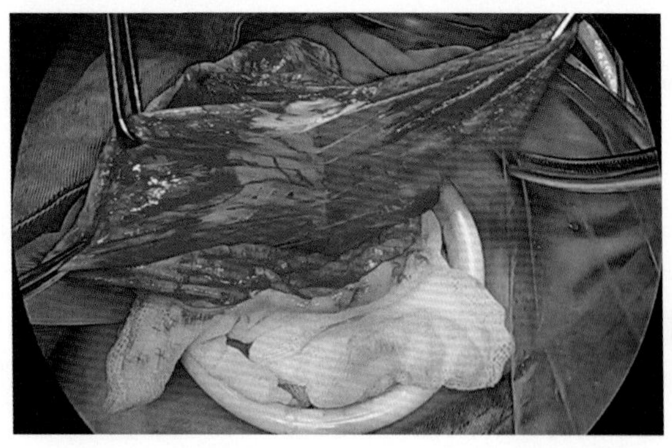

图 13-5　纱布护好周围组织,完整剥离囊肿壁

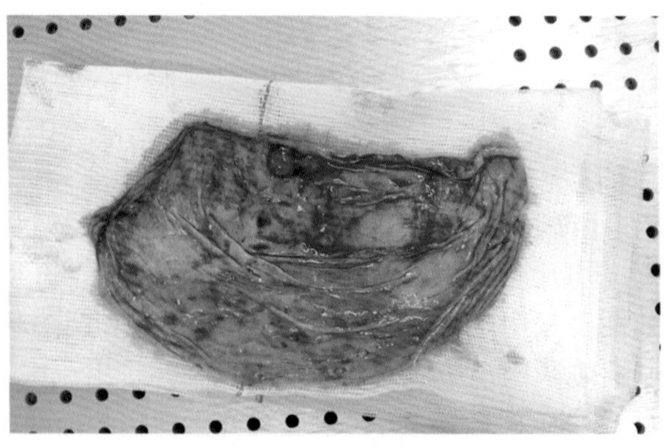

图 13-6　完整剥离出囊肿壁标本

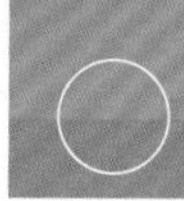

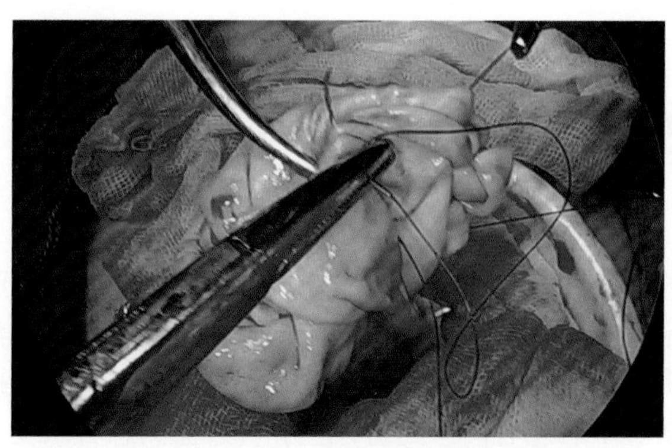

图 13-7　缝合剩余卵巢皮质，进行卵巢成形术

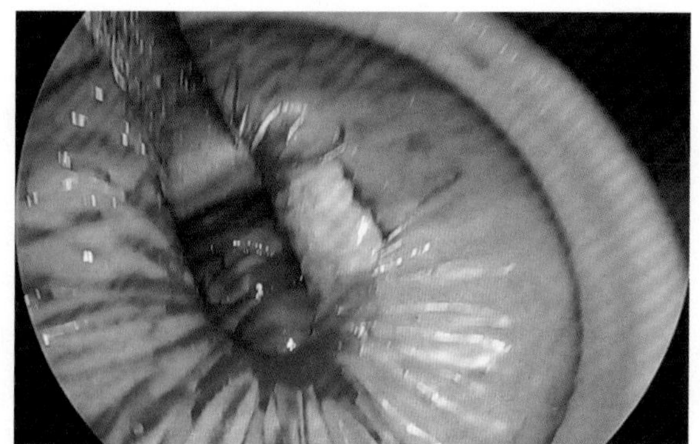

图 13-8　小型的甲状腺拉钩轻轻牵拉提拉起腹壁，进行无气腹腹腔镜操作

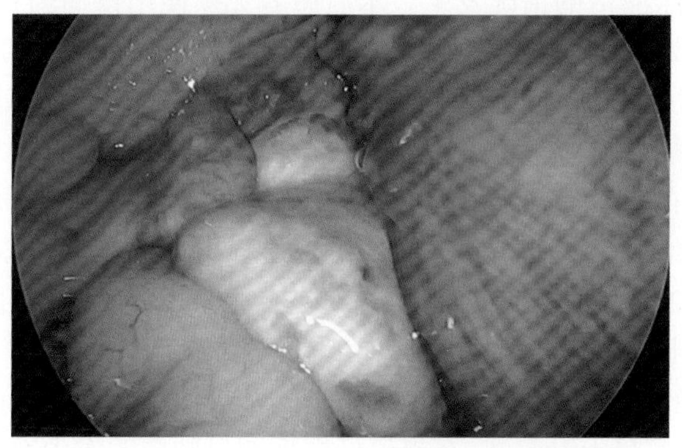

图 13-9　探查对侧卵巢正常

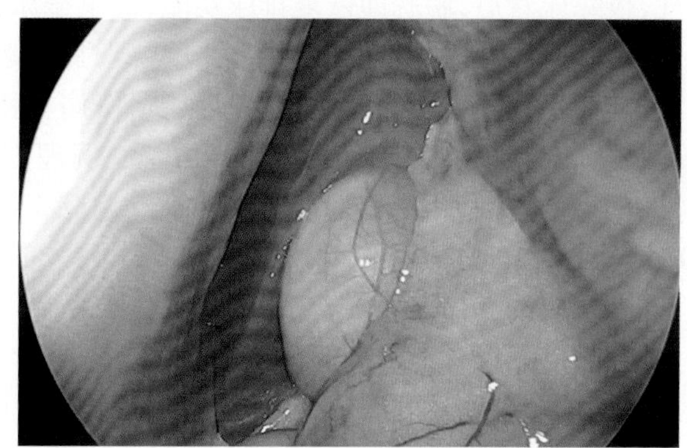

图 13-10　探查上腹部未见明显异常

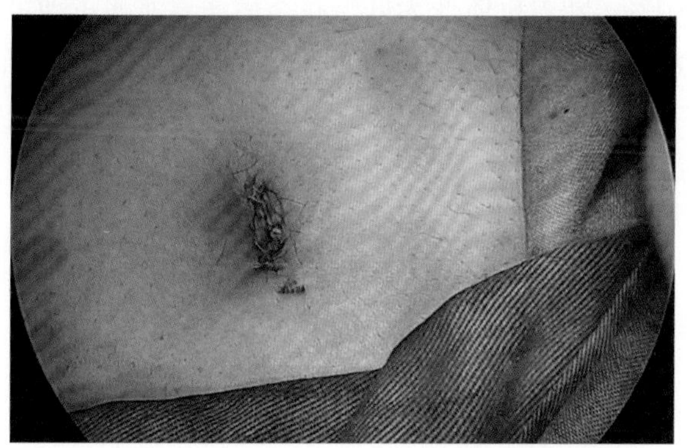

图 13-11　缝合成形脐孔切口，术后微小美观

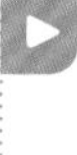

视频 13-1
无气腹单孔腹腔镜下妊娠卵巢巨大囊肿切除术

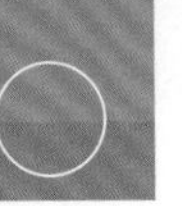

第三节　术后观察、临床处理和手术效果总结及评估

术后患者安返病房，密切监测患者生命体征变化、尿管、尿量，并注意脐孔部切口情况，给予低流量吸氧，术后患者制动4~6小时，给予补液、对症支持治疗，定期予以伤口换药保持清洁，并给予孕激素保胎，治疗中患者无头晕、晕厥，无胸闷、心悸，无腹痛、腹胀，无阴道出血。术后第1天拔除导尿管，自主排尿良好，无尿潴留等并发症发生。术后第1天鼓励患者下床活动。术后患者门诊随访，定期产检，监测患者恢复及胎儿情况。

手术顺利完成，术中并未增加其他通道，未中转开腹。术中未损伤邻近脏器（输尿管、膀胱、结肠、直肠等），未伤及大血管、神经等。手术时间45分钟，术中出血量约20ml。术后第1天患者体温37.1℃，肛门已排气，拔除尿管后，膀胱即恢复排尿功能，自主排尿，无尿潴留的情况发生。术后患者无须使用镇痛药物。术后脐孔微型手术切口呈Ⅱ/甲愈合，藏匿于脐孔皱襞处，瘢痕十分隐匿，无明显外观切口瘢痕；患者术后顺利出院。后经随访，未发生切口感染、切口疝、膀胱功能障碍、皮下气肿、静脉血栓等并发症。术后恢复情况良好，对治疗效果十分满意。术后常规病理：（卵巢肿物）黏液性囊腺瘤；（输卵管系膜）系膜囊肿。术后复查B超：单活胎，中孕，孕16周左右。出院1周至门诊复查超声，报告显示：宫内见1个胎儿，双顶径3.9cm，头围13.3cm，腹围11.3cm，一侧股骨长2.3cm，胎心：149次/min，律齐，检查过程中见胎动。胎盘：位于前壁，厚约2.1cm，成熟度：0级。羊水最大深度：5.2cm。估测胎儿孕17周左右。患者术后恢复良好，胎儿情况好，嘱患者定期产检，术后定期复查伤口及胎儿情况。

妊娠期合并卵巢肿瘤早期可无明显临床表现，可能由于产检的普及、B超检查的常规使用及现在超声仪器精密度的提高，近几年妊娠期合并卵巢肿瘤的发病率呈上升趋势，有报道妊娠期卵巢肿瘤的发生率为0.19%~8.80%。而随着妊娠时间的增加，妊娠期合并卵巢囊肿发生率自早孕期21.4%~75.7%至晚孕期的4.0%~22.2%，产后可降至0~7.1%。随着机体变为妊娠状态后激素水平的改变，卵巢肿瘤可能逐渐增大，但有一定比例的卵巢肿瘤为生理性囊肿。妊娠期合并卵巢肿瘤的治疗方案因牵涉到孕妇、胎儿及卵巢包块性质而存在一定的特殊性。

第四节　妊娠期合并卵巢肿瘤的手术时机问题

由于妊娠期手术治疗的风险是无法完全避免的，因此若患者的卵巢囊肿直径 <5cm，且无明显的临床症状，可选择密切观察至分娩时再决定是否需要同时处理。若肿瘤直径 >5cm 或直径 <5cm 但持续存在实性变等情况，均需择期手术以明确卵巢肿瘤的性质。但对于妊娠合并巨大卵巢囊肿/肿瘤的患者，为预防囊肿或肿瘤破裂、扭转及胎儿不良结局等并发症的发生，应选择合适的时机进行手术干预。关于手术时机的选择，早孕期手术明显增加流产的风险；而在23周之后手术，不良结局（如流产、早产、胎死宫内等）的风险也是增加的。因而推荐择期手术的时机在中孕期的早期至中期进行。这个时间段手术的理由在于：①将药物引起的致畸风险降到最低。②早孕期已经完成对胚胎异常的自然选择，不会错误的将流产归因于卵巢囊肿/肿瘤手术。③黄体的激素分泌功能由胎盘接替，手术剥除卵巢组织乃至切除卵巢导致的孕酮降低不会造成妊娠丢失。④几乎各种生理性卵巢囊肿在中孕期均已经消失。⑤仍可以有足够的手术空间。在中孕早期手术可以最大限度地减少对子宫的影响，降低产科并发症。而在晚孕期发现的卵巢包块，如果评估没有恶性征象可以选择在剖宫产（如果有产科剖宫产指征）时或者阴道分娩后6周进行处理。如果因为急腹症而行急诊手术，流产或者早产的风险将明显增加。根据国内外学者的研究显示，妊娠期合并卵巢肿瘤合适的手术时机是在孕16~20周，此时子宫及胎盘的大小及位置均合适，胎盘功能稳定，子宫

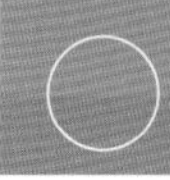

敏感性较低，发生流产、早产等并发症的风险相对较低。

本例患者查出妊娠合并卵巢肿瘤时为早孕期，因考虑到早孕期手术有引起流产及致畸风险，根据2011年美国妇产科学会推荐，妊娠期手术应限期至孕中期进行，患者选择孕14周左右入院治疗，经过手术治疗也取得了满意的临床结局。

第五节　妊娠期合并卵巢肿瘤的手术方式选择

卵巢囊肿/肿瘤作为女性常见疾病，对于性质不明及直径过大者，手术治疗是主要治疗方式。手术方式可以是开腹手术或者腹腔镜手术。而经腹术式由于对患者创伤大、失血量大及术后愈合有瘢痕等因素逐渐被腹腔镜微创术式所替代。腹腔镜手术应用于孕期有很多成功的经验，如胆囊切除术、阑尾切除术或者卵巢囊肿切除术。腹腔镜手术的优势包括住院时间短、术后疼痛轻等。但传统腹腔镜手术需要通过向腹腔内注入二氧化碳气体为手术创造空间，腹压增加可能会影响胎盘灌注；母体吸收二氧化碳后会转化成碳酸，易引起胎儿酸中毒；孕期增大的子宫可能在进气腹针的时候受损伤。对于卵巢肿瘤瘤体巨大，操作空间较少，有囊液漏出导致交界性肿瘤或恶性肿瘤种植播散风险，而多个穿刺孔也有切口疝及伤口愈合不良的可能性。

随着微创技术的飞速发展及外科医师们对微创的不断追求，经自然腔道内镜手术术式被提出及使用，而经脐单孔腹腔镜手术作为经自然腔道内镜手术中的一种，因其诸多优势已有渐渐取代传统腹腔镜的趋势。传统的单孔腹腔镜手术同样利用向腹腔内注入二氧化碳气体创造操作空间，入路时切口数量及切口长度减少、术后恢复快、单孔入路对标本的取出更为方便，但长时间气腹的高压力环境，对胎儿健康影响较大，易导致流产、胎儿酸中毒及缺氧等不良后果。悬吊式无气腹单孔腹腔镜术式利用悬吊创造腹腔操作空间，避免了气腹对胎儿的影响，同时利用单孔腹腔镜的入路可以直视下将囊液吸出避免漏出，吸净囊液后可将囊肿拖至切口外，可以减少囊肿播散的概率，术中对胃肠道及子宫几乎无干扰，对于妊娠状态合并卵巢肿瘤患者选择悬吊式无气腹单孔腹腔镜手术治疗可能更为安全。

第六节　简易悬吊式无气腹微型切口单孔腹腔镜手术治疗妊娠期卵巢巨大肿瘤的可行性、安全性及技术改进

既往的悬吊式无气腹手术往往需要在脐部做一2.0~3.0cm的切口，同时在患者腹壁上采用专用的穿刺设备进行穿刺悬吊，这不可避免地会对患者尤其是孕妇造成一定的损伤或负面影响。为进一步减少对孕妇及胎儿的损伤与干扰，笔者对单孔切口及悬吊模式进行了改进。采取1.0cm微型切口在脐轮内切开脐孔，建立单孔手术入路。微型切口不仅有效增加了美容效果，更进一步减少了创伤。笔者采用小型的甲状腺拉钩轻轻提拉起腹壁进行悬吊，亦可形成有效的盆腹腔操作空间，进行单孔腹腔镜下的探查与操作。这种简易的牵拉悬吊式无气腹微型切口的单孔腹腔镜模式，对于孕产妇而言，可能更加微创，更加有益。目前国内尚无大量数据证明悬吊式无气腹单孔腹腔镜术式治疗妊娠合并巨大卵巢肿瘤的效果优于其他术式，但其安全性与可行性已有相应的报道。笔者所在团队在之前丰富的单孔腹腔镜手术经验积累下，出于对孕妇及胎儿的安全考虑，与患者及家属充分说明悬吊式无气腹单孔腹腔镜术式及其他术式的优缺点，以及患者的手术指征，患者及家属签署知情同意书，选择改进的简易牵拉悬吊式无气腹单孔腹腔镜术式，手术过程顺利，结局满意。

关于此改进的无气腹单孔腹腔镜术式，笔者认为以下几点值得强调。

1. 对于手术指征的判断，患者肿瘤直径 >5cm 时，可择期至妊娠中期，如孕 16~20 周进行手术，可减少术后流产及致畸率，若拖至妊娠晚期，手术可操作空间较少，影响手术。若发生卵巢蒂扭转或者肿瘤破裂等，应立即手术。影像学及肿瘤学指标等辅助检查结果高度怀疑为恶性肿瘤时，应立即手术，待术中快速病理决定手术范围及是否可以继续妊娠。

2. 无气腹手术可减少二氧化碳气体对胎儿及母体健康的影响，可选取腰硬联合麻醉。若选取气管插管全身麻醉时，要注意麻醉药的选择及插管时应“快”“准”，以确保母体可充足交换气体，减少胎儿缺氧的发生概率。

3. 本改进术式可于直视下采用常规外科器械操作，避免使用电刀产生的二氧化碳通过体内进入胎盘形成碳氧血红蛋白导致缺氧。直视下缝合更为精准、快速，可减少失血量及手术时间。

4. 术中要严格遵守“无瘤原则”，吸引囊液后可将囊肿拉出切口，用湿纱布减少肿瘤播散概率。对于囊肿壁的剥离要完整无残留。

5. 为进一步减少手术对孕妇及胎儿的损伤与干扰，笔者对传统的切口与悬吊模式进行了改进，采用简易悬吊式无气腹微切口单孔腹腔镜模式进行探查与操作，在减小脐孔部位切口的同时又避免在患者腹壁上进行穿刺悬吊，这种微创理念更值得提倡。

6. 手术中，应对对侧附件进行仔细检查，确定有无包块，如果外观正常，不常规进行活检。

7. 手术完成后用温生理盐水冲洗盆腹腔以减少对母体及子宫的刺激，围手术期根据孕周可酌情使用孕激素或硫酸镁等进行保胎治疗。

8. 术前、术后应对胎心及宫缩情况进行检测，术后对胎儿行 B 超检查以评估其状况。

9. 对于Ⅰ类切口手术，术后不建议使用抗生素；如患者妊娠期间发生感染，建议使用对孕妇安全的抗生素，如头孢菌素、青霉素、红霉素、克林霉素等。

本研究结果初步表明，经过改进的简易牵拉悬吊式无气腹微切口单孔腹腔镜手术治疗中孕期卵巢巨大肿瘤可能是安全有效的。采用这种简易模式的无气腹微型切口单孔手术可最大限度地减少或避免对胎儿及孕妇的影响，该术式能充分结合单孔腹腔镜与开腹直视手术的优势，又同时有效避免了气腹与腹壁穿刺悬吊对孕产妇及胎儿的影响，尤其适合妊娠合并卵巢肿瘤的手术治疗。由于传统的单孔手术切口相对较大，且既往的无气腹手术的悬吊方式需要对腹壁进行穿刺，对于妊娠期孕妇的腹壁必然有所损伤。本改进术式在减小脐孔切口的同时，并采用简易的甲状腺拉钩进行牵拉悬吊，形成无气腹单孔腹腔镜操作空间再进行探查与操作，从而避免了在患者腹壁上进行穿刺悬吊，减少了对孕妇的损伤。然而，现无明确资料证明悬吊式无气腹单孔腹腔镜技术与常规腔镜技术相比存在必然优势，且笔者团队所采用的简易悬吊的微型切口单孔术式对术者的手术经验及技巧要求相对较高。因此，这种改进的简易悬吊式无气腹微切口单孔腹腔镜手术治疗孕期卵巢肿瘤的安全性与长期结局尚需进一步的研究评估。

（陈继明）

参考文献

[1] 侯静姣，史惠蓉．妊娠合并卵巢肿瘤的研究进展．临床医药文献电子杂志，2017, 4 (17): 3357-3358.

[2] ALALADE AO, MARAJ H. Management of adnexal masses in pregnancy. The Obstetrician & Gynaecologist, 2017, 19 (4): 317-325.

[3] 林文雯，赵仁峰．经脐单孔腹腔镜手术在妊娠合并巨大卵巢囊肿治疗中的研究及应用现状．中华腔镜外科杂志（电子版），2019, 12 (04): 253-256.

[4] 朱诚程，倪观太，丁华峰，等．腰麻下悬吊式免气腹单孔腹腔镜中孕卵巢肿瘤手术的临床报告．现代妇产科进展，2018, 27 (7): 533-535.

[5] 陈继明，刘俊玲，陆冰颖，等．5mm 微切口单孔腹腔镜全子宫切除术初探．中华腔镜外科杂志（电子版），2019, 12 (2): 118-120.

[6] 陈继明，刘俊玲，施如霞，等．子宫腺肌病病因与发病机制研究进展．妇产与遗传（电子版），2018, 8 (4): 30-37.

[7] 王兆霞，秦真岳，陈继明，等．基层医院经自然通道单孔腹腔镜手术治疗妇科良性肿瘤的初步探索．实用妇科内分泌

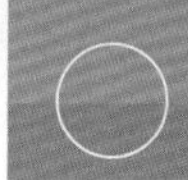

电子杂志, 2019, 6 (35): 8-12.

[8] 陆佳, 刘俊玲, 施如霞, 等. 手套接口单孔腹腔镜手术治疗附件良性病变的临床分析. 中国内镜杂志, 2019, 25 (5): 41-46.

[9] 高红艳, 王清, 任玉玲, 等. 单孔三通道法行单孔腹腔镜全子宫切除术初探. 中华腔镜外科杂志(电子版), 2017, 10 (3): 179-181.

[10] JIMING CHEN, HONGYAN GAO, YI DING, et al. Application of laparoendoscopic single-site surgery using conventional laparoscopic instruments in gynecological diseases. Int J Clin Exp Med, 2016, 9 (7): 13099-13104.

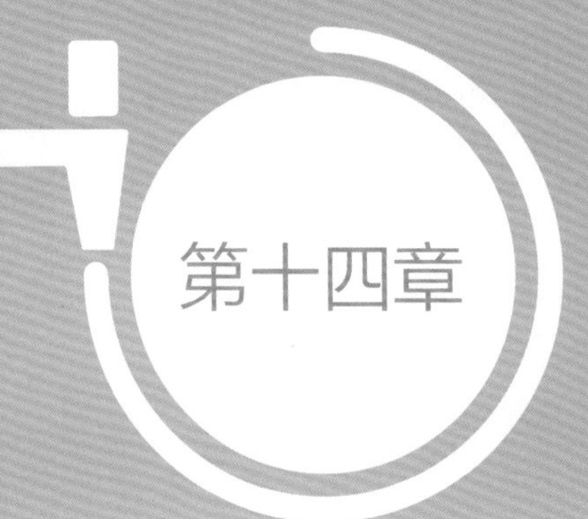

单孔腹腔镜子宫良性肿瘤手术

第一节 概 述

子宫肌瘤（uterus myoma）是妇女常见的良性肿瘤，主要由子宫平滑肌细胞增生而成，其间有少量纤维结缔组织，故当以“子宫平滑肌瘤（leiomyoma of uterus）”命名最合适。

子宫肌瘤多见于 30~50 岁的妇女，据尸解统计，35 岁以上妇女 20% 患有子宫肌瘤。其中以 40~50 岁的妇女发生率（70%~80%）最高。20 岁以下少见，绝经后则肌瘤逐渐萎缩。

子宫肌瘤的确切病因尚不清楚。目前较为普遍接受的学说是肌瘤的发生与长期和过度的卵巢雌激素刺激有关。主要依据有：①子宫肌瘤多数发生于性成熟期。绝经后，肌瘤即停止生长并萎缩，人工去势后情况亦相同。②子宫肌瘤常和子宫内膜增生同时存在，而后者确定为受雌激素过度刺激所致。③在无卵巢妇女和实验动物中，注射雌激素后，可使萎缩的子宫恢复至正常大小，有的并可发生肌瘤，在注射雌激素的同时加用雄激素则可防止肌瘤的发生。④子宫肌瘤组织中的雌激素受体和雌二醇含量高于正常子宫肌组织，且 17β- 羟基类固醇脱氢酶含量较低，故雌二醇转变为雌酮的量少。因此，雌二醇在肌瘤组织中堆积。

一、临床表现

相当一部分患者无任何自觉症状，只是在妇科检查时才发现。子宫肌瘤的症状主要和肌瘤的生长部位、生长速度和有无变性有关，而与肌瘤的大小和个数关系较小。其主要症状有以下几方面。

1. 阴道流血 是子宫肌瘤最常见的症状。大约 1/3 的患者可以表现为月经增多及频数或经期持续久，亦可出现不规则出血，在各类型肌瘤中以黏膜下肌瘤最易发生阴道流血，其次为肌层肌瘤，浆膜下肌瘤最少见。造成阴道流血的原因主要有以下几方面。

（1）肌瘤可造成子宫腔变形增大，内膜面积增加而使月经过多过久。

（2）肌瘤妨碍子宫收缩，血窦不易关闭，流血持续时间长又多。

（3）子宫肌瘤合并存在卵巢无排卵的子宫内膜增生或息肉形成而导致月经过多。

（4）过大的子宫肌瘤常导致盆腔血运不畅造成慢性盆腔充血或盆腔炎而月经增多。一般说来子宫肌瘤导致出血以月经增多、经期延长为主。不规则流血在单纯肌瘤中并不常见，如有出现，常表示有并发症，

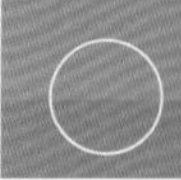

如恶性变、息肉、内膜增生或黏膜下肌瘤。

2. 腹部肿块　浆膜下肌瘤往往无明显症状，但当肌瘤增大，则可在下腹部摸到肿物，尤其是在清晨当膀胱充盈时，子宫位置上升，肿物更为明显。因而引起患者注意而就诊。

3. 压迫症状　肿瘤增大，可压迫邻近器官而产生各种症状，主要包括如下。

(1) 子宫前壁或宫颈肌瘤，可压迫膀胱，发生尿频、尿潴留。

(2) 子宫后壁肌瘤压迫直肠，引起便秘。

(3) 阔韧带内肿瘤可压迫输尿管导致肾盂积水，压迫髂内外静脉和神经，而引起静脉回流不畅，发生下肢水肿或神经性疼痛。

4. 疼痛　约有 1/4 患者具有此症状，多数见于特殊部位肌瘤，有继发病变和并发症，主要原因如下。

(1) 阔韧带肌瘤可压迫局部神经，引起放射性疼痛。

(2) 浆膜下有蒂肌瘤扭转，或由此而引起子宫扭转，均可出现急性腹痛。

(3) 黏膜下有蒂肌瘤可刺激子宫收缩，或由此而引起宫颈扩张而发生疼痛，也可因黏膜下肌瘤溃疡、坏死感染导致盆腔炎症而疼痛。

(4) 出现红色样变时，患者亦可出现急性腹痛。

(5) 合并子宫内膜异位症或子宫腺肌病时，可出现痛经。

5. 白带增多　子宫肌瘤并不引起白带增多。但如盆腔充血，内膜水肿也可引起白带增多。黏膜下肌瘤，尤其是脱出子宫口或阴道内的肌瘤常因表面黏膜溃疡和坏死，产生大量血性或有臭味的白带。

6. 不孕　发生率为 20%~30%。多为继发性不孕，主要是由肌瘤造成的子宫腔变形，内膜增生，输卵管受压或扭曲所致。

7. 循环系统症状

(1) 继发性贫血：大多数患者是由于肌瘤造成的月经过多而导致继发性贫血，但在某些患者中虽无月经过多史，但也出现贫血者，这常是由于肌瘤退化性变所产生的变性物质吸收，或有恶性变存在，宜仔细检查及早确定原因。

(2) 高血压：有些患者伴有高血压，而当去除肌瘤后血压即可恢复正常，关于其机制，有学者认为与肌瘤对输尿管不同程度的压迫有关。

(3) 红细胞增多症：比较少见，多发生在巨大的子宫肌瘤者。其机制被认为是肌瘤组织中有红细胞生成素，刺激骨髓造血系统所致。

二、诊断

结合病史和体征，诊断多无困难。

（一）体格检查

1. 腹部检查　若 >3 个月妊娠子宫的肌瘤即可升至腹腔，腹部检查可扪及肿块，若腹壁薄者可清楚摸出肿瘤的轮廓，一般居下腹部正中位置，质硬，表面不规则。

2. 盆腔检查　要确诊子宫肌瘤，盆腔检查的双合诊和三合诊非常重要，扪清子宫大小、轮廓、形态、肌瘤的大小、坚硬度及其与子宫体的关系，并除外其他盆腔疾病。

盆腔检查的肌瘤体征根据不同类型而异。

(1) 浆膜下肌瘤（subserosal fibroids）：子宫不规则增大，检查时在子宫表面可触及单个或多个规则硬球形结节，阔韧带肌瘤突出在子宫一侧，且常将子宫推向对侧，不易推动。有蒂的浆膜下肌瘤则活动自如。

(2) 肌壁间肌瘤（intermural fibroids）：子宫为均匀性增大，如肌瘤较大时腹部可扪及宫体高低不平，有突出的结节，质坚硬。

(3) 黏膜下肌瘤（submucosal fibroids）：如肌瘤悬吊于阴道内则可见到肿瘤，表面暗红色，有时有溃疡，坏死。若肌瘤下降至宫颈口处，宫口松，检查者手指能伸入患者宫颈口内，并可触及光滑球形的瘤体。若肌瘤尚在宫腔内，只能扪及子宫略呈均匀增大。

（二）影像学检查

超声检查能区分子宫肌瘤与其他盆腔肿物，MRI 可准确判断肌瘤大小、数量和位置，特别对于短期增长迅速的子宫肌瘤增强 MRI 可进一步判断良、恶性。

（三）宫腔镜、腹腔镜检查

可直接观察肌瘤，并可同时行手术治疗。

三、病理

（一）大体观

大多为球形实质性肿瘤，单个或多个，大小不等，小的直径可仅为数毫米，大的亦有重达数十千克。瘤体的组织比较紧密，质较子宫为硬，肌瘤与其周围的子宫肌壁之间有一层疏松的组织，这层组织，常被称为子宫肌瘤的包膜，但实际上并非真正的包膜，系来自被压缩的子宫肌纤维，称为子宫肌瘤的“假包膜（pseudo capsule）”。肌瘤的切面呈白色，具有不规则漩涡状，切开后四周正常的肌组织收缩，使瘤面突出，肉眼很容易看出与周围组织的区别，也易于沿着假包膜将肌瘤剔除。

（二）镜检

子宫肌瘤主要由梭形平滑肌细胞组成。排列呈栅状或漩涡状。平滑肌细胞大小均匀，纵切面细胞呈梭形，大小较一致，杆状核；横切面细胞呈圆形、多边形，胞质丰富。肌瘤中平滑肌细胞和纤维结缔组织含量多少与子宫肌瘤的硬度有关。

（三）肌瘤变性

肌瘤失去其原有典型结构时称继发变性，可分为良性和恶性两类。

1. 良性变　肌瘤的血供系来自包膜内的血管，当肌瘤生长较快时或瘤蒂形成后，血运供给不足，营养缺乏，肌瘤即易发生继发性病变，主要有以下几类。

（1）玻璃样变性（hyaline degeneration）：肌瘤部分组织水肿变软，剖面漩涡状结构消失，被均匀的透明样物质所取代，色苍白。镜下病变区域肌细胞消失，为一片均匀粉红色的无结构区，与无变性区边界明显。除极少的肌瘤外几乎都有不同程度的玻璃样变，带蒂的浆膜下肌瘤更为明显，此种变性进展缓慢，一般不引起临床症状。

（2）囊样变性（cystic degeneration）：上述病变继续发展，肌细胞液化，肌瘤内可出现许多大小不同的囊腔，腔内为胶冻样物质，各囊腔也可融合一大囊，肌瘤呈囊肿样，但与真的囊肿不同，囊壁内层无上皮覆盖。此时肌瘤似妊娠子宫或卵巢囊肿，诊断时易误诊。

（3）脂肪变性和钙化（fatty degeneration，degeneration with calcification）：多见于绝经后妇女的肌瘤中为一种真正的退行性变，肌细胞内脂肪颗粒增多，肌瘤呈灰黄色，进一步发展脂肪皂化与钙磷的盐类结合，使肌瘤钙化，变硬如石。X 射线可见到钙化阴影。此时肌瘤比一般为硬。

（4）红色变性（red degeneration）：常在妊娠晚期或产后期发生，各类肌瘤均可发生，但以单个，较大的肌壁间肌瘤多见。其发生机制尚不明确，可能是瘤内小血管发生病变，组织出血及溶血、血红蛋白浸入肌瘤导致。肉眼观切面呈肉红色，并有腥味，似半生熟的牛肉。切面呈肉红色，并有腥味。镜下可见高度水肿，血管扩张充血，广泛出血，红细胞溶解，肌细胞核常溶解消失，除胞质淡染外，还可见静脉血栓形成。患者发生红色变性时，常有剧烈的腹痛，体温上升，可被误诊为急性阑尾炎或卵巢肿瘤蒂扭转。

2. 恶性变　子宫肌瘤恶变者称为肉瘤变，发生率较低，国外文献报道占 0.2%~1%，国内报道占 0.4%~0.8%。子宫肌瘤变多见于肌壁间肌瘤，40~50 岁妇女占 50% 左右。若肌瘤在短期内生长迅速，则伴有不规则的阴道流血，或绝经后妇女的肌瘤有增大趋势，应考虑有肉瘤变可能。恶变后肌瘤迅速增大，组织脆而软，与周围组织界限不清，呈灰黄色，颇似生鱼肉或脑组织样，镜下可见肉瘤样的病理特征。

四、治疗原则

子宫肌瘤的处理原则，必须根据肌瘤大小及部位；有无症状；患者年龄及对生育的渴望；最近发展情况及并发症等问题来决定，治疗方法可分为非手术和手术治疗两大类。

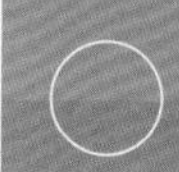

(一) 非手术治疗

1. 随访观察

⑴适应证：肌瘤很小，无任何症状者或患者年近绝经期。肌瘤大小小于3个月妊娠。无月经过多或不规则阴道流血者。

⑵方法：每3~6个月随访1次，并进行盆腔检查和盆腔B超检查，观察子宫肌瘤的大小情况。

⑶注意事项：①在观察过程中，发现患者有月经增多倾向，估计至50岁绝经尚有多年，则仍以手术为宜。②已绝经者，虽无症状，但肌瘤不缩小或有增大的趋势，应以手术治疗为宜，以防恶变。

2. 激素治疗

⑴适应证：凡肌瘤未超过3个月妊娠大小，且症状轻微或不明显者；患者年近绝经期，月经紊乱或经量增多，但因其他原因不适于手术治疗者。

⑵方法：雄激素；甲睾酮每日口服1~2次，每次5~10mg。丙酸睾酮每周肌内注射2~3次，每次25mg。孕激素；妇康片，每日剂量2.5~5mg，口服，周期使用。孕三烯酮胶囊每次口服2.5~5mg，每周2~3次。

⑶注意事项：①激素类药物只能抑制某些肌瘤的发展，减少肌瘤伴发的子宫出血，但不能使已存在的肌瘤消失。②使用激素前，应明确诊断，特别是使用雄激素前应通过分段诊刮，以排除子宫内膜癌。③雄性激素无论口服还是肌内注射，其总量不宜超过250mg，以免引起男性化。

(二) 手术治疗

详见以下章节。

第二节　术前评估和手术入路

一、适应证

1. 子宫肌瘤需手术治疗者，要求保留子宫（Ⅲ~Ⅶ型子宫肌瘤）。
2. 子宫体积≤14孕周。
3. 最大肌瘤直径≤12cm。

根据肌瘤生长部位、患者阴道松紧度、医师手术技巧的熟练程度、有适宜专科器械的协助等，肌瘤及子宫大小可适当放宽。

二、禁忌证

1. 重度盆腔粘连及重度子宫内膜异位症。
2. 阴道及生殖器炎性疾病急性期未控制。
3. 全身状况不能耐受腹腔镜手术者。
4. 全身出血性疾病，凝血功能异常。
5. 耻骨弓和/或阴道狭窄，不能进行阴道操作者。
6. 下肢畸形无法置膀胱截石位者。
7. 无性生活史。
8. 妊娠状态。

三、术前评估

仔细的妇科检查和超声检查，必要时MRI检查，明确肌瘤的数量、大小及位置，结合评估的盆腔粘连情况，决定是否适合单孔腹腔镜手术，并向家属充分告知。对于体积过大的肌瘤或者数量过多的肌瘤，应结合术者手术经验慎重选择单孔腹腔镜，以免术中出现难以控制的出血。对于无药物禁忌者，术前准备垂

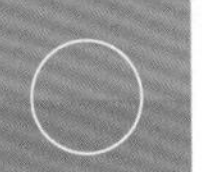

体后叶素或缩宫素。

四、手术入路

1. 经脐入路　需准备强有力的抓钳，条件允许可准备加长的5mm直径镜头，以减少操作干扰。助手使用举宫器配合，切除子宫时建议选择杯状举宫器（详见第四章）。

2. 经阴道入路　详见第四章。

第三节　单孔腹腔镜子宫肌瘤切除术

一、经脐入路的子宫肌瘤剔除手术

进入腹腔后仔细探查盆腹腔情况，包括子宫及双侧附件和上腹腔，确认子宫肌瘤的部位和数量（图14-1）。

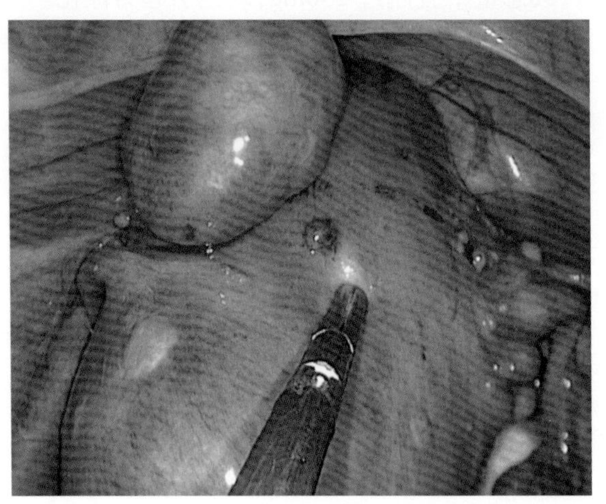

图14-1　检查子宫及肌瘤情况

于子宫肌瘤浆膜下注射生理盐水稀释后的垂体后叶素或缩宫素（图14-2），根据肌瘤的大小和部位选择合适的子宫切口。由于单孔腹腔镜的同轴原理，一般多采用沿子宫长轴的纵形切口，缝合过程会更加容易。单极电凝钩切开浆肌层，直达瘤核，对于大的肌瘤也可采用梭形切口（图14-3），更易于显露瘤核底部。

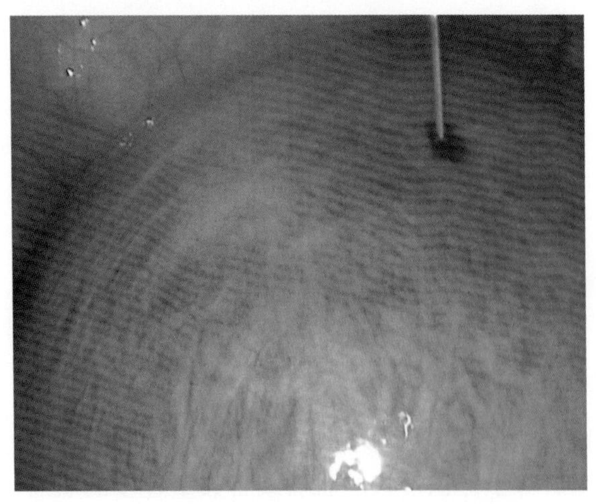

图14-2　子宫肌瘤内注射垂体后叶素

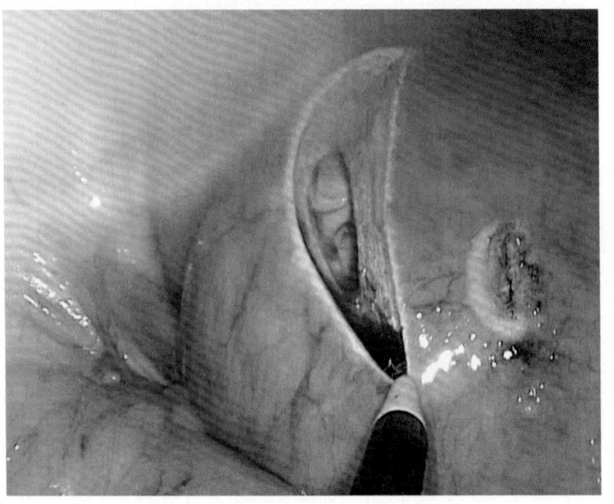

图14-3　切开子宫肌层，直达瘤核

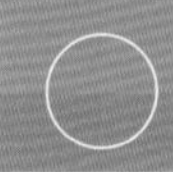

用大抓钳钳夹并牵拉肌瘤，逐步钝性分离肌瘤与假包膜（图 14-4），对于底部血管丰富的部位可用双极电凝凝固后剪开，也可扭转肌瘤，使基底部血管关闭，创面活跃出血点可用双极电凝止血（图 14-5），创面渗血应减少电凝止血，尽可能采用缝合关闭瘤腔的方式止血，以利于子宫创面愈合。

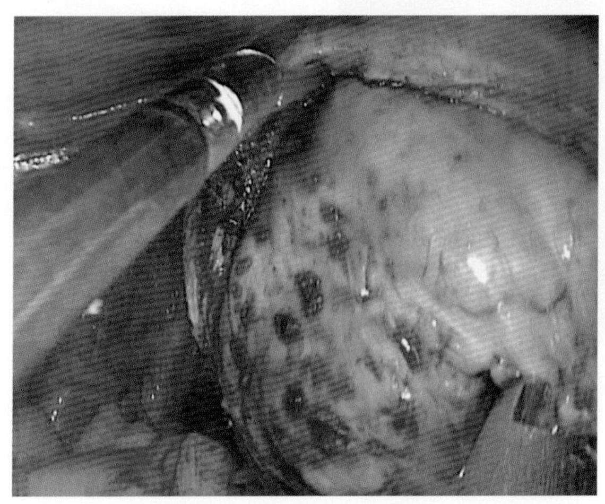

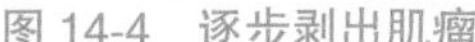

图 14-4　逐步剥出肌瘤

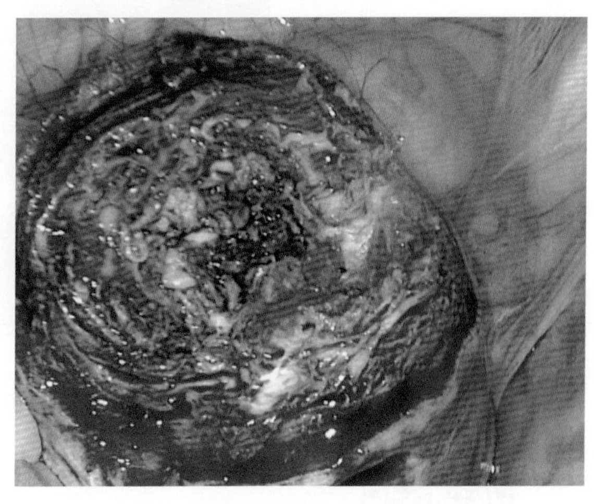

图 14-5　剥除完成

已剥除的肌瘤放置于标本袋或右侧髂窝内，并注意登记数量。1 号可吸收缝合线（免打结自固定缝线更佳）置入腹腔内，先缝合瘤腔底部，由于无助手协助，第一个结可绕线 3 圈，以防止滑脱，一般多选择分层连续缝合或连续内翻缝合法（棒球缝合法）（图 14-6、图 14-7），缝合时应注意关闭无效腔，对合好子宫浆膜面，以减少术后粘连。

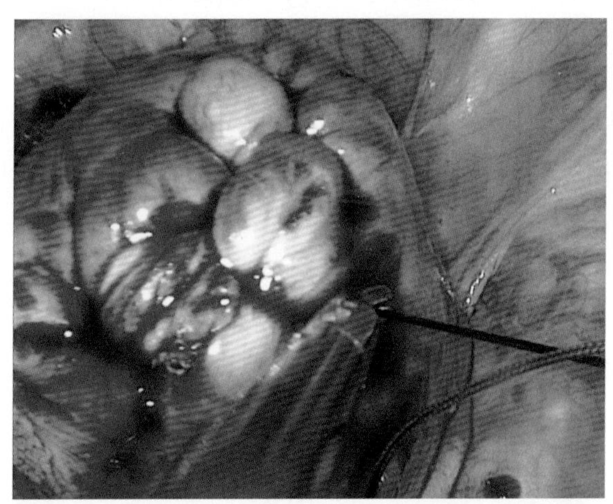

图 14-6　缝合瘤腔

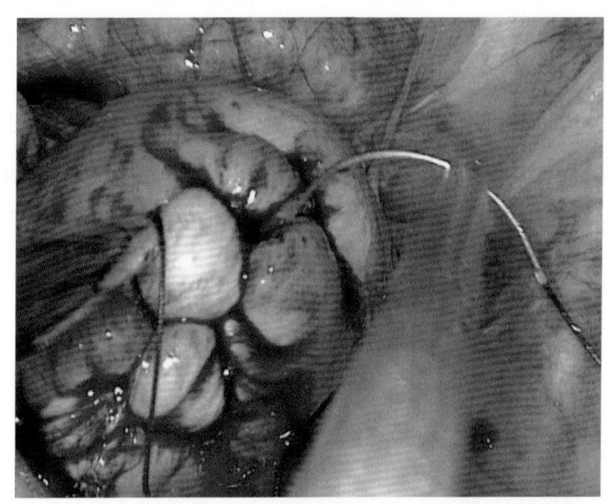

图 14-7　连续内翻缝合法

小的肌瘤可直接由脐部切口取出，对于大的肌瘤，一般选择装袋保护后经脐分碎后取出（详见第九章）。对于多发肌瘤，剔除数量和取出数量要对应。冲洗检查创面及盆腹腔（图 14-8），关闭脐部伤口（详见视频 14-1　单孔腹腔镜前壁肌瘤切除术）。

二、经阴道入路的子宫肌瘤剔除手术

（一）适应证

对经阴道入路施行手术常有特别的要求，如子宫肌瘤需手术治疗者、要求保留子宫（Ⅲ～Ⅶ型子宫肌瘤）、子宫体积 ≤ 14 孕周、最大肌瘤直径 ≤ 12cm 等。可根据肌瘤生长部位、患者阴道松紧度、医师手术技巧的熟练程度，以及是否有适宜专科器械的协助等，肌瘤及子宫大小适当放宽。同时要求进行阴道冲洗清洁的术前准备。

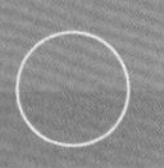

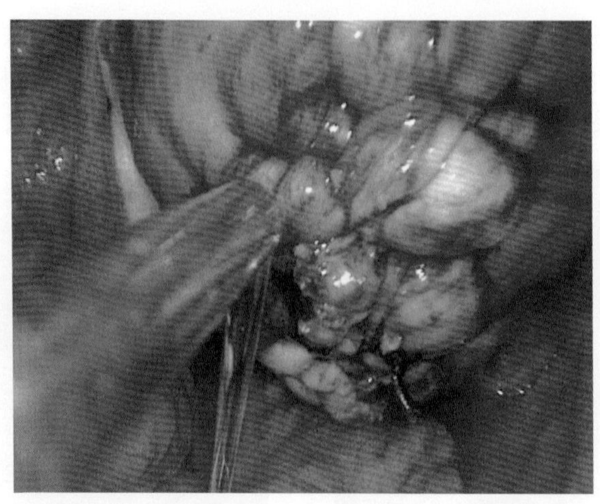

图 14-8　冲洗检查创面

视频 14-1
单孔腹腔镜前壁肌瘤切除术

（二）手术步骤

1. 建立外阴手术区　再次消毒外阴及阴道，留置导尿管，4-0 慕丝线将双侧小阴唇分别缝合固定于两侧大阴唇外侧，将无菌巾缝合于会阴皮肤遮盖肛门，铺一次性切口保护膜（图 14-9）。

2. 暴露宫颈并切开阴道黏膜　阴道拉钩暴露宫颈，若为子宫前壁肌瘤，宫颈钳钳夹宫颈前唇，向下牵拉宫颈，在膀胱沟水平以下约 0.5cm 处横行切开阴道黏膜全层，深达宫颈筋膜，并向两侧弧形延长切口达 2.0~2.5cm。若为子宫后壁肌瘤，宫颈钳钳夹宫颈后唇，向上提拉宫颈，距宫颈外口约 2.5cm 处横行切开阴道后壁黏膜全层，向两侧弧形延长切口达 2.0~2.5cm（图 14-10）。

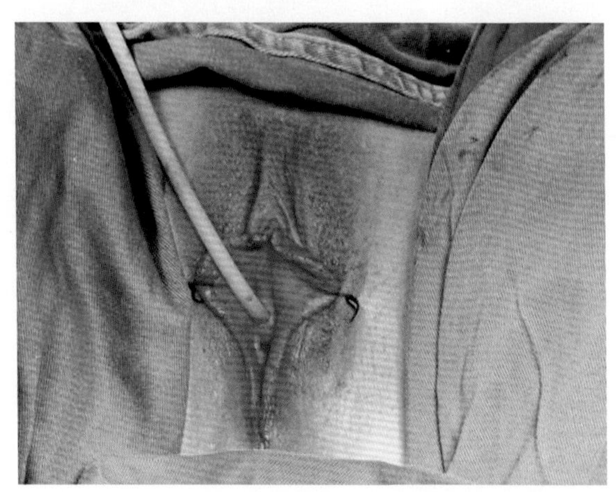

图 14-9　建立外阴手术区

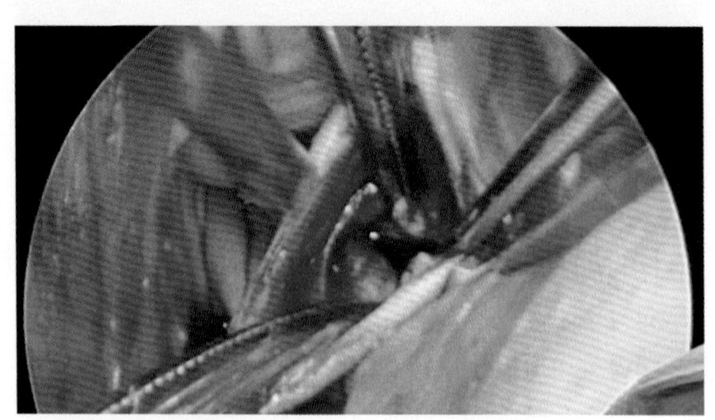

图 14-10　切开阴道后壁黏膜全层

3. 分离子宫膀胱间隙或子宫直肠间隙　若为子宫前壁肌瘤，向下牵拉宫颈，切开宫颈前壁阴道黏膜全层后，Allis 钳提起阴道前壁黏膜切缘，用弯组织剪刀尖端紧贴宫颈筋膜向上推进撑开分离子宫膀胱间隙，示指上推膀胱至腹膜反折，用手触摸腹膜反折有柔滑感，剪开子宫膀胱反折腹膜，4-0 慕丝线缝合腹膜及阴道黏膜切缘正中一针牵引腹膜。若为后壁肌瘤，向上提拉宫颈，切开阴道后壁黏膜全层，Allis 钳提起

阴道后壁黏膜切缘，示指钝性分离子宫直肠间隙，剪开子宫直肠反折腹膜并向两侧扩大，4-0慕丝线缝合腹膜及阴道后壁切缘正中一针牵引腹膜（图14-11）。

4. 放置Port建立入路平台　在阴道前穹窿或后穹窿放置单孔多通道入路平台（vNOTES手术专用入路平台，无条件者，亦可用自制切口保护套+手套替代），卵圆钳协助将内环经阴道前穹窿（或后穹窿）推入盆腔，翻卷保护套外环，外环拉紧后，示指入盆腔探查一圈，确认放置位置正确，确保无肠管等组织挤压其中，盖上密封帽（帽上接充气管和吸烟管道），形成人工气腹，根据手术需要旋转密封帽调整器械入口位置，形成操作三角，克服"光源同轴、筷子效应"（图14-12、图14-13）。

5. 置入腹腔镜及操作器械　先放置镜头，暴露术野，再根据手术需要，放入操作器械（如分离钳、电钩等）。根据术者所在单位条件，可选择普通型和加长版腹腔镜器械，包括30°的5mm及10mm镜头等（图14-14）。

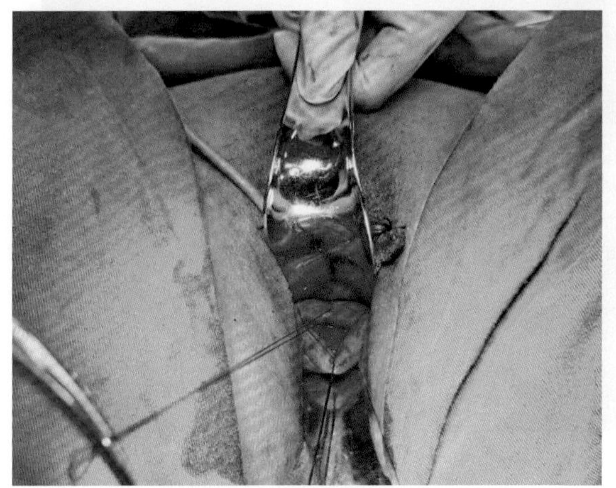

图14-11　分离子宫膀胱间隙

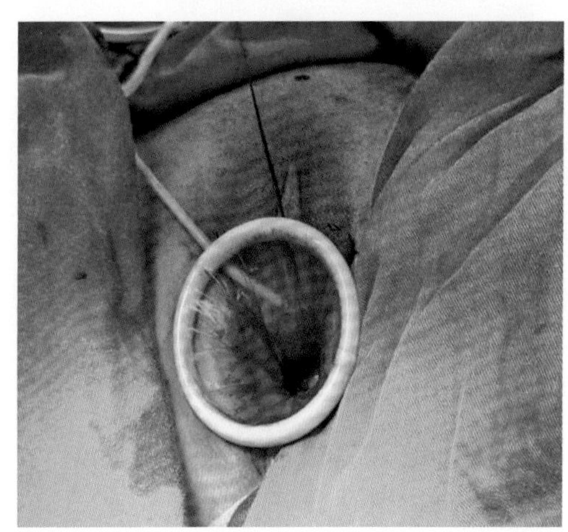

图14-12　放置Port

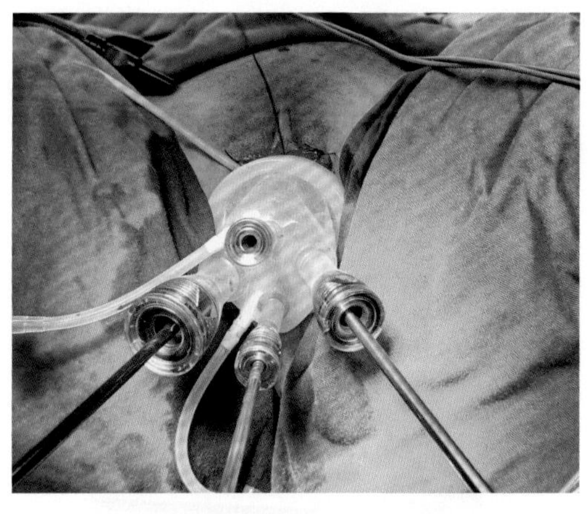

图14-13　建立入路平台

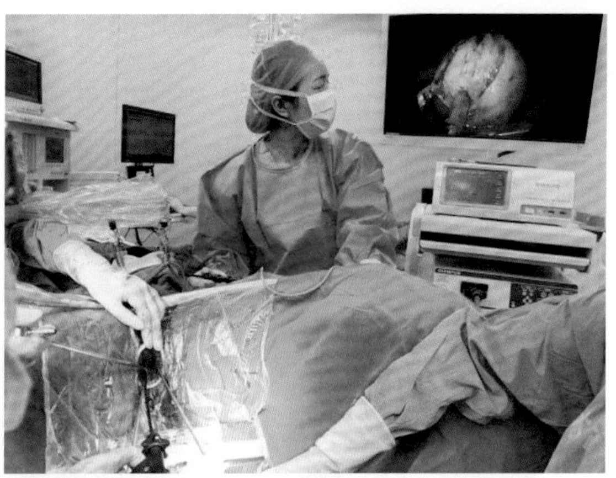

图14-14　操作者位置

6. 浆膜下子宫肌瘤切除术

（1）电凝瘤蒂：瘤蒂细长的肌瘤，可用有齿爪钳抓住肌瘤，单极或双极电凝蒂部后，剪刀将蒂部剪断，切除肌瘤。

（2）套扎瘤蒂：瘤蒂较粗的肌瘤，为避免直接凝闭导致蒂部血管回缩而出血，可在瘤蒂根部放一套扎线圈，扎紧蒂部，在距离蒂部2cm左右环形切开子宫肌瘤包膜，用有齿爪钳抓住肌瘤，爪钳旋转剥除肌瘤的同时进一步收紧套扎线，切除肌瘤，必要时再重复套扎一次或缝扎蒂部止血。

（3）切开肌瘤包膜：瘤蒂粗短或没有瘤蒂的浆膜下子宫肌瘤，切开肌瘤包膜后，可用有齿爪钳抓住肌瘤，爪钳旋转肌瘤，暴露、电凝基底部血管，剔除肌瘤，1-0号可吸收缝合线连续内翻或"8"字缝合子宫创面

止血。取开密封帽，肌瘤经阴道取出，较大肌瘤可“削苹果”式分解取出。

7. 肌壁间子宫肌瘤剔除

(1)注射子宫收缩剂：在肌瘤切口处肌层注射垂体后叶素 6U+ 生理盐水 20ml(高血压患者可选择缩宫素 10~20U 肌层注射)，可引起明显子宫收缩，减少子宫切口出血(图 14-15、图 14-16)。

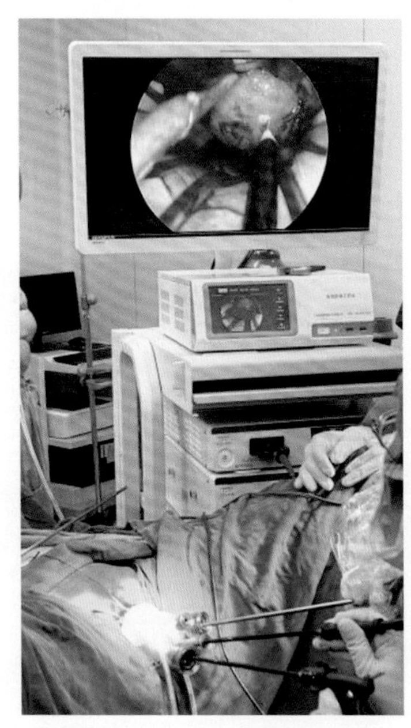

图 14-15　注射子宫收缩剂

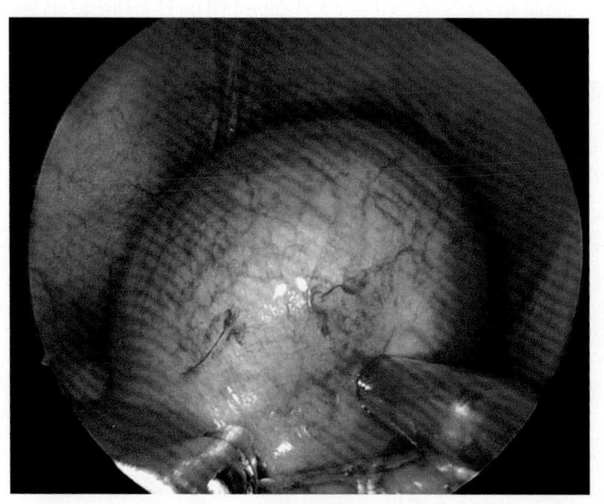

图 14-16　子宫明显收缩

(2)剥除肌瘤：单极电钩纵行切开肌瘤表面浆肌层及假包膜达瘤核(图 14-17)，用有齿爪钳抓住肌瘤或螺旋锥钻入肌瘤，固定肌瘤后用力向外提拉、旋转(图 14-18)，同时用拨棒进行钝性分离肌瘤与肌层界面，切断结缔组织桥，电凝肌瘤基底部血管，剥除肌瘤，取开密封帽，肌瘤经阴道完整或分解取出(图 14-19)。

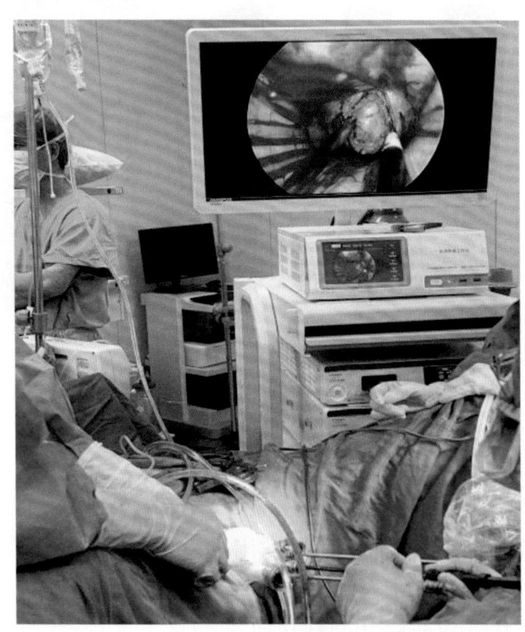

图 14-17　切开肌瘤表面浆肌层

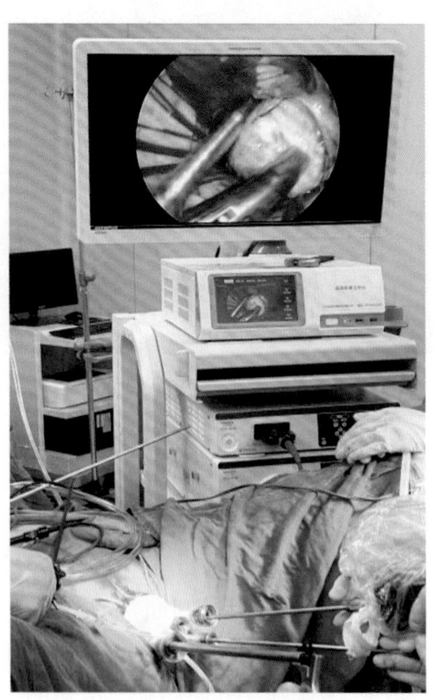

图 14-18　固定肌瘤

(3)缝合子宫关闭瘤腔：采用1-0号可吸收缝合线(或倒刺线)连续内翻或“8”字缝合子宫浆肌层，关闭瘤腔并止血，缝合层数根据瘤腔大小，一般缝合1~2层。如果子宫肌瘤内凹，剔除时穿破子宫内膜，则需3-0号可吸收缝合线缝合子宫内膜层后，再分层缝合浆肌层，关闭瘤腔(图14-20、图14-21)。

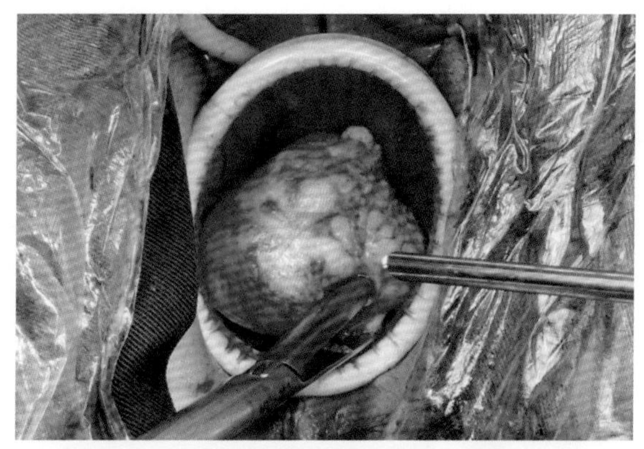

图14-19　肌瘤经阴道完整取出

8. 阔韧带肌瘤剔除　肌瘤突向阔韧带内，用剪刀或电钩切开阔韧带前叶(前突)或后叶(后突)肌瘤表面腹膜，用有齿爪钳抓住肌瘤，用力向外提拉、旋转，同时弯分离钳紧贴肌瘤逐渐分离肌瘤与腹膜间隙，双极电凝肌瘤蒂部血管，剔除肌瘤，取开密封帽，肌瘤经阴道完整或分块取出。采用2-0号可吸收缝合线缝合腹膜，关闭瘤腔。剔除时需分清输尿管位置及走向，避免输尿管损伤。

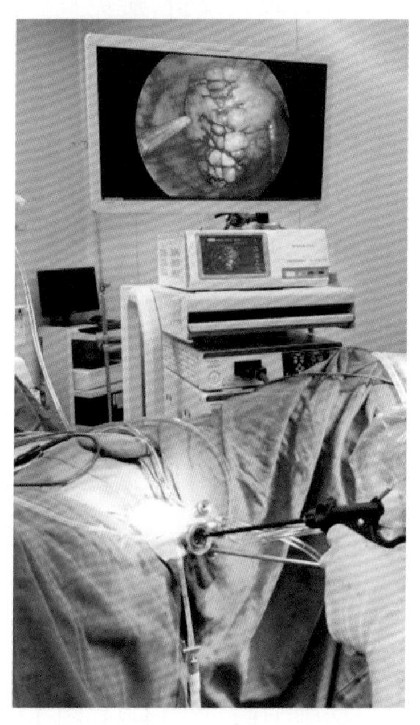

图14-20　缝合子宫关闭瘤腔

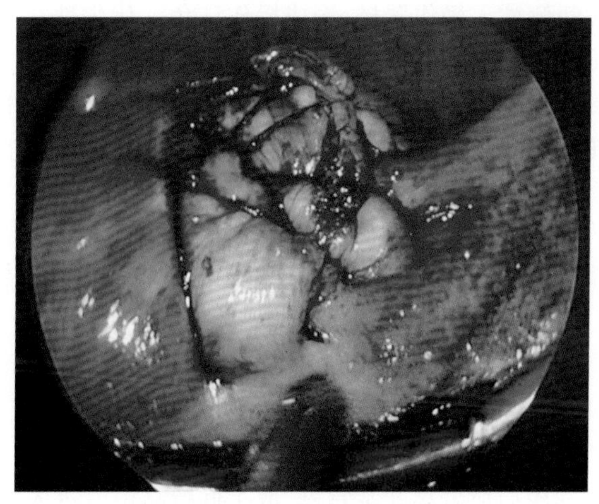

图14-21　分层缝合浆肌层关闭瘤腔

9. 取出Port入路平台　充分冲洗及清理手术创面及腹盆腔后，根据术中情况，是否留置引流管。吸净CO_2气体，取开密封帽，示指勾取内环，取出Port(图14-22)。

10. 缝合腹膜及阴道黏膜切口　Allis钳夹腹膜及阴道黏膜切口边缘，碘伏消毒后，2-0号可吸收缝合线从两侧角开始，连续缝合腹膜及阴道穹窿黏膜切口(图14-23)。碘伏再次消毒后，阴道穹窿填塞碘伏纱布预防出血，24小时内取出。

三、术中注意事项及操作技巧

1. 正确选择阴道前穹窿切口位置，准确分离子宫膀胱间隙，打开子宫前腹膜反折，避免膀胱损伤。切口过高过浅，分离时容易损伤膀胱，过低过深，易进入宫颈筋膜内，更难分离进入间隙。宫颈钳钳夹宫颈上下活动，有助于辨认膀胱横沟，或用金属导尿管插入膀胱，探查膀胱的最低部位，阴道前壁黏膜切口在膀胱横沟下约0.5cm，距宫颈外口约1.5cm处为宜，切开阴道前壁黏膜全层，达宫颈筋膜，注意不要切开宫颈筋膜，助手向下牵拉宫颈，以使阴道黏膜及膀胱向上回缩，同时用弯组织剪刀尖端紧贴宫颈筋膜向上推进撑开分离子宫膀胱间隙或示指裹纱布从宫颈向上推开分离子宫膀胱间隙。

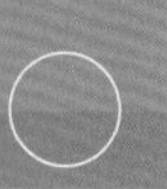

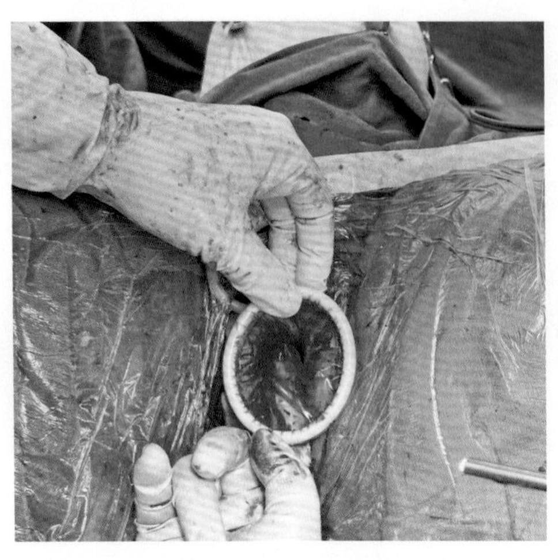

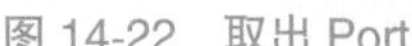

图 14-22　取出 Port

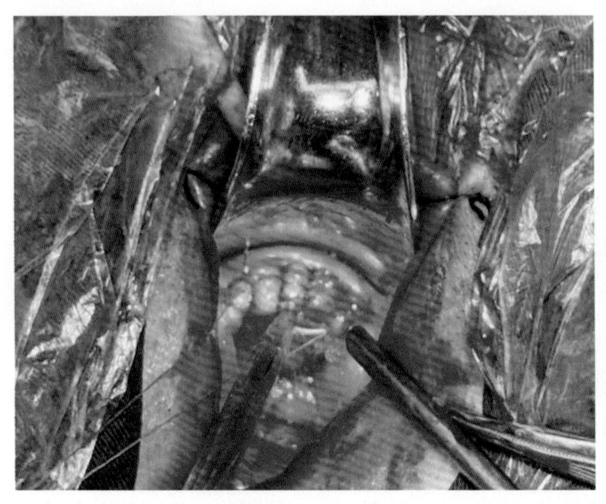

图 14-23　缝合腹膜及阴道黏膜切口

2. 正确选择阴道后穹窿切口位置，准确分离子宫直肠间隙，打开子宫后腹膜反折，避免直肠损伤。阴道后壁黏膜切口在距宫颈外口约 2.5cm 处为宜，切开阴道后壁黏膜全层，助手向上牵拉宫颈，以使阴道黏膜及直肠向上回缩，分离子宫直肠间隙。

3. 操作器械的放置及选择。放置入路平台后，先放置镜头，暴露术野，根据肌瘤的大小及位置，在镜头一侧或两侧放入操作器械，形成操作三角。优先选择 30° 的 5mm 镜头，余出更多的空间方便操作。如果有加长版腹腔镜器械及可弯曲镜头，有利于完成手术。

4. 具有免气腹腔镜下手术经验的医师，可在免气腹条件下完成手术。单纯用切口保护套作为入路平台，代替 vNOTES 手术专用入路平台，可大大降低成本，开放式缝合子宫关闭瘤腔，使缝合和打结更容易、更快捷。

第四节　单孔腹腔镜子宫全切术

一、经脐入路的子宫全切术

留置导尿后放置杯状举宫器，取头低臀高位。进入腹腔后探查，包括中上腹（图 14-24、图 14-25）的脏器、脏腹膜、大网膜，子宫双侧附件，膀胱反折及直肠子宫陷凹等。

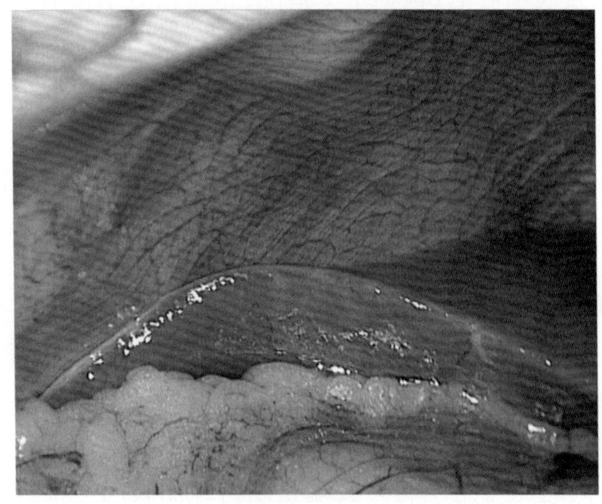

图 14-24　探查右侧上腹部

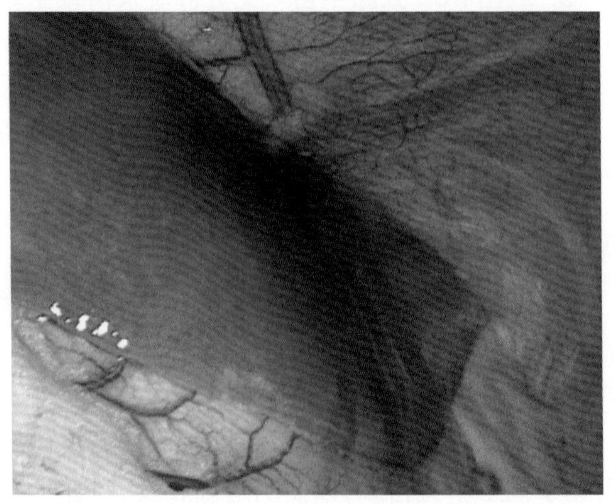

图 14-25　探查左侧上腹部

观察双侧输尿管走行(图 14-26),必要时可留取腹腔冲洗液(图 14-27)。充分评估肿瘤的良、恶性,以及与周围组织粘连情况。超声刀或单极电钩充分分离粘连。

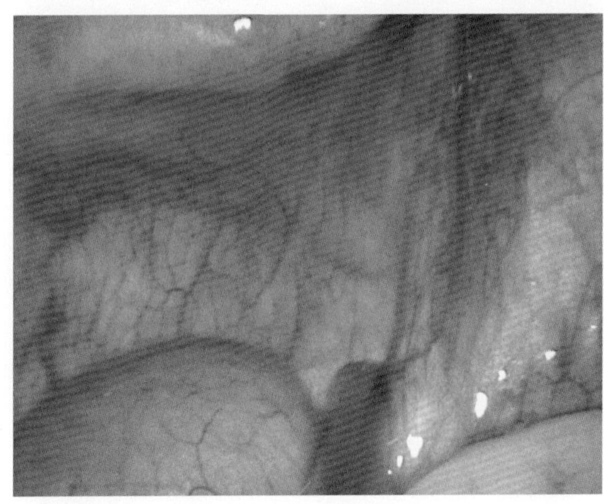

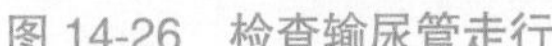

图 14-26　检查输尿管走行

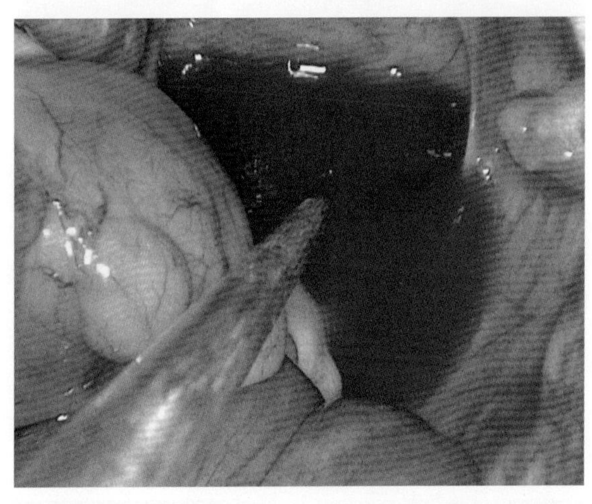

图 14-27　洗净腹腔积液,必要时留取细胞学检查

上举子宫并偏向一侧,显露另一侧附件区,用抓钳提起该侧输卵管。电凝并切断输卵管峡部,抓钳提起该侧卵巢,电凝并切断卵巢固有韧带(图 14-28)。继续电凝输卵管与卵巢固有韧带间系膜及其内血管,钳夹该侧圆韧带,距离子宫约 1.5cm 处凝固切断(图 14-29)。建议使用双极电凝或超声刀彻底闭合血管,最佳选择是 5mm 智能双极闭合切割刀,闭合血管确切。另外,在断开输卵管峡部及卵巢固有韧带时,应避免过于紧贴子宫侧壁,保持 0.5~1cm 的距离,以防止损伤宫旁走行的血管导致出血。

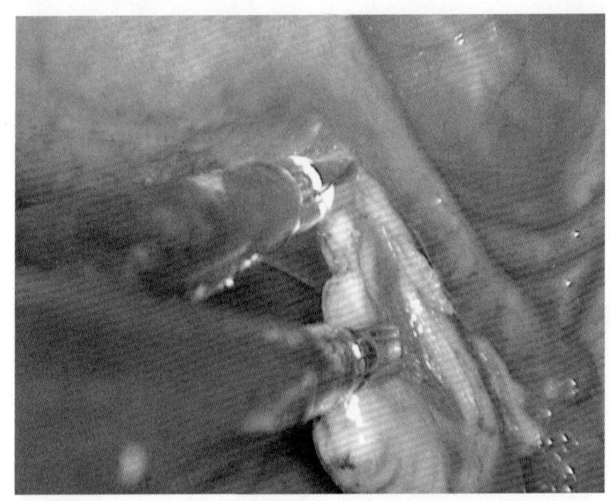

图 14-28　电凝并切断卵巢固有韧带

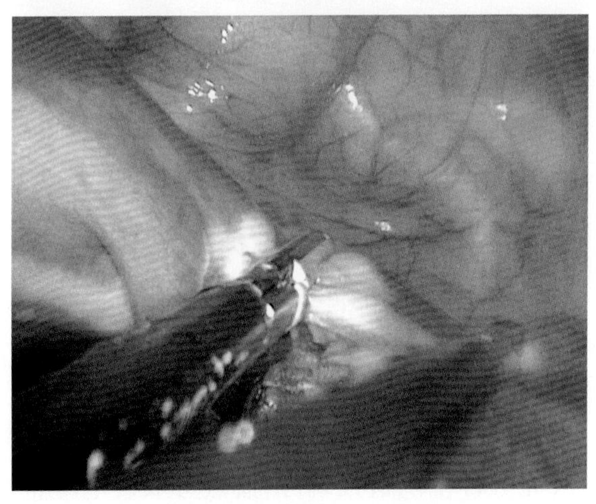

图 14-29　凝切输卵管峡部、卵巢固有韧带

继续向下推开该侧阔韧带前后叶,分离疏松组织,尽可能地裸化阔韧带底部的子宫血管。同法处理对侧,于两侧圆韧带断端之间切开子宫膀胱反折腹膜(图 14-30),继续上举子宫,钳夹膀胱反折切缘上提,借助张力紧贴宫颈筋膜下推膀胱至宫颈外口下 1cm 左右(举宫杯缘下方 1~2cm)。阔韧带后叶切开,至双侧宫骶韧带结合部。

继续分离宫旁疏松组织,尽可能地裸化子宫血管,并于杯缘上方充分凝固子宫血管并切断,为保证凝闭效果,可凝固约 1cm 节段,在其中间切断(图 14-31、图 14-32)。上举子宫形成张力,继续向下方凝切主韧带,并调整举宫器,暴露子宫颈侧后方,凝切宫骶韧带宫颈连接部(图 14-33)。同法处理对侧。注意时刻保持举宫器前推的力量,远离输尿管,降低直接或热辐射损伤的概率。

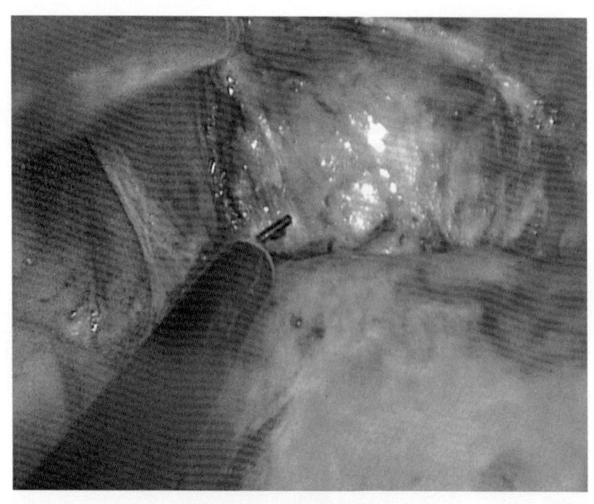
图 14-30　切开膀胱反折腹膜

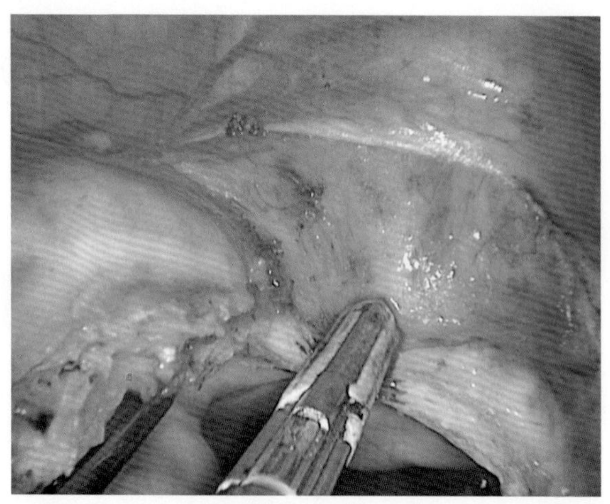
图 14-31　凝切子宫右侧血管

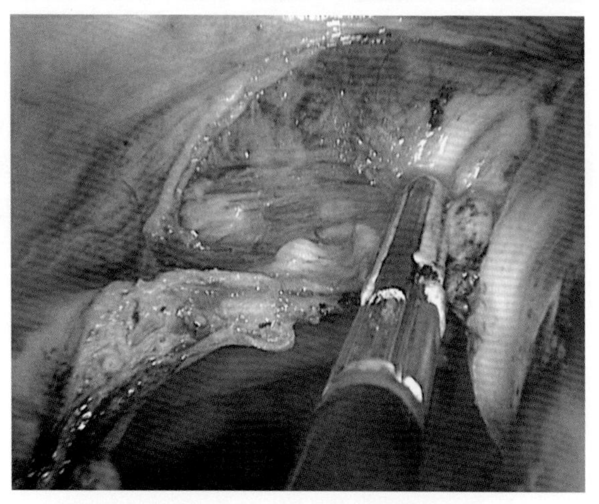
图 14-32　凝切子宫左侧血管

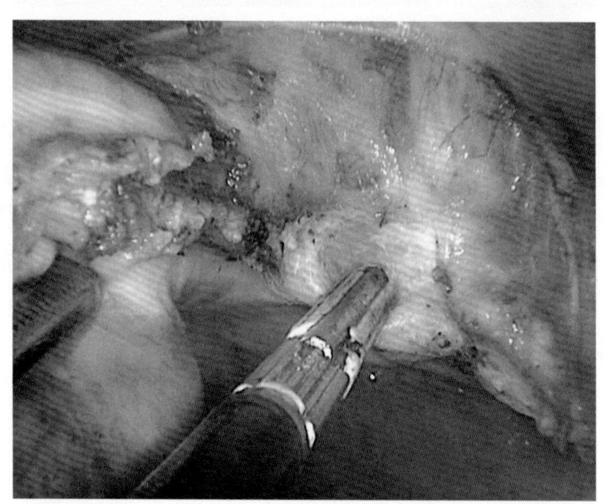
图 14-33　凝切骶韧带

处理完血管及韧带，沿着杯缘环形切开阴道穹窿（图 14-34），完全离断后由阴道取出子宫，如果子宫过大可经阴道粉碎后取出。

阴道内放置无菌手套包裹的纱布团保持气密性，充分冲洗阴道残端，出血点可双极电凝止血（图 14-35）。用可吸收缝合线连续缝合阴道残端，注意两侧角要充分缝合，避免遗漏阴道黏膜（图 14-36~图 14-38）。由于单孔腹腔镜的同轴操作影响，阴道残端的缝合尤其困难，初学者需要不断练习，选择免打结自固定缝线可降低缝合难度。如果缝合难度太大，也可选择经阴道完成残端的缝合。

再次检查创面有无渗血（图 14-39），大量生理盐水冲洗盆腔，阴道内络合碘消毒，缝合脐部切口（详见视频 14-2　经脐单孔腹腔镜大子宫全切术）。

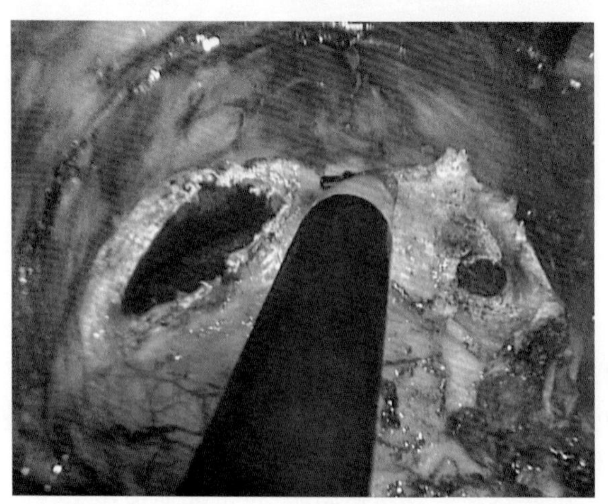
图 14-34　切开阴道穹窿

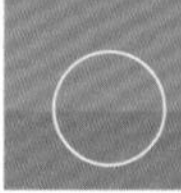

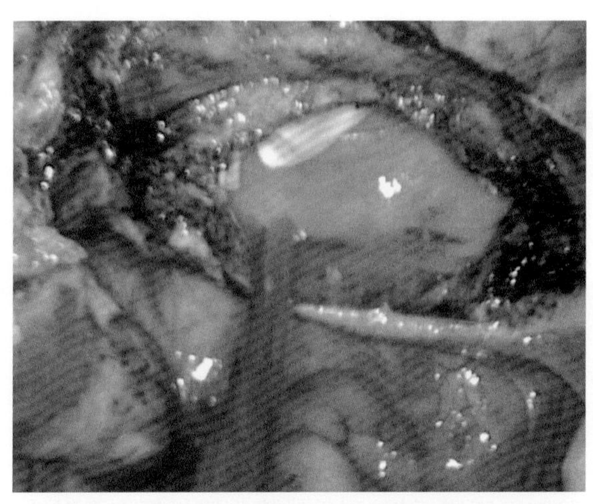

图 14-35　检查并消毒阴道残端

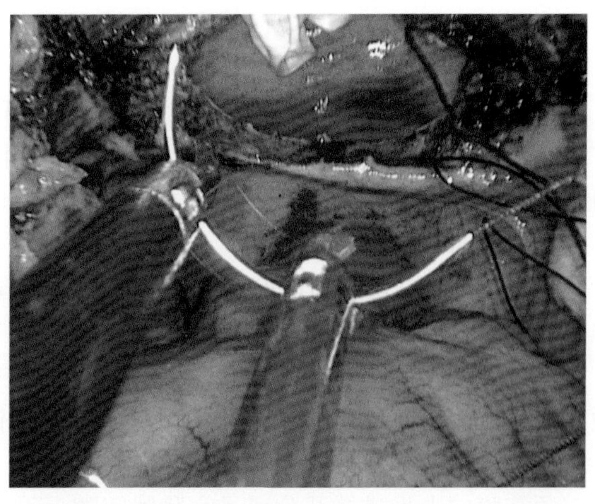

图 14-36　缝合阴道残端

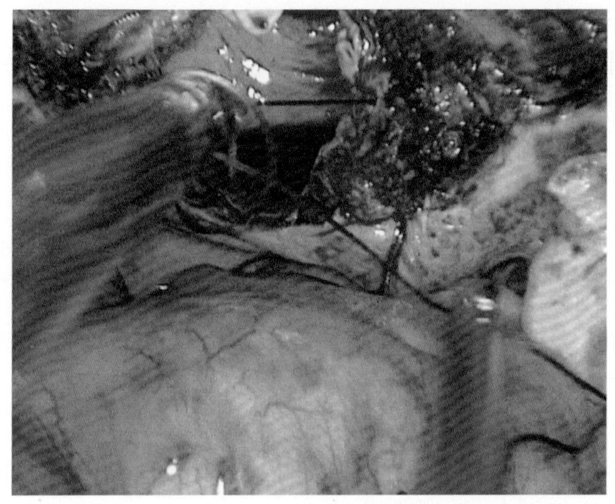

图 14-37　注意双侧角缝合充分

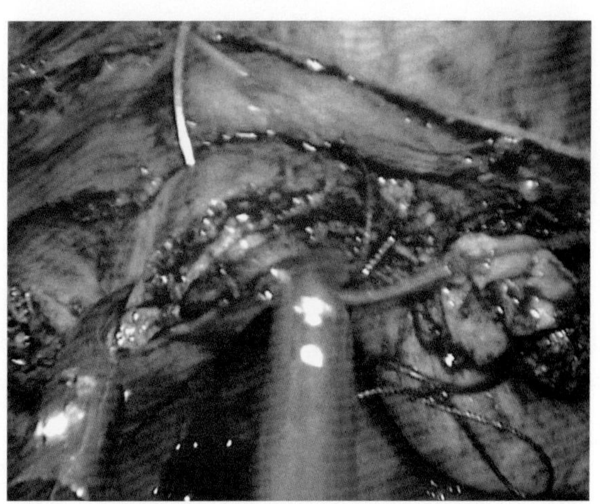

图 14-38　缝合阴道残端左侧角

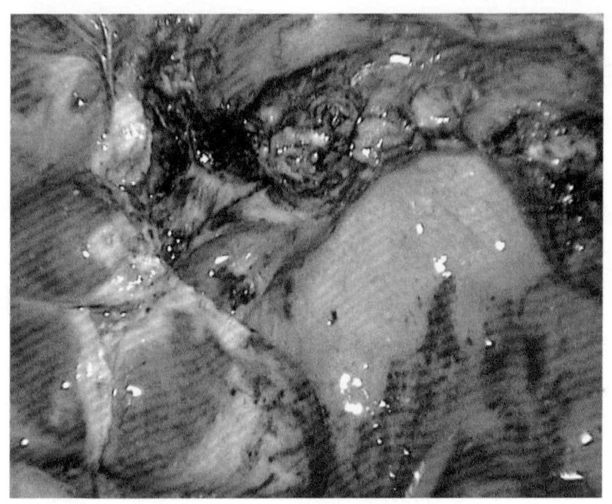

图 14-39　冲洗检查创面

视频 14-2
经脐单孔腹腔镜大子宫全切术

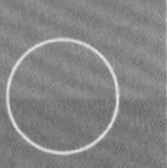

二、经阴道入路的子宫肌瘤子宫全切术

1. 体位　患者取膀胱截石位，两大腿充分分开、固定，取头低臀高位，臀部超出床沿 5~10cm。

2. 建立外阴无菌手术区　再次消毒外阴及阴道，留置导尿管，排空膀胱，4-0 慕丝线将双侧小阴唇分别缝合固定于两侧大腿内侧沟，将无菌巾缝合于会阴皮肤遮盖肛门。

3. 手术步骤

(1) 暴露宫颈，切开阴道前壁黏膜。单页阴道拉钩暴露宫颈，宫颈钳钳夹宫颈前后唇，上下牵拉，准确辨认膀胱横沟。

(2) 在膀胱沟水平下约 0.5cm 处横行切开阴道黏膜全层，并向两侧弧形延长切口达宫颈两侧，深达宫颈筋膜。阴道拉钩深入切缘拉开前后壁组织，分别钳夹、断离、4-0 慕丝线缝扎两侧膀胱宫颈韧带。

(3) 分离子宫膀胱间隙，打开子宫前反折腹膜。Allis 钳提起阴道前壁黏膜切缘，用弯组织剪刀尖端紧贴宫颈筋膜向上推进撑开分离子宫膀胱间隙，示指上推膀胱至腹膜反折，用手触摸腹膜反折有柔滑感，剪开子宫膀胱反折腹膜，手指向两侧扩大，4-0 慕丝线缝合阴道切缘与腹膜，留线牵引腹膜。

(4) 切开阴道后壁黏膜，打开子宫直肠反折腹膜。向上牵拉宫颈，距宫颈外口约 2.5cm 处横行切开阴道后壁黏膜全层，并与宫颈前壁切口贯通，Allis 钳提起阴道后壁黏膜切缘，示指紧贴宫颈钝性分离扩大子宫直肠间隙，剪开反折腹膜，4-0 慕丝线缝合腹膜及阴道后壁切缘正中一针牵引腹膜。

(5) 切断双侧宫骶韧带、主韧带及子宫动脉下行支。于宫颈筋膜外侧缘，分别钳夹、切断、7 号丝线双重缝扎双侧宫骶韧带、主韧带及子宫动脉下行支。

(6) 放置 Port 建立入路平台。在阴道穹窿放置 vNOTES 手术入路平台（无条件者，亦可用自制切口保护套 + 手套替代），卵圆钳协助将内环经阴道前穹窿（或后穹窿）推入盆腔，翻卷保护套外环，外环拉紧后，示指入盆腔探查一圈，确认放置位置正确，确保无肠管等组织挤压其中，盖上密封帽（帽上接充气管和吸烟管道），形成人工气腹，根据手术需要旋转密封帽调整器械入口位置，形成操作三角，克服“光源同轴、筷子效应”。

(7) 置入腹腔镜及操作器械。先放置镜头，暴露术野，再根据手术需要，放入操作器械（如分离钳、双极电凝钳等）。根据术者所在单位条件，可选择普通型和加长版腹腔镜器械，30° 的 5mm 及 10mm 镜头等。

(8) 处理子宫血管。用分离钳钳夹子宫，将子宫向操作的对侧推离，使子宫尽量远离盆壁，暴露子宫动静脉，于宫颈筋膜外侧缘，双极电凝、断离右侧子宫血管。同法处理左侧。

(9) 处理卵巢固有韧带、输卵管。将子宫推向左上方，双极电凝、剪断右侧卵巢固有韧带、输卵管峡部。同法处理左侧。

(10) 处理子宫圆韧带。将子宫推向左上方，距宫角 2~3cm 处双极电凝、剪断右侧子宫圆韧带。同法处理左侧。切除子宫，取开密封帽，子宫经阴道取出。

(11) 取出 Port 入路平台。充分冲洗清理手术创面及腹盆腔后，根据术中情况，是否留置引流管。吸净 CO_2 气体，取开密封帽，示指勾取内环，取出 Port。

(12) 缝合腹膜及阴道黏膜切口。Allis 钳夹腹膜及阴道黏膜切口边缘，碘伏消毒后，2-0 号可吸收性缝合线从两侧角开始，连续缝合腹膜及阴道黏膜切口。

4. 术中注意事项及操作技巧

(1) 采用 4-0 慕丝线分别缝合腹膜与阴道前后壁切缘，建立从阴道到腹腔的平滑通道，避免切口平台内环陷入腹膜外间隙而造成腹膜遮挡或膀胱遮挡，解决暴露不良的问题。

(2) 离断宫骶韧带、主韧带及子宫动脉均需在筋膜外侧缘进行，保证手术范围。

(3) 有免气腹腔镜下手术经验的医师，可在免气腹条件下完成手术。单纯用切口保护套作为入路平台，代替 vNOTES 手术专用入路平台，可大大降低成本。

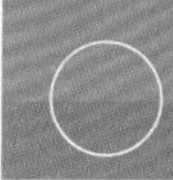

第五节　单孔腹腔镜子宫腺肌病的处理

一、子宫腺肌病诊治概述

子宫腺肌病是指子宫内膜(包括腺体和间质)侵入子宫肌层生长而产生的病变,临床表现多为痛经进行性加重,月经量增多,经期延长,子宫呈均匀性增大(球形)或有局限性结节隆起(腺肌瘤)。文献报道,根据子宫切除手术后的病理检查结果,其发病率可达 8%~27%。

主要的诊断方法为病史和体格检查,以进行性痛经和月经增多为主要病史特点,妇科检查可发现如球形增大的子宫,由于骶韧带处常常形成粘连病灶,子宫活动度受限,后穹窿可扪及触痛结节。超声检查可提示子宫增大,肌壁明显增厚,并可于肌壁内探及不均匀高回声区。血清学 CA125 可出现轻至中度升高。

主要的治疗方式有药物和手术治疗。手术治疗的目的主要是去除病灶,恢复解剖。根据术式不同分为如下。

1. 保守性手术　保留患者的生育功能,挖除子宫内病灶,同时分离盆腔粘连。适用于年轻或需要保留生育功能者。

2. 半根治性手术　切除子宫和病灶,但保留卵巢,主要适用于无生育要求但希望保留卵巢内分泌功能者。

3. 根治性手术　切除全子宫 + 双附件及所有肉眼可见的病灶。适用于年龄较大、无生育要求、症状重或者多种治疗无效者。

4. 其他　如改善疼痛的骶前神经切除术,近年来发展迅速的超声聚焦治疗,射频热消融等微无创治疗。

二、术前准备

术前准备中最重要的内容是准确评估病情的严重程度,充分地与患者或家属沟通,并获得理解和知情同意。此外,还要评估手术的风险、手术损伤特别是泌尿系统与肠道损伤的可能性,以及转开腹手术的可能;对深部浸润型子宫内膜异位症,特别是病变累及阴道直肠部位者,应做好充分的肠道准备;有明显宫旁深部浸润病灶者,术前应检查输尿管和肾脏是否有异常,必要时需泌尿外科及普通外科的协助。

三、手术实施要点

先分离盆腔粘连,以恢复解剖;要尽量切除或破坏腹膜型子宫内膜异位症病灶,达到减灭的目的;对较弥散的病灶,可进行整块腹膜切除;深部浸润病灶,应进行切除。

1. 子宫腺肌瘤剜除术　多见于局限于后壁的腺肌瘤,子宫肌内注射稀释的垂体后叶素后于凸起的后壁纵形切开肌层,可达近子宫内膜层,正常肌层质地较软,血供丰富,而子宫腺肌病病灶则质地硬,创面渗血少。沿病灶与正常肌层的交界尽可能用剪刀或电凝钩挖除子宫腺肌病病灶,创面可选择可吸收缝线(免打结自固定缝线更佳)连续内翻缝合法,参照子宫肌瘤切除术的缝合方式,要求不留死腔,层次对齐,表面浆膜化。

2. 子宫全切术　手术步骤与正常全子宫切除相同,常见困难在于宫骶韧带往往有子宫腺肌病病灶浸润,挛缩增粗,并与结直肠前壁形成粘连,需要先行钝、锐性结合分离粘连,但应避免损伤输尿管及结直肠。

对手术难以切除干净的内异症病灶,或有损伤重要器官组织可能时,术前可用药物如促性腺激素释放激素激动剂(GnRH-a)治疗 3~6 个月。分离粘连、切除子宫、处理子宫血管及韧带时,要注意输尿管周围的解剖关系,必要时,术前放置输尿管导管作为指示。此外,术后患者可应用防粘连制剂,必要时术后继续 3~6 个月 GnRH-a 巩固治疗。

由于子宫腺肌病的保守性手术治疗难度较大，手术切除的范围无法明确限定，术中缝合困难，对术者的技术要求高。此外，保守性手术并不能完全清除子宫腺肌病病灶，并且术后可能引发一些后遗症，如盆腔粘连、子宫容积缩小及子宫内膜受损等，这些都可能影响患者受孕。保守性手术后还可能出现一种晚期并发症，即子宫切口瘢痕可能隐藏更多的子宫腺肌病病灶，导致子宫肌拉伸强度降低，孕期和分娩时发生先兆子宫破裂和子宫破裂的风险增加。所以并不建议常规选择单孔腹腔镜来进行子宫腺肌瘤的保守性剜除手术。

第六节　单孔腹腔镜子宫腺肌瘤切除术的临床实践

一、子宫腺肌病概述

子宫腺肌病是指子宫内膜间质或腺体异位至子宫肌层内，在激素的作用下导致出血、纤维结缔组织增生，形成的弥漫性或者局限性的病变，也可形成局灶性子宫腺肌瘤。根据文献综述，子宫腺肌病的发病率在 8.8%~61.5%，其中在 35~50 岁女性中患病率最高。在一项 2015 年的前瞻性研究中显示：在接受避孕咨询的 18~30 岁的未生育女性中，有 34% 的人考虑患有子宫腺肌病，这充分说明了子宫腺肌病患者当前发病的年轻化，甚至部分患者还未完成生育。另外，大约 70% 的子宫腺肌病患者有明显的临床症状，其中异常子宫出血占 40%~50%，25% 的患者表现为进行性加重的痛经。高发病率，年轻化，而且临床症状重，严重影响患者生活质量，这让子宫腺肌病的治疗成为近年来妇产科学界热议的话题。

子宫腺肌病妇女临床治疗的目的是改善因其症状所致的下降的生活质量。通常，子宫全切术被认为是子宫腺肌病治疗的“金标准”，但是子宫切除后，给卵巢供血的子宫上动脉被切除及缝扎，影响到卵巢的内分泌功能，导致卵巢功能衰退，影响患者术后的生活质量。保留子宫对于维持女性正常的生理和心理有重要意义。所以目前保守治疗成为子宫腺肌病治疗的一种趋势。保守治疗分为药物治疗和手术治疗。药物治疗主要包括非甾体抗炎药、孕激素、口服避孕药、GnRH-a、达那唑、左炔诺孕酮宫内缓释系统，但是，药物治疗的疗效往往是短暂的，且一些患者无法忍受长期服药所带来的副作用，停药后子宫腺肌病的临床症状总是很快会出现。

二、子宫腺肌病保守性手术治疗的概况

保守性手术治疗包括：子宫腺肌瘤病灶切除术、支配子宫神经根离断术（如子宫骶神经根离断术和骶前神经离断术）、子宫内膜切除术、子宫腺肌病射频消融术、高强度聚焦超声治疗等。

（一）子宫腺肌病病灶楔形切除术

此术式是子宫腺肌病传统术式，主要是在腹腔镜或经腹完成，先确定子宫腺肌病或腺肌瘤病灶所在，然后通过楔形切除部分浆膜及腺肌瘤组织，切除后创面与剩余浆膜及肌层缝合。楔形切除病灶后容易在切缘一侧或双侧残留部分病灶，导致术后恢复情况不佳，且易复发。

（二）子宫肌壁 H 形切除术

Fujishita 等首先提出了该种术式，其主要步骤为在子宫壁上做垂直纵切口，再沿子宫上、下缘垂直于初始切口做两条横切口（H 形切口），于切口下方切除厚度为 5mm 的浆膜组织，然后用手触诊引导下大量切除病变组织直至正常组织边界，切除完成后逐层缝合肌层以及浆膜层，最后一层浆膜层需行单纯间断缝合。在该作者的追踪及随访中，截至 2010 年，共有 41 名患者接受了 H 形切除术，其中 31 名试图妊娠，12 名（38.7%）成功妊娠，5 名（16.1%）继发流产，7 名（22.5%）顺利分娩。

（三）子宫壁楔形切除术

该术式需在开腹下进行，主要为在子宫体做矢状切口后行楔形切除子宫腺肌瘤组织，切除范围涉及子宫内膜以及两侧浆膜层，然后才有连续水平褥式缝合重建子宫，将切缘导致埋入切口内，避免其大网膜、肠

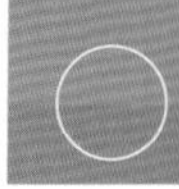

管及腹膜粘连，在该项研究中一共有 103 名症状严重的子宫腺肌瘤患者接受了该手术治疗，其中 70 名在术后试图妊娠，21 名成功妊娠，16 名顺利分娩。但是，我国有学者认为，子宫楔形切除术切除了大部分宫体组织及内膜，虽然在处理了病灶的同时保留了子宫动脉上行支，保留了卵巢血供，延缓了围绝经期综合征的到来，但是因此也丧失了生育功能，建议该术式适合那些已生育或者无生育意愿的围绝经期妇女。

（四）子宫三叶瓣切除术

该手术在传统手术方法基础上有了进一步的创新，其方法主要借用正常的子宫肌层重建缺损的子宫壁，其不仅针对子宫腺肌瘤，对弥漫性子宫腺肌病也同样有效，同时也对预防子宫破裂具有潜在优势。它主要包括子宫腺肌病的根治性切除，其中保留子宫内膜上方 1cm 的组织边缘和浆膜表面下方 1cm 的组织边缘，随后进行 3 次子宫瓣膜的重建。Osada 随即对 113 名接受该术式的妇女进行随访研究发现：所有患者在术后 6 个月内手术区域的子宫血供均恢复正常，术后仍有 62 名患者希望怀孕，其中 46 名最终妊娠，32 名最后通过剖宫产顺利分娩。在 27 年的随访期间，仅有 4 名患者复发并再次接受手术治疗。如果术中不打开宫腔，从浆膜侧叠加子宫肌皮瓣形成子宫壁，则称为双皮瓣法，国内也曾报道经腹腔镜下双皮瓣法治疗弥漫性子宫腺肌病，并获得良好的效果。因该手术需在触诊下进行，需要精细缝合，因此单纯的腹腔镜下完成该手术是非常困难的，最好是采用开腹手术。

（五）子宫内膜切除术

微波子宫内膜消融术已成为月经过多的主要治疗方法之一，其中 NovaSure 全子宫内膜消融术最为常见。Philip 对 43 例合并严重月经过多或者痛经的子宫腺肌病患者进行 NovaSure 全子宫内膜切除术并随访 3 年，有 40 例患者术后 6 个月经过多症状完全消失，直至术后 3 年仍有 29 例患者无明显月经过多症状，痛经症状亦有明显改善。他认为，NovaSure 全子宫内膜切除术在治疗子宫腺肌病引起的月经过多或痛经中有显著疗效，但是其效果会因随诊时间的推移而下降，在围绝经期无生育要求的女性中，其是替代子宫全切术良好的治疗方案，且术后可给予行宫腔内放置左炔诺孕酮宫内缓释节育系统治疗可以取得更好的疗效。

（六）高强度超声聚焦

高强度超声聚焦是由电压换能器产生多数超声光束并定向到直径为 5mm，长度为 10mm 的三维焦点，并通过磁共振或 B 超引导下定位于病灶，使局部病灶维持不低于 60℃，导致病灶组织凝固坏死或细胞凋亡。在最近的一篇文献综述中总结了 11 篇关于 HIFU 用于治疗子宫腺肌病的文章，其中 5 篇关于磁共振引导下的 HIFU 包括 84 名患者，6 篇关于超声引导下的 HIFU 治疗包括 1 066 名患者，其中月经过多的缓解比例为：12.4%~33.3%（1 个月）、25.3%~80.8%（3 个月）、16.4%~52.4%（6 个月）、24.9%~66.4%（12 个月）、44.0%（18 个月）、44.8%（24 个月）；痛经的缓解情况：25.0%~83.3%（3 个月）、44.7%~100%（6 个月）、64.0%~72.1%（12 个月）、54.2%（18 个月）、56.0%（24 个月）。其结果提示疗效尚可，但是目前尚无大量数据说明其不良反应。

（七）单孔腹腔镜子宫腺肌瘤病灶切除术的技术改良

随着单孔腹腔镜技术的进步及腹腔器械的改进，目前经单孔腹腔镜入路的子宫腺肌病病灶切除术被广泛地开展，但子宫腺肌瘤仍不同于子宫肌瘤，子宫腺肌瘤病灶与周围正常肌层无明显边界，这给完整切除病灶带来一定困难，而且瘤体大多位于子宫后壁，所以子宫腺肌瘤病灶切除术后创面的缝合一直是个难题，传统的子宫腺肌瘤或肌瘤的缝合方式为对创面进行分层的单纯的连续缝合，而子宫腺肌瘤切除术后两侧创面较大，缝合时张力过大，易导致缝合打结不紧或对肌层组织造成切割，从而留下无效腔。笔者根据目前缝合技巧的不足，改良了缝合方式，对单孔腹腔镜子宫腺肌瘤病灶切除后采取环形减张缝合，缩短了手术时间，减少了出血。手术步骤如下。

1. 单孔腹腔镜下充分探查盆腔及子宫情况，明确子宫腺肌瘤位置及大概边界（图 14-40）。

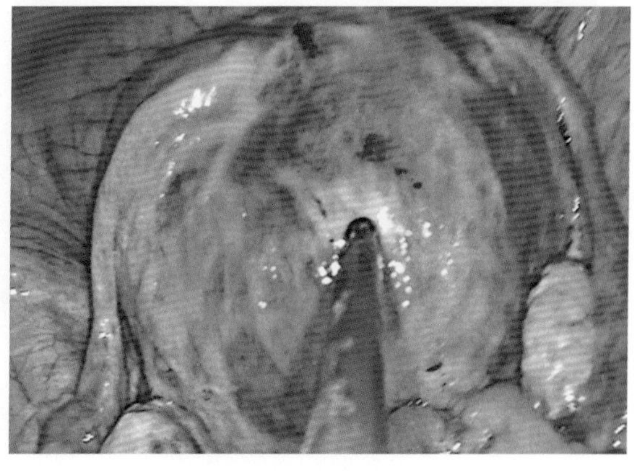

图 14-40　探查盆腔及子宫

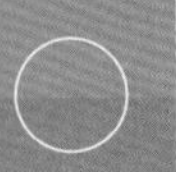

2. 在子宫腺肌瘤组织注射 1∶1 000 垂体后叶素，用单极沿子宫腺肌瘤边缘环形切除子宫腺肌瘤组织，直至切缘边界变软及开始出血，说明切至正常肌层组织（图 14-41~ 图 14-44）。

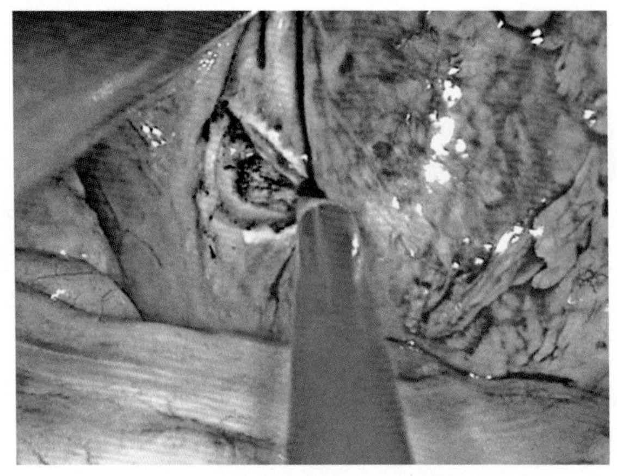
图 14-41　边缘环形切开瘤体

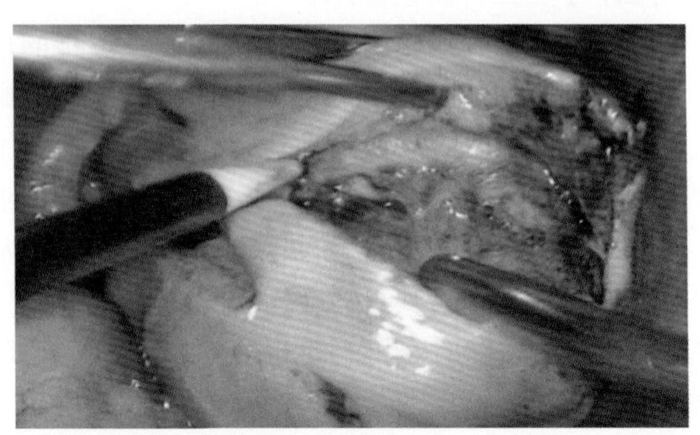
图 14-42　瘤体完整切开

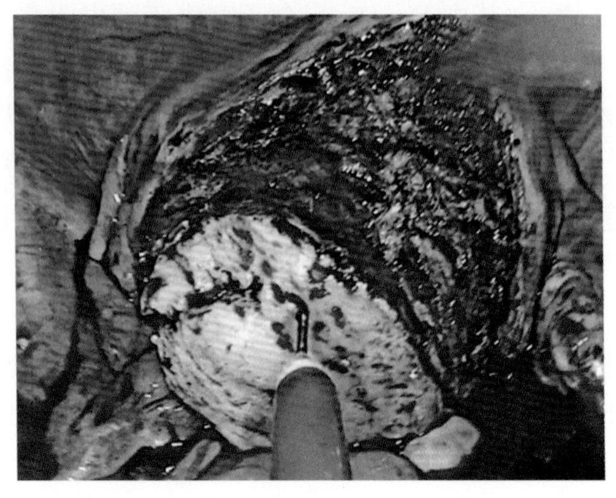
图 14-43　切除子宫腺肌瘤组织

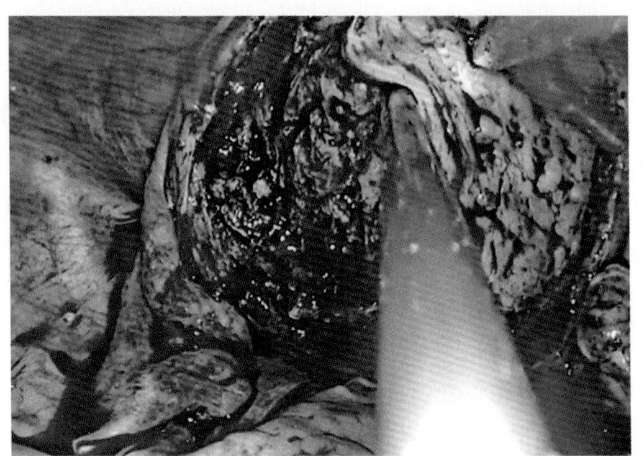
图 14-44　子宫腺肌瘤整体切除

3. 切除后再次用爪钳检查切面是否柔软，此后用 2-0 号可吸收性缝合线于切口一侧顶端深肌层进针缝至子宫浆膜下，出针后打结（图 14-45）。

4. 继续用原可吸收性缝合线自一侧创面基底层进针，自该侧子宫浆膜下出针，沿同侧创面继续该方法连续缝合，针距约 1cm，直至与第一针相遇（图 14-46）。

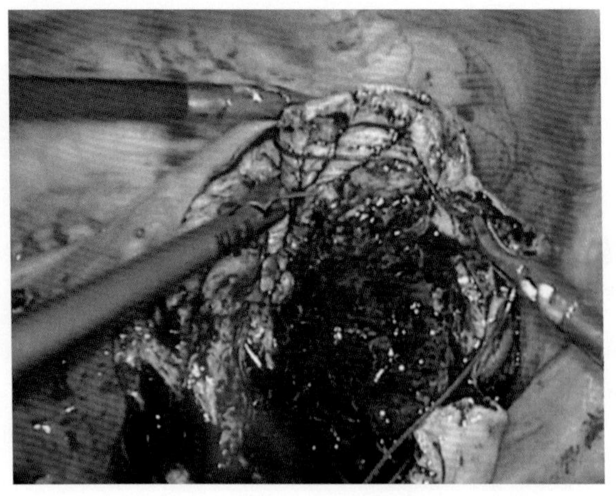
图 14-45　于切口一侧顶端深肌层缝合

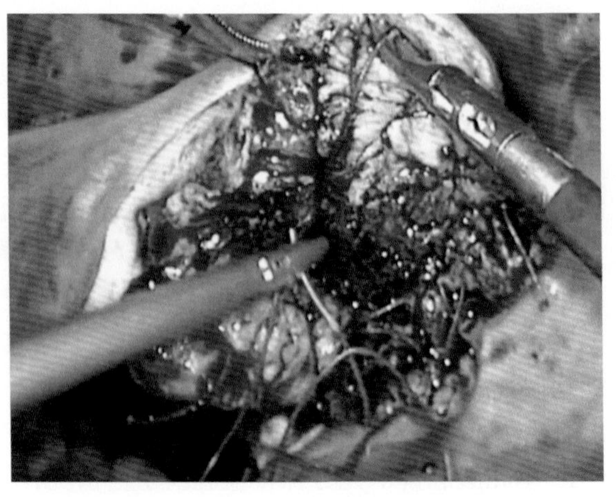
图 14-46　创面继续连续缝合

5. 将缝线拉紧，使两侧子宫创面紧紧贴合后与线头打结，再沿一侧创面连续缝合，关闭瘤腔表面（图 14-47、图 14-48）。

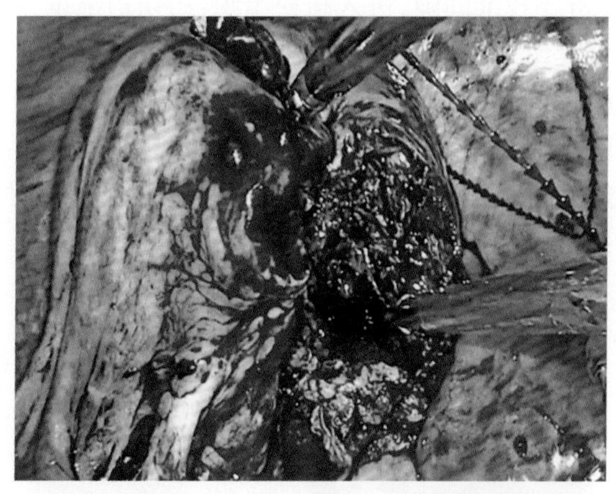

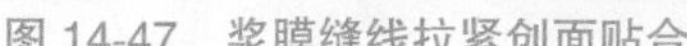

图 14-47　浆膜缝线拉紧创面贴合

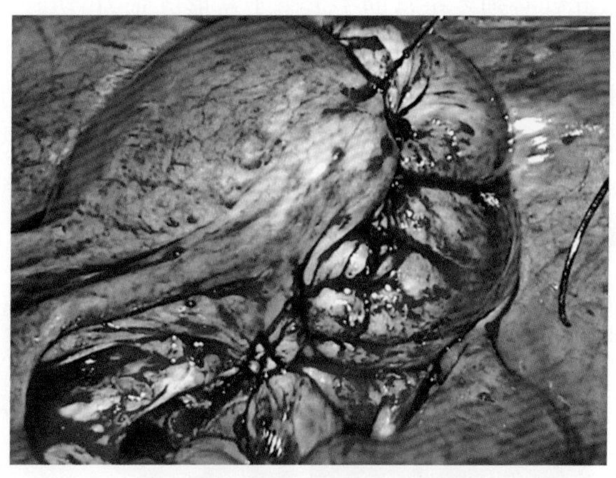

图 14-48　关闭瘤腔表面

6. 将切除的瘤体置入标本袋中，由脐孔取出。腹腔内于温生理盐水反复冲洗、浸泡，确认无残留肿瘤组织后退出腹腔镜系统，缝合切口，手术结束（详见视频 14-3　单孔腹腔镜腺肌病病灶切除术）。

视频 14-3
单孔腹腔镜腺肌病病灶切除术

笔者认为，改良的环形缝合能对创面出血点产生缝扎的效果，其止血效果较单纯缝合仅仅将两侧创面拉紧靠压力止血的效果更佳；其次环形缝合类似于在两侧创面都平铺了一层缝线，当缝完一周以后拉紧，两侧创面在各自的缝线牵拉下紧紧贴合在一起，从而无效腔形成的可能性更小，减少了术后并发症的发生；最后由于环形缝合最初为单线一侧连续缝合，缝合过程中无须反复压线、打结及剪线等动作，缝合动作连贯，技术要求低，这可缩短缝合所需时间，进而进一步减少术中出血。

第七节　单孔子宫良性肿瘤的手术技巧及心得分享

首先，对于器械的选择，建议长短搭配，特别是持针器，可以减少左右手器械之间的干扰；对于镜头而言，必须选择 30° 镜，如有加长的 5mm 镜头则最佳，一般选择常规的 10mm、30° 镜头即可。能量器械推荐使用 5mm 智能双极电凝，好的凝闭效果会使手术更加流畅，同时更少的更换、进出器械也会降低脐孔入路处器械互相干扰的影响。

其次，对于术者的站位和操作，目前多见两种方式，其一为术者立于患者正头端，主要利用左右手器械交叉操作，但因为镜头会置于左右手之间，扶镜助手会与术者有站位的冲突（图 14-49），而且需要练习器械的交叉操作；其二是常规站位，术者立于手术台左侧，助手立于右侧。以下为编者的个人经验，术者左右手控制器械从脐孔入路的左侧半进入，并变为上下操作（左手上右手下，左利手则反之），助手扶镜头从脐孔入路的右侧半进入（图 14-50），此种方式更接近于普通腹腔镜的操作，更易于掌握。

对于初学者，正常大小的子宫全切应该可以作为首先尝试的术式，因为单孔腹腔镜所有的操作器械均由下腹正中的脐部入路，处理双侧宫旁的韧带及血管甚至比普通腹腔镜更加有优势，因为普通腹腔镜处理术者对侧的宫旁组织需要绕过子宫，增加了操作难度。需要提出的是，打开膀胱反折腹膜及下推膀胱这一步骤，是单孔腹腔镜子宫全切的第一个难点所在，因为同轴效应会让两把器械尖端的聚焦变得尤为困难，所以此处必须要举宫助手上举子宫形成张力，切开膀胱反折要找准间隙，进入疏松组织，边切边下推，推至举宫杯缘的下方。单孔腹腔镜子宫全切的第二个难点所在是缝合阴道残端，同样因为同轴效应，单孔腹腔镜下缝合横切口和打结尤其困难，初学者往往受困于此步骤，转而寻求经阴道完成残端的缝合。编者的建议是一定要充分利用左手抓钳的协助，通过牵拉改变阴道残端的角度，从而使进针更加容易，一般由右侧开始缝合第一针，打结则利用操作钳前后的交错绕线（类似"打毛衣"的操作），自右向左连续缝合，左手钳拉紧缝线牵引调整进针角度。选择成本较高的自固定缝线可降低手术难度。

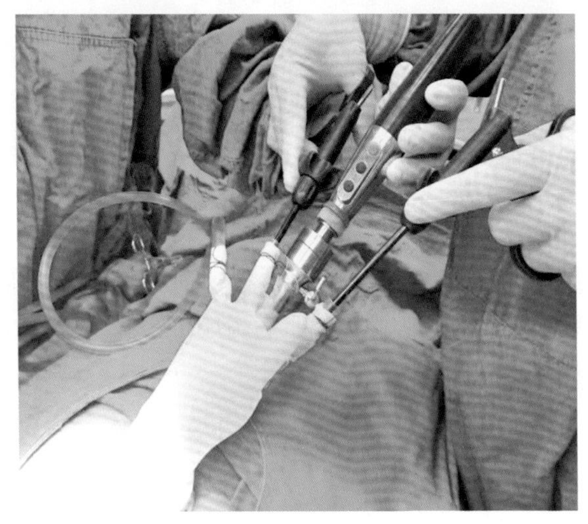
图 14-49　左右手器械交叉操作

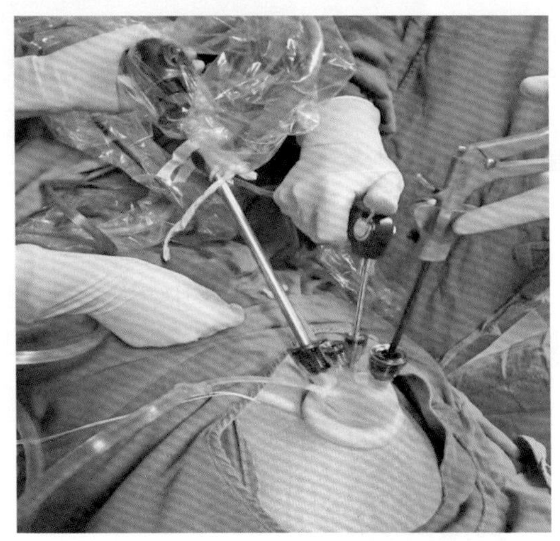
图 14-50　术者立于左侧，左右手呈上下操作

子宫肌瘤切除术对于镜下缝合要求较高，建议具备一定基础后再开始尝试，主要也是两个难点，其一是剔除的过程，由于失去了操作三角，将肌瘤自瘤腔内挖出只能通过一个方向的拖拽来实现，特别是对于6cm 直径以上的大肌瘤，此处也需要充分利用左右手器械的前后交错，形成张力，另外浆肌层的切口应该足够大，必要时选择梭形切口。另外一个难点就是缝合。笔者建议先在子宫浆肌层做的切口一定选择纵向切口，横切口因与缝针的方向平行，缝合非常困难。缝合前检查瘤腔，活跃的出血点或血管断端建议用双极电凝先凝闭，以免形成血肿。缝合方式可采用分层次连续缝合，也可采用全层连续内翻缝合，后者压迫止血效果更佳。可选择自固定缝线降低手术难度。取出肌瘤的方法在前一章节中已有详细描述，此处不再赘述（详见视频 14-4　经脐单孔腹腔镜下改良阴道骶骨固定术，14-5　经脐单孔腹腔镜下全子宫双输卵管切除术）。

视频 14-4
经脐单孔腹腔镜下改良阴道骶骨固定术

视频 14-5
经脐单孔腹腔镜下全子宫双输卵管切除术

（于 江　陈 坤　吴伟英　王鑫丹　许莉莉　方梓羽）

参考文献

[1] DAYONG LEE, JUNG RYEOL, LEE CHANG SUK, et al. A systematic review and meta-analysis comparing single port laparoscopic myomectomy with conventional laparoscopic myomectomy. European journal of obstetrics, gynecology, and

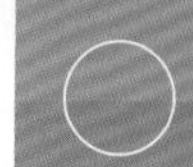

reproductive biology, 2019, 239: 52-59.

[2] 王晓樱，李妍．改良经脐单孔腹腔镜子宫肌瘤剔除术．中国微创外科杂志，2019, 19 (10): 919-921.

[3] 刘思伟，李元宏，张勇，等．无入路平台经脐单切口腹腔镜与传统多孔腹腔镜行全子宫切除术的临床效果比较．实用妇产科杂志，2019, 35 (2): 155-158.

[4] 黄晖媛，赵仁峰．经脐单孔腹腔镜子宫切除术的安全性研究．中华腔镜外科杂志（电子版），2018, 11 (1): 32-34.

[5] 郎景和．子宫腺肌病的若干问题．中国实用妇科与产科杂志，2017, 33 (2): 129-133.

[6] VANNUCCINI S, LUISI S, TOSTI C, et al. Role of medical therapy in the management of uterine adenomyosis. Fertil Steril, 2018, 109 (3): 398-405.

[7] MAP O, Crispi CP, Brollo LC, et al. Surgery in adenomyosis. Arch Gynecol Obstet, 2018, 297 (3): 581-589.

[8] OTA K, TAKAHASHI T, SHIRAISHI S, et al. Combination of microwave endometrial ablation and postoperative dienogest administration is effective for treating symptomatic adenomyosis. J Obstet Gynaecol Res, 2018, 44 (9): 1787-1792.

[9] PHILIP CA, LE MM, MAILLET L, et al. Evaluation of NovaSure® global endometrial ablation in symptomatic adenomyosis: A longitudinal study with a 36 month follow-up. Eur J Obstet Gynecol Reprod Biol, 2018, 227: 46-51.

[10] VYT C. High-intensity focused ultrasound therapy. Best Pract Res Clin Obstet Gynaecol, 2018, 46: 74-83.

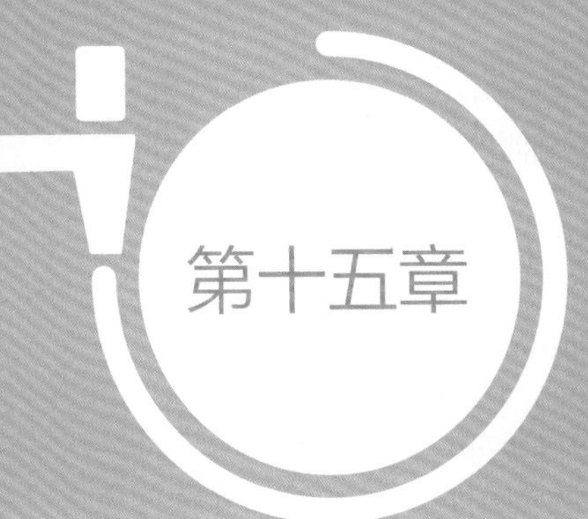

第十五章

宫颈癌前病变的单孔腹腔镜手术

第一节 概 述

宫颈癌的发生发展是一个渐进的过程，时间从数年至数十年，通常经历以下几个阶段：轻度、中度和重度宫颈上皮内瘤变、早期浸润癌、浸润癌。宫颈癌前病变包括 CIN2 和 CIN3（中度和重度不典型增生）和不典型腺细胞，是指具有癌变倾向但不能诊断为原位癌的宫颈异常增殖性病变，是宫颈癌发生发展中的过渡时期，高危型人乳头状瘤病毒的持续感染可导致癌前病变的发展，并最终导致宫颈癌。

1507 年，博洛尼亚解剖学家 Berengario da Carpi 实施了世界首例经阴道子宫全切术。1843 年，Charles Clay 在英格兰曼彻斯特完成第 1 例经腹子宫全切术。早期的子宫全切术在没有麻醉的条件下进行，死亡率较高。随着消毒、麻醉、抗生素、输血等药物和新技术的发展、外科器械的改进、术式的改良，经腹子宫全切术的应用日趋广泛，致死率也显著下降。

1988 年，Reich 医师完成了首例腹腔镜下子宫全切术，此后 30 余年，伴随腹腔镜技术的发展、光学和能量系统的改进与优化，腹腔镜下子宫全切术发生了许多变化，向着美观、快速康复、减少疼痛等方向发展，其中包括单孔腹腔镜下子宫全切术，即腹腔镜下经脐或阴道单一切口，离断子宫血管、相关韧带及阴道壁组织等，完全游离子宫后经阴道取出，并在腹腔镜下或经阴道缝合阴道残端。经宫颈锥切确诊、年龄较大、无生育要求的高级别鳞状上皮内病变（high-grade squamous intraepithelial lesion，HSIL）患者可考虑行筋膜外子宫全切术。本章将对经脐和经阴道单孔腹腔镜下筋膜外子宫全切术进行详细介绍。

一、临床表现

宫颈癌前病变患者一般无特殊症状，或仅表现为宫颈炎症状，如偶有阴道排液增多，伴有或不伴有臭味，也可有接触性出血，通常发生于性生活或妇科检查后。检查宫颈可见光滑或仅局部红斑、白色上皮，或宫颈糜烂表现。

二、诊断

宫颈癌前病变的诊断一般遵循“三阶梯”程序，即细胞学（HPV 检测）、阴道镜和组织病理学检查。

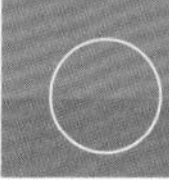

（一）宫颈细胞学检查

宫颈细胞学检查是指宫颈上皮内瘤变及宫颈癌筛查和病情监测的基本方法，目前多采用液基细胞涂片，结果以 TBS 系统进行报告。细胞学筛查应从性生活开始 3 年后或 21 岁以后开始，年龄在 21~29 岁的女性应每 3 年筛查一次，30~65 岁的妇女应每 5 年接受一次宫颈细胞学和 HPV 联合检测，或每 3 年接受一次细胞学检查。

（二）人乳头瘤病毒的检测

宫颈癌前病变和宫颈癌的发生都与通过性传播的人乳头状瘤病毒感染有关，HPV 高危亚型感染导致了 99% 宫颈癌的发生，以 HPV16、18 型为主，与细胞学检查相比，HPV 检测敏感性高，但特异性较低，由于青少年和年轻女性的 HPV 感染是暂时的，可通过自身免疫反应清除，故不推荐 25 岁之前行 HPV 检测，但可以用于细胞学初筛为轻度异常的分流，25 岁以上的女性，宫颈癌初筛若行 HPV 检测，如高危型 HPV 阳性，则需进一步行宫颈细胞学检查进行分流，30 岁以下的女性不建议行细胞学和 HPV 联合检测。

（三）阴道镜检查

当宫颈细胞学和 HPV 筛查出现异常时，需要进一步行阴道镜检查，包括：HPV 检测 16/18 型阳性、ASC-US 伴发高危型 HPV-DNA 检测阳性、ASC-H、宫颈细胞学 ≥ LSIL/AGC、临床高度可疑宫颈病变。阴道镜是一种用于检查子宫颈的放大工具，通过直接观察宫颈，或应用化学溶液如 3%~5% 的醋酸溶液及复方碘溶液进行醋酸发白试验和碘试验，观察上皮病变区及血管情况，必要时行宫颈管搔刮术了解宫颈病变程度。

（四）宫颈活组织检查

阴道镜下在肉眼病变区域行单点或多点组织活检，阴道镜下观察无异常发现时，在宫颈转化区随机取样可最大限度地进行组织学评估，或在白色醋酸上皮、碘试验不染色区取材，标记活检组织方位并送病理检查。需注意，宫颈细胞学多次诊断 HSIL 而阴道镜检查阴性、宫颈管搔刮术阴性时，需行诊断性宫颈锥切术确诊（图 15-1~ 图 15-4）。

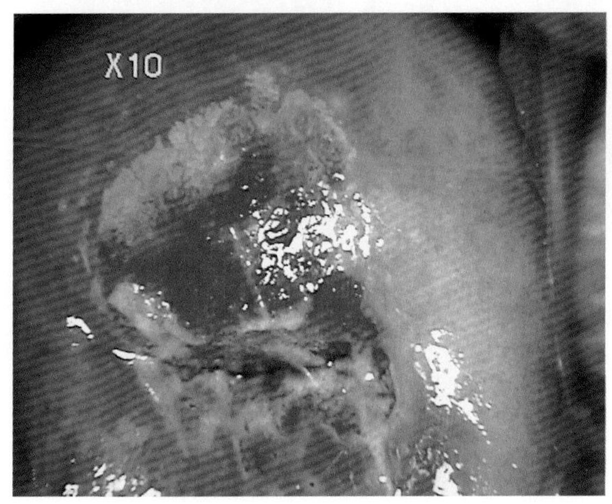

图 15-1　阴道镜检查

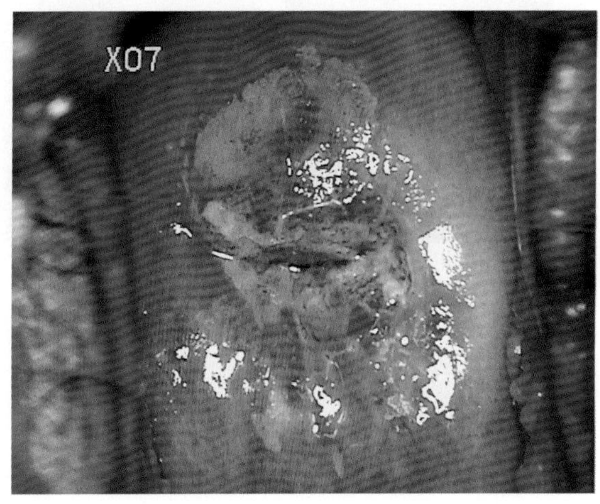

图 15-2　醋酸发白试验

三、病理

随时间的推移，宫颈细胞病变的分类也发生变化，来自不同分类系统的术语临床上经常互换使用，常用的有宫颈上皮内瘤变（cervical intraepithelial neoplasia，CIN）分类，分为 3 度：CIN1（轻度非典型增生）；CIN2（中度非典型增生）；CIN3（重度非典型增生，包括原位癌）。CIN 的治疗分手术和非手术两大类，为了更好地指导临床治疗，WHO 建议使用 SIL 二级分类法，即分为低级别鳞状上皮内病变（low-grade squamous intraepithelial lesion，LSIL）和高级别鳞状上皮内病变。LSIL 相当于 CIN1，其多数可自然消退，可随访观察，HSIL 包括 CIN2 和 CIN3，病变多无法自行消退，可逐渐发展成浸润性癌，根据患者情况可选择物理治疗、LEEP 刀、宫颈锥切术和子宫全切术。其中 CIN2 可使用 p16 免疫组化染色进行分流，p16 染色阳性者按 HSIL 处理，阴性者按 LSIL 处理。

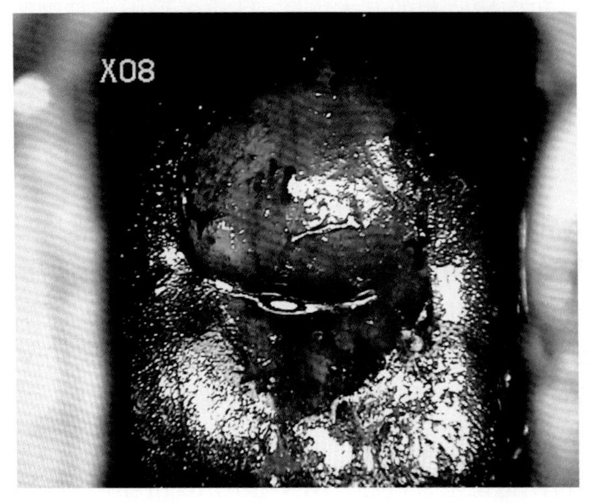

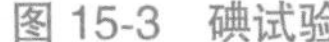
图 15-3　碘试验

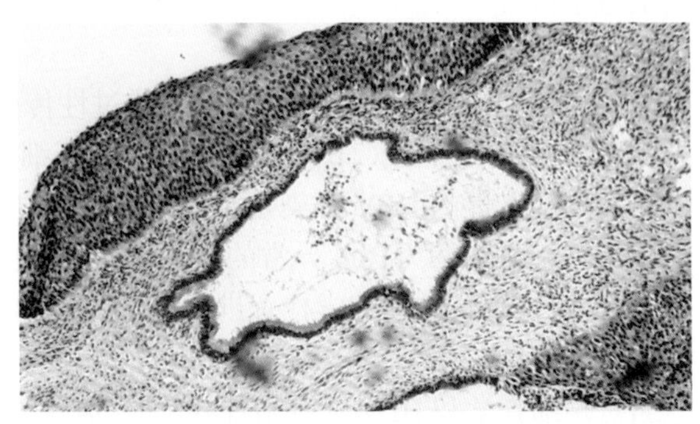
图 15-4　宫颈锥切病理检查（×40）

CIN 的特征是细胞核异常、核分裂活性增加、细胞分化程度下降(图 15-5)。CIN1 细胞核极性轻度紊乱，有轻度异型性，核分裂象少，局限于上皮下 1/3 层，CIN2 和 CIN3(癌前病变)细胞核极性紊乱，核异型性增加，核分裂象增多，CIN2 异型细胞扩展到上皮下 2/3 层，CIN3 异型细胞超过上皮下 2/3 层，甚至全层。

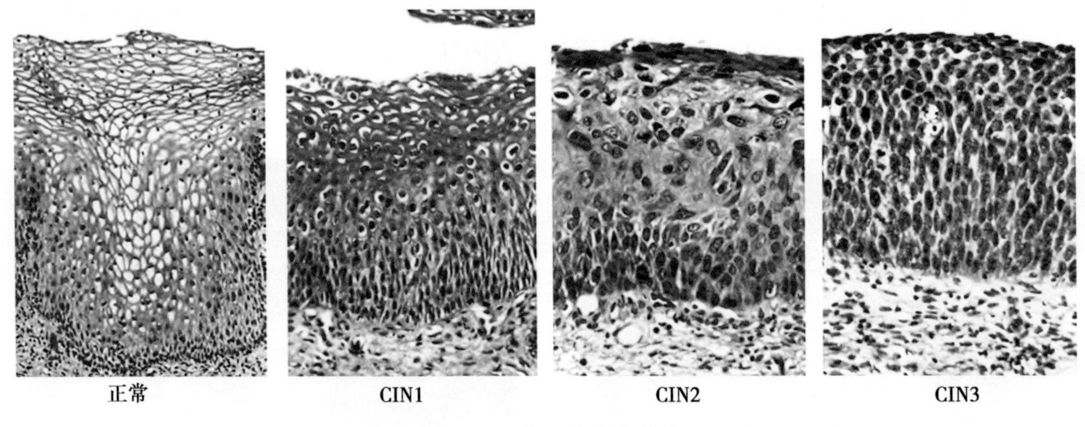

图 15-5　宫颈上皮内瘤变

第二节　宫颈癌前病变的单孔腹腔镜手术围手术期管理

一、手术禁忌证

(一) 绝对禁忌证

1. 晚期恶性肿瘤。
2. 全身情况不能耐受麻醉。
3. 巨大盆腔肿物。
4. 凝血功能障碍。
5. 腹腔严重感染。
6. 脐部发育异常。

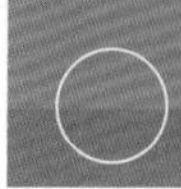

7. 缺乏单孔腹腔镜手术经验和器械。

（二）相对禁忌证

1. 子宫体积 > 孕 16 周。
2. 严重的盆腹腔粘连性疾病。
3. 可疑而又不能完整切除的盆腔肿物。

二、术前准备

为了减少手术创伤及应激，减轻术后疼痛，促进患者早期进食及活动，缩短患者术后恢复时间，在满足纳入条件的情况下，推荐将快速康复外科理念应用于单孔腹腔镜子宫全切术患者的围手术期管理。

（一）术前评估与宣教

仔细询问患者病史，完善术前常规检查及妇科专科查体，全面筛查患者的营养状态和术前合并症，排除手术禁忌与麻醉禁忌，满足条件者纳入快速康复外科相关路径。为缓解患者的紧张情绪，提高患者的了解度和配合度，主管医师和护士应常规对患者及其家属进行术前宣教。

（二）肠道准备

除术前评估预计手术会有肠损伤之外，应避免术前行机械性肠道准备，如口服泻药或肥皂水清洁灌肠等，术前长时间禁食会增加患者紧张及焦虑情绪，可致胰岛素抵抗，故建议患者于麻醉诱导前 6 小时可进行一次清淡饮食，术前 2 小时饮用清流质，推荐 12.5% 的碳水化合物的饮料，总量不超过 500ml。

（三）镇静

术前 12 小时应避免使用镇静药，因其可延迟术后苏醒及活动，必要时可给予短效镇静药，但需做好用药指导和术后观察。

（四）预防手术部位感染

1. 预防性使用抗生素 子宫全切术是清洁 - 污染手术，预防性使用抗生素可降低手术部位感染概率，首选第一代头孢，推荐 1~2g 头孢唑林钠于切皮前 30 分钟至 1 小时静脉滴注完毕，并根据手术时间及出血量术中重复给药，抗生素可使用至术后 24 小时后停用。

2. 皮肤准备 需特别注意脐部清洁，根据脐孔形态和清洁度可选择汽油、松节油、酒精、碘伏等进行清洗与消毒，无须常规剃除会阴部毛发，术前晚使用普通肥皂或含洗必泰的抗菌肥皂沐浴，术中推荐使用葡萄糖酸氯己定乙醇溶液进行消毒，其在减少手术部位感染概率方面优于 10% 的聚维酮碘溶液。

3. 阴道准备 术前要常规行白带常规及性传播疾病（sexually transmitted disease，STD）检查，有阴道炎的患者应先治疗复查，无异常后方可施行手术。术前 2 天每天使用碘伏进行阴道擦洗，必要时可以使用呋喃西林栓塞入阴道上部，减少术后残端感染的发生。

（五）签署手术同意书

与患者及其家属充分沟通手术方案和相关风险，嘱其知晓手术的必要性，本着自愿选择原则，在患者及其家属充分知情的条件下，签署手术同意书。

手术风险包括如下。

1. 手术相关的常见风险 如麻醉的并发症、感染、出血、疼痛等。

2. 与特殊手术操作相关的风险 如膀胱、输尿管、肠道的损伤等。

3. 与器械使用相关的风险 如能量外科器械的热损伤等。

4. 与常见风险相关的后果 如输血、针对器官损伤进行的额外手术、中转多孔腹腔镜手术甚至中转开腹的可能。

三、入路和设备的选择

（一）入路平台

可以选择购买单孔手术专用的成品入路平台（图 15-6），条件有限的亦可使用切口保护套、乳胶手套自制入路平台（图 15-7），以满足手术需求。

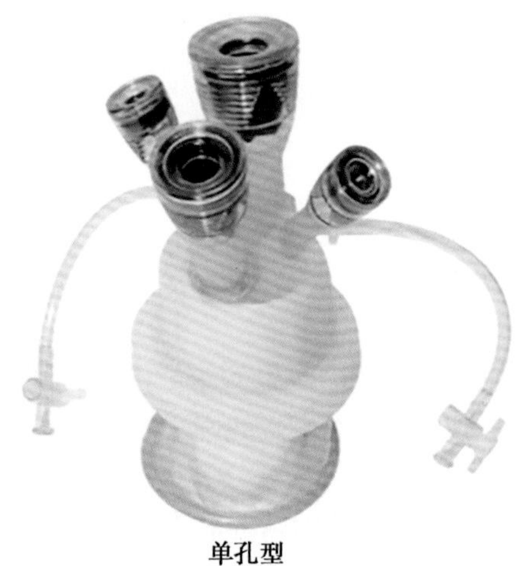

图 15-6　成品入路平台

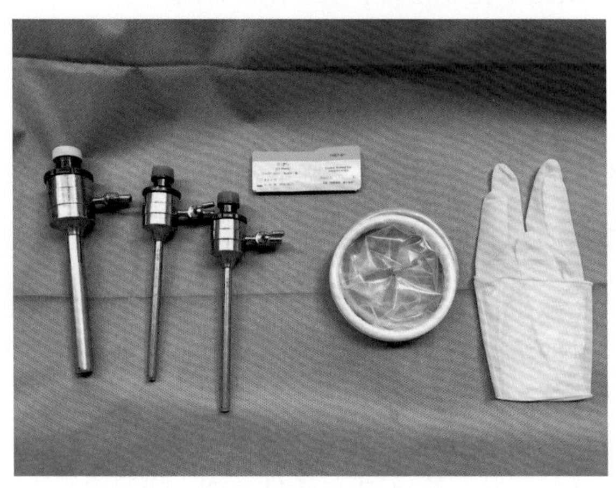

图 15-7　自制入路平台

（二）腹腔镜系统

经单孔腹腔镜子宫全切术中，传统的腹腔镜系统可满足手术要求（图 15-8）。

（三）镜头

单孔腹腔镜专用镜头有利于获得最佳的术野，并避免在体外与手术器械碰撞，推荐使用直径 5mm 高清长镜头，可选用 30° 前斜视镜头或可活动的 0° 镜头，若条件有限，也可以使用传统的 10mm 直径的 30° 前斜视镜等（图 15-9）。

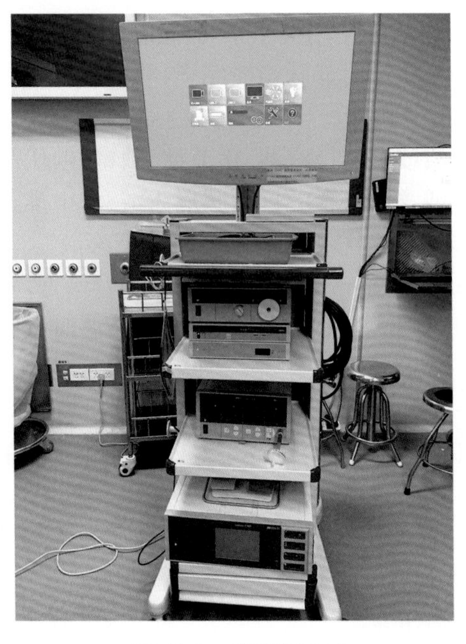

图 15-8　腹腔镜系统

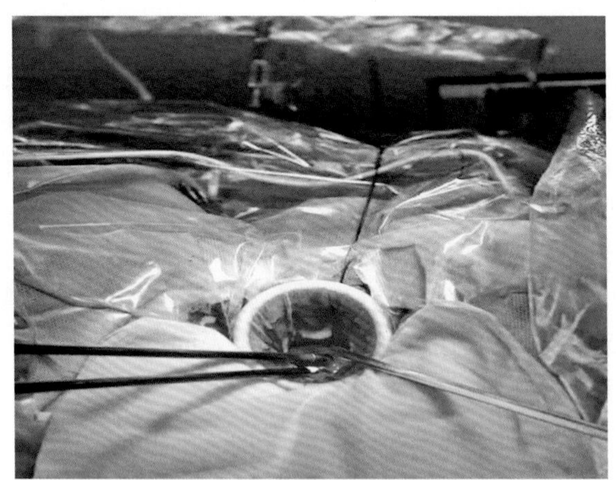

图 15-9　放置镜头及操作器械

（四）举宫器

经脐入路者多采用举宫器，举宫器非常重要，相当于术者的第三只手，术中，根据患者宫颈直径的大小选择合适的带阴道穹窿杯的举宫器，但最近也有医师不采用举宫器而采用拉线移运的方法而替代举宫器。经阴道入路而不采用举宫器（图 15-10）。

（五）器械

推荐使用直径 5mm 的器械，使用智能能量器械可减少术中更换器械频次，为了避免操作时器械碰撞，可将 33cm 短直器械与 43cm 长直器械搭配使用，也可将双向弯曲器械与直器械配合使用，但双向弯曲器械与日常使用手术器械的习惯不同，操作难度增大（图 15-11）。

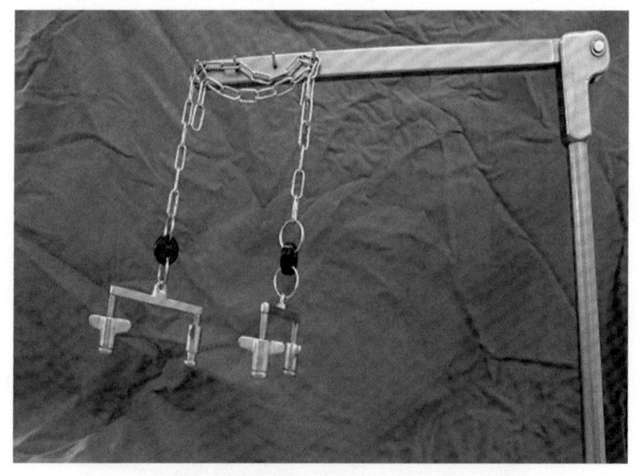

图 15-10　腹壁悬吊装置

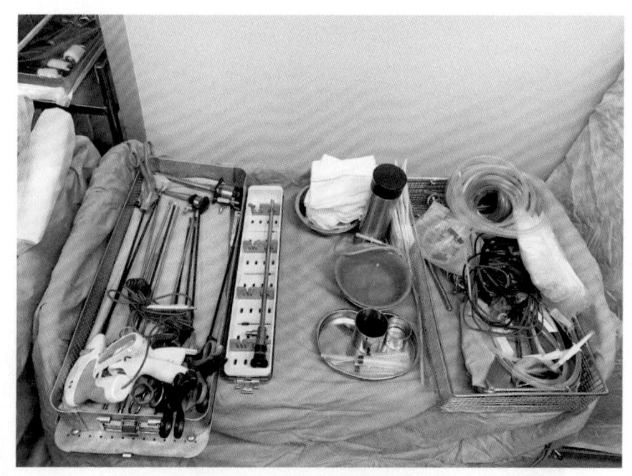

图 15-11　手术器械

第三节　手术准备

一、麻醉

CO_2 气腹的建立和维持及长时间的头低臀高体位（即 Trendelenburg 体位），都可能会引起相关血流动力学、肺功能、酸碱平衡改变，术前需要和麻醉医师进行充分沟通，评估影响患者心肺功能的危险因素，选择适合患者的麻醉方式，一般选择行气管插管全身麻醉。

二、患者体位

（一）经脐入路

采用改良膀胱截石位（图 15-12），臀部需远离手术床缘 2~3cm，保证举宫器的操作不受床沿的影响，近髋平面放置支腿架，高度高于手术床平面约 45cm，屈髋 90°~100°，两腿间夹角约 120°，左大腿与身体纵轴夹角 120°~150°，右大腿与身体纵轴夹角约 120°，在支腿架与腘窝间放置体位垫，一侧手臂固定于床边的中单下，另一侧手臂固定于托手板上供静脉输液用，注意外展小于 90°，防止臂丛神经损伤。

穿刺腹腔时患者先取平卧位，随着腹腔内气体量的增加，逐渐将手术床后仰 15°~30°，将患者体位转成头低足高位，利用重力及腹腔内的气体使肠管自动上移至上腹腔，增加盆腔操作空间，并使主刀医师上臂和前臂呈符合人体工程学的 90°。

消毒范围与多孔腹腔镜相同，用碘伏以肚脐为中心消毒 2~3 遍，上至两乳头连线，下至大腿内上 1/3，左右至腋中线，最后消毒外阴和阴道，铺好无菌单。

（二）经阴入路

1. 体位　患者取膀胱截石位，两大腿充分分开、固定，取头低臀高位，臀部超出床沿 5~10cm（图 15-13）。

2. 建立外阴无菌手术区　再次消毒外阴及阴道，留置导尿管，排空膀胱，用丝线将双侧小阴唇分别缝合固定于两侧大腿内侧沟，将无菌巾缝合于会阴皮肤遮盖肛门，铺上一次性切口保护膜。

三、术者站位

经脐术主刀医师位于患者左侧，第一助手位于患者右侧，第二助手举镜在患者头侧，第三助手举宫在患者两腿之间(图 15-14)。而经阴道手术主刀者位于患者正外阴下方,第一助手位于患者右侧,第二助手位于患者左侧(图 15-15)。

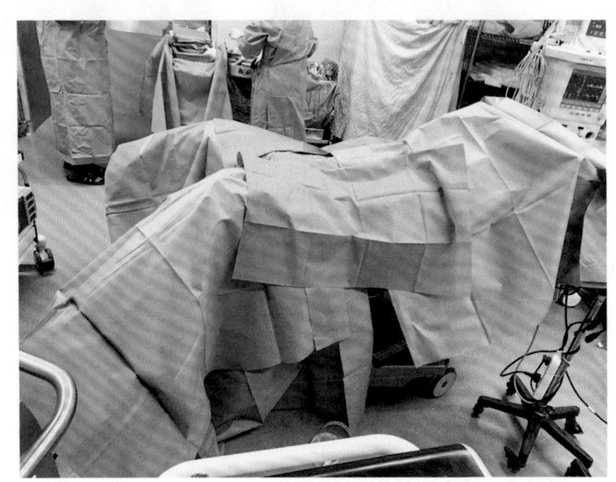

图 15-12　经脐改良膀胱截石位

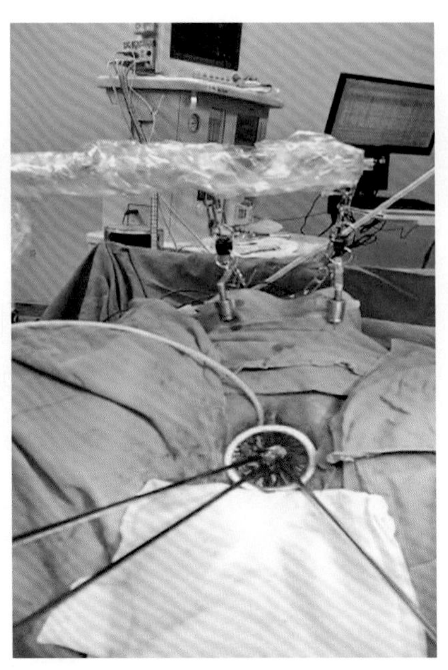

图 15-13　经阴道免气单孔腹腔镜截石位

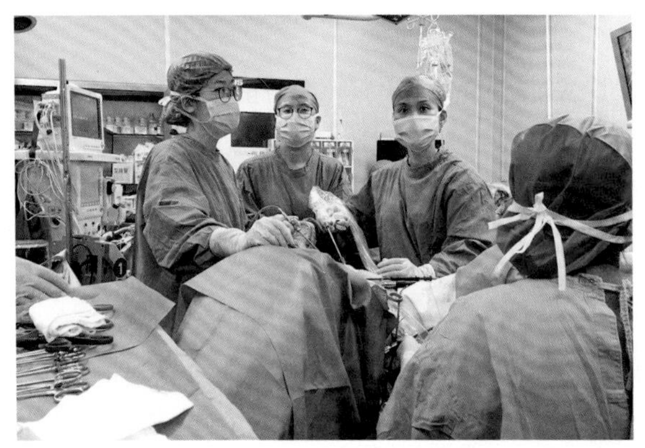

图 15-14　经脐手术时术者站位

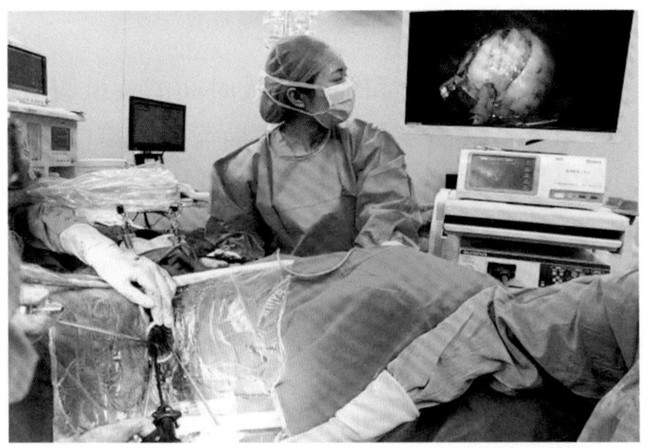

图 15-15　经阴道放入 5mm 镜头及操作器械

四、留置导尿管

经脐手术时术中需要举宫器协助变动子宫体位,插好导尿管,再次消毒阴道,暴露宫颈上举宫器,而经阴道者无须举宫则直接插好导尿管再次消毒阴道。

五、经脐放置入路平台

切皮前,两把鼠齿钳分别钳夹上提脐缘左右两侧,暴露脐凹,再次消毒,根据脐部形态选择不同类型的切口,推荐做直径 1.5~2cm 的纵向切口,可以达到很好的隐藏瘢痕效果,切开浅筋膜 2~2.5cm,可以减少器械之间碰撞,以开放方式进入腹腔,将入路平台经切口置入腹腔,连接气腹机,建立气腹。先放入镜子,握住镜体外部使镜头与胸部的距离越近越好,然后向一侧倾斜,镜头上抬靠近前腹壁,远离其他操作器械,镜头的角度越大越容易实现。最后放置操作器械,由左侧孔置入辅助器械,右侧孔置入能量器械(图 15-16)。

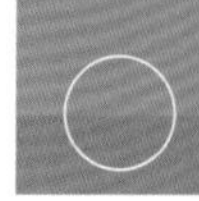

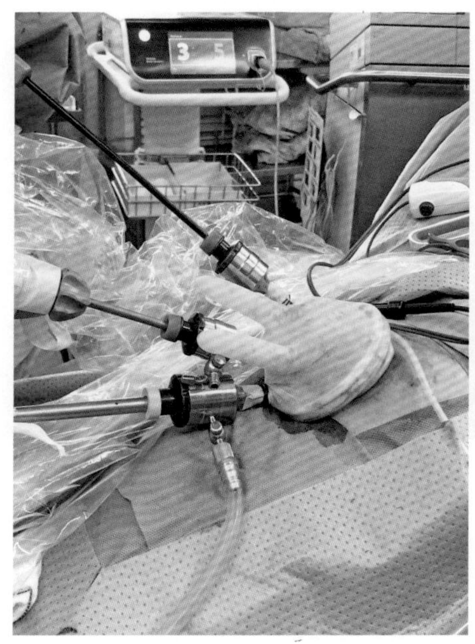

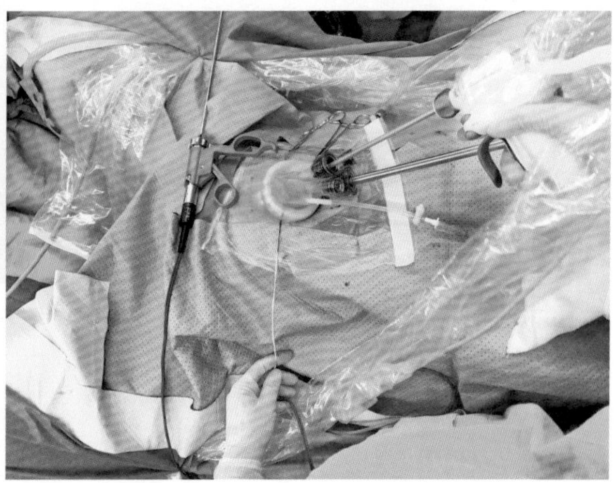

图 15-16　放置入路平台和器械

六、经阴道放置入路平台

（一）暴露宫颈，切开阴道前壁黏膜

单叶阴道拉钩暴露子宫颈，宫颈钳钳夹宫颈前后唇，上下牵拉，准确辨认膀胱横沟，在膀胱沟水平下约0.5cm 处横行切开阴道黏膜全层，并向两侧弧形延长切口达宫颈两侧，深达宫颈筋膜。阴道拉钩深入切缘拉开前后壁组织，分别钳夹、断离、4 号丝线缝扎两侧膀胱宫颈韧带。

（二）分离子宫膀胱间隙，打开子宫前反折腹膜

Allis 钳提起阴道前壁黏膜切缘，用弯组织剪刀尖端紧贴宫颈筋膜向上推进撑开分离子宫膀胱间隙，示指上推膀胱至腹膜反折，用手触摸腹膜反折有柔滑感，剪开子宫膀胱反折腹膜，手指向两侧扩大，4 号丝线缝合阴道切缘与腹膜，留线牵引腹膜。切开阴道后壁黏膜，打开子宫直肠反折腹膜向上牵拉宫颈，距宫颈外口约 2.5cm 处横行切开阴道后壁黏膜全层，并与宫颈前壁切口贯通，Allis 钳提起阴道后壁黏膜切缘，示指紧贴宫颈顿性分离扩大子宫直肠间隙，剪开反折腹膜，4 号丝线缝合腹膜及阴道后壁切缘正中一针牵引腹膜。

（三）免气腹条件

具有免气腹腔镜下手术经验的医师，可在免气腹条件下完成手术。单纯用切口保护套作为入路平台，代替经阴道腹腔镜手术专用入路平台，可大大降低成本（图 15-17~ 图 15-20）。

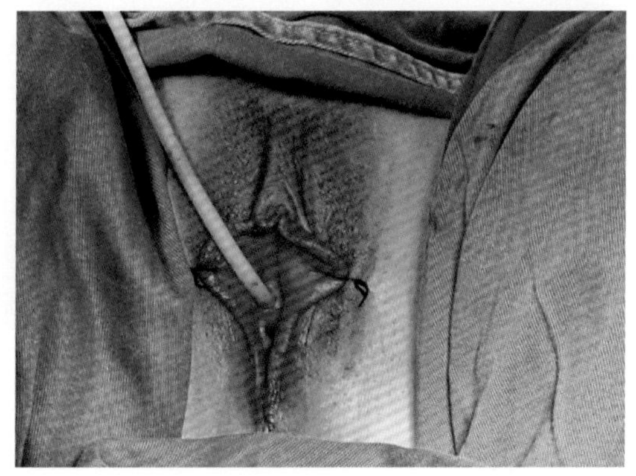

图 15-17　建立外阴无菌手术区

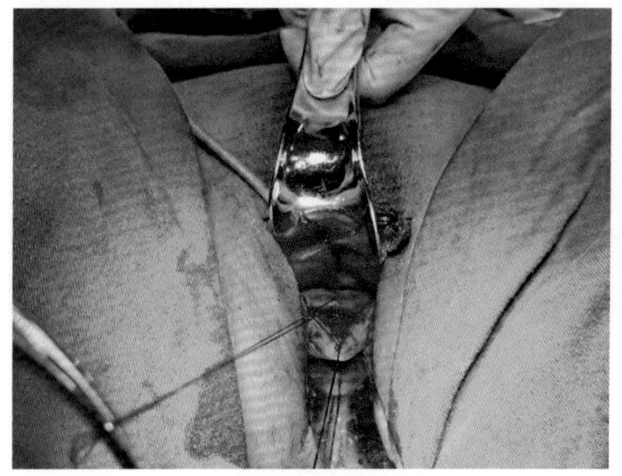

图 15-18　卵圆钳放置 Port

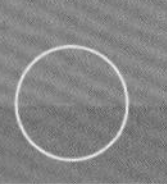

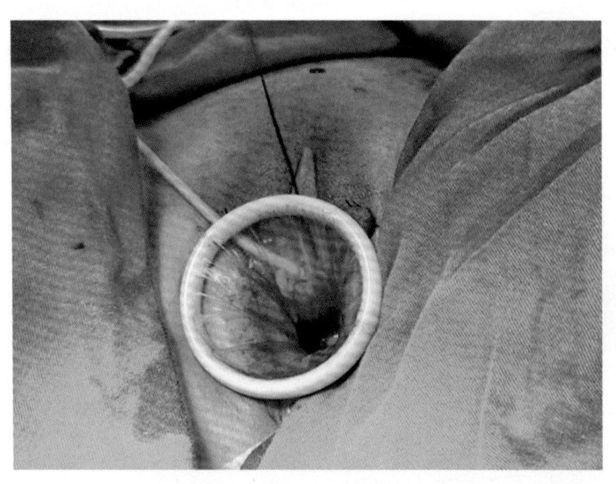

图 15-19　经阴道放置切口保护套

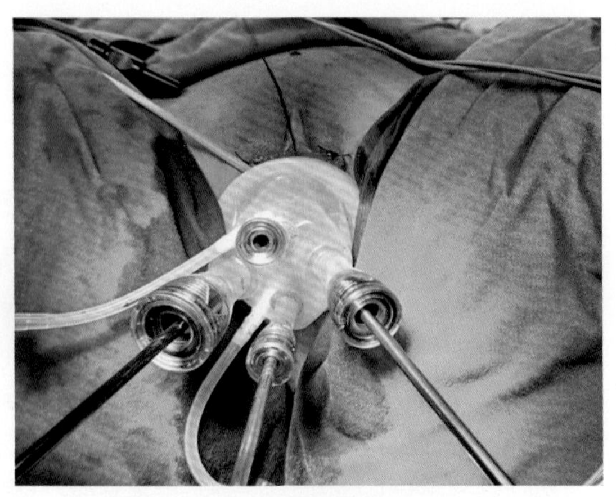

图 15-20　盖上密封帽的经阴道 Port

第四节　单孔腹腔镜筋膜外子宫全切术的步骤

一、探查盆腹腔

观察子宫的大小和形状、双附件情况，分解盆腔粘连，通过观察输尿管的蠕动，识别从骨盆边缘进入盆腔的输尿管的走向（图 15-21~ 图 15-24）。

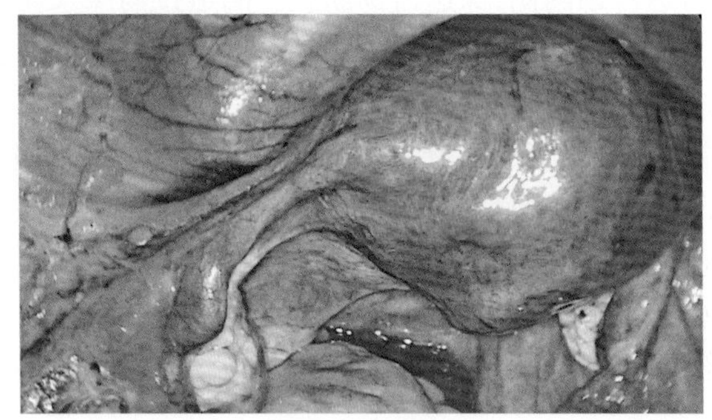

图 15-21　盆腔探查

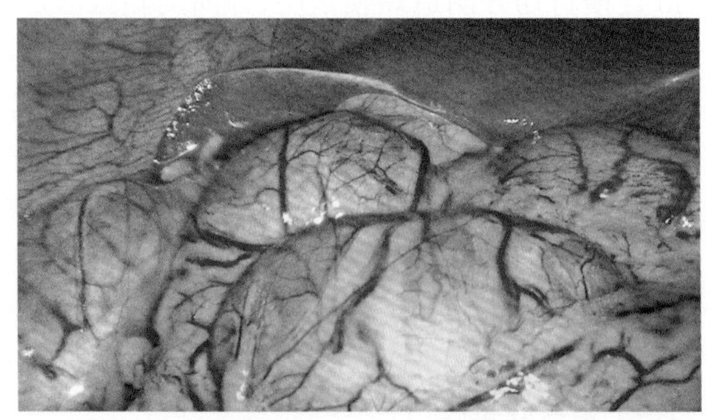

图 15-22　上腹腔探查

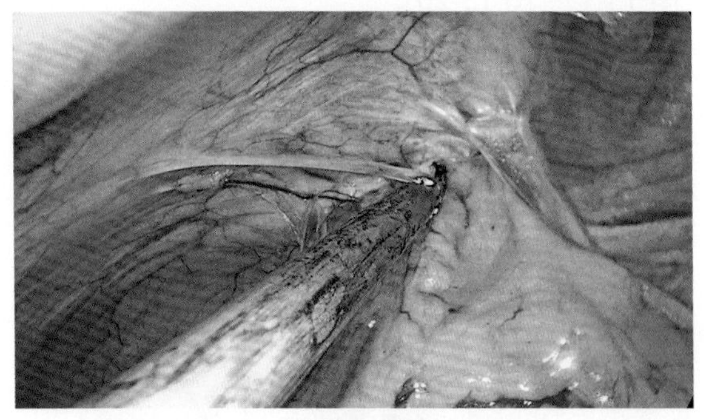

图 15-23　分解盆腔粘连

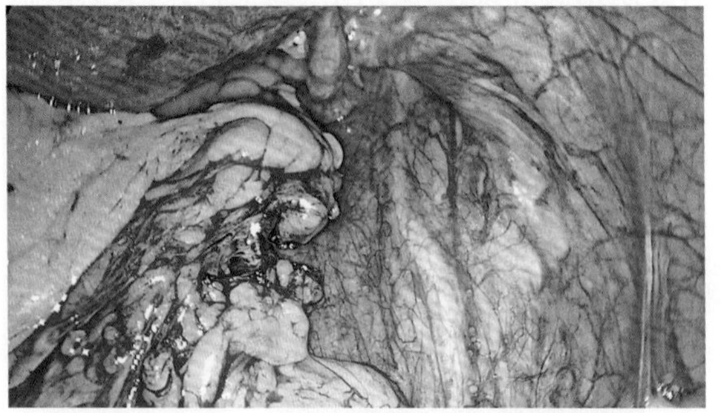

图 15-24　识别输尿管走向

二、圆韧带的凝固与切除

先处理右侧圆韧带，利用举宫器将子宫摆向左侧，显露右侧附件。在无血管区域凝固和切除圆韧带，宜选择脐动脉垂直于圆韧带方向的投影点(图 15-25)。

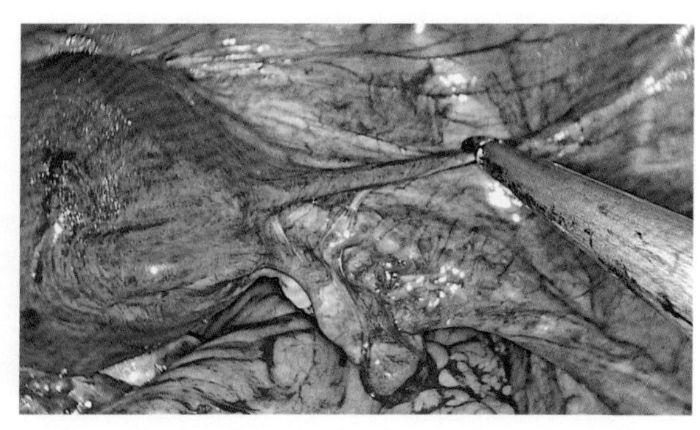

图 15-25　切断圆韧带

三、打开阔韧带前后叶,识别输尿管

沿着与骨盆漏斗韧带平行的方向,利用牵引 - 反牵引技术切开阔韧带前叶,此方向可减少意外损伤与出血,使用分离钳钝性剥离阔韧带前后叶之间的疏松结缔组织,暴露髂血管并辨认输尿管的位置与走向(图 15-26)。

四、凝固和切除卵巢血管或子宫卵巢韧带

提起骨盆漏斗韧带并向对侧牵拉,在阔韧带中叶、卵巢血管下方、输尿管内侧形成一个腹膜窗口,靠近卵巢凝闭骨盆漏斗韧带后切断,这样可以避免损伤输尿管(图 15-27)。

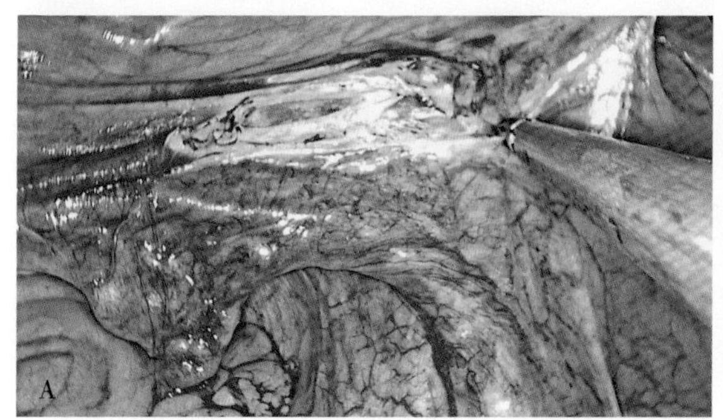

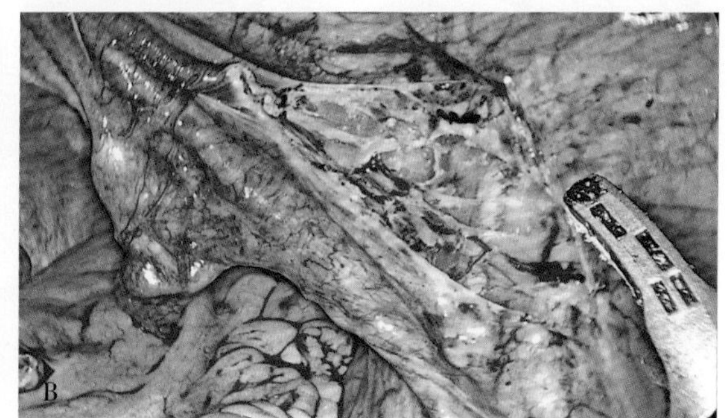

图 15-26　打开阔韧带前后叶

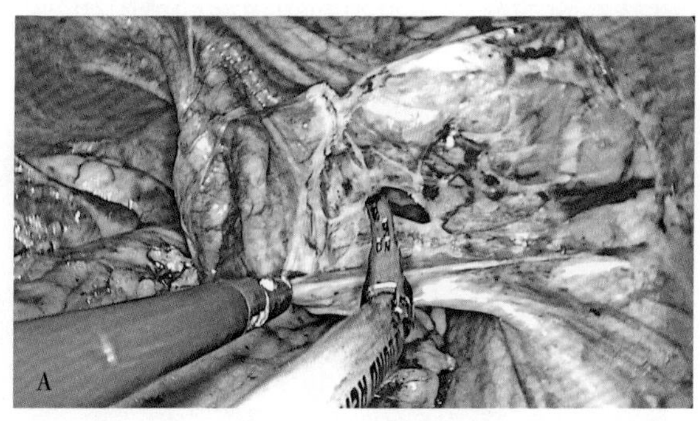

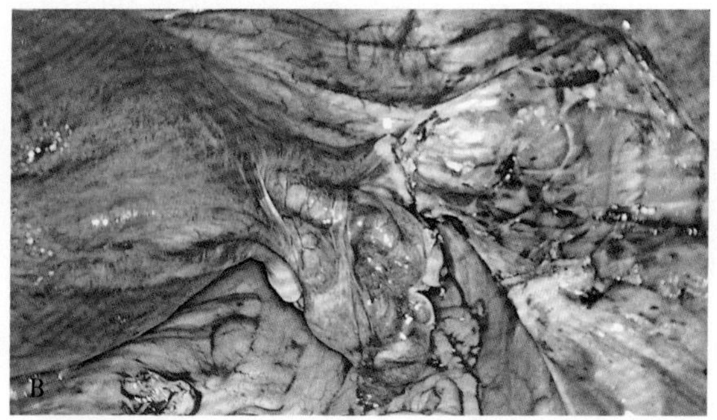

图 15-27　切断骨盆漏斗韧带

若选择保留双侧附件,则使用双极钳电凝右侧输卵管峡部、输卵管系膜、卵巢固有韧带后切断,需远离宫体 1~2cm 进行,避免损伤子宫动脉分支血管引起出血,输卵管系膜区域血管丰富,一定要充分电凝止血后再分次切断。

五、同法处理左侧附件

处理左侧附件时,要利用举宫器将子宫摆向右侧,左手辅助器械向子宫方向提拉,与右手能量外科器械交叉。

六、剪开子宫膀胱腹膜反折

举宫器向腹部正中方向给予子宫高张力,从右侧圆韧带断端边缘开始,分离阔韧带前叶至膀胱腹膜反折,剪开膀胱腹膜反折至左侧圆韧带断端(图 15-28、图 15-29)。

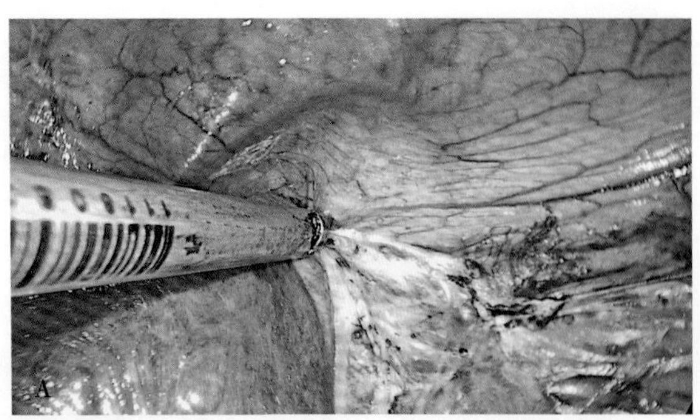

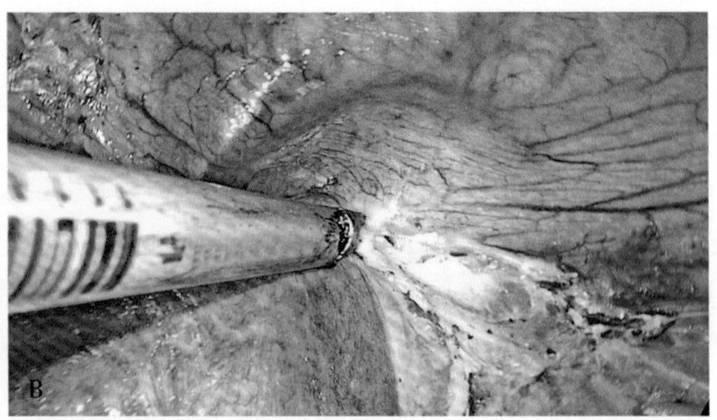

图 15-28　剪开右侧圆韧带断端边缘

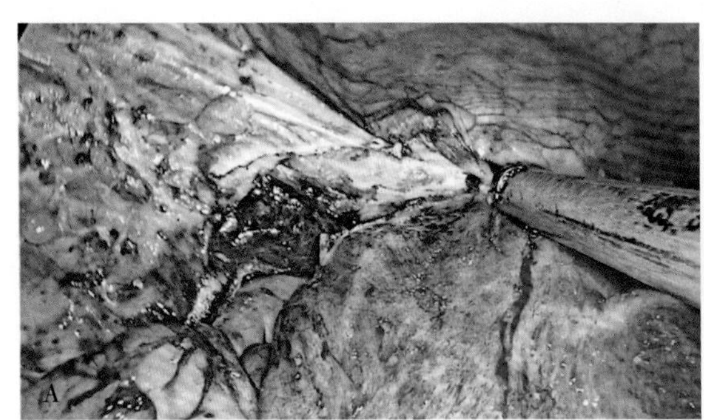

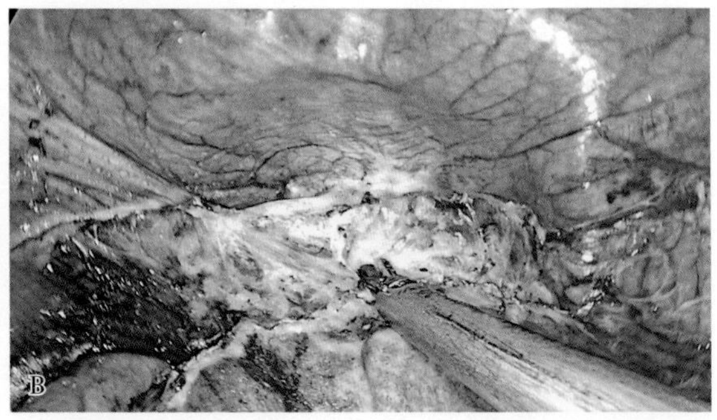

图 15-29　剪开膀胱腹膜反折

七、分离膀胱 - 宫颈间隙

左手钳子提起膀胱反折腹膜，右手使用能量器械锐性分离膀胱 - 宫颈间隙至宫颈 - 阴道连接处以下约 1cm，可通过举宫杯判断宫颈 - 阴道连接处的位置。继续分离两侧宫旁组织和阴道旁间隙组织，将输尿管推开（图 15-30、图 15-31）。

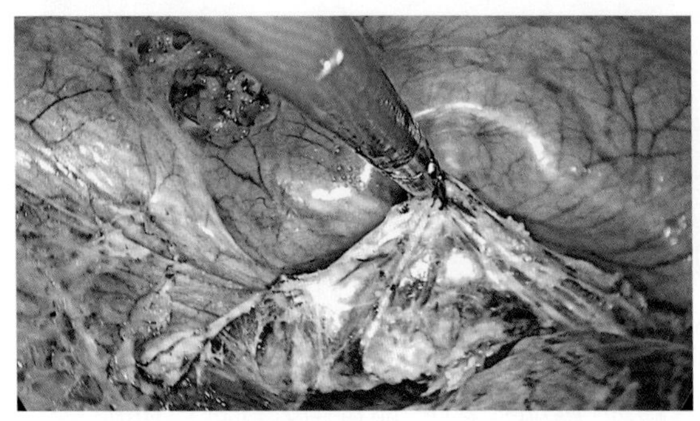

图 15-30　提起膀胱阴道反折腹膜

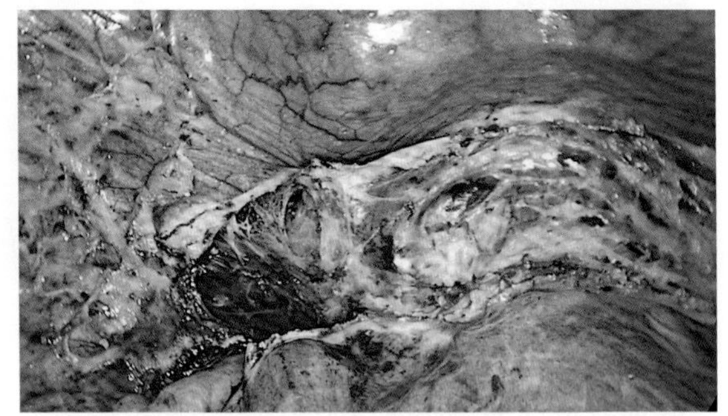

图 15-31　分离膀胱 - 宫颈间隙

八、处理子宫血管

将子宫摆向左侧，充分暴露右侧子宫血管区，超声刀分离右侧子宫血管旁组织，充分裸化子宫动脉。此步骤最重要的是预防输尿管的损伤，处理子宫血管前，提起离断的右侧附件，观察输尿管蠕动和输尿管隧道入口，靠近宫颈于输尿管隧道入口上方约 2cm 处，双极钳夹子宫血管充分电凝止血后超声刀凝断，暴露主韧带和宫骶韧带。同法处理对侧（图 15-32、图 15-33）。

九、处理宫骶韧带和主韧带

将子宫摆向左侧，上举子宫暴露宫颈，使用超声刀紧贴颈管依次离断骶韧带、主韧带及阴道旁组织，直至阴道穹窿顶端。同法处理右侧(图 15-34,图 15-35)。

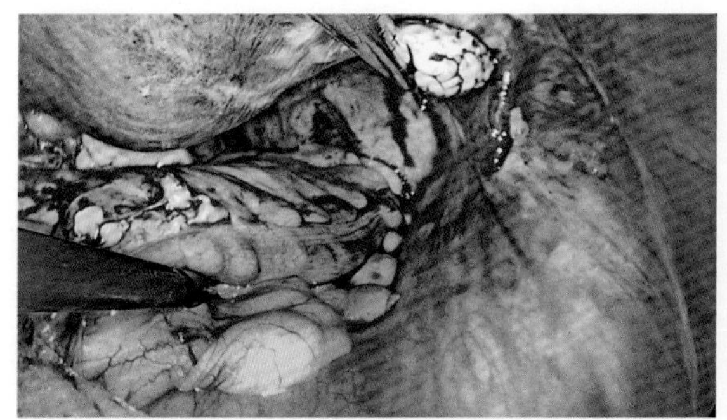

图 15-32　探查右侧输尿管

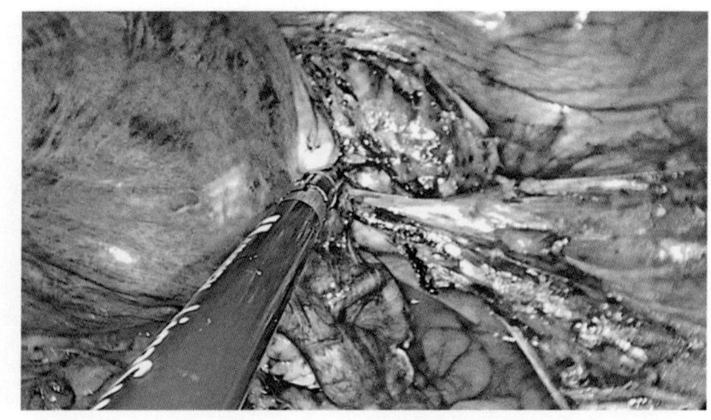

图 15-33　处理右侧子宫血管

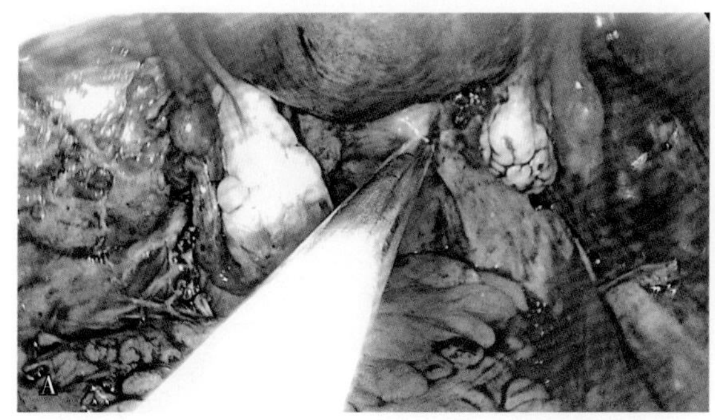

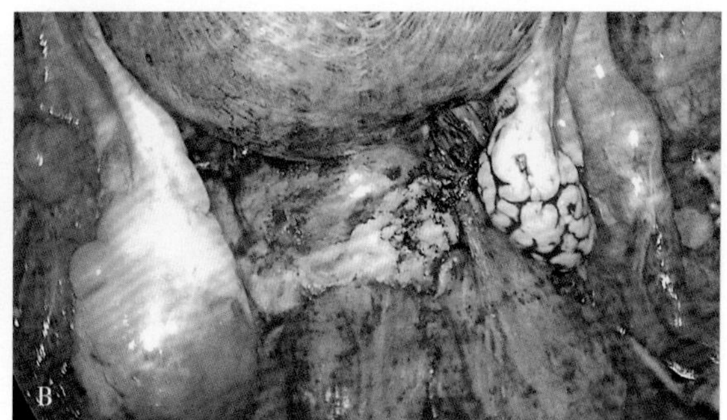

图 15-34　切断右侧宫骶韧带

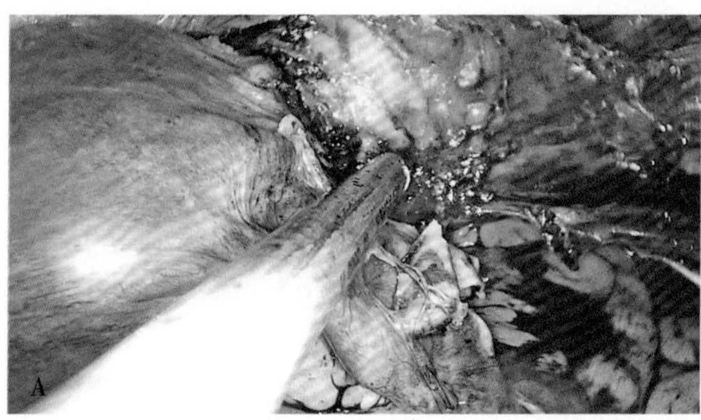

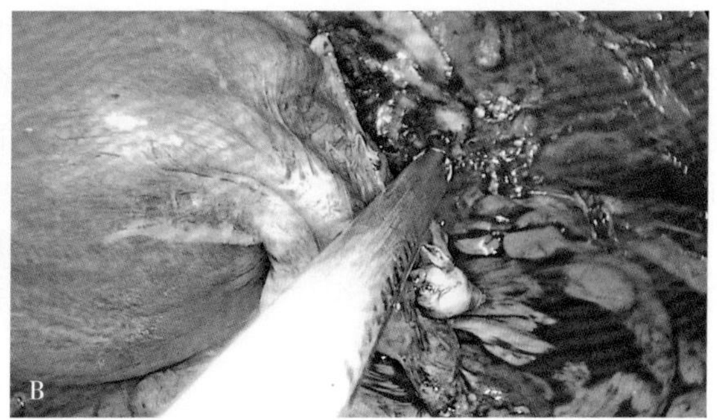

图 15-35　切断右侧骶主韧带

十、阴道切开术

举宫器朝腹部方向上推并稍微下压子宫,使用单极电凝以举宫器杯缘为支撑环,于阴道前穹窿开始近宫颈处环形切开阴道,出现渗血时可使用单极钳电凝止血,因举宫杯能在低电压条件下有效集中传导电热能,这样有利于减少热能传送至周围组织,导致阴道残端组织失活,也能降低膀胱和输尿管的热损伤概率(图 15-36、图 15-37)。

完全离断阴道,退出举宫杯,经阴道将子宫取出,用乳胶手套和无菌棉垫制作柱形阴道封堵物维持气腹。台下助手常规剖开子宫检查有无子宫内膜病变,必要时将术中冷冻切片送病理检查,术后将手术标本常规送病检。

十一、缝合阴道残端

根据术者的经验和手术技术,可选择经腹腔镜或者经阴道缝合阴道残端,缝合前看清输尿管走向,切勿在过于靠近输尿管的位置缝合,缝合时不要过度牵拉组织,否则容易导致输尿管呈直角,引起术后输尿

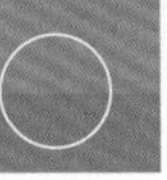

管梗阻、肾功能受损。

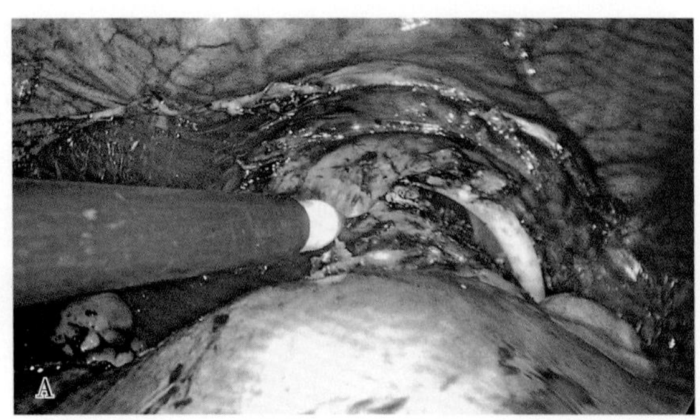

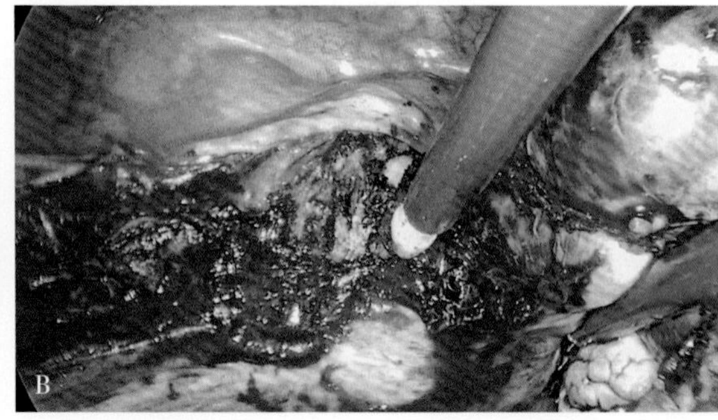

图 15-36 环形切断阴道壁

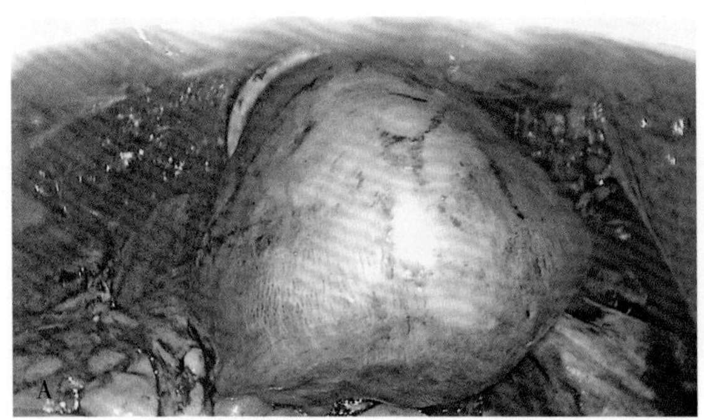

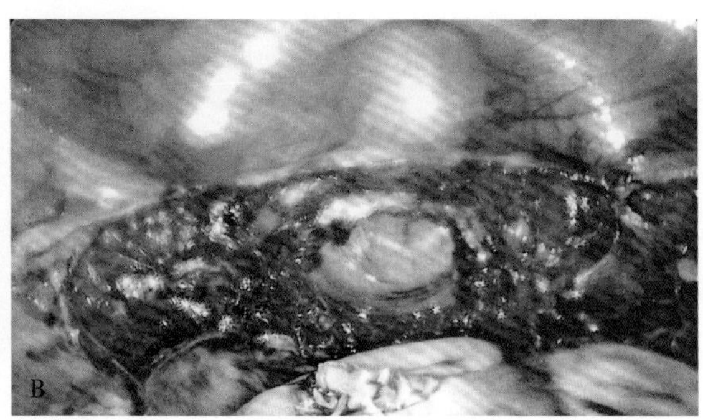

图 15-37 环切并取出子宫

腹腔镜下可选择可吸收缝合线和倒刺线缝合,倒刺线的使用有助于解决初学者腹腔镜下缝合的技术难题。有研究表明,与可吸收缝合线相比,倒刺线缝合能显著减少手术时间、延长抗张强度,不增加术后阴道流血、蜂窝织炎及阴道残端裂开的风险。更有研究表明,双向倒刺线的使用有利于减少阴道残端裂开、术后出血、蜂窝织炎的发生。

少数病例报道了倒刺线缝合阴道残端可能会增加术后小肠梗阻的风险,可能与异物引起的炎症反应或尖锐的倒刺锚定于邻近组织导致腹膜粘连形成有关,所以缝合结束后要与阴道残端组织平齐剪断倒刺线(图 15-38)。

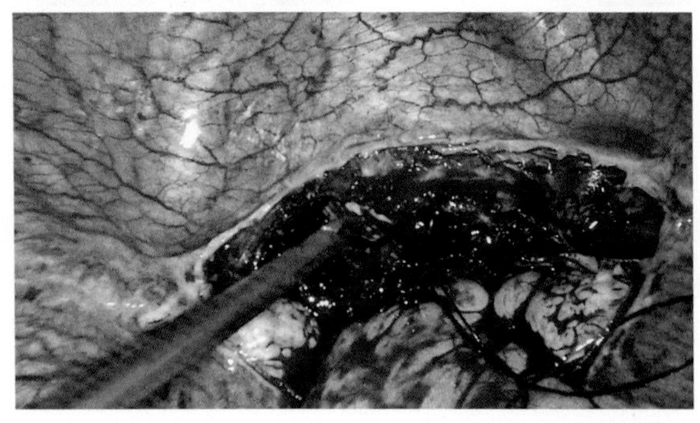

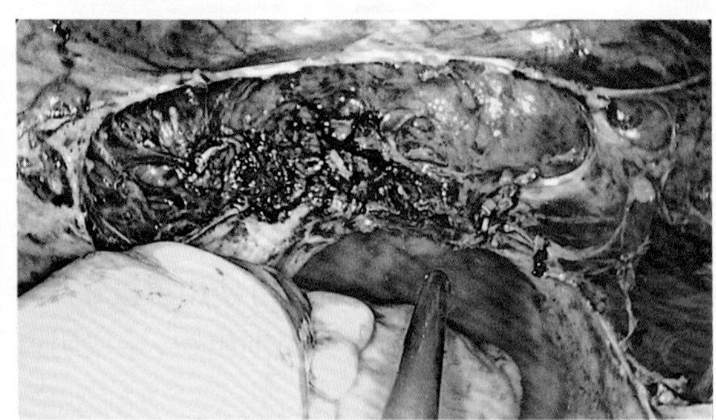

图 15-38 缝合阴道残端

十二、经脐手术完成后的检查与冲洗

检查手术创面是否有渗血,输尿管是否完整,有无膀胱的损伤,依次给予温生理盐水及术尔泰冲洗盆腔,放出腹腔内 CO_2 气体有助于减少术后疼痛,脐部皮肤缝合分 2~3 层进行,第 1 层缝合腹膜和筋膜,使用鱼钩针和 0 号可吸收缝线进行连续锁边缝合,第 2~3 层缝合皮下,使用 2-0 号可吸收缝合线行间断缝

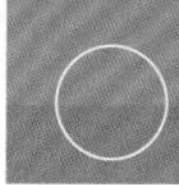

合，注意对合完整并且要还原脐部原有的形态（图 15-39）。

十三、手术完毕后的处理

经阴道手术完成后取出 Port，缝合阴道前穹窿切口，后用丝线缝合腹膜与阴道前壁，术毕（图 15-40~图 15-42）。

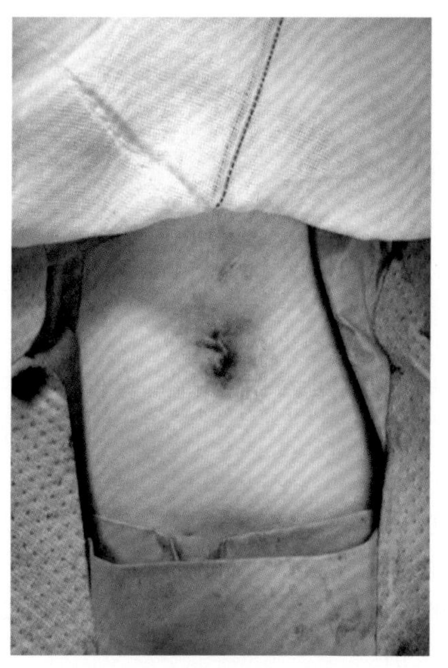

图 15-39　脐部切口缝合

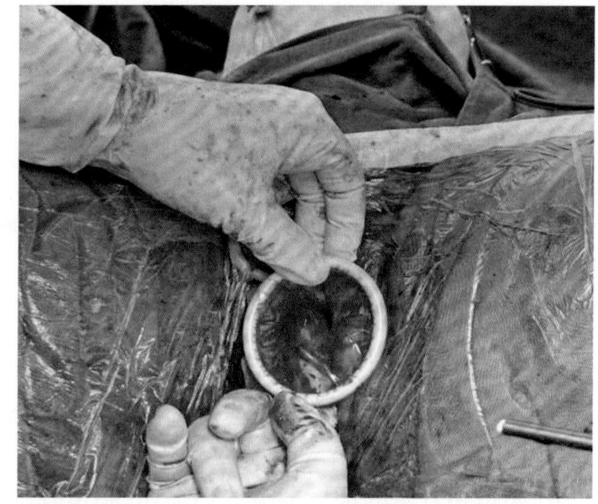

图 15-40　取出 Port

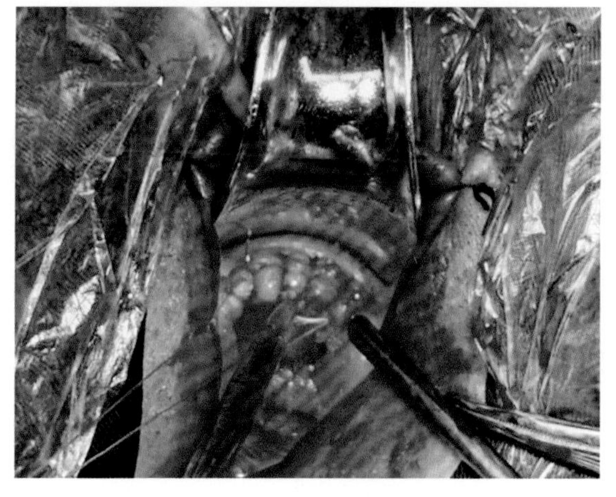

图 15-41　缝合阴道前穹窿切口

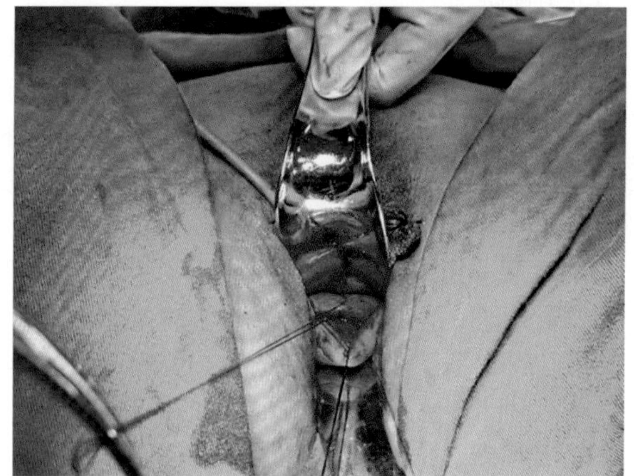

图 15-42　4 号丝线缝合腹膜与阴道前壁

十四、手术技巧

1. 利用入路平台多通道的特点，当术中遇到操作困难时，要及时转换到不同的通道进入器械，以便操作。

2. 弯器械和直器械配合使用，提高手术效率。

3. 较大通道可以进入较粗大的手术器械，使牵拉和夹持更有力，尤其是切除子宫时更为重要。

4. 可使用智能能量器械，电凝、电切相结合的器械，可减少手术器械的进出，增加操作稳定性，更便捷。

5. 需要配备合适的举宫器，能够更好地操纵子宫调整角度，更好地暴露术野（详见视频 15-1　经脐单

孔腹腔镜下全子宫 + 双附件切除术)。

视频 15-1
经脐单孔腹腔镜下全子宫 + 双附件切除术

第五节　主要手术相关并发症的防范与处理

一、阴道残端裂开

阴道残端裂开和内脏脱出是子宫全切术后的严重并发症，与经腹子宫全切术相比，腹腔镜下子宫全切术术后阴道残端裂开的发生率有明显的上升。

(一) 原因

与经腹子宫全切术一样，许多因素造成了阴道残端裂开，包括导致伤口愈合不良的因素，如术后感染、残端血肿形成、肥胖、糖尿病、绝经状态，导致腹腔内压力增高的因素，如盆腔血肿的形成和压迫、慢性咳嗽、便秘等。有数据表明，造成腹腔镜子宫全切术后阴道残端裂开的发生率有明显的上升的主要原因如下。

1. 阴道切开术时能量器械的热损伤，阴道残端组织进行性失活。

2. 手术视野放大，阴道残端时缝合时抓咬的健康组织太少。

(二) 预防

1. 术前　及时发现并治疗阴道炎，特别是细菌性阴道炎，至少术前治疗 4 天。做好术前阴道准备工作，绝经期妇女可在术前及术后使用雌激素软膏以促进残端愈合，减少残端裂开的发生。

2. 术中　环切阴道时尽量减少能量器械造成的热损伤，缝合时抓咬足够的健康活性组织，根据情况选择适合的缝线和缝合方法。有研究表明，可吸收倒刺线双层缝合及双向倒刺线缝合可减少术后阴道残端裂开的发生。

3. 术后　伤口愈合期间避免过早性交，避免加腹压，残端血肿需及时处理。

(三) 处理

阴道残端裂开的患者无论有无内脏脱出，我们均需要评估肠管是否缺血或损伤，内脏脱出以远端回肠最为常见，有小肠疝、肠缺血、肠坏死的风险。

1. 若无内脏脱出和损伤，经阴道缝合裂开的残端即可，缝合前使用剪刀或刀片清除失活组织，并使用延迟吸收缝线距离切缘 1cm 进行缝合。

2. 若有内脏脱出，可选择经阴道、经腹、经腹腔镜入路或以组合形式进行内脏还纳和修补，尚无证据表明哪种方式更合适。有研究表明，若肠管无明显损伤也无腹膜炎征象，可选择经阴道还纳肠管、缝合残端，否则需考虑二次腹腔镜手术或开腹手术。

二、泌尿系统损伤

有研究表明，与经腹子宫全切术相比，单孔腹腔镜下子宫全切术更有可能出现泌尿系统损伤，包括膀胱损伤、输尿管损伤、尿道损伤、膀胱阴道瘘，特别是在既往有剖宫产史、严重的盆腔粘连性疾病史的患者中发生率增高。

(一) 膀胱损伤的原因

常发生于暴力钝性分离膀胱宫颈间隙、能量器械损伤、阴道环切术，特别是有盆腔粘连的患者。

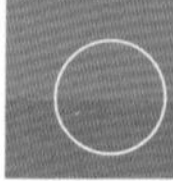

（二）膀胱损伤的预防

推荐使用牵引 - 反牵引技术对膀胱宫颈间隙进行锐性分离，膀胱壁有出血点时，使用双极或超声刀快速电凝以减少热损伤，最重要的是，术中若能及时发现膀胱破损并及时修补，则预后效果良好。术中需注意以下几个方面。

1. 随时观察尿袋的颜色。

2. 在可疑有膀胱损伤时，仔细检查膀胱寻找损伤漏尿部位，或将 300ml 的靛胭脂或亚甲蓝生理盐水溶液通过导尿管反向充盈膀胱，需寻找液体漏出点。

3. 膀胱镜检术。当使用上述方法仍不能确定膀胱损伤时可选择膀胱镜检术。

（三）膀胱损伤的处理

使用小口径可吸收缝线，无张力双层缝合修补膀胱裂伤。第 1 层使用 3-0 号延迟吸收缝合线无张力缝合膀胱破裂点，然后将 300ml 靛胭脂或亚甲蓝生理盐水溶液通过导尿管灌注入膀胱并夹闭输尿管，若检查无液体漏出，排尽液体，使用 2-0 号延迟吸收缝合线沿着与第 1 层缝合相同的方向进行覆瓦状缝合。若仅有浆膜层和肌层的损伤而黏膜层完整，使用 2-0 号可吸收线单层间断缝合即可，根据膀胱裂口的大小和部位，术后留置导尿管 3~14 天。

（四）输尿管损伤的原因

输尿管从骨盆边缘进入盆腔，其远端在子宫颈外侧约 2cm，于子宫动脉下方穿行，与宫骶韧带相邻，穿过输尿管隧道，进入膀胱，腹腔镜手术容易损伤输尿管，在分解盆腔粘连、使用能量器械、处理子宫血管、骨盆漏斗韧带、主韧带、骶子宫韧带、缝合阴道残端时特别容易损伤输尿管。

（五）输尿管损伤的预防

1. 术中要检查输尿管的蠕动。

2. 严重盆腔粘连时要辨清输尿管位置，必要时术中游离输尿管。

3. 电凝子宫血管或阴道残端出血点时要注意对输尿管的热损伤，切勿过多、过深地缝合阴道残端。

4. 预计手术困难时，可于术前插入输尿管导管。

5. 无法确认是否损伤输尿管时，可静脉注射 1~2 针剂的靛胭脂，必要时行膀胱镜检术，观察输尿管出口蠕动及喷尿情况。

（六）输尿管损伤的处理

早期发现并处理输尿管损伤可有效减小肾功能损伤、输尿管阴道瘘的发生。不同于膀胱损伤，输尿管损伤的处理原则由损伤的性质和部位决定。

1. 由于缝线牵拉腹膜造成的输卵管扭曲、梗阻，只需拆除缝线并行膀胱镜检术确认尿液从输尿管出口流出即可。

2. <5mm 的挤压伤可通过插输尿管支架进行保护治疗即可。

3. 大的挤压伤、裂伤需要切除受损部分并进行输尿管吻合，根据受损的大小和部位的不同，使用可吸收缝线进行输尿管吻合术、输尿管膀胱吻合术，无论是哪种手术方式都需要置入输尿管支架、吻合口需要放引流管、留置导尿管。

三、肠道损伤

单孔腹腔镜手术容易发生肠道损伤，包括单极环切阴道时的热损伤；气腹针和套管针的置入、钝性或锐性外科器械的使用造成的直接机械性损伤，使用单极环切阴道时需要特别注意远离肠管，对于合并有子宫内膜异位症、盆腔炎等盆腔粘连性疾病的患者，进行粘连分离、松解时，宜采用锐性剥离而非钝性剥离。手术时机械性损伤易在术中确诊，而热损伤常在术后，所以术中需特别注意肠浆膜层的白色烧灼点并及时进行修补，术后患者若出现白细胞计数增高、发热、恶心、呕吐及腹膜炎征象，需及时行手术探查，必要时切除坏死的肠段。

（况 燕　于 江）

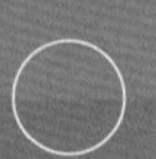

参考文献

[1] RERUCHA CM, CARO RJ, WHEELER VL. Cervical Cancer Screening. Am Fam Physician, 2018, 97 (7): 441-448.

[2] RIZZO AE, FELDMAN S. Update on primary HPV screening for cervical cancer prevention. Curr Probl Cancer, 2018, 42 (5): 507-520.

[3] CSCCP. 中国子宫颈癌及异常管理相关问题专家共识 (二). 中国妇产科临床杂志 , 2017, 18 (3): 286-288.

[4] JONATHAN S BEREK. Break & Novak's Gynecology. 16th edition. Philadelphia: Wolter Kluwer, 2020.

[5] NELSON G, BAKKUM-GAMEZ J, KALOGERA E, et al. Guidelines for perioperativecare in gynecologic/oncology: Enhanced Recovery After Surgery (ERAS) Society recommendations-2019 update. Int J Gynecol Cancer, 2019, 29 (4): 651-668.

[6] ACOG Practice Bulletin Number 195: Prevention of infection after gynecologic procedures. Obstet Gynecol, 2018, 131 (6): e172-e189.

[7] JIHAD H KAOUK, ROBERT J STEIN, GEORGES-PASCAL HABER, et al. Atlas of Laparoscopic and Robotic Single Site Surgery. Germany: Humana Press, 2017: 135-146.

[8] JONES H, ROCK J. Te Linde's operative gynecology. 12th ed. The Netherlands: Lippincott Williams & Wilkins, 2019: 1004-1032.

[9] LOPEZCC, RIOS JFL, GONZALEZ, et al. Barbed Suture versus Conventional Suture for Vaginal Cuff Closure in Total Laparoscopic Hysterectomy: Randomized Controlled Clinical Trial. J Minim Invasive Gynecol, 2019, 26 (6): 1104-1109.

[10] WONG JMK, BORTOLETTO P, TOLENTINO J, et al. Urinary Tract Injury in Gynecologic Laparoscopy for Benign Indication: A Systematic Review. Obstet Gynecol, 2018, 131 (1): 100-108.

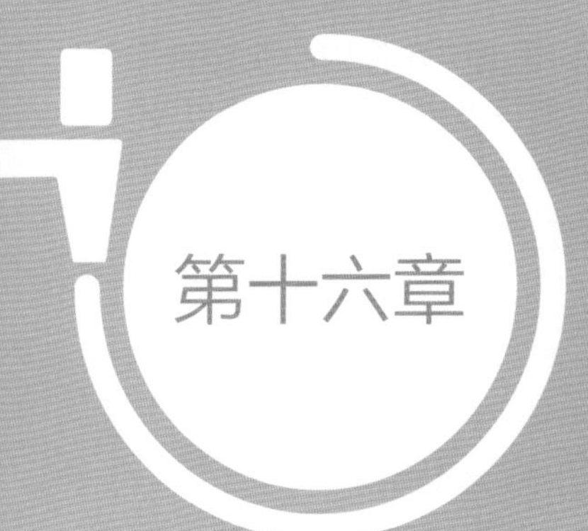

第十六章

单孔腹腔镜盆腔子宫内膜异位性疾病的手术处理

第一节 概 述

子宫内膜异位性疾病包括子宫内膜异位症和子宫腺肌病，两者均由具有生长功能的异位子宫内膜所致，且临床上常常并存。但两者的发病机制及组织发生学也不尽相同，临床表现及其对卵巢激素的敏感性亦有差异。

子宫内膜异位症（endometriosis，EMS），简称内异症，是指子宫内膜组织（腺体和间质）在子宫腔被覆内膜及子宫以外的部位出现、生长、浸润，反复出血，继而引发疼痛、不孕及结节或包块等。子宫内膜异位症是生育年龄妇女的多发病和常见病，约 1/10 的育龄期女性深受子宫内膜异位症的困扰。子宫内膜异位症严重影响女性患者的生活质量，是让妇科医师深感棘手的难题之一。子宫内膜异位症病变广泛，形态多样，具有浸润、转移和复发的恶性生物学行为，长期以来，这种性质良性而行为却类似恶性的疾病一直困扰着临床医师。事实上，子宫内膜异位症虽归于良性疾病，但子宫内膜异位症兼具恶性生物学行为，可以像恶性肿瘤一样向周围浸润生长，甚至侵犯肠管、阴道、输尿管和膀胱等，存在恶变可能，因此，子宫内膜异位症又被形象地称为妇科“良性癌”。异位内膜可侵犯全身任何部位，如脐、膀胱、肾、输尿管、肺、胸膜、乳腺，甚至手臂、大腿等处，但绝大多数位于盆腔脏器和壁腹膜，以卵巢、宫骶韧带最常见，其次为子宫及其他腹膜、直肠阴道隔等部位，故有盆腔子宫内膜异位症之称。由于子宫内膜异位症是激素依赖性疾病，在自然绝经和人工绝经（包括药物作用、射线照射或手术切除双侧卵巢）后，异位内膜病灶可逐渐萎缩吸收；妊娠或使用性激素抑制卵巢功能，可暂时阻止疾病发展。子宫内膜异位症在形态学上呈良性表型，但在临床行为学上具有类似恶性肿瘤的特点，如种植、侵袭及远处转移等。持续加重的盆腔粘连、疼痛、不孕，是其主要的临床表现。

流行病学调查显示，育龄期是子宫内膜异位症的高发年龄，其中 76% 在 25~45 岁，这与子宫内膜异位症是激素依赖性疾病的特点相符合。有报道，绝经后接受激素补充治疗的妇女也有子宫内膜异位症发病者。生育少、生育晚的妇女发病明显高于生育多、生育早者。近年来，子宫内膜异位症的发病率呈明显上升趋势，与社会经济状况呈正相关，与剖宫产率增高、人工流产与宫腔镜、腹腔镜操作增多有关，在慢性盆腔疼痛及痛经患者中子宫内膜异位症的发病率为 20%~90%，25%~35% 不孕患者与子宫内膜异位症有关，妇科手术中有 5%~15% 患者被发现有子宫内膜异位症存在。

子宫内膜异位症的发病机制以 Sampson 经血逆流种植为主导理论，逆流至盆腔的子宫内膜需经黏附、侵袭、血管形成等过程得以种植、生长、发生病变；在位内膜的特质起决定作用，即“在位内膜决定论”(reigning endometrial determinism)；其他发病机制包括体腔上皮化生、诱导学说、血管及淋巴转移学说以及干细胞理论等。相关基因的表达和调控异常、免疫炎症反应及性激素受体表达异常等与子宫内膜异位症的发生密切相关。子宫内膜异位症有家族聚集性。一级亲属中有子宫内膜异位症患者的妇女发生子宫内膜异位症的风险升高 7~10 倍。

第二节　子宫内膜异位症的临床表现、诊断及病理

一、临床表现

子宫内膜异位症的临床表现因人和病变部位的不同而多种多样，症状特征与月经周期密切相关。有 25% 的患者可无任何症状。

（一）症状

1. 下腹痛与痛经　疼痛是子宫内膜异位症的主要症状，典型症状为继发性痛经并进行性加重。疼痛多位于下腹、腰骶及盆腔中部，有时可放射至会阴部、肛门及大腿，常于月经来潮时出现，并持续至整个经期。疼痛严重程度与病灶大小不一定成正比，粘连严重的卵巢子宫内膜异位囊肿患者可能并无疼痛，而盆腔内小的散在病灶却可引起难以忍受的疼痛。少数患者可表现为持续性下腹痛，经期加重。但有 27%~40% 患者无痛经，因此痛经不是子宫内膜异位症诊断的必需症状。

2. 不孕　子宫内膜异位症患者不孕率高达 40%。子宫内膜异位症引起不孕的原因复杂，主要包括：①盆腔微环境改变影响精子与卵子的结合及运送。②免疫功能异常常导致抗子宫内膜抗体增加而破坏子宫内膜正常代谢及生理功能。③卵巢功能异常导致排卵障碍和黄体形成不良等。④中、重度子宫内膜异位症患者可因卵巢、输卵管周围粘连而影响受精卵运输。

3. 性交不适　多见于直肠子宫陷凹有异位病灶或因局部粘连使子宫后倾固定者。性交时碰撞或子宫收缩上提而引起疼痛，一般表现为深部性交痛，月经来潮前性交痛最为明显。

4. 月经异常　15%~30% 的患者有经量增多、经期延长或月经淋漓不尽或经前期点滴出血。可能与卵巢实质病变、无排卵、黄体功能不足或合并有子宫腺肌病和子宫肿瘤有关。

5. 其他特殊症状　盆腔外任何部位有异位子宫内膜种植生长时，均可在局部出现周期性疼痛、出血和肿块，并出现相应的症状。肠道子宫内膜异位症可出现腹痛、腹泻、便秘或周期性少量便血，严重者可因肿块压迫肠腔而出现肠梗阻症状；膀胱子宫内膜异位症常在经期出现尿痛和尿频，但多被痛经症状掩盖而被忽视；异位内膜病灶侵犯和 / 或压迫输尿管时，引起输尿管狭窄、阻塞、出现腰痛和血尿，甚至形成肾盂积水和继发性肾萎缩；手术瘢痕子宫内膜异位症患者常在剖宫产或会阴侧切术后数月至数年出现周期性瘢痕处疼痛，在瘢痕深部扪及剧痛包块，随着时间的延长，包块逐渐增大，疼痛加剧。除上述症状外，卵巢子宫内膜异位囊肿破裂时，囊内容物流入盆腔引起突发性剧烈腹痛，伴有恶心、呕吐和肛门坠胀。疼痛多发生于经期前后、性交后或其他腹压增加的情况，症状类似输卵管妊娠破裂，但无腹腔内出血。

（二）体征

卵巢子宫内膜异位症囊肿较大时，妇科检查可扪及与子宫粘连的肿块。囊肿破裂时可存在腹膜刺激征阳性。典型盆腔子宫内膜异位症双合诊检查时，可发现子宫后倾固定，直肠子宫陷凹、宫骶韧带或子宫后壁下方可扪及触痛性结节，一侧或双侧附件触及囊实性包块，活动度差。病变累及直肠阴道间隙时，可在阴道后穹窿触及触痛明显，或直接看到局部隆起的小结节或紫蓝色斑点。

二、诊断

生育年龄女性有继发性痛经且进行性加重、不孕或慢性盆腔痛症状，盆腔检查可扪及与子宫相连的囊

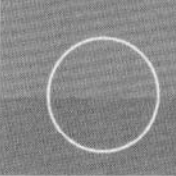

性包块或盆腔内有触痛性结节，即可初步诊断为子宫内膜异位症。但临床上常需借助下列辅助检查。经腹腔镜检查的盆腔可见病灶和病灶的活组织病理检查是确诊依据，但病理学检查结果阴性并不能排除子宫内膜异位症的诊断。

（一）影像学检查

B 型超声检查是诊断卵巢子宫内膜异位囊肿和膀胱、直肠子宫内膜异位症的重要方法，可确定异位囊肿位置、大小和形状，其诊断敏感性和特异性均在 96% 以上。囊肿呈圆形或椭圆形，特别是与子宫粘连，囊壁厚而粗糙，囊内有细小的絮状光点。因囊肿回声图像无特异性，不能单纯依靠 B 型超声图像确诊。盆腔 CT 及磁共振成像对盆腔子宫内膜异位症有诊断价值，但费用昂贵，不作为初选的诊断方法。

（二）血清 CA125 及人附睾蛋白 4 的测定

血清 CA125 水平可能增高，重症患者更为明显，但变化范围很大，临床上多用于中度子宫内膜异位症和疑有深部异位病灶者。在诊断早期子宫内膜异位症时，腹腔液 CA125 值较血清值更有意义。但 CA125 在其他疾病如卵巢癌、盆腔炎性疾病也可以出现增高，CA125 诊断子宫内膜异位症的敏感性和特异性均较低，与腹腔镜相比尚缺乏作为诊断根据的价值。但血清 CA125 水平用于监测异位内膜病变活动情况更有临床价值，动态检测 CA125 有助于评估疗效和预测复发。人附睾蛋白 4（human epididymis protein 4，HE4）在子宫内膜异位症中多在正常水平，可用于卵巢癌的鉴别诊断。

（三）腹腔镜检查

腹腔镜检查是目前国际公认的子宫内膜异位症诊断的最佳方法，除阴道或其他部位的直视可见的病变之外，腹腔镜检查是确诊盆腔子宫内膜异位症的标准方法。在腹腔镜下见到大体病理所述典型病灶或可疑病变进行活组织检查即可确诊。下列情况应首选腹腔镜检查：疑为子宫内膜异位症的不孕症患者，妇科检查及 B 型超声检查无阳性发现的慢性腹痛及痛经进行性加重者，有症状特别是血清 CA125 水平升高者。只有在腹腔镜检查或剖腹探查直视下才能确定子宫内膜异位症的临床分期。

子宫内膜异位症易与下述疾病混淆，应予以鉴别：①卵巢恶性肿瘤：早期无症状，有症状时多呈持续性腹痛、腹胀，病情发展快，一般情况差。B 型超声图像显示包块为混合性或实性，血清 CA125 和 HE4 的表达水平多显著升高。腹腔镜检查或剖腹探查可鉴别。②盆腔炎性包块：多有急性或反复发作的盆腔感染史，疼痛无周期性，平时亦有下腹部隐痛，可伴发热和白细胞增高等，抗生素治疗有效。③子宫腺肌病：痛经症状与子宫内膜异位症相似，但多位于下腹正中且更剧烈，子宫多呈均匀性增大，质硬。经期检查时，子宫触痛明显。临床上，子宫腺肌病与子宫内膜异位症常常并存。

三、病理

子宫内膜异位症的基本病理变化为异位子宫内膜随卵巢激素变化而发生周期性出血，导致周围纤维组织增生和囊肿、粘连形成，在病变区出现紫褐色斑点或小疱，最终发展为大小不等的紫褐色实质性结节或包块。

（一）大体病理

1. 卵巢 最易被异位内膜侵犯，约 80% 病变累及一侧，累及双侧占 50%，异位病灶分为微小病灶型和典型病灶型两种。微小病灶型属早期，位于卵巢浅表皮层的红色、紫蓝色或褐色斑点或数毫米大的小囊，随病变发展，异位内膜侵犯卵巢皮质并在其内生长、反复周期性出血，形成单个或多个囊肿型的典型病变，称卵巢子宫内膜异位囊肿。囊肿大小不一，直径大多在 5cm 左右，而大的囊肿直径可达 10~20cm，内含暗褐色，似巧克力样糊状陈旧血性液体，故又称卵巢巧克力囊肿（chocolate cyst of ovary，PCOS）。囊肿增大时表面呈灰蓝色。囊肿在月经期内出血增多，腔内压力大，特别是近卵巢表面的囊壁易反复破裂，破裂后囊内容物刺激局部腹膜发生局部炎性反应和组织纤维化，导致卵巢与邻近的子宫、阔韧带、盆侧壁或乙状结肠等紧密粘连，致使卵巢固定在盆腔内，活动度差。手术时若强行剥离，粘连局部囊壁极易破裂，流出黏稠暗褐色陈旧血液。这种粘连是卵巢子宫内膜异位囊肿的临床特征之一，可借此与其他出血性卵巢囊肿相鉴别。

2. 宫骶韧带、直肠子宫陷凹和子宫后壁下段 这些部位处于盆腔后部较低处，与经血中的内膜碎屑接触最多，故为子宫内膜异位症的好发部位。病变早期、轻者局部有散在紫褐色出血点或颗粒状结节，宫骶韧带增粗或结节样改变。随着病变的进展，子宫后壁与直肠前壁粘连，直肠子宫陷凹变浅甚至消失，重者病灶向直肠阴道隔发展，在隔内形成肿块并向阴道后穹隆或直肠腔凸出，但穿破阴道或直肠黏膜的情况罕见。

3. 盆腔腹膜　盆腔腹膜内异症分为色素沉着型和无色素沉着型两种，腹腔镜下前者呈紫蓝色或黑色结节，为典型病灶，含有内膜腺体和间质细胞、纤维素、血管成分，并有出血；后者为无色素的早期病灶，但较前者更具活性，并有红色火焰样、息肉样、白色透明变、卵巢周围粘连、黄棕色腹膜斑等。无色素异位病变发展成典型病灶需 6~24 个月。腹腔镜检查可以发现许多微小的腹膜子宫内膜异位症病灶。

4. 输卵管及宫颈　异位内膜累及输卵管和宫颈少见。偶在输卵管浆膜层可见紫蓝色斑点或结节，管腔多通畅。宫颈异位病灶多系内膜直接种植，呈暗红色或紫蓝色颗粒于宫颈表面，经期略增大，易被误诊为宫颈腺囊肿。深部病灶宫颈剖面呈紫蓝色小点或含陈旧血液的小囊腔，多系直肠子宫陷凹病灶蔓延而来。

5. 其他部位　阑尾、膀胱、直肠异位病灶呈紫蓝色或红棕色点、片状病损，很少穿透脏器黏膜层。会阴及腹壁瘢痕处异位病灶因反复出血致局部纤维增生而形成圆形结节，病程长者结节可大至数厘米，偶见典型的紫蓝色或陈旧出血灶（purple-blue or old bleeding foci）。

（二）镜下病理

典型的异位内膜组织在镜下可见子宫内膜上皮、腺体、内膜间质、纤维素及出血等成分。无色素型早期异位病灶一般可见到典型的内膜组织，但异位内膜反复出血后，这些组织结构可被破坏而难以发现，出现临床表现极典型而组织学极少的不一致现象，约占 24%。出血来自间质内血管，镜下找到少量内膜间质细胞即可确诊子宫内膜异位症。临床表现和术中所见很典型，即使镜下仅能在卵巢囊壁中发现红细胞或含铁血黄素细胞等出血证据，亦应视为子宫内膜异位症。肉眼正常的腹膜组织镜检时发现子宫内膜腺体及间质，称为镜下子宫内膜异位症，发生率为 10%~15%，可能在子宫内膜异位症的组织发生及治疗后复发方面起重要作用。

异位内膜组织可随卵巢周期变化而有增生和分泌改变，但其改变与在位子宫内膜并不一定同步，多表现为增生期改变。异位内膜极少发生恶变，发生率低于 1%，恶变机制并不明确。子宫内膜异位症恶变的细胞类型为透明细胞癌和子宫内膜样癌。

（三）临床病理分型

1. 腹膜型内异症或腹膜内异症（peritoneal endometriosis）　是指盆腔腹膜的各种内异症种植病灶，主要包括红色病变（早期病变）、棕色病变（典型病变）及白色病变（陈旧性病变）。

2. 卵巢型内异症或卵巢子宫内膜异位囊肿（ovarian endometriosis）　又根据子宫内膜异位囊肿的大小和粘连情况分为Ⅰ型和Ⅱ型。Ⅰ型：囊肿直径多 <2cm，囊壁多有粘连、层次不清，手术不易剥离。Ⅱ型：又分为 A、B、C 3 种。ⅡA：卵巢表面小的内异症种植病灶合并生理性囊肿如黄体囊肿或滤泡囊肿，手术易剥离；ⅡB：卵巢囊肿壁有轻度浸润，层次较清楚，手术较易剥离；ⅡC：囊肿有明显浸润或多房，体积较大，手术不易剥离。

3. 深部浸润型子宫内膜异位症（deep infiltrating endometriosis，DIE）　是指子宫内膜异位症病灶浸润深度 ≥ 5mm，包括位于宫骶韧带、直肠子宫陷凹、阴道穹窿、直肠阴道隔、直肠或者结肠壁的内异症病灶，也可以侵犯至膀胱壁和输尿管等部位。

4. 其他部位的子宫内膜异位症（other endometriosis）　包括瘢痕内异症（腹壁切口及会阴切口）以及其他少见的远处内异症，如肺、胸膜等部位的内异症。

对于绝大多数患者而言，上述的前 3 种类型子宫内膜异位病灶往往同时存在于盆腔，累及不同器官，不应该将三者独立的区分开来。同时，仅仅使用深部浸润型内异症并不能准确反映病灶生长部位和是否累及周边器官，不能够准确反映子宫内膜异位症病变的严重程度。鉴于此，我国学者根据子宫内膜异位症病灶分布特点，对其分型提出了新观点。这种新的分型主要是根据子宫直肠窝部位病灶分布及其是否累及消化系统及泌尿系统，将内异症子宫直肠窝病灶分为 5 种类型，而将腹壁、会阴部或其他部位内异症归为第Ⅵ型。具体类型包括以下 5 个类别。Ⅰ型：指内异症病灶在腹膜表面生长，相当于传统的腹膜型子宫内膜异位症。Ⅱ型：指病灶向腹膜深处浸润性生长，深度达到腹膜下 5mm 以上，可以诊断为深部浸润型子宫内膜异位症。但是病灶仅局限于宫骶韧带、子宫主韧带、直肠阴道隔、阴道壁等子宫颈旁组织，并不

累及肠道和泌尿系统。Ⅲ型：病灶在Ⅱ型的基础上，累及肠壁肌层甚至穿透肌层到达黏膜层，形成肠道子宫内膜异位症。Ⅳ型：在Ⅱ型的基础上，病灶生长于膀胱壁，累及膀胱肌层，甚至穿透肌层达膀胱黏膜；或累及输尿管，引起输尿管梗阻，导致病灶以上输尿管及肾盂扩张积水，形成膀胱或输尿管子宫内膜异位症。Ⅴ型：同时具有Ⅲ型和Ⅳ型病变，肠道和泌尿系统同时受累。每一类型的直肠凹病变患者卵巢都可以表现为双侧正常、一侧或双侧巧克力囊肿。分别用 a 表示双侧卵巢无病变，b 表示单侧卵巢巧克力囊肿，c 表示双侧卵巢巧克力囊肿。这个分型可用于子宫内膜异位症的分型诊断。例如诊断子宫内膜异位症Ⅰa 型表示病灶仅仅存在于腹膜表面，双侧卵巢无病变。子宫内膜异位症Ⅲb 表示累及肠道的子宫内膜异位症和一侧卵巢巧克力囊肿并存。子宫内膜异位症Ⅴc 型则表示病灶累及肠道及泌尿系统，同时存在双侧卵巢巧克力囊肿。这种分型用简洁方式准确地表述每一位子宫内膜异位症患者病灶生长部位，间接反映其病变严重程度，为制订手术方案、确定多学科手术团队的组成提供了依据。

第三节　盆腔子宫内膜异位性疾病的单孔腹腔镜手术处理

治疗子宫内膜异位症的根本目的是“缩减和去除病灶，减轻和控制疼痛，治疗和促进生育，预防和减少复发”。治疗方法应根据患者年龄、症状、病变部位和范围以及对生育要求等加以选择，强调治疗个体化。症状轻或无症状的轻微病变可选用期待治疗；有生育要求的轻度患者经过全面诊断评估后可以先给予药物治疗，重者行保留生育功能手术；年轻无生育要求的重度患者，可行保留卵巢功能手术，并辅以性激素治疗；症状及病变均严重的无生育要求者考虑行根治性手术。

期待治疗仅适用于轻度子宫内膜异位症患者，采用定期随访，并对症处理病变引起的轻微经期腹痛，可给予前列腺素合成酶抑制剂（如吲哚美辛、萘普生、布洛芬）；希望生育者一般不用期待治疗，应尽早促使其妊娠，一旦妊娠，异位内膜病灶坏死萎缩，分娩后症状缓解并有望治愈。

药物治疗包括抑制疼痛的对症治疗、抑制雌激素合成使异位内膜萎缩、阻断下丘脑 - 垂体 - 卵巢轴的刺激和出血周期为目的的性激素治疗，适用于有慢性盆腔痛、经期痛经症状明显、有生育要求及无卵巢囊肿形成患者。采用使患者假孕或假绝经的性激素疗法，已成为临床治疗内异症的常用方法。但对较大的卵巢子宫内膜异位囊肿，特别是卵巢包块性质未明者，宜采用手术治疗。目前临床上治疗子宫内膜异位症的药物有非甾体抗炎药、口服避孕药、高效孕激素、孕三烯酮、达那唑、促性腺激素释放激素激动剂等。随着研究的不断进展，新兴的药物不断出现，如芳香化酶抑制剂、选择性孕酮受体调节剂、促性腺激素释放激素拮抗剂、免疫调节剂、抗肿瘤坏死因子 -α、抗血管生成药物等。近年来已在我国批准上市的地诺孕素用于子宫内膜异位症的治疗，显示出良好的应用前景。地诺孕素是同时具有 19- 去甲睾酮和孕酮衍生物特性的人工合成孕激素，对子宫内膜具有强效孕激素效应，且副作用少，适合子宫内膜异位症的长期管理。目前地诺孕素已被多国指南推荐为子宫内膜异位症经验性治疗和术后维持治疗的一线用药。

子宫内膜异位症的手术治疗适用于药物治疗后症状不缓解、局部病变加剧或生育功能未恢复者、较大的卵巢内膜异位囊肿者。腹腔镜手术是首选的手术方法，目前认为腹腔镜确诊、手术 + 药物为治疗子宫内膜异位症的“金标准”。子宫内膜异位症手术方式有：①保留生育功能手术：切净或破坏所有可见的异位内膜病灶、分离粘连、恢复正常的解剖结构，但保留子宫、一侧或双侧卵巢，至少保留部分卵巢组织。适用于药物治疗无效、年轻和有生育要求的患者。术后复发率约为 40%，因此术后尽早妊娠或使用药物维持治疗以减少复发。②保留卵巢功能手术：切除盆腔内病灶及子宫，保留至少一侧或部分卵巢。适用于Ⅲ期、Ⅳ期患者及症状明显且无生育要求的 45 岁以下患者。术后复发率约为 5%。③根治性手术：将子宫、双附件及盆腔内所有异位内膜病灶予以切除和清除，适用于 45 岁以上重症患者。术后不用雌激素补充治疗者，几乎不复发。双侧卵巢切除后，即使盆腔内残留部分异位内膜病灶，也能逐渐自行萎缩退化直至消失。

而作为另一类型的子宫内膜异位性疾病，子宫腺肌病患者部分子宫肌层中的内膜病灶与宫腔内膜直接相连，故认为是内异症由基底层子宫内膜侵入肌层生长所致。异位内膜在子宫肌层多呈弥漫性生长，累

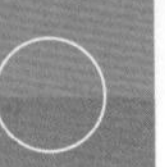

及后壁居多，故子宫呈均匀性增大，前后径增大明显，呈球形。剖面见子宫肌壁显著增厚且硬，无漩涡状结构，于肌壁中见粗厚肌纤维带和微囊腔，腔内偶有陈旧血液。少数子宫腺肌病病灶呈局限性生长形成结节或团块，似肌壁间肌瘤，称为子宫腺肌瘤（adenomyoma），因局部反复出血导致病灶周围纤维组织增生所致，故与周围肌层无明显界限，手术时难以剥出。

子宫腺肌病的镜检特征为肌层内有呈岛状分布的异位内膜腺体及间质，特征性的小岛由典型的子宫内膜腺体与间质组成，且为不成熟的内膜，属基底层内膜，对雌激素有反应性改变，但对孕激素无反应或不敏感，故异位腺体常呈增生期改变，偶尔见到局部区域有分泌期改变。

子宫腺肌病主要症状是经量过多，经期延长和逐渐加重的进行性痛经，疼痛位于下腹正中，常于经前1周开始，直至月经结束。可依据典型的进行性痛经和月经过多史、妇科检查子宫均匀增大或局限性隆起、质硬且有压痛初步临床诊断为子宫腺肌病。影像学检查有一定帮助，可酌情选择，确诊取决于术后的病理学检查。

子宫腺肌病的治疗应视患者症状、年龄和生育要求而定。目前无根治性的有效药物，对于症状较轻，有生育要求及近绝经期患者可试用达那唑、孕三烯酮或GnRH-a治疗，均可缓解症状，但需要注意药物的不良反应，并且停药后症状可复现，在GnRH-a治疗时应注意患者骨丢失的风险，可以给予反向添加治疗和钙剂补充。年轻或希望生育的子宫腺肌瘤患者，可试行病灶剜除术，但术后有复发风险；对症状严重、无生育要求或药物治疗无效者，应行子宫全切术。对于是否保留卵巢，取决于卵巢有无病变和患者的年龄。近年来，随着个体化治疗的理念不断深入人心，保留子宫的子宫腺肌病病灶大部切除术作为一种保守性手术已逐步应用于子宫腺肌病的治疗，这为年轻的子宫腺肌病患者提供了有效缓解病痛并同时保留子宫的机会，但是这一术式尚处于探索阶段，其临床效果有待进一步的研究证实。

目前认为，腹腔镜手术是治疗子宫内膜异位症最好的手术方法，而抑制卵巢功能是预防术后复发的最好的药物疗法，腹腔镜手术+药物治疗是最好的联合治疗方法。近年来，随着腹腔镜妇科微创手术的不断发展，越来越多的患者要求更为微创化的治疗，对手术质量也提出了更高的要求。在微创化及无瘢痕理念的引领下，经脐单孔腹腔镜手术逐渐成为微创外科研究的新热点。由于经脐单孔腹腔镜手术能基本达到腹部无瘢痕，美容效果好，因而越来越受到患者尤其是年轻女性的青睐。但单孔腹腔镜手术与传统腹腔镜手术比较，操作相对更为困难，对术者的要求更高。单孔腹腔镜手术能否很好的应用于相对复杂的盆腔子宫内膜异位症及子宫腺肌病的诊治，值得深入探索。本章节笔者将主要结合自己的临床经验，重点论述单孔腹腔镜手术应用盆腔子宫内膜异位症及子宫腺肌病诊治中的安全性、可行性及相关手术技巧。有关单孔腹腔镜下子宫腺肌瘤剥离术及单孔腹腔镜下子宫腺肌病的子宫全切术已在本书其他章节讨论，此处不再赘述。本章节将重点论述以下3种术式：单孔腹腔镜下卵巢子宫内膜异位囊肿切除术、单孔腹腔镜下盆腔深部浸润型子宫内膜异位症切除术及单孔腹腔镜下子宫腺肌病病灶大部切除+子宫成形术。

一、单孔腹腔镜下卵巢子宫内膜异位囊肿切除术

子宫内膜异位症可累及全身各个部位，而卵巢是最常见的受侵部位。子宫内膜异位症侵犯一侧或双侧卵巢而形成卵巢子宫内膜异位囊肿（巧克力囊肿），主要表现为痛经、不孕及盆腔包块，严重影响患者的生活质量。目前，腹腔镜手术作为微创手术已成为卵巢子宫内膜异位囊肿首选的手术方式，但是传统的腹腔镜手术依然会在患者的腹壁上留下3~4处手术瘢痕。近年来，随着腹腔镜手术技能的不断提高，更为微创美观的单孔腹腔镜手术也越来越受到患者及年轻女性追捧。笔者单位采用单孔腹腔镜手术治疗卵巢子宫内膜异位囊肿患者，取得了较为满意的临床效果。本节内容将结合笔者单位接受单孔腹腔镜下卵巢子宫内膜异位囊肿切除术患者的临床资料，探讨分析该术式的可行性、安全性及相关手术步骤与手术技巧。

（一）手术方法及步骤

1. 术前准备　对患者均完善术前检查，排除腹腔镜手术禁忌。术前行妇科检查，判断卵巢囊肿的活动度，评估盆腔粘连情况。完善常规术前准备，做好脐孔清洁，完善肠道准备，术前留置导尿管，监测生命体征，备好相应的腹腔镜手术器械，术前患者安置肩托，避免术中患者滑落跌伤。经脐单孔腹腔镜入路对

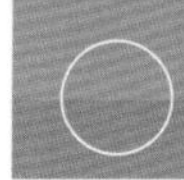

手术视野暴露欠佳，术中需助手使用举宫杯 / 举宫器操纵子宫以配合手术。术中患者取头低足高（≥30°）膀胱截石位。

2. 手术器械　传统腹腔镜系统、专用单孔穿刺操作装置、3-0 号可吸收缝合线或倒刺线，30° 腹腔镜镜头（最好采用 5mm 高清镜头）及常规腹腔镜分离钳 2 把，常规腹腔镜剪刀 1 把，双极电凝钳 1 把，吸引器设备 1 套，腹腔镜持针器 1 把，其他常规腹腔镜器械设备等。

3. 麻醉、体位、手术通路的建立　采用气管内插管全身麻醉，采取头低足高膀胱截石位。麻醉满意后，常规消毒铺单，助手留置导尿管，并放置简易举宫器操控子宫以配合术者手术。采用经脐单孔单通道腹腔镜入路，用两把组织钳钳夹两侧脐缘，取脐部正中长约 1.5cm 纵向切口切开皮肤及皮下各层，逐层直至进入腹腔，放置 5cm 切口保护套至腹腔，翻转切口保护套扩张脐孔切口后，连接一次性单孔腹腔镜操作软鞘管穿刺操作装置，连接气腹平台充入 CO_2 气体直至形成满意气腹并保持腹腔内压力为 12~15mmHg（1mmHg=0.133kPa）。气腹满意后，从操作孔置入 30° 腹腔镜镜头，探查腹腔情况，评估手术的可行性（图 16-1~ 图 16-5）。

4. 手术步骤

（1）探查盆腹腔：置入 30° 腹腔镜镜头及各操作器械进行常规盆腔探查，初步评估该患者实施单孔腔镜手术的可行性。若探查发现子宫、附件与邻近肠管、腹壁等粘连从而暴露困难时，放置举宫器能协助暴露，利于手术操作（图 16-6）。

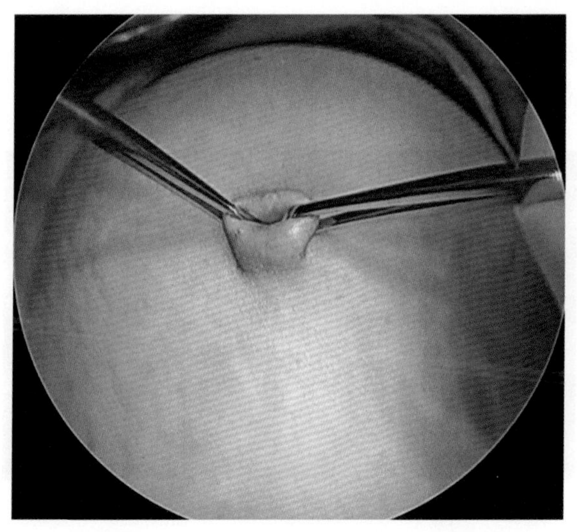

图 16-1　两把组织钳钳夹两侧脐缘

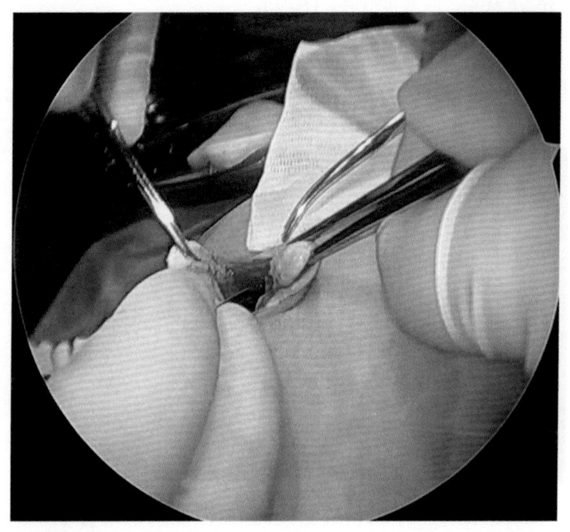

图 16-2　逐层切开皮肤及皮下各层直至进入腹腔

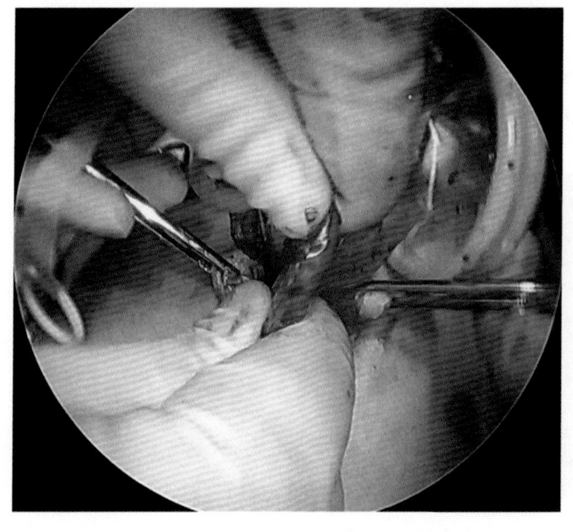

图 16-3　放置 5cm 切口保护套至腹腔

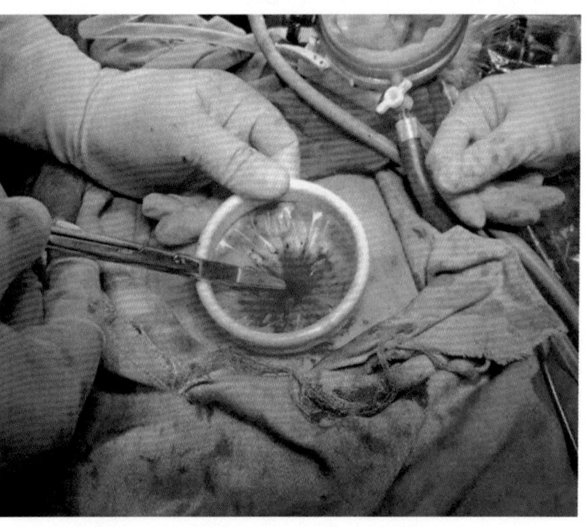

图 16-4　翻转切口保护套扩张脐孔切口

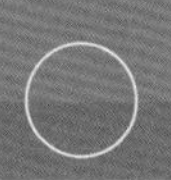

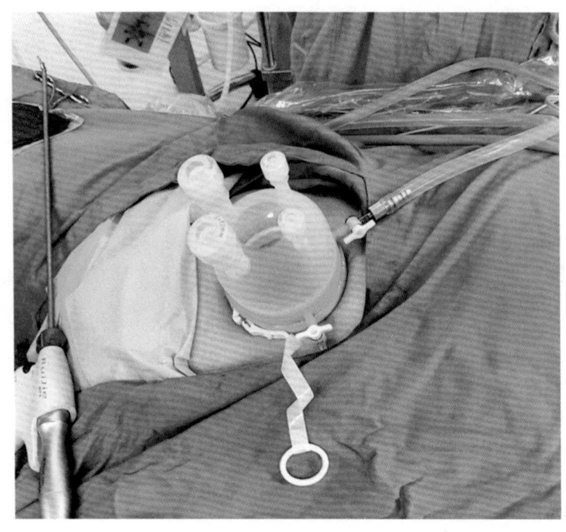

图 16-5　连接一次性单孔腹腔镜操作软鞘管穿刺操作装置

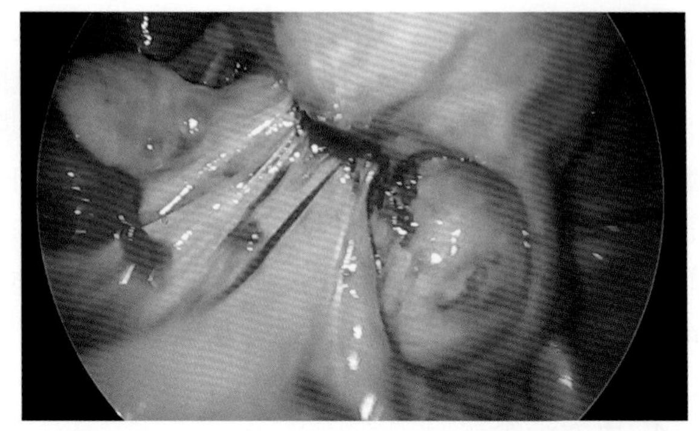

图 16-6　探查盆腹腔，评估单孔手术可行性

（2）盆腔粘连松解：钝性或锐性分离术野中粘连，上提粘连于周围组织的患侧卵巢，恢复正常解剖位置，充分暴露手术野（图 16-7）。

（3）吸净囊液并冲洗盆腹腔：卵巢子宫内膜异位囊肿在暴露探查或分离粘连过程中容易破裂，在子宫内膜异位囊肿破裂处，吸净其内黏稠囊内液，并冲洗干净盆腹腔（图 16-8）。

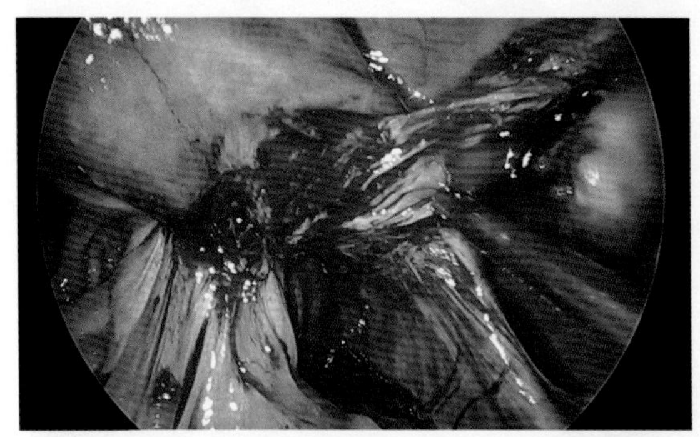

图 16-7　松解盆腔粘连，尽量恢复解剖位置

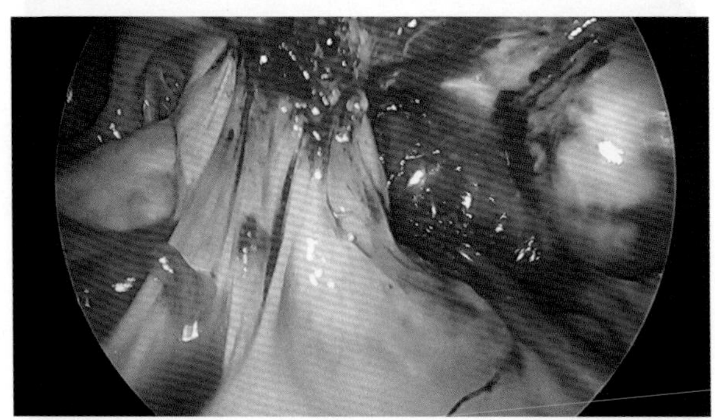

图 16-8　吸净囊液并冲洗盆腹腔

（4）剥除囊肿：扩大囊肿破裂口，提起该处正常卵巢组织，找好囊肿与正常组织间的层次，钝锐性分离囊皮直至完整剥除，如患者合并深部浸润型子宫内膜异位症，一并切除（图 16-9）。

（5）卵巢成形术：剥除卵巢囊肿后，检查创面，如有活动性出血，双极电凝局部定位电凝止血后，3-0 号可吸收缝合线或倒齿线连续缝合成形该侧卵巢（图 16-10）。

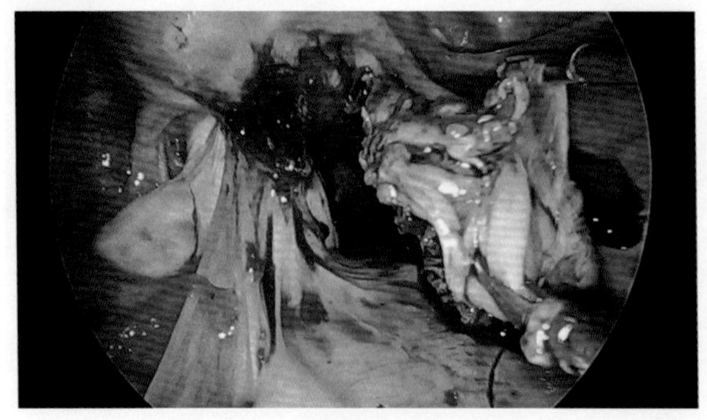

图 16-9　完整剥除卵巢囊肿

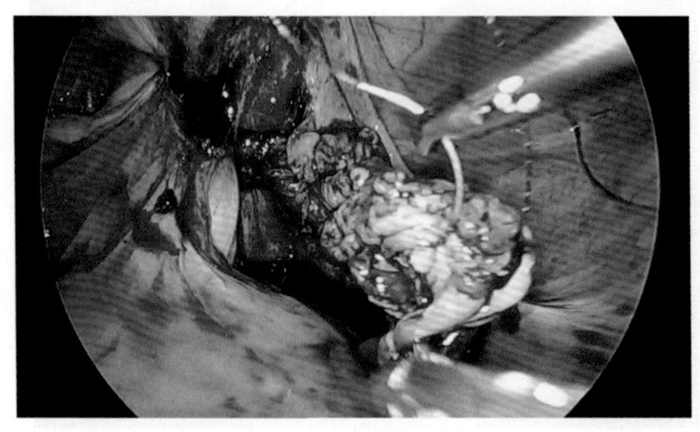

图 16-10　3-0 号可吸收缝合线缝合成形卵巢

(6)取出标本：将囊皮组织装入取物袋获自制的手套套袋，自脐部切口取出，必要时将术中冷冻切片送病理检查(图 16-11)。

(7)放置引流管：手术结束前生理盐水冲洗盆腹腔，采用吸引器清理盆腹腔积血，再次检查盆腔术野无活动性出血后，盆腔放置小号硅球引流管自脐孔引出，在重塑脐孔时以缝线固定于腹壁(图 16-12)。

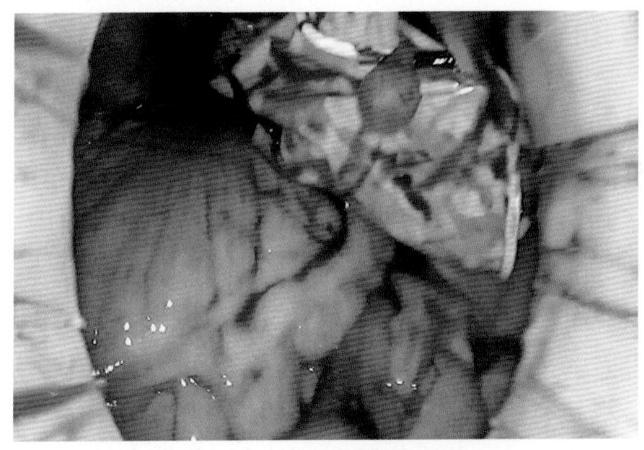

图 16-11　标本套袋后取出

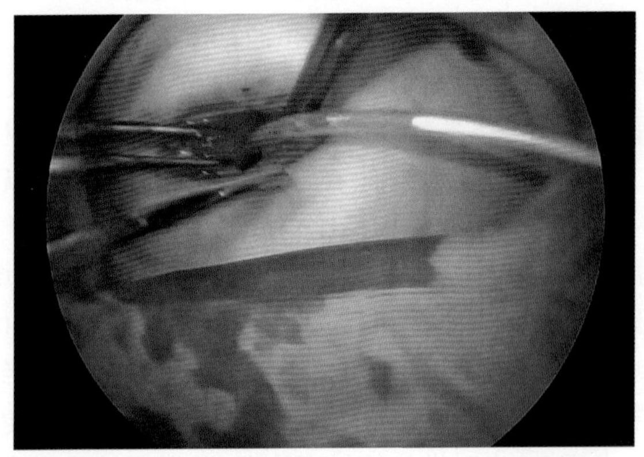

图 16-12　放置小号引流管自脐孔处引出固定

(8)重塑脐孔：使用 2-0 号可吸收缝合线缝合脐部浅筋膜、4-0 号可吸收缝合线重塑脐孔(图 16-13)，将腹腔引流管固定于脐部切口，缝合完毕后在脐孔处放置酒精棉球及干净纱布进行加压包扎(图 16-14，视频 16-1　单孔腹腔镜卵巢巧克力囊肿剥除术)。

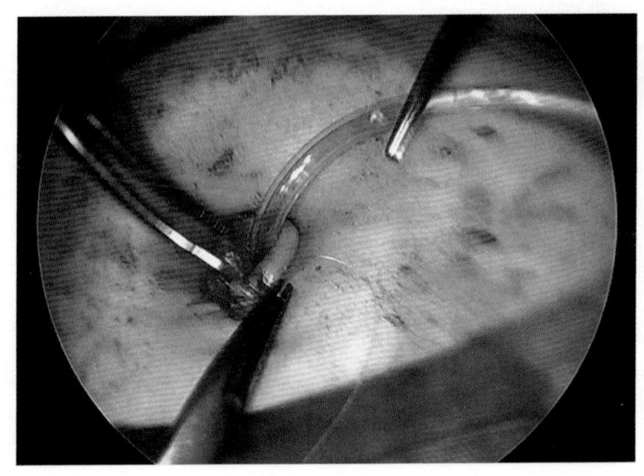

图 16-13　分层缝合脐孔，重塑脐孔

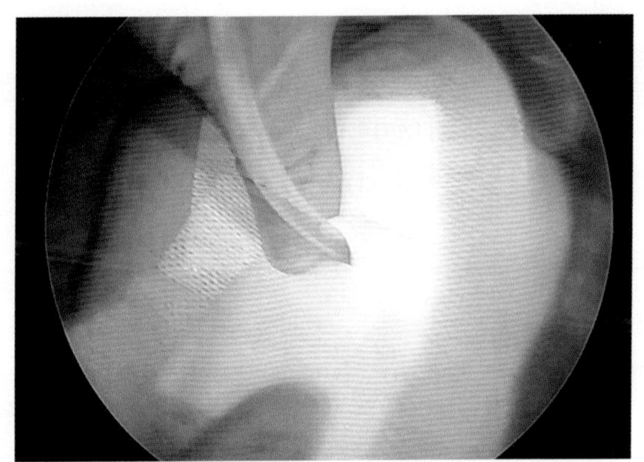

图 16-14　脐部伤口加压包扎

视频 16-1
单孔腹腔镜卵巢巧克力囊肿剥除术

(二)术后观察及临床处理

术后患者安返病房，密切监测患者生命体征变化、尿管、尿量及引流管、引流液情况，并注意脐孔部切口情况，给予低流量吸氧，术后患者制动 4~6 小时，给予低分子量肝素预防血栓、补液、对症支持治疗，定期予以伤口换药保持清洁，根据患者情况酌情给予镇痛药物。术后第 1 天鼓励患者下床活动，并开始定期伤口换药，当腹腔引流量小于 50ml，及时拔除引流管。术后患者门诊随访，评估临床症状缓解情况，月经复潮后予以 GnRH-a 注射 6 针(注意及时反向添加治疗)，并酌情给予复方口服避孕药或地诺孕素口服维持

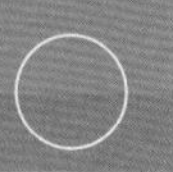

治疗，以减少子宫内膜异位症的复发。

（三）手术效果评估

笔者单位曾总结分析了初期开展的经脐单孔腹腔镜下卵巢子宫内膜异位囊肿剥除手术的 14 例患者的临床资料，根据纳入标准及排除标准为其匹配 33 例传统多孔腹腔镜卵巢子宫内膜样囊肿切除术患者，将两组资料进行对比分析，观察分析了包括术后血红蛋白下降幅度、手术时间、术中出血量、手术并发症、总住院时间、美容评分（cosmetic score，CS）等。专人对两组患者进行临床病理资料的收集和数据统计；并由专人于固定期限内电话随访两组患者问卷调查。结果显示，单孔组与多孔组患者的一般临床资料，包括平均年龄[分别为(30.4 ± 7.0)岁和(29.3 ± 5.0)岁]、体重指数、腹部手术史（其中单孔腹腔镜手术组有 5 例，多孔腹腔镜手术组有 15 例）分别比较，差异均无统计学意义（P 分别为 0.998、0.582、>0.05）（表 16-1）。而两组患者手术相关指标比较情况如下：两组患者手术均成功，无中转开腹者，单孔腹腔镜手术组术中无增加操作孔者。两组患者术后均发生并发症 1 例，单孔腹腔镜手术组发生 1 例小肠损伤，多孔腹腔镜手术组发生 1 例输尿管损伤，差异无统计学意义（$P>0.05$）。两组手术时间相比，单孔腹腔镜手术组(129 ± 49)分钟，多孔腹腔镜手术组为(105 ± 38)分钟，差异无统计学意义（$P=0.077$）。单孔腹腔镜手术组术中出血量较多孔腹腔镜手术组多，术后血红蛋白降低程度更大，差异有统计学意义（P 分别为 0.023、0.017）。两组患者术后 24 小时发热的最高体温，差异无统计学意义（$P=0.651$）。术后住院时间比较，差异有统计学意义（$P=0.001$）。见表 16-2。CS 评分单孔腹腔镜手术组患者为(22.5 ± 2.6)分，多孔腹腔镜手术组为(17.2 ± 2.3)分，差异有统计学意义（$P<0.05$）。单孔腹腔镜手术组切口美观满意度显著高于多孔腹腔镜手术组。以上结果初步说明，单孔腹腔镜下卵巢子宫内膜异位囊肿切除术可能是安全、可行的，且手术切口美观，手术效果确切。

表 16-1　两组患者的一般资料比较（$\bar{x} \pm s$）

组别	年龄（岁）	体重指数（kg/m^2）	既往腹部手术史
单孔腹腔镜手术组（n=14）	33.64 ± 7.397	23.72 ± 2.93	5 例
多孔腹腔镜手术组（n=33）	36.64 ± 7.254	23.12 ± 3.61	15 例
P	0.998	0.582	>0.05

表 16-2　两组患者围手术期相关指标比较（$\bar{x} \pm s$）

组别	手术时间（分钟）	术后 24 小时发热的最高体温（℃）	术后住院（天）	术中出血量（ml）	术前血红蛋白降低（g/L）
单孔腹腔镜手术组（n=14）	129 ± 49	37.4 ± 0.3	5.86 ± 1.16	57.50 ± 41.91	18.86 ± 10.77
多孔腹腔镜手术组（n=33）	105 ± 38	37.3 ± 0.3	7.48 ± 1.46	27.58 ± 24.21	11.03 ± 9.47
P	0.077	0.651	0.001	0.023	0.017

（四）手术体会与总结

卵巢子宫内膜异位囊肿是子宫内膜异位症中常见的病理类型。作为激素依赖性疾病，卵巢子宫内膜异位囊肿多发于年轻女性，可累及单侧或双侧卵巢。手术或药物治疗后容易复发是卵巢子宫内膜异位囊肿的一大特点。鉴于腹腔镜手术的微创性和美观性，目前治疗卵巢子宫内膜样囊肿首选腹腔镜手术，该手术适宜于绝大多数患者的卵巢囊肿剥除。

传统的腹腔镜下卵巢囊肿切除术一般采用 3~4 个穿刺孔，术后患者腹壁留下 3~4 处的瘢痕。随着腹腔镜技术和手术器械的不断进步，临床医师致力于减少手术切口的数量与长度，以求达到术后腹壁无瘢痕或少瘢痕的效果。鉴于此，经脐单孔腹腔镜手术应运而生并逐渐风靡。年轻女性对美容的要求更高，更

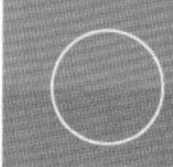

为苛刻,因而单孔腹腔镜手术这一新术式更加受年轻患者的欢迎。而卵巢子宫内膜异位囊肿在年轻患者中发病率更高,单孔腹腔镜手术以微创美观的优势在卵巢子宫内膜异位囊肿切除术中的应用前景可能更为广阔。与传统腹腔镜手术相比,单孔腹腔镜手术卵巢囊肿剥除手术具有较为明显的优势:术后恢复快,住院时间短、脐部切口愈合基本无瘢痕。但是由于单孔腹腔镜手术时,腹腔镜与手术器械几乎平行进入术野,缺乏传统三孔或四孔腹腔镜手术的操作角度。单孔腹腔镜手术存在着所谓的"筷子效应",相比常规腹腔镜手术,单孔腹腔镜手术难度更大,对手术器械及术者的手术技巧要求更高。笔者单位有关单孔腹腔镜下卵巢子宫内膜异位囊肿切除术的初期研究显示,单孔腹腔镜手术组术中出血量较多孔腹腔镜手术组多、手术前后血红蛋白降低程度大。相比传统腹腔镜手术,单孔腹腔镜手术视角狭小,造成出血点不能及时发现,或因操作角度困难,不能快速及时电凝止血,鉴于此,单孔腹腔镜手术并非对所有的患者或医师均适用。对于准备开展单孔腹腔镜下卵巢子宫内膜异位囊肿手术的医师,首先应具备熟练地操作单孔腹腔镜手术的技能,以及扎实的基本功,同时在拥有熟练地开展传统腹腔镜下子宫内膜异位症手术经验的基础上,再逐步开展此类单孔腹腔镜手术则更为合适,这样对患者而言才更为安全。

卵巢子宫内膜异位囊肿往往与盆腔侧腹壁、阔韧带后叶、子宫骶骨韧带、盆底腹膜及肠管等部位存在不同程度的粘连,致使盆底解剖结构发生改变。因此,卵巢子宫内膜异位囊肿手术相对于单纯性的卵巢囊肿而言,难度一般较大。手术时应先分离盆腔粘连及肠粘连,恢复卵巢的正常解剖位置,以免子宫内膜异位囊肿剥离手术时伤及输尿管及盆腔血管。既往的研究认为,对于盆腔严重粘连的患者,单孔腹腔镜手术存在极大的局限性,不建议对这些患者行此类手术。但是,笔者单位在熟练开展单孔腹腔镜手术的基础上,顺利完成单孔腹腔镜手术卵巢子宫内膜异位囊肿剥除手术,手术顺利,患者均恢复良好。研究结果显示,相对于多孔腹腔镜手术,单孔腹腔镜手术治疗卵巢子宫内膜异位囊肿,手术操作难度虽然明显增加,但患者术后恢复情况更好,住院时间明显缩短,同时患者美容评分明显增加。由此可见,在手术技能不断提高,手术经验不断积累后,在选择合适病例的情况下,采用单孔腹腔镜手术进行子宫内膜异位囊肿切除术亦是安全可行的。

目前,微创手术的理念已为患者和术者所推崇,并广泛应用于妇产科的各种手术。腹腔镜手术具有创伤小、恢复快、美容效果佳、痛苦少等优点,而单孔腹腔镜手术比传统腹腔镜手术更加微创,更加符合美容要求,因而其日益受到患者的青睐。相关研究初步证实,单孔腹腔镜应用于卵巢子宫内膜异位囊肿切除术可能是安全可行的。但是,单孔腹腔镜手术卵巢子宫内膜异位囊肿手术相对困难,故应在掌握手术适应证,掌握娴熟的单孔腹腔镜手术技巧的前提下再开展此类手术。相信随着腔镜器械的不断改进以及手术技术的不断提高,该手术可能在临床上得到越来越普遍的推广与应用。

二、单孔腹腔镜下盆腔深部浸润型子宫内膜异位症切除术

随着医学技术与医学理念的发展,子宫内膜异位症作为一种妇科慢性疾病,关于它的治疗方式与管理也在逐渐改变并逐步完善。子宫内膜异位症是一种因子宫内膜组织(腺体和间质)出现在子宫以外的部位,包括腹膜型、卵巢型及深部浸润型子宫内膜异位症。而育龄期是子宫内膜异位症的高发年龄,其中76% 的子宫内膜异位症发生年龄在 25~45 岁。Koninckx 等首先提出深部浸润型子宫内膜异位症这一专业名词。深部浸润型子宫内膜异位症是指异位子宫内膜病灶浸润深度 ≥ 5mm 的子宫内膜异位症。它与部分不孕症、严重痛经和深部性交痛等密切相关,严重影响广大妇女的生活质量。而子宫内膜异位症的病灶常见部位有子宫骶韧带、阴道穹窿、直肠子宫陷凹、直肠阴道隔、直肠壁或结肠壁,膀胱及输尿管等。手术治疗联合术后药物的长期管理已作为目前子宫内膜异位症的主要治疗模式。但是,深部浸润型子宫内膜异位症病灶切除手术往往十分困难,且手术风险极高。近几年来,单孔腹腔镜技术迅速发展。与传统腹腔镜手术相比,单孔腹腔镜手术有着创伤更小、美观度更高、"无瘢痕"、愈合恢复快等诸多优点,因而受到广大妇女的青睐,在临床有着越来越多的应用。笔者单位在先前单孔腹腔镜妇科手术经验积累的基础上,将单孔腹腔镜手术应用于深部浸润型子宫内膜异位症病灶的切除,也取得了良好的临床效果。

(一) 手术方法及步骤

1. 病例选择标准 年龄 ≤ 50 岁,心肺功能良好,能耐受腹腔镜手术。体重指数 ≤ 30kg/m^2,术前考虑

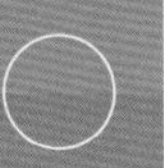

诊断深部浸润型子宫内膜异位症，子宫内膜异位症分期评分 >40 分，接受单孔腹腔镜术式，排除其他（如心血管、呼吸）系统严重合并症及手术禁忌证。

2. 病例排除标准 腹壁松弛、腹壁过厚、身高过高的患者，脊柱、骨盆畸形等以致无法取膀胱截石位的患者，恶性肿瘤及其他不能耐受腹腔镜手术的情况。

3. 术前准备 常规妇科腹腔镜手术术前准备，术前留置导尿。因脐孔为单孔腔镜手术入路且术中需置举宫器协助手术，患者需术前 3 天行脐孔部位清洁处理及阴道消毒擦洗等减少术后感染机会并嘱患者进食流质饮食，完善肠道准备。准备常规腹腔镜手术器械，术中患者取头低足高（ ≥30°）截石位，放置肩托，避免患者滑落，助手消毒后放置举宫器并操控子宫以配合术者手术暴露视野。

4. 手术入路平台的建立 应用单孔单通道腹腔镜手术方法，纵向逐层切开脐孔及上下缘长约 2cm 皮肤及皮下各层至腹腔，手指扩张后于腹膜前间隙放置 5cm 切口保护套撑起腹部，上环位于腹部皮肤表面，连接单孔单通道专用穿刺操作装置，连接气腹机充入 CO_2 至压力达 13mmHg（1mmHg=0.133kPa）。

5. 手术器械与耗材 全套数字腹腔镜系统，单孔通道保护套及专用穿刺操作装置，常规腹腔镜手术分离钳、剪刀、持针器、吸引器、超声刀、双极电凝钳各 1 把，30° 常规腹腔镜镜头一个（也可采用 30° 的 5mm 高清腹腔镜镜头），光源系统及气腹系统，以及常规外科器械 1 套，其他特殊手术耗材为 3-0 号可吸收缝合线或倒刺线（缝合修复卵巢），防粘连透明质酸钠 1 支，小号硅胶引流管 1 支，速即纱止血材料 1 块。

6. 麻醉及体位 术中采取气管插管全身麻醉，巡回护士协助患者取膀胱截石位（保持头低足高 ≥30°，双腿外展 <90°），臀部超出手术床下缘达 4~5cm 并放置双肩托防止患者术中从手术床滑落损伤。

7. 手术步骤 连接穿刺操作装置并接入气腹平台建立气腹，从操作孔置入 30° 腹腔镜镜头，仔细探查盆腹腔脏器及组织，判断单孔手术完成的可能性、操作大致所需时间及有无盆腹腔粘连，如有粘连，使用超声刀及分离钳等解除粘连，恢复正常盆腹腔肠管、子宫及附件等解剖结构，提供良好手术视野。使用超声刀分离腹膜并延腹膜仔细打开阴道直肠间隙、直肠骶韧带间隙。分离出左侧骨盆漏斗韧带，在附近找到并分离出输尿管。轻轻拨动输尿管判断其蠕动状况良好，延腹膜继续分离输尿管、阴道直肠间隙及直肠骶韧带间隙。分离卵巢囊肿旁粘连并游离卵巢，判断囊肿性质，剥除卵巢囊肿，取出标本，用 3-0 号可吸收倒刺线重新缝合成形卵巢。同法分离游离出右侧骨盆漏斗韧带、右侧输尿管、阴道直肠间隙及直肠骶韧带间隙等，仔细判断深部浸润型内异症病灶。因深部浸润型内异症患者大多数病变会累及骶韧带，骶韧带浅层的切除是必然的。为防止贸然动刀损伤肠道，采取从两侧疏松的间隙向中间的骶韧带缓慢仔细分离组织及粘连。用冷刀仔细逐个分离清除病灶。予以缝合线“8”字缝合卵巢后，经腹壁穿刺出腹腔，皮肤表面固定缝合线以悬吊卵巢提供手术视野，可更好地切除骶韧带及阴道直肠间隙间的病灶。彻底清除直肠子宫陷凹及骶韧带等处的深部浸润型子宫内膜异位症病灶，并用双极电凝钳电凝止血。助手协助行直肠充气试验判断直肠有无损伤，术后使用大量生理盐水冲洗盆腹腔，防止遗漏病灶，冲洗后置入可吸收止血纱布填压止血，解除悬吊卵巢缝合线，使用防粘连透明质酸钠预防创面粘连。于盆腔深处放置引流管一根，吸净盆腹腔气体，撤除腹腔镜器械及穿刺操作装置切口保护套等，予以 2-0 号可吸收缝合线缝合脐部的浅筋膜组织，予以 4-0 号可吸收缝合线间断缝合重塑脐孔，并将引流管固定于脐部切口前端，缝合完毕后在脐孔处放置酒精棉球及干净纱布及敷贴加压包扎，手术结束。助手在手术期间以举宫器操纵子宫以暴露术野配合术者手术（详细步骤见图 16-15~ 图 16-23，视频 16-2 单孔腹腔镜下盆腔深部浸润型子宫内膜异位症切除术）。

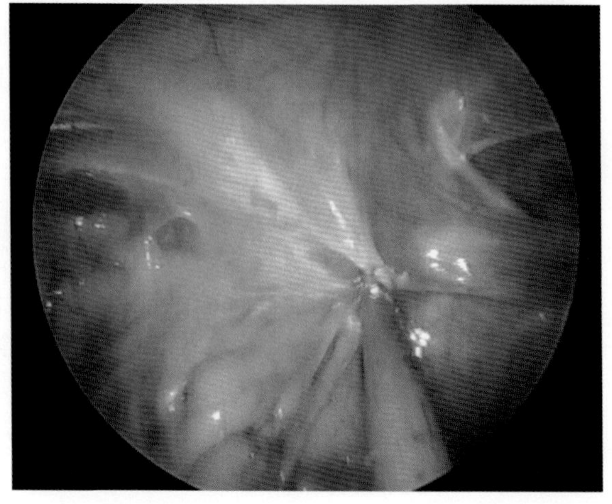

图 16-15 超声刀分离粘连

（二）术后处理与随访

患者术后安返病房，给予心电监护仪 24 小时密切监护生命体征，并予以低流量吸氧。密切关注腹部切口、引流情况及有无并发症的发生，如有情况，请相关科室医师协助及时处理。术后定期进行伤口清洁换药。

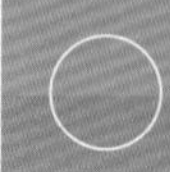

术后制动 4~6 小时，给予抗感染治疗及营养支持治疗，必要时给予镇痛镇静药对症治疗。术后患者月经来潮后门诊随访，评估临床症状缓解情况，并予以促性腺激素释放激素激动剂注射 + 地诺孕素（或口服避孕药）序贯口服进行长期管理，以减少或延缓子宫内膜异位症的复发。

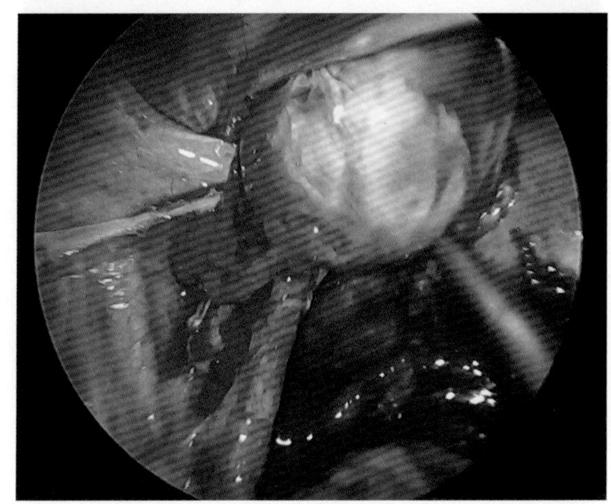

图 16-16　提起卵巢囊肿，恢复解剖位置

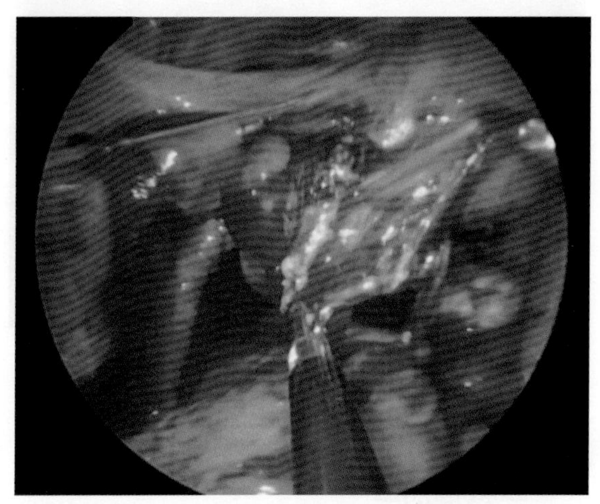

图 16-17　完整剥除卵巢囊肿

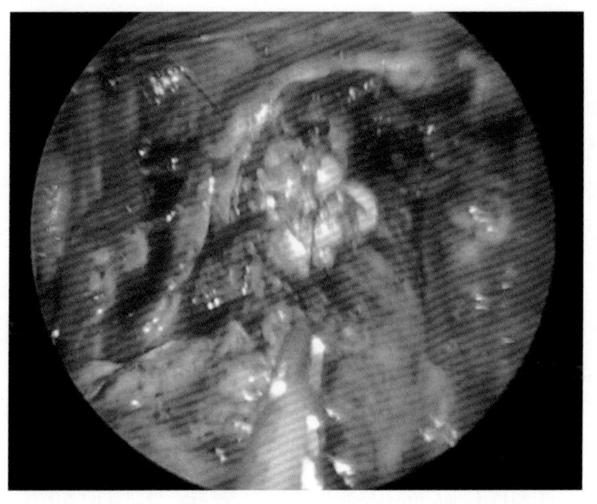

图 16-18　剥除囊肿后，予以卵巢成形术

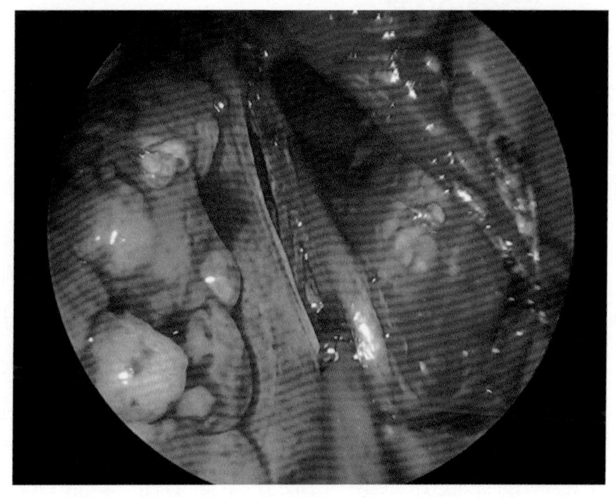

图 16-19　分离输尿管，避免损伤

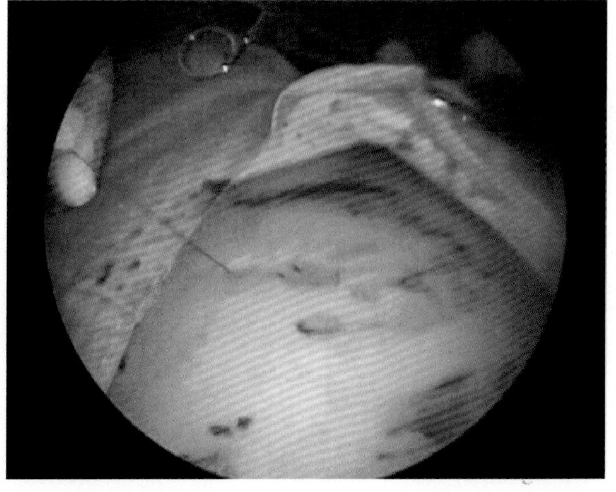

图 16-20　将缝线穿出腹壁，悬挂卵巢暴露术野

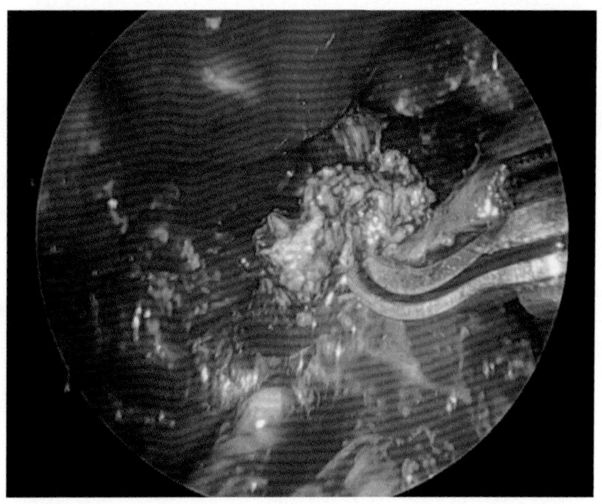

图 16-21　清除肠管上深部浸润型子宫内膜异位病灶

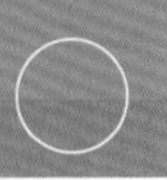

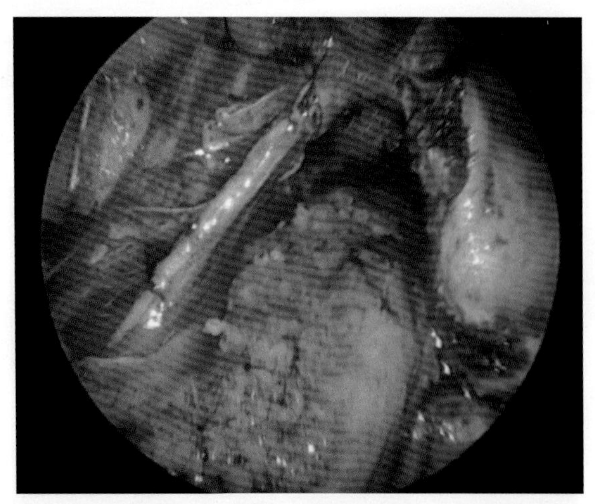

图 16-22　直肠充气试验判断直肠有无损伤

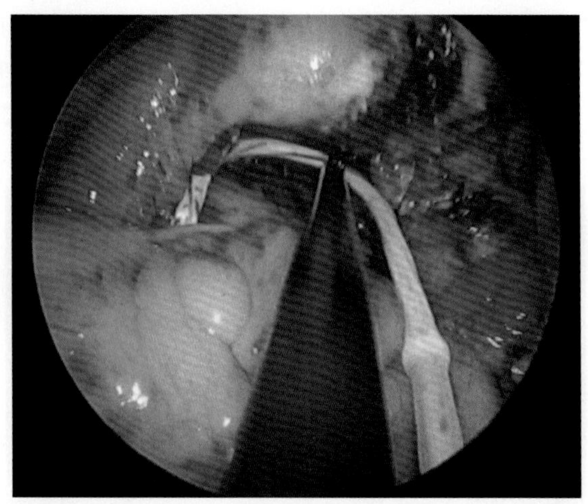

图 16-23　直肠子宫陷凹里放置引流管

视频 16-2
单孔腹腔镜下盆腔深部浸润型子宫内膜异位症切除术

（三）手术效果评估

笔者单位曾总结分析了早期开展的经脐单孔腹腔镜下盆腔深部浸润型子宫内膜异位症切除术的 11 例患者的临床资料。11 例患者手术均顺利完成，术中未增加通道转传统腹腔镜手术，亦未转开腹手术，其中 11 例患者均接受单孔腹腔镜下盆腔子宫内膜异位症切除术，其中 10 例患者合并卵巢子宫内膜异位囊肿（9 例同时接受单孔腹腔镜下卵巢囊肿切除术，1 例患者为患侧附件切除），1 例患者合并子宫腺肌瘤，术中单孔腹腔镜下进行子宫腺肌瘤剥除 + 子宫缝合成形术。术中未伤及邻近输尿管、结直肠管及膀胱等脏器，未伤及神经及大血管，11 例手术时间为（139.55 ± 53.50）分钟，术中出血量为（109.09 ± 68.33）ml。11 位患者术后 1 天体温在 37.2~37.8℃，术后 1~1.5 天肛门排气，术后 1~2 天拔除导尿管后膀胱功能恢复良好，并无尿潴留发生。患者术后无须使用镇静镇痛类药物。11 位患者脐部切口愈合均为甲级，脐部伤口呈轻度挛缩隐匿于脐孔皱襞，与脐孔浑然天成，无明显腹部外伤切口，从而达到“美容”效果，无切口疝发生。术后住院 4~6 天后出院，术后伤口均无出血、感染及皮下气肿等情况发生。所有患者均未发生双下肢深静脉血栓及肺栓塞。11 例患者术后均恢复良好，治疗效果满意（表 16-3）。

表 16-3　单孔腹腔镜手术治疗的深部浸润型子宫内膜异位症患者基本信息及手术结果

序号	诊断	年龄（岁）	体重指数（kg/m^2）	手术时间（分钟）	术中出血量（ml）	术后住院时间（天）	术前 CA125（U/ml）
1	DIE+ 双侧卵巢子宫内膜异位囊肿	45	28.04	135	70	6	35.05
2	DIE+ 右侧卵巢子宫内膜异位囊肿 + 右侧输卵管积水	42	24.24	195	200	4	54.81
3	DIE+ 左侧卵巢子宫内膜异位囊肿	35	19.53	230	250	5	未查
4	DIE+ 右侧卵巢子宫内膜异位囊肿	30	22.27	145	80	5	27.14

续表

序号	诊断	年龄(岁)	体质量指数(kg/m²)	手术时间(分钟)	术中出血量(ml)	术后住院时间(天)	术前 CA125(U/ml)
5	DIE＋左侧卵巢子宫内膜异位囊肿＋左侧输卵管积水	33	23.88	105	150	5	80.21
6	DIE＋双侧卵巢子宫内膜异位囊肿	38	18.83	85	50	5	108.2
7	DIE＋子宫腺肌瘤	47	21.48	140	70	6	16.81
8	DIE＋右侧卵巢子宫内膜异位囊肿＋子宫肌瘤	40	28.2	100	50	5	27.86
9	DIE＋双侧卵巢子宫内膜异位囊肿	25	19.2	100	150	4	43.62
10	DIE＋左侧卵巢子宫内膜异位囊肿	40	25.71	80	50	6	26.44
11	DIE＋右侧残角子宫，右侧卵巢子宫内膜异位囊肿＋右肾缺如	19	23.44	220	80	8	669.5

（四）手术体会与总结

作为妇科常见的“慢性病”之一的子宫内膜异位症，发病率占育龄期妇女的7%~10%，因其内膜异位的部位不同，表现出的临床症状也大不相同。深部浸润型子宫内膜异位症是子宫内膜异位症中最为复杂、最难治疗与管理的一种临床病理类型。深部浸润型子宫内膜异位症的治疗有手术治疗和药物治疗，相对于药物治疗，手术治疗疗效虽然更为确切，但是其手术难度较大，风险较高。腹腔镜手术的发展，因其与经腹手术相比具有切口小、愈合好、疼痛轻、术后恢复快等优点，而开腹手术不仅会留一道长长的瘢痕，部分患者因为肥胖等个体因素导致伤口愈合不良，因此微创手术越来越受广大女性患者的青睐。相关研究证明，腹腔镜手术治疗不仅可以有效切除深部浸润型子宫内膜异位症病灶，而且出血量少，术后住院时间短，患者恢复快，伤口愈合美观度好，术后并发症的发生率、复发率与经腹术后相似。

随着对微创与美感的不断追求，单孔腹腔镜技术也在不断地完善与发展中。目前经脐单孔腹腔镜手术已普及多数医院。与传统腹腔镜相比，单孔腹腔镜手术可能更为微创美观，可有效减轻患者术后疼痛，促进患者康复。因脐孔是人体的一个天然皱褶，从脐孔入路建立通道可以在操作的前提下，保证更小的创伤，术后住院时间缩短，伤口愈合因为瘢痕皱缩会隐藏于脐孔的天然皱缩中，达到“无瘢”的目的。而脐孔因皱褶凹陷为细菌繁殖创造条件，伤口的渗出也为细菌提供了培养基，因此术前的脐孔清洁与术后的伤口换药应予以重视。单孔腹腔镜手术在其他国家已经有着50年的历史，在输卵管切除等良性疾病中广泛应用，甚至近几年在恶性肿瘤的治疗中也取得了巨大的成功。在我国，单孔腹腔镜手术的发展从1981年才开始，2016年，我国单孔腹腔镜手术才走向规范化，近几年得到了飞速的发展。目前单孔腹腔镜手术在妇科疾病中广泛地应用于良性疾病，在恶性疾病中单孔腹腔镜手术的应用也在近几年中逐步被报道。笔者单位采用单孔腹腔镜手术治疗深部浸润型子宫内膜异位症，手术成功，取得了预期的临床效果，与开腹手术治疗深部浸润型子宫内膜异位症相比：患者术中出血量较少，术后疼痛较轻，术后肠道功能恢复快，排气早，术后病理提示子宫内膜异位病灶切除满意。以上临床指标表明单孔腹腔镜手术可有效应用于深部浸润型子宫内膜异位症的治疗。单孔腹腔镜手术经脐建立手术通路进行手术，腔镜镜头及腹腔镜器械均从这一通道进出，导致单孔腹腔镜手术有着其局限和难点：腹腔镜操作器械与腹腔镜镜头间因操作空间狭小相互影响干扰，形成“筷子效应”，操作难度系数较大，从而导致单孔腹腔镜手术的操作时间可能比传统腹腔镜及经腹手术的时间要长，手术难度系数也相应增加，对手术所需设备要求及依赖性也增加，因此需要术者拥有更高的手术技能。由此可见，单孔腹腔镜手术需要术者拥有更高的手术技巧，尤其像开展深部浸

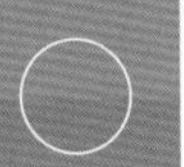

润型子宫内膜异位症的单孔腹腔镜手术更应有充分的准备、足够的耐心及娴熟的手术技巧才会有效降低手术风险，从而保证手术的成功。

由于单孔腹腔镜手术自身存在着局限性及其施行困难，因此将单孔腹腔镜手术应用于深部浸润型子宫内膜异位症时，笔者认为有以下几点需要引起重视。

1. 在开展深部浸润性子宫内膜异位症单孔腹腔镜手术前，需要术者具备丰富的传统腹腔镜下深部浸润型子宫内膜异位症切除术及常规妇科单孔腹腔镜手术的手术经验积累，并且需要术者有着丰富的解剖知识储备以此来保证手术的成功与患者的安全。

2. 手术病例的选择对手术的成功与否起着重要的作用，早期开展单孔腹腔镜手术深部浸润型子宫内膜异位症的术者应重视这一问题，因为单孔腹腔镜手术开展的难度大，体重过高、过度肥胖的患者往往腹壁松弛、腹壁过厚，建立手术通道较困难。而既往有反复盆腹腔手术史导致盆腔严重粘连的患者，目前不主张行单孔腹腔镜手术。单孔腹腔镜手术没有助手辅助暴露视野，若只依靠术者一人操作，必然存在暴露困难的问题。对有性生活的患者，可以放置举宫器操控子宫，以配合术者暴露术野。也可通过缝合悬吊腹膜暴露视野。

3. 入院后完善相关检查，排除手术禁忌证。术前注重手术部位脐孔的消毒可以有效防止术后感染，而术前完善肠道准备也是最基本的要求，深部浸润型子宫内膜异位症常常累及直肠阴道间隙，术中损伤肠道可能性大，因此完善肠道准备尤为重要。

4. 在建立手术通道后，置入腹腔镜判断单孔腹腔镜手术的可行性，术中遇到困难必要时可转成传统腹腔镜甚至开腹手术以保证患者的生命安全。

5. 合理使用超声刀的电凝及电切功能，快速有效且安全的分离粘连，可以在安全的前提下提高手术效率。

6. 可以采用直径 5mm 的 30° 腹腔镜镜头，以此拓宽手术操作空间，第一助手在扶镜时可与术者操作器械呈一上一下的交错操作，可相对扩大手术操作空间，避免或相对减少“筷子效应”。

7. 单孔腹腔镜手术相比较传统腹腔镜要困难得多，而深部浸润型子宫内膜异位症本身因为重度粘连且病灶较深，操作难度加大，需要术者在术中更应具备充分的耐心，谨慎小心分离粘连，术者更应熟悉女性盆腔的解剖结构并熟练掌握所有操作器械的功能及特点。在进行盆腔解剖分离时，尤其是精细解剖输尿管、阴道直肠间隙、直肠骶韧带间隙及骨盆漏斗韧带等找寻内膜异位病灶更是成功实施单孔腹腔镜手术的关键点与难点。

笔者所在单位的相关临床研究结果初步表明，单孔腹腔镜手术应用于深部浸润型子宫内膜异位症的治疗可能是安全可行的。但由于单孔腹腔镜手术与传统腹腔镜相比操作难度更大，所以单孔腹腔镜手术的成功开展必定依赖于先进的手术器械和操作设备以及术者丰富的手术技巧和临床经验，且单孔腹腔镜手术可能需要更长的手术操作时间。单孔腹腔镜手术应用于深部浸润型子宫内膜异位症治疗的安全性与有效性尚需进一步的前瞻性、随机大样本的临床研究予以评估。

三、单孔腹腔镜子宫腺肌病病灶大部切除术 + 子宫成形术

子宫腺肌病是指有功能的子宫内膜的腺体或基质深入子宫肌层并伴随平滑肌增生的一种常见的子宫良性病变，其所导致的进行性痛经及月经过多的问题严重困扰着广大育龄期妇女。随着经阴道超声检查及磁共振成像等医学影像学检查手段的不断发展，以及人们对妇科疾病重视程度的不断提高，近年来子宫腺肌病的发病率明显上升且发病人群具有日益年轻化的趋势。子宫全切术治疗子宫腺肌病虽然疗效确切，但是也只能作为无生育要求且不愿意保留子宫的女性患者的终极治疗手段。对于年轻女性患者而言，显然能够保留子宫的子宫腺肌病病灶大部切除术相对于子宫全切术则是更加优选的手术方案。随着微创外科的不断发展，腹腔镜下子宫腺肌病病灶大部切除术已经成为比较常用且有效的治疗子宫腺肌病的保守术式。近些年，经脐单孔腹腔镜手术在妇科疾病手术治疗中的应用已经越来越成熟，单孔腹腔镜手术除了拥有使术后疼痛减轻、促进康复等优点，还能为患者提供更好的伤口隐蔽性及美容体验。在熟练掌握传统腹腔镜下妇科手术的基础上，为了追求更好的美容效果，优化手术方案，笔者团队经进一步探索，将单孔腹腔镜手术技术应用到子宫腺肌病病灶大部切除术中，初步取得了良好的临床效果。本节内容将主要结

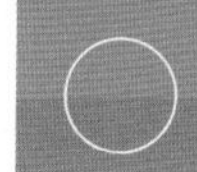

合笔者单位接受单孔腹腔镜下子宫腺肌病病灶大部切除术 + 子宫成形术患者的临床资料，初步探讨分析该术式的可行性、安全性及相关手术步骤与手术技巧。

(一) 术前准备

1. 纳入标准 经临床症状、体征及经阴道彩色多普勒超声及磁共振成像等影像学诊断，并术后病理证实为子宫腺肌病的患者。临床症状明显，严重影响生活质量，且保守治疗失败，自愿接受手术治疗。已婚已育，无再生育计划，且要求保留子宫，不愿接受子宫全切术。体重指数 ≤ 30kg/m^2，要求行单孔腹腔镜术式，且签署知情同意书，排除合并严重心、肝、肾功能障碍及其他内科急、重症及合并症。

2. 排除标准 腹壁脂肪过厚或松弛的患者，患有脊柱畸形、骨盆畸形等以致无法取膀胱截石位的患者，有盆腔急慢性炎症病史的患者。

3. 术前准备 常规腹腔镜术前准备，助手留置导尿并放置举宫器(经脐单孔腹腔镜入路对手术视野暴露欠佳，术中需助手使用举宫杯 / 举宫器操纵子宫配合手术)。手术器械为常规腹腔镜手术器械。患者取头低足高(≥30°)膀胱截石位。

4. 入路平台 采用经脐单孔单通道腹腔镜入路，取脐部正中长约 1.5cm 纵向切口切开皮肤及皮下各层直至腹腔，放置 5cm 切口保护套并连接一次性单孔腹腔镜操作软鞘管穿刺操作装置，连接气腹平台充入 CO_2 直至形成满意气腹并保持腹腔内压力为 12~15mmHg(1mmHg=0.133kPa)。

(二) 手术步骤

麻醉满意后，常规消毒铺单，助手放置简易举宫器操控子宫以配合术者手术。纵行向切开脐孔长约 1.5cm，逐层进入腹腔，连接一次性单孔腹腔镜操作软鞘管穿刺操作装置，从操作孔置入 30° 腹腔镜镜头，探查腹腔情况，评估手术的可行性。若患者有盆腹腔粘连，则以超声刀分离盆腹腔粘连，恢复子宫及附件正常解剖结构，以保证手术顺利进行。在子宫腺肌病病灶与子宫肌层之间注射稀释后的垂体后叶激素，以减少后续手术操作中的出血。手术采用“二瓣法”切除子宫腺肌病病灶，以超声刀切开瘤体表面浆肌层组织逐步向下切开瘤体，直至达到宫腔，此时可以探见放置于宫腔内的简易举宫器(图 16-24、图 16-25)。以最大限度地切除腺肌病病灶，减少复发的可能，以子宫浆肌层为边界，保留浆肌层皮瓣厚 0.5~1cm，以备病灶切除术后缝合并重整子宫之用(图 16-26)。以子宫内膜为边界，围绕宫腔尽可能将宫腔外四周子宫腺肌病病灶切除干净，保留内膜及子宫肌层组织厚约 0.5cm，形成“内膜核”，以备病灶切除后缝合并重整宫腔之用。钝性加锐性剥离子宫腺肌病病灶，病灶清除后进行宫腔重整，并切除部分宫腔，以缩小患者宫腔容积(图 16-27)。切除宫腔过程中，助手经阴道放置探针作为指示，以维持目标宫腔深度为 7~8cm。病灶应尽可能地彻底切除，有助于减少病灶负荷，明显缓解痛经与慢性盆腔痛的症状；术中同时进行宫腔缩小能有效缓解患者月经过多的症状，提高患者的生活质量。病灶大部切除及宫腔部分切除后，将切除的病灶及组织放入 6.5 号手套制成的简易取物袋中并置于盆腔。以 3-0 号可吸收倒刺线连续平行褥式缝合宫腔，同时进行宫腔重整，进一步缩小宫腔容积(图 16-28)。缝合过程中，助手逐步后撤简易举宫器。当宫腔完全缝合关闭后，助手撤除举宫器并以子宫探针再次探查评估宫腔深度，若宫腔深度 ≥ 7cm，则术中放置左炔诺孕酮宫内节育系统，以维持治疗，巩固手术效果；若探得宫腔深度 <7cm，可以证明宫腔缩小更加彻底，术中不给予放置左炔诺孕酮宫内节育系统。完成宫腔缝合及重整后，另取 1 根 1-0 号倒刺线连续缝合子宫前壁浆肌层，缝合时可联合前壁子宫肌瓣左侧正针正缝，右侧反针反缝的“前壁棒球式缝合法”，使浆肌层缝合更加确切(图 16-29、图 16-30)。对于空腔较大的部位，缝合时可在肌层反向加缝一针直至空腔底部，称为“兜底”，使基底部对合，消灭无效腔(图 16-31)。子宫前壁浆肌层缝合完毕后另取一根倒刺线缝合后壁浆肌层，术野不清导致缝合难度大时可将宫体向上牵拉以充分暴露后壁切口，使用“正针反缝”的连续缝合方法，或可联合后壁子宫肌瓣左侧反针正缝，右侧正针反缝的“后壁棒球式缝合法”，则更有利于手术操作(图 16-32、图 16-33)。子宫重整缝合成形后(图 16-34、图 16-35)，自脐孔取出标本。冲洗创面，确定创面无渗血，创面覆盖防粘连膜或涂抹防粘连透明质酸钠预防粘连，置小号硅胶引流管 1 根于盆腔，腹腔镜镜头观察下吸尽腹腔二氧化碳气体，撤除器械及切口保护套。2-0 号可吸收线缝合线缝合浅筋膜组织，4-0 号可吸收缝合线间断缝合脐孔表面皮肤并再造脐孔结构，并固定引流管于脐部切口前端。敷贴加压包扎，手术结束。

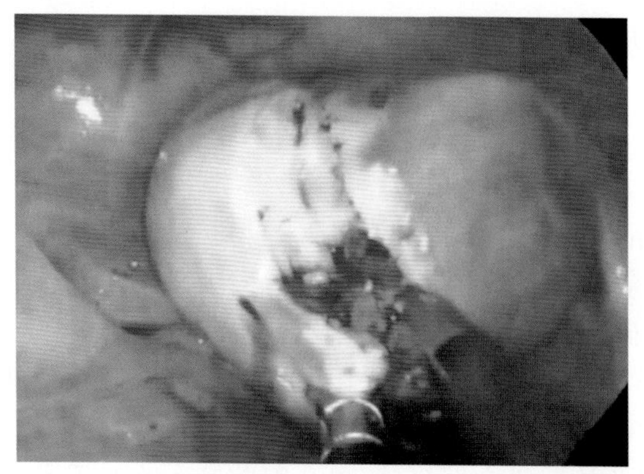

图 16-24　超声刀或剪刀切开瘤体表面浆肌层组织

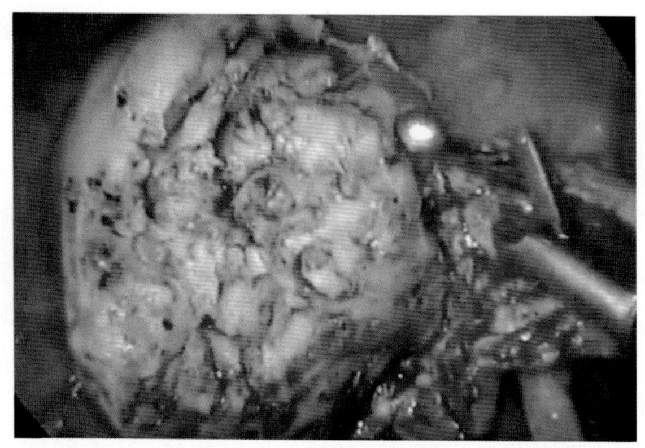

图 16-25　超声刀切开浆肌层直至到达宫腔，可见举宫器探头

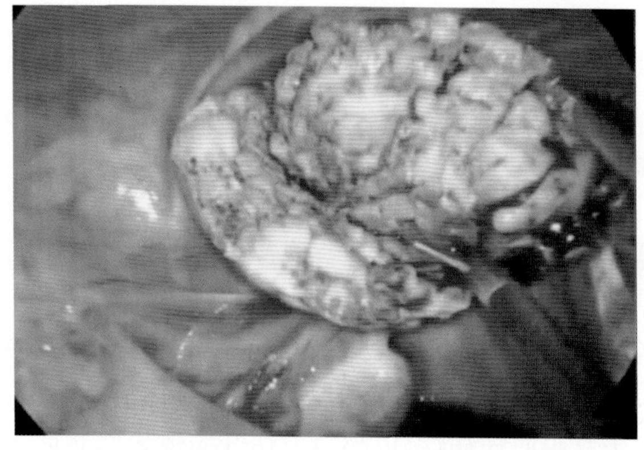

图 16-26　保留浆肌层皮瓣厚 0.5~1cm，尽可能地切除病灶

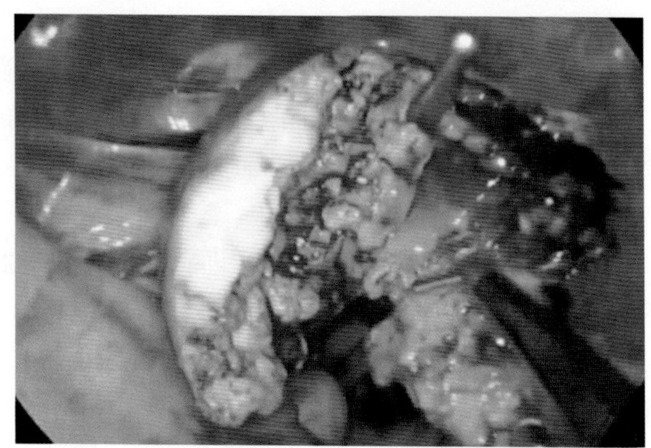

图 16-27　切除部分宫腔，以缩小患者宫腔容积

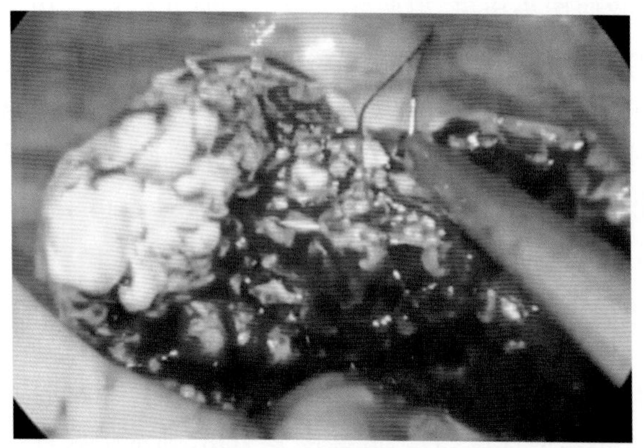

图 16-28　用 3-0 号可吸收倒刺线连续褥式缝合重整宫腔

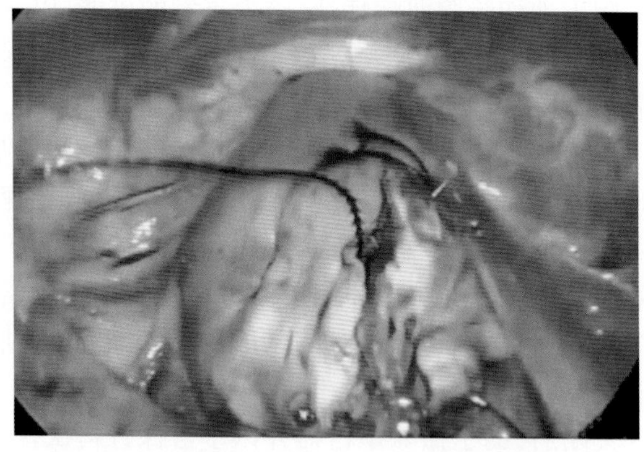

图 16-29　“棒球式缝合法”缝合子宫前壁浆肌层（1）

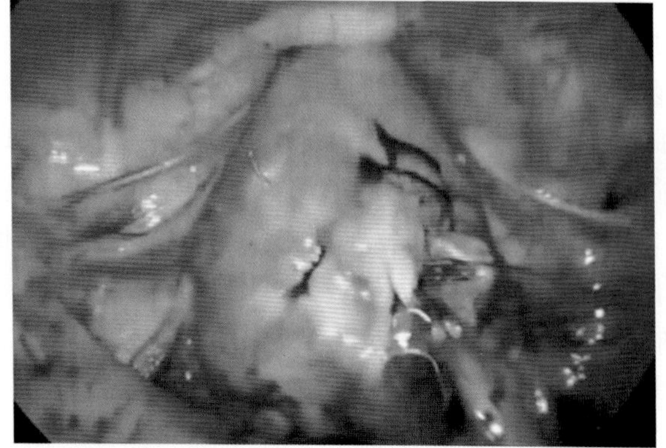

图 16-30　“棒球式缝合法”缝合子宫前壁浆肌层（2）

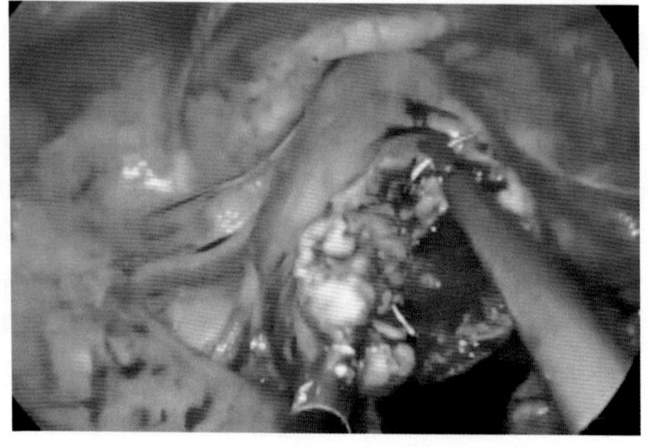

图 16-31　“兜底缝合法”缝合，消灭无效腔

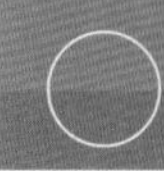

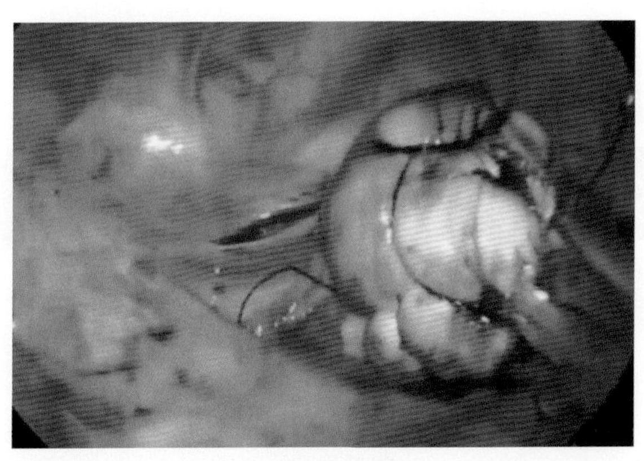

图 16-32　“棒球式缝合法”缝合子宫后壁浆肌层(1)

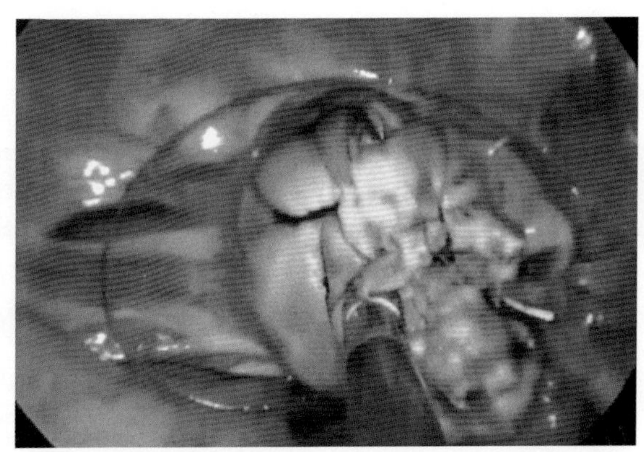

图 16-33　“棒球式缝合法”缝合子宫后壁浆肌层(2)

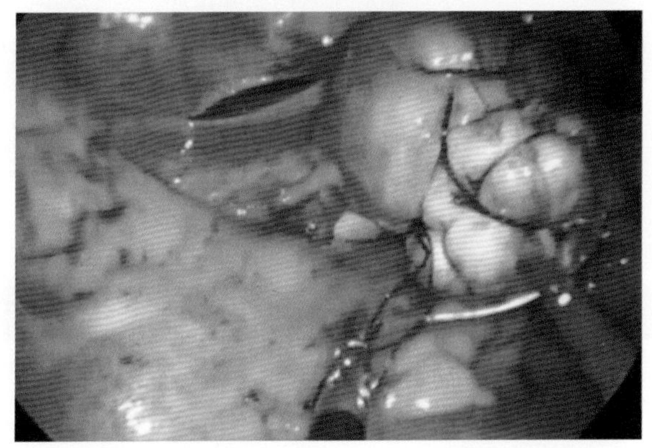

图 16-34　腹腔镜下缝线打结,避免缝线松弛出血

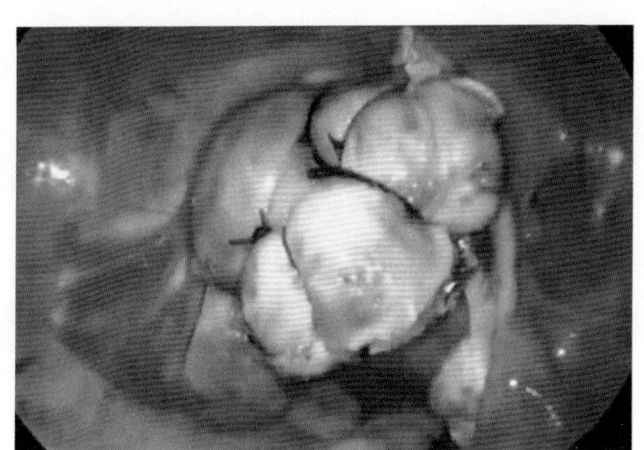

图 16-35　子宫成形术的术后子宫

(三) 术后处理与随访

患者术后安全返回病房,心电监护仪密切监护生命体征,并予以低流量吸氧。密切关注患者生命体征及腹腔引流管的引流量及颜色。术后卧床制动 4~6 小时,肢体按压预防血栓形成,给予预防性抗感染治疗及营养支持处理,必要时给予镇痛镇静药对症治疗。术后第 1 天鼓励患者下床活动,并开始定期伤口换药,当腹腔引流量小于 50ml,及时拔除引流管。术后患者门诊随访,评估临床症状缓解情况;有节育环者定期 B 超检查了解宫腔内节育器的位置。术后予以促性腺激素释放激素激动剂注射 3 针以进一步萎缩可能残留的子宫腺肌病病灶,巩固疗效。

(四) 手术效果评估

笔者单位曾总结分析了初期开展的经脐单孔腹腔镜下子宫腺肌病的病灶大部切除术 + 子宫成形术的 6 例子宫腺肌病患者的临床资料。接受经脐单孔腹腔镜下子宫腺肌病病灶大部切除术 + 子宫成形术的患者手术均成功,术中未增加其他手术切口,无 1 例中转为开腹手术。发生术中并发症的手术共 2 例,1 例分离小肠与大网膜致密粘连发生小肠浆膜面损伤,范围 1.0cm × 0.5cm,术中用 3-0 号可吸收缝合线间断缝合小肠表面破损面,患者恢复良好;1 例患者关腹后检查阴道,可见阴道前壁近宫颈处 0.5cm 的裂口,考虑举宫过程中损伤,给予棉球压迫后无明显活动性出血,未缝合,术后密切观察并发症无恶化迹象。所有患者术后恢复良好,均顺利出院。手术时间 115~375 分钟,平均(198.33 ± 92.45)分钟,术中出血 10~400ml,平均(110 ± 132.29)ml,术后住院天数 5~7 天,平均(5.83 ± 0.69)天,术后切口美容评分 19~24 分,平均(21.33 ± 1.49)分。6 例患者术后第 1 天体温为 37~37.7℃,肛门排气时间 1~1.5 天,术后 1~2 天拔除导尿管且均无尿潴留发生,尿管拔除后患者小便自解顺畅。术后均无须使用镇痛类药物。本组患者切口愈合均为甲级且无切口疝发生,且伤口完全愈合后瘢痕轻度挛缩,与脐孔内天然皱襞自然融合,美容效果极佳,患者满意度高。出院后随访,患者痛经、月经量过多的症状均得到明显改善,放置左炔诺孕酮宫内节育系统患者宫腔内节育环均在位,所有患者对治疗效果十分满意。本组患者临床数据见表 16-4。手术治疗前后

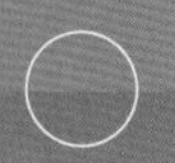

视觉疼痛评分、月经量及生命质量评分的对比见表 16-5。

表 16-4　单孔腹腔镜下子宫腺肌病病灶大部切除术患者临床资料

序号	年龄(岁)	体重指数(kg/m²)	手术时长(分钟)	术中出血(ml)	术后住院天数(天)	术后切口美容评分(分)	合并症	并发症
1	39	18.87	115	50	5	21	宫颈赘生物	无
2	42	21.38	175	100	6	19	无	无
3	42	23.50	375	400	6	23	子宫内膜息肉	无
4	42	23.70	260	50	7	23	子宫肌瘤 卵巢囊肿 输卵管系膜囊肿 盆腔子宫内膜异位症	小肠损伤
5	47	21.48	140	50	6	22	子宫肌瘤 输卵管系膜囊肿	阴道壁损伤
6	50	24.17	125	10	5	20	贫血	无

表 16-5　术前、术后患者情况比较

项目	PBAC 评分(分)	VAS 评分(分)	生命质量评分(分)
手术前	208 ± 19.24	6 ± 0.55	54.60 ± 8.02
手术后	44 ± 11.40	2 ± 0.71	90.20 ± 5.45
t	32.163	11.500	−6.164
P	0.000	0.000	0.004

（五）手术体会与总结

1. 单孔腹腔镜下子宫腺肌病病灶大部切除术 + 子宫成形术的理论基础与可行性分析，子宫腺肌病是常见的子宫良性病变，其临床症状包括月经周期延长、月经量增多、痛经、不孕等，多合并有子宫肌瘤、盆腔子宫内膜异位症、卵巢子宫内膜异位囊肿等妇科疾病，可严重影响患者的生活质量。2012 年，Kishi 等按磁共振成像中病灶的位置将子宫腺肌病分为如下 4 个亚型：Ⅰ型病灶浸润位于子宫内层，不影响子宫外部结构；Ⅱ型病灶浸润位于子宫外层，不影响子宫内部结构；Ⅲ型为局部浸润型，包括子宫腺肌瘤及囊性子宫腺肌病；Ⅳ型为混合型，病灶不符合上述 3 种类型位置特征的子宫腺肌病。对于无生育要求的患者，子宫腺肌病以往的治疗方式以子宫全切术为主，但是随着发病群体的年轻化，年轻及有生育要求的患者难以接受子宫全切术带来的伤害，故而子宫腺肌病病灶切除术 + 子宫成形术已经成为治疗该病的一种重要的手术模式。但由于子宫腺肌病病灶往往边界不清，大多伴有子宫增大、严重盆腔粘连等因素导致其手术难度增大，同时病灶切除后缝合相对困难，因而子宫腺肌病病灶切除术主要以开腹手术为主。部分专家探索与改进了开腹子宫腺肌病病灶切除术的切口设计与缝合方法，其中以“三瓣法”（即沿着子宫腺肌病病灶将子宫梭形切开，一分为三，然后切除大部分病灶并重新缝合重整子宫）应用最为广泛。近年来，随着腹腔镜器械设备的更新及腔镜技术的不断发展，腹腔镜下子宫腺肌病病灶大部切除术逐步被报道。为减少腹腔镜下子宫腺肌病病灶切除后巨大的张力及难以缝合的问题，学者们探索了腹腔镜下“两瓣法”手术模式（即沿着子宫中线将子宫从前至后切开，一分为二，完整保留子宫浆肌层皮瓣的基础上切除大部分病灶，并重新缝合重整子宫）以替代传统开腹“三瓣法”手术模式，并取得了成功。腹腔镜手术相对于开腹手术，具有创伤小、恢复快、美容效果好等优势，因而越来越受女性患者的欢迎。但是，腹腔镜下子宫腺肌病病灶切除后的子宫缝合成形往往较为困难，手术难度较大，目前也只有部分医院开展这一术式。近几年来，单孔腹腔镜手术由于其突出的微创与美容效果，在临床上的应用日益广泛。但是，单孔腹腔镜手术由于其自

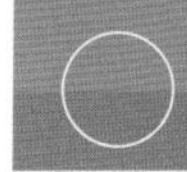

身的高难度及手术操作的限制，目前主要应用于相对较为简单的妇科手术中。能否将单孔腹腔镜手术技术应用到子宫腺肌病病灶大部切除术，以治疗要求保留子宫的子宫腺肌病患者，目前鲜有报道。同时，单孔腹腔镜下子宫腺肌病病灶大部切除术 + 子宫成形术治疗子宫腺肌病的可行性与安全性如何，尚需进一步评估。笔者团队在熟练掌握传统腹腔镜下子宫腺肌病病灶切除术及单孔腹腔镜下妇科手术技术的基础上，为了能给患者带来更好的术后恢复及美容效果，将单孔腹腔镜手术技术运用到较为复杂的子宫腺肌病病灶切除术 + 子宫成形术中，并取得了十分满意的临床效果。

笔者团队总结相关临床资料显示，接受单孔腹腔镜下子宫腺肌病病灶大部切除术 + 子宫成形术的患者手术均获得成功，术中均未增加手术切口，无 1 例中转开腹，无严重术中及术后并发症发生。部分病例手术时间相对偏长，究其原因可能与患者合并有子宫肌瘤、盆腔子宫内膜异位症等导致手术难度增大的因素有关。2 例患者手术过程中发生并发症，总结分析这 2 名患者的基本情况及回顾手术视频过程，导致术中并发症的主要因素如下：1 例小肠损伤可能主要与该患者合并严重的盆腔子宫内膜异位症导致盆腔粘连情况严重，镜下手术视野较差、小肠肠壁与大网膜粘连致密导致组织结构模糊不清，难以辨认，大大增加了镜下分离粘连组织的难度等因素有关；另外 1 例阴道壁损伤可能与举宫过程中为更好地暴露术野使得对阴道壁组织的牵拉力过大、患者年龄相对较大，导致阴道壁弹性较差等因素有关。本组接受手术的子宫腺肌病患者术后单孔切口均愈合良好，美容效果佳。患者术后痛经、月经量过多的症状均得到明显改善，生活质量明显提高，患者对临床治疗效果十分满意。这些临床结果初步表明，单孔腹腔镜下子宫腺肌病病灶大部切除术 + 子宫成形术治疗子宫腺肌病可能是安全有效的。但是，此种单孔术式往往操作困难，对术者单孔腹腔镜下缝合技巧要求极高，因此开展此类手术前术者应熟练掌握传统腹腔镜下子宫腺肌病病灶大部切除术技巧的同时，还应具备成熟的单孔腹腔镜手术技能，以确保手术的顺利进行。

2. 笔者团队总结了单孔腹腔镜下子宫腺肌病病灶大部切除术 + 子宫成形术的主要手术思路。

(1) 在保留子宫的基础上尽可能多的削减病灶体积，以减轻患者绝大多数的临床症状。相对于经腹子宫腺肌病病灶切除术常用的"三瓣法"，单孔手术选用腹腔镜手术条件下更为适用的"二瓣法"，以降低单孔腹腔镜下缝合的难度，保证手术顺利进行。

(2) 手术中根据患者子宫增大情况，切除一部分宫腔组织并进行宫腔重整以缩小宫腔体积，以此有效减少患者月经量，提高患者的生存质量，并为后续放置左炔诺孕酮宫内缓释系统做准备（可有效避免节育环脱落问题）。

(3) 左炔诺孕酮宫内缓释系统可以在放置后长达 4~5 年的时间内持续微量释放左炔诺孕酮，通过有效占据孕酮受体、促进内膜蜕膜化及萎缩、减少局部血流、抑制环氧合酶 -2 合成、降低前列腺素 E_2 水平等机制起到减少患者月经量及减轻痛经症状的作用，并有效减小患者术后复发率。

(4) 子宫腺肌病病灶大部切除术手术设计的理念可以理解为：通过病灶切除手术将Ⅲ型、Ⅳ型子宫腺肌病转化为对左炔诺孕酮宫内节育系统治疗效果更加明显的Ⅰ型子宫腺肌病，并在此基础上术中评估重整后的宫腔深度，确保左炔诺孕酮宫内缓释系统能更好地发挥作用并降低术后因子宫过大导致节育环脱落的可能。

(5) 需要注意的是，切除宫腔过程中，助手经阴道放置探针作为指示，以维持目标宫腔深度 7~8cm。若宫腔深度 ≥ 7cm，则术中放置左炔诺孕酮宫内缓释系统；术中探查宫腔深度小于 7cm，则可以认为病灶切除较为彻底，宫腔重整较为满意，术中可不予放置左炔诺孕酮宫内节育系统。

3. 单孔腹腔镜下子宫腺肌病病灶大部切除术 + 子宫成形术的手术注意事项。进行单孔腹腔镜下子宫腺肌病病灶大部切除术时，笔者认为有以下几点需要注意。

(1) 由于手术本身难度高，除了要求术者有高超的手术技巧，熟悉盆腹腔的解剖结构，对单孔腹腔镜妇科手术有熟练的掌握程度外，对适应该手术的患者的选择也应该格外慎重，为保证手术顺利进行，应选择无盆腹腔手术史、无盆腔急慢性炎症史、体重指数较低且对手术创口美容效果有较高要求，对施行单孔腹腔镜下手术意愿较强烈的患者。

(2) 术中应对手术难度及可行性做客观评估，当手术难度大，单孔腹腔镜下手术难以顺利进行时，可考虑增加手术切口或中转为开腹手术，以保证患者的生命安全。

(3)在缝合重整子宫时,由于单孔腹腔镜下器械间角度更小,“筷子效应”更为明显,大大加大了缝合的难度,术中可以联合应用连续缝合法、棒球式缝合法及“8”字缝合法等多种缝合方式,牢记缝合口诀,灵活运用缝合技巧,必要时可通过单手操作的方法来有效解决“筷子效应”,以达到更好的手术效果。

(4)对于病程较长,症状较重的患者,建议术后联合促性腺激素释放激素激动剂治疗,每28天注射1次,视患者恢复情况共注射3~6次,以获得更好的治疗效果,并减少术后复发率。

(5)必须重视单孔腹腔镜下子宫腺肌病病灶大部切除术后患者的随访与管理工作。术后在促性腺激素释放激素激动剂治疗的基础上,部分患者可酌情考虑联合口服药物如避孕药、地诺孕素或放置左炔诺孕酮宫内缓释系统等进行长期管理。患者随访时,应注意复查B超,了解左炔诺孕酮宫内缓释系统在位情况,必须关注患者的心理状态、生活质量及临床症状的改善情况。

笔者团队的临床研究结果初步表明,单孔腹腔镜下子宫腺肌病病灶大部切除术+子宫成形术治疗子宫腺肌病可能是安全有效的,其近期临床效果满意。但由于单孔腹腔镜手术与传统腹腔镜相比,操作难度明显增加,所以单孔腹腔镜手术的成功开展必定更加依赖于术者高超的手术技巧及丰富的临床经验。单孔腹腔镜下子宫腺肌病病灶大部切除术+子宫成形术这一针对子宫腺肌病的保守性手术目前尚处在探索阶段,其远期临床效果与应用价值仍有待进一步研究评估。

(陈继明)

参考文献

[1] 谢幸,孔北华,段涛.妇产科学.9版.北京:人民卫生出版社,2018: 261-269.

[2] 孙大为.经阴道腹腔镜手术的探索与实践.北京:清华大学出版社,2019: 41-55.

[3] 夏恩兰.妇科腹腔镜手术操作及实例精选演示.2版.沈阳:辽宁科学技术出版社,2017: 33-62.

[4] 孙爱军,李雷.子宫腺肌病2017观点.北京:科学技术文献出版社,2017: 1-20.

[5] 姚书忠,梁炎春.重视子宫内膜异位症手术治疗的恰当性和彻底性.中国实用妇科与产科杂志,2020, 36 (1): 45-49.

[6] 陈继明,刘俊玲,陆冰颖,等.5mm微切口单孔腹腔镜全子宫切除术初探.中华腔镜外科杂志(电子版),2019, 12 (2): 118-120.

[7] 陈继明,刘俊玲,施如霞,等.子宫腺肌病病因与发病机制研究进展.妇产与遗传(电子版),2018, 8 (4): 30-37.

[8] 王兆霞,秦真岳,陈继明,等.基层医院经自然通道单孔腹腔镜手术 治疗妇科良性肿瘤的初步探索.实用妇科内分泌电子杂志,2019, 6 (35): 8-12.

[9] 中国医师协会妇产科分会妇科单孔腹腔镜手术(包括NOTES)专家技术协作组.中国大陆妇科单孔腹腔镜及NOTES手术的探索发展及现状.中华腔镜外科杂志(电子版),2018, 11 (1): 1-3.

[10] 中华医学会妇产科学分会妇科单孔腹腔镜手术技术协助组.妇科单孔腹腔镜手术技术的专家意见.中华妇产科杂志,2016, 51 (10): 724-726.

[11] 郎景和,陈春林,向阳,等.子宫肌瘤及子宫腺肌病子宫动脉栓塞术治疗专家共识.中华妇产科杂志,2018, 53 (5): 289-293.

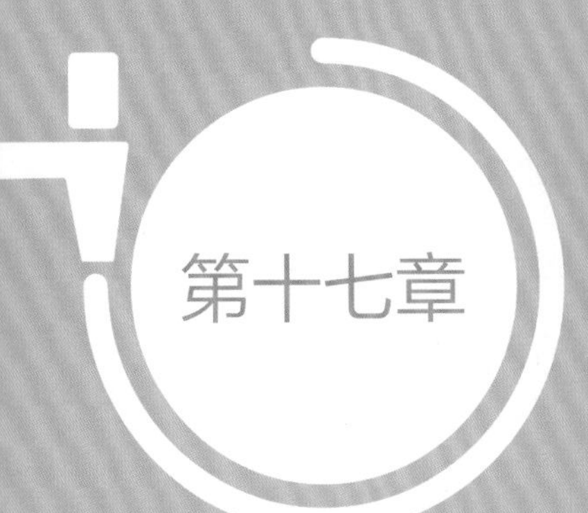

第十七章

单孔腹腔镜早期子宫内膜癌全面分期手术

第一节 概 述

子宫内膜癌（endometrial carcinoma）是发生于子宫内膜的上皮性恶性肿瘤，为女性生殖道常见的恶性肿瘤之一，占女性全身恶性肿瘤的 7%，占女性生殖道恶性肿瘤的 20%~30%。近年来子宫内膜癌发病率呈上升趋势，在发达国家中居女性生殖道恶性肿瘤首位，在我国仅次于宫颈癌，居第二位。子宫内膜癌的发病年龄一般较大，其中 75% 发生于 50 岁以上的妇女，平均发病年龄约为 60 岁。

子宫内膜癌的确切病因并不清楚，但根据其与雌激素的关系可分为雌激素依赖型（estrogen dependent，Ⅰ型）和非雌激素依赖型（estrogen independent，Ⅱ型）两种。其中Ⅰ型子宫内膜癌所占比例较高，主要与单纯雌激素对子宫内膜的长期作用相关。患者可经历子宫内膜增生（单纯性增生和复杂性增生，统称不伴有不典型的增生），不典型增生（子宫内膜癌前病变）至癌变的过程。病理类型主要为子宫内膜样腺癌，雌孕激素受体阳性率高，肿瘤细胞分化较好，恶性程度相对较低，预后好。同时，Ⅰ型子宫内膜癌患者相对较年轻，且常伴有肥胖、高血压、糖尿病、不孕或不育、绝经延迟或排卵障碍性疾病。同时许多病例有 *PTEN* 基因失活或微卫星不稳定。Ⅱ型子宫内膜癌相对少见，发病与雌激素关系不大，但与基因突变有关，如抑癌基因 p53 突变和 p16 失活、*Her2* 基因过表达等。Ⅱ型子宫内膜癌多见于老年体瘦女性，病理类型包括浆液性腺癌、透明细胞癌、黏液腺癌、腺鳞癌等少见类型，雌孕激素受体多为阴性或低表达，肿瘤细胞分化差，恶性程度高，预后不良。

一、临床表现

（一）症状

极早期无明显症状，后可出现阴道流血、排液、下腹痛等。90% 的患者都因出现上述症状就诊，就诊时无症状者不足 5%。

1. 阴道流血 绝经后阴道流血是子宫内膜癌的典型表现，一般量不多，也不一定伴有其他症状。尚未绝经患者可表现为经量增多、经期延长或周期紊乱。

2. 阴道排液 大多为血性或浆液性分泌物，一般是肿瘤渗出导致，合并感染者阴道排液可呈脓血性，有臭味。约 25% 的内膜癌患者因阴道异常排液就诊。

3. 下腹痛　若肿瘤累及子宫下段或宫颈内口导致宫颈管堵塞，可引起宫腔积血或积脓，出现下腹胀痛及痉挛样疼痛；晚期肿瘤浸润周围组织或压迫神经可引起持续性下腹及腰骶部疼痛。

4. 其他症状　合并感染者还可出现发热，晚期患者可出现贫血、消瘦及恶病质等相应症状。

（二）体征

早期子宫内膜癌患者妇科检查可无异常。晚期可有子宫增大，合并感染或宫腔积脓时有明显触痛，如癌组织脱出至宫颈口外，窥阴镜检查可见，触之易出血。癌灶浸润周围组织时，宫旁组织增粗、变硬，子宫活动度差或在宫旁触及不规则质硬结节。

二、病理

（一）大体观

根据病变波及的范围，子宫内膜癌的大体观可分为弥漫型和局灶型，但不同类型的子宫内膜癌肉眼观无明显区别。

1. 弥漫型　大部或全部子宫内膜被癌组织侵犯，癌组织可突向宫腔，可累及一侧或两侧输卵管开口，晚期癌灶还可侵及子宫深肌层、子宫下段甚至宫颈管。癌组织通常呈灰白色或黄色，质脆，常伴有出血、坏死或溃疡形成。若癌组织堵塞宫颈管，还可引起宫腔积脓。

2. 局灶型　癌灶一般较小，局限在子宫内膜的某一区域，一般多见于宫腔底部或宫角处，可形成息肉或菜花状，易浸润子宫肌层。癌组织多为灰白色或黄白色。早期因病灶表浅，甚至仅见局部内膜表面粗糙或稍突起。

（二）镜下观及病理类型

1. 内膜样腺癌（endometrioid adenocarcinoma）　为Ⅰ型子宫内膜癌。是子宫内膜癌中最常见的病理类型，占80%~90%。表现为内膜腺体异常增生，上皮呈复层，排列紊乱，可形成乳头或融合成实性或筛状结构。癌细胞异型明显，核大、不规则、深染，核分裂活跃，分化差的甚至腺体结构消失，仅见实性癌团。根据癌细胞分化程度可分为高、中、低分化，对于组织学G1、G2、G3级。分级越高，恶性程度越高。

2. 浆液性腺癌（serous adenocarcinoma）　又称子宫乳头状浆液性腺癌，为Ⅱ型子宫内膜癌，占1%~9%。癌细胞异型性明显，多为复层不规则排列，呈乳头结构、簇状或实性巢状生长，1/3可伴砂粒体形成。恶性程度高，易浸润深肌层或腹腔种植转移，也可发生脉管、淋巴结及远处转移，甚至无明显肌层浸润时也可发生腹腔播散及远处转移，预后极差。

3. 透明细胞癌（clear cell carcinoma）　为Ⅱ型子宫内膜癌，占不到5%。癌细胞由体积较大的透明细胞或由靴钉状细胞组成，胞质丰富、透亮，含有糖原，细胞核异型性明显。癌细胞排列成乳头状、腺管状或实性片状，恶性程度高，易通过子宫的血管和淋巴管早期转移，预后差。

4. 黏液性腺癌（mucinous adenocarcinoma）　为Ⅱ型子宫内膜癌，约占5%。癌细胞大多由胞质内充满黏液的细胞组成，上皮呈复层，腺体密集，间质少，但腺体结构分化较好，生物学行为与内膜样癌相似，预后较好。

5. 其他病理类型　多为Ⅱ型子宫内膜癌，包括神经内分泌癌、混合细胞腺癌、未分化癌等。

三、诊断

子宫内膜癌的诊断根据病史、临床表现及相应的辅助检查。确诊内膜癌需要行内膜组织病理检查。

（一）病史及临床表现

对于绝经后阴道流血、排液，或绝经过渡期月经紊乱者，首先必须排除内膜癌和宫颈癌后才能按照良性疾病处理。对有异常阴道流血伴有以下高危因素者更要高度警惕子宫内膜癌发生。

1. 肥胖、高血压、糖尿病、不孕不育、绝经延迟或多囊卵巢综合征者。
2. 有长期使用外源性雌激素、他莫昔芬史者或雌激素增高疾病史者。
3. 有子宫内膜癌、乳腺癌、林奇综合征（Lynch syndrome）家族史者。

（二）B超检查

经阴道B超检查可了解子宫腔形状、大小、有无赘生物、内膜厚度、肌层有无浸润及浸润深度等，同时

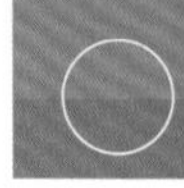

还可了解双附件有无肿物及肿物大小、性质等，且价格低廉，为首选的无创辅助检查方法。典型的子宫内膜癌超声图像为：宫腔内有不均质实质性回声团，或者宫腔线消失、肌层内有不均质回声区。超声检查绝经后女性的子宫内膜厚度 <5mm，其阴性预测值达到 96%，如果 ≥ 5mm，要考虑子宫内膜增生、子宫内膜癌的可能。

（三）其他影像学检查

可用于协助诊断或治疗前评估。磁共振成像对子宫肌层浸润深度及宫颈间质受累的预测准确度优于 CT，胸腹 CT 可协助诊断子宫外转移，必要时还可行 PET-CT 排除远处转移。

（四）诊断性刮宫手术

诊断性刮宫手术（diagnostic curettage）是确诊或排除子宫内膜癌常用而重要的方法。对绝经后阴道流血、阴道超声提示子宫内膜增厚 >5mm 或年龄 >40 岁、阴道不规则出血怀疑内膜癌者均应行分段诊刮（fractional curettage）。40 岁以下有内膜癌高危因素，高度怀疑内膜癌者也应行诊刮术。如果检查疑有子宫内膜癌宫颈转移或不除外子宫颈管腺癌者，可行分段诊刮术。

（五）宫腔镜检查

宫腔镜检查可直接观察宫颈管和宫腔并在直视下取活检，对局灶型子宫内膜癌的诊断更准确，特别适用于多次诊刮阴性，而临床上高度怀疑子宫内膜癌者。

（六）其他检查

1. 子宫内膜微量组织或细胞学检查　可用专用吸管行子宫内膜抽吸活检（endometrial aspiration biopsy），操作简便，国外报道其准确率与诊断性刮宫相当，但由于需要专用器械，且价格较昂贵，国内尚未广泛开展。

2. 血清 CA125 检测　如明显升高，应考虑子宫外病变存在可能，同时也可作为疗效监测的指标之一。

四、分期与分型

1. FIGO 临床病理分期　目前子宫内膜癌的分期现采用国际妇产科联盟（FIGO）2014 年修订的手术病理分期（表 17-1）。

表 17-1　子宫内膜癌手术病理分期（FIGO，2014 年）

Ⅰ	肿瘤局限于子宫体
ⅠA	肿瘤浸润深度 <1/2 肌层
ⅠB	肿瘤浸润深度 ≥ 1/2 肌层
Ⅱ	肿瘤侵犯宫颈间质，但无宫体外蔓延
Ⅲ	肿瘤局部和 / 或区域扩散
ⅢA	肿瘤累及浆膜层和 / 或附件
ⅢB	阴道和 / 或宫旁受累
ⅢC	盆腔淋巴结和 / 或腹主动脉旁淋巴结转移
ⅢC_1	盆腔淋巴结阳性
ⅢC_2	腹主动脉旁淋巴结阳性和 / 或盆腔淋巴结阳性
Ⅳ	肿瘤侵及膀胱和 / 或直肠黏膜，和 / 或远处转移
ⅣA	肿瘤侵及膀胱或直肠黏膜
ⅣB	远处转移，包括腹腔内和 / 或腹股沟淋巴结转移

2. NCCN 分子分型　根据临床预后将子宫内膜癌分为 4 种分子亚型，包括 POLE 突变型［mutation rates（232x10-26 mutations per Mb）］，高度微卫星不稳定型［mutation rates（18x10-26 mutations per Mb，MSI-H）］，低拷贝型［mutation rates（2.9x10-26 mutations per Mb）］及高拷贝型［mutation rates（2.3x10-26 mutations per

Mb)]（表 17-2）。额外进行 *POLE* 突变、错配修复 / 微卫星稳定及 p53 异常表达的检测有助于完善对子宫内膜癌肿瘤组织分型的大体病理学检查评估。子宫内膜癌广泛进行 MMR 蛋白 /MSI 检测。应进一步评估启动子甲基化对 MLH1 丢失的影响，以评估表观遗传过程。遗传咨询、分子分析和所有其他 MMR 异常检测。对于 MMR 完整 /MSI 稳定或尚未进行基因筛查，但有明显子宫内膜癌和 / 或结直肠癌家族史的患者，进行遗传咨询和检测。对于转移或复发子宫内膜癌患者，可考虑行 *NTRK* 基因融合检测（图 17-1）。

表 17-2　NCCN 分子分型

子宫内膜癌 TCGA 分子分型			
POLE 基因突变型	微卫星不稳定超突变型（MSI-H）	低拷贝数型	高拷贝数型 /p53 异常表达
肿瘤的 POLE 区的核苷酸外切酶区域有大量突变	MLH1 启动子甲基化、高突变率、拷贝数畸变、反复 RPL22 移码缺失和 *KRAS*、*PTEN* 基因突变	大部分微卫星稳定，突变率低具有频繁的 *CTNNB1* 突变	频繁的 *TP53*、*FBXW7* 和 *PPP2R1A* 突变，偶发 *PTEN* 和 *KRAS* 突变

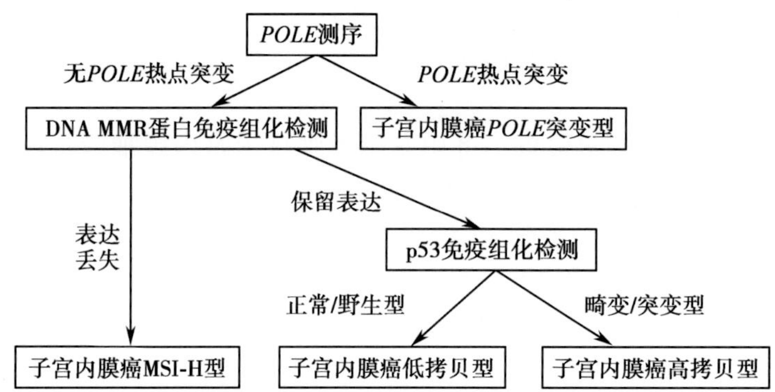

图 17-1　子宫内膜癌分子分型检测流程

五、手术治疗的概况

初次治疗按照以下 NCCN 指南执行。

1. 评估腹膜、膈肌及浆膜层有无病灶，在任何可疑部位取活检以排除子宫外病变。

2. 虽然不是分期指标，仍推荐取腹水细胞学并单独报告。

3. 全子宫 + 双附件切除术和淋巴结评估是病灶局限于子宫者的最基本手术方式，某些有转移患者也可行全子宫双附件切除。

4. 手术可经腹、经阴道或腹腔镜或机器人进行，需完整取出子宫，避免用子宫粉碎器和分块取出子宫。在不影响治疗效果的前提下，首选微创手术。

5. 淋巴结评估包括盆腔 ± 主动脉旁淋巴结，即使病变局限于子宫，淋巴结切除术也是分期手术的重要部分。淋巴结切除可以判断预后，为后续治疗提供依据。

6. 盆腔淋巴结包括髂外、髂内、闭孔和髂总淋巴结。

7. 深肌层浸润、高级别癌、浆液性癌、透明细胞腺癌需切除主动脉旁淋巴结并达肠系膜下动脉和肾血管水平。

8. 某些患者可考虑行前哨淋巴结活检。

9. 切除可疑或增大的淋巴结排除转移非常重要。

10. 某些患者可能不适合做淋巴结切除术。

11. 浆液性癌、透明细胞癌和癌肉瘤需行大网膜活检。

12. Ⅱ期患者应以术前检查结果为基础选择筋膜外子宫全切术或根治性子宫全切术以达到阴性手术切缘。

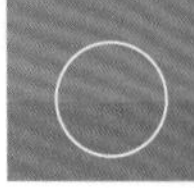

完成初始手术分期后的后续治疗按下列处理：Ⅰ期患者的术后治疗需结合患者有无高危因素、浸润肌层深度和组织学分级。有高危因素者复发率升高，高危因素越多则复发率越高。潜在高危因素包括：年龄≥60岁、深肌层浸润和/或淋巴脉管间隙浸润（lymph-vascular space invasion，LVSI）是补充放射治疗或全身治疗的指征。Ⅰ期患者术后补充治疗以放射治疗为主，阴道顶端愈合后尽早开始放射治疗，最好不超过术后12周。根据妇科肿瘤学组（Gynecologic Oncology Group，GOG）研究，高危因素包括G2~3级、深肌层浸润及LVSI，并将以下患者列入高-中危组：年龄50~69岁存在2个高危因素，年龄18~50岁存在3个高危因素。

Ⅱ期患者的术后辅助治疗无论组织分化程度，首选外照射放射治疗和/或阴道近距离放射治疗 ± 全身治疗（全身治疗为2B级证据）。宫颈不良危险因素包括间质浸润深度、组织学分级和LVSI，子宫体肌层浸润深度和LVSI也可能影响Ⅱ期患者辅助治疗的选择。手术分期未见病灶或微小浸润的低级别病变也可选择阴道近距离放射治疗。施行根治性子宫全切术后手术切缘阴性者，术后也可选择观察。

Ⅲ、Ⅳ期患者分期手术后推荐行全身治疗 ± 外照射放射治疗 ± 阴道近距离放射治疗。基于临床试验结果，指南推荐放射治疗和化学治疗同时进行而不是序贯治疗。需评估局部扩散和远处转移的风险选择联合治疗，在ⅢC期患者首选化学治疗联合放射治疗。

第二节　术前准备

一、适应证与禁忌证

详见第二章。

二、术前评估与准备

（一）术前评估

1. 通过分段诊刮和宫腔镜检获取的组织学进行病理确诊

（1）腺癌、浆液性癌、未分化或去分化癌、透明细胞癌和癌肉瘤。

（2）高级别或高中级别或低级别（Ⅰ型还是Ⅱ型）。

（3）反映病灶浸润转移的指标，如LVSI、宫颈转移、腹水癌细胞阳性、组织学分化（G1~G3）。

（4）反映预测预后的指标，如癌组织雌、孕激素受体状态。

（5）生物学标志，如CDH13、MLH、CDKN2B、TP7和p53等。

2. 通过影像学检查进行评估　主要是B超、CT，特别是挑选磁共振来判断子宫肌层累及程度、病灶大小、是否有宫外病灶和是否有淋巴结转移。术前评估以确定适宜的治疗计划及手术范围、预测手术可能发生的并发症和手术危险度。

（二）术前准备

1. 完善术前医患沟通，详细告知病情及手术方式、预后、费用等，签署手术知情同意书。

2. 患者均进行相应术前检查，包括血尿常规，血电解质，凝血功能，乙肝两对半，肝、肾功能，血型，血糖，腺癌肿瘤标志物（如CA125、CA199、CA153、HE4、HCG、AFP），宫颈细胞学检查，X射线胸片，心电图，肝、胆、胰、脾、双肾、输尿管彩超，心脏彩超，子宫及双附件彩超，盆腔磁共振平扫+增强扫描等。

3. 积极控制患者血压、血糖等内科并发症，排除手术禁忌证。

4. 胃肠道准备及阴道冲洗，清洗脐部，术前更衣。

5. 切皮前0.5小时及术中静脉滴注抗生素预防感染（青霉素类过敏者使用克林霉素，无过敏者使用第一代头孢菌素）。

6. 留置导尿管。经脐手术时，术中需要举宫器协助变动子宫体位，先插好导尿管，再次消毒阴道，暴露宫颈后安装举宫器，而经阴道手术者无须安装举宫器，则直接插好导尿管并留置。

（三）其他准备

入路平台、腹腔镜系统、镜头、举宫器和器械的准备详见第五章。

第三节　手术入路

一、经脐部切开入口

1. 单孔腹腔镜脐部切口　一般有以下 3 种。

（1）脐部纵切口：脐部正中切口，逐层进腹，用 2 根 7 号线预置切口上下缘，便于置入单孔腹腔镜手术入路装置（Port），同时避免腹膜反折（图 17-2、图 17-3）。

（2）脐部弧形切口：进腹过程同前，但这种弧形切口缝合时，伤口缝合后瘢痕明显。

（3）皮肤单切口多通道（single-incision multiport，SIMP）：皮肤单切口多通道相当于是把多孔腹腔镜的不同穿刺位置挪到脐周。这种方法不需要增加特殊设备，临床容易开展，但这个入路方法存在对腹部皮肤损伤大、从切口取标本困难等缺点。最重要的是，皮肤单切口多通道切口大，瘢痕明显，有时也被看成“伪单孔”。

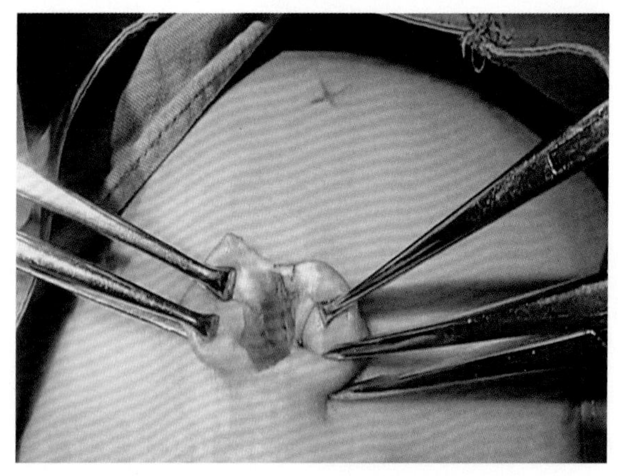

图 17-2　脐正中切口（1）

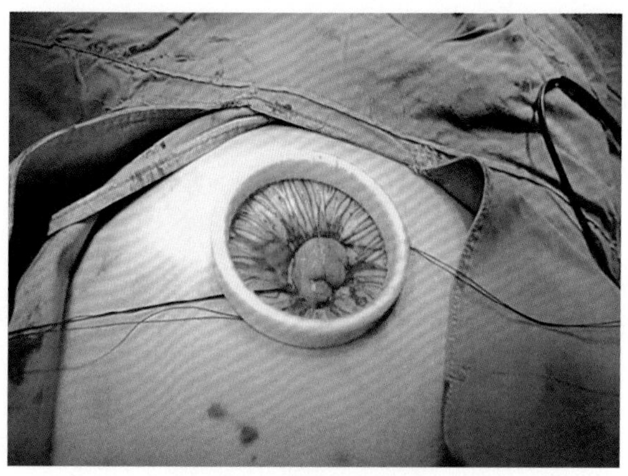

图 17-3　脐正中切口（2）

2. 放置 Port　脐部切口一般为 2.5cm，提起切口预置线，置入切口保护器的内环，再卷起外环，缩短两环之间的距离，使切口保护套紧贴腹壁，减少漏气，再套上 6.5 号手套或成品操作平台，接上气腹管（图 17-4）。

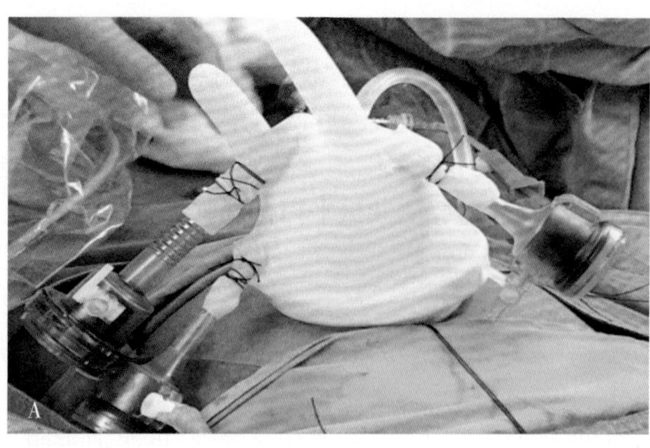

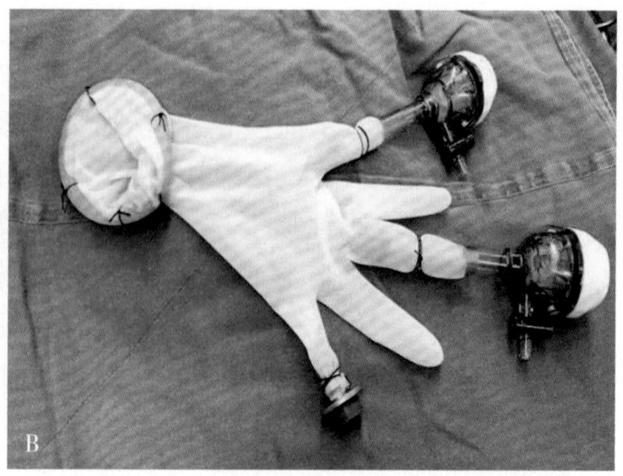

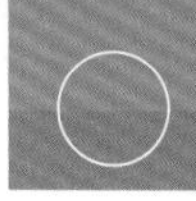

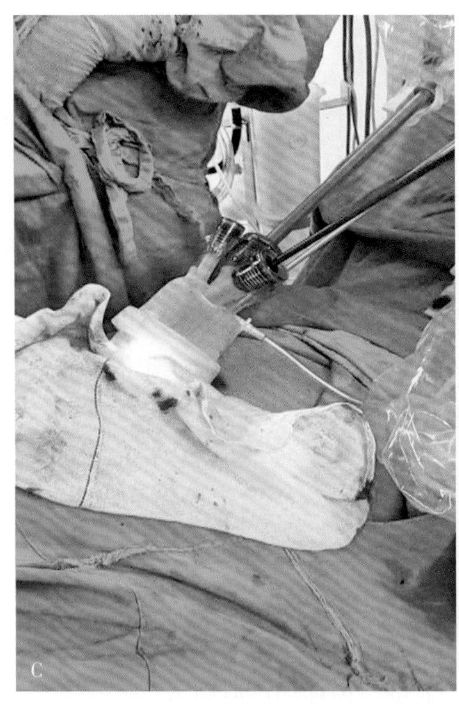

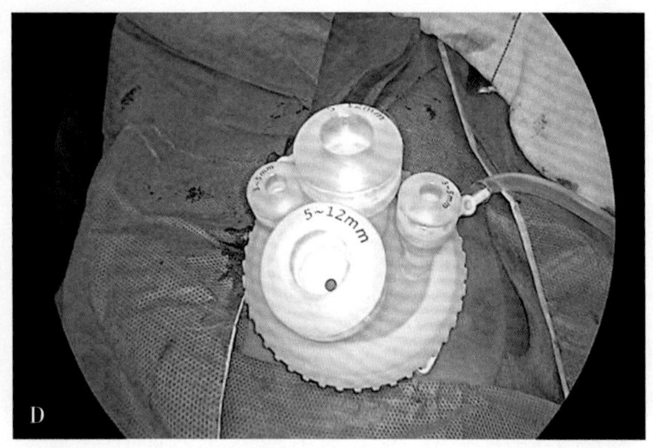

图 17-4　自制的 Port（A、B）与成品的 Port（C、D）

3. 手术站位

（1）站位：患者采取头低臀高膀胱截石位，术者位于患者左侧或头部完成主要手术操作，第一助手位于患者右侧协助术者完成一系列操作，第二扶镜助手位于患者头部扶镜，第三举宫助手位于患者两腿之间举宫，器械护士位于术者对侧。术者站患者左侧，手术操作时与扶镜手互不干扰，利于手术。这种站位术者个人感觉比较舒适，但是在左侧盆腔的操作时，难以暴露，特别是清扫闭孔淋巴结就很困难；另一种站位，术者站在患者的头侧，这个地方操作起来方便到达两侧盆底距离一样，但由于站在头侧，操作距离远，舒适度差，不符合人体力学，腰部易疲惫，且影响到麻醉的观察（图 17-5）。

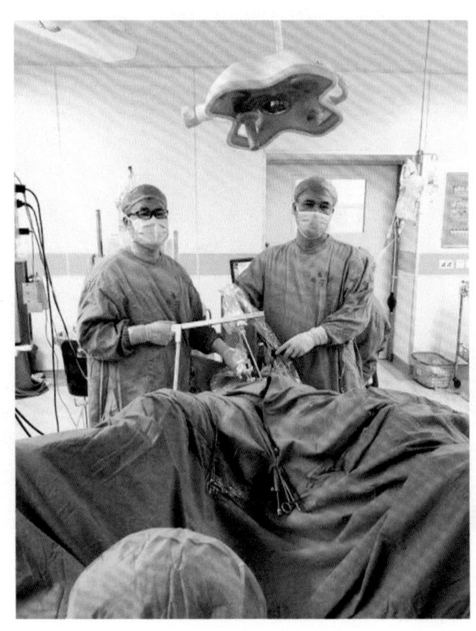

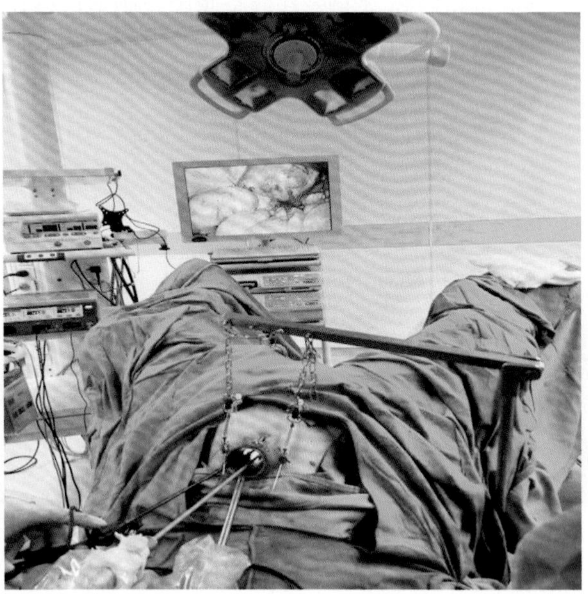

图 17-5　单孔手术站位

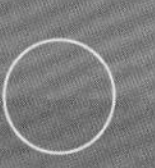

(2)扶镜助手：镜子是术者的眼睛，单孔腹腔镜扶镜与多孔腹腔镜的扶镜的要求不一样，有一定的难度，主要体现在以下几个方面：①由于单孔腹腔镜是同轴操纵，违背了传统的三角分布原则，在一定程度上难以形成正确的纵横交错的视觉画面。②手术器械与光学系统的相互干扰，镜头经常会受术者器械或脏器的影响，无法看清前方操作区域，难以保证清晰的手术视野。③由于LESS是直线视野(inline vision)，画面立体感差，画面稳定性差。

为手术提供优质的图像，要求扶镜助手不仅要熟悉手术的操作流程，还应考虑到以下几个方面：①参照物的选择，如推膀胱时选择子宫为参照物，清扫淋巴结时选择髂血管为参照物。②注意镜头与操作器械的距离，调整好镜头的位置，注意调整光纤，变换角度，更好地显露视野。③注意手术中的烟雾问题，保持镜头干净，为手术提供清晰的图像。

(3)助手：单孔腹腔镜手术是不是一定要有第一助手？其实不然，单孔腹腔镜操作很多时候都是一个人操作，可以不用第一助手帮忙，一个2.5cm的切口，术者2把操作器械，一个常规10mm的镜头，假如第一助手再放一把器械进去会显得更挤。也有人习惯第一助手帮忙暴露视野，如配合得好，手术能够更加顺利地进行。

二、经阴道进口

1. 体位。患者取膀胱截石位，两大腿充分分开、固定，取头低臀高位，臀部超出床沿5~10cm。

2. 建立外阴无菌手术区，再次消毒外阴及阴道，留置导尿管，排空膀胱，4号丝线将双侧小阴唇分别缝合固定于两侧大腿内侧沟，将无菌巾缝合于会阴皮肤遮盖肛门，铺一次性切口保护膜。

3. 暴露宫颈，切开阴道前壁黏膜，单叶阴道拉钩暴露子宫颈，宫颈钳钳夹宫颈前后唇，上下牵拉，准确辨认膀胱横沟，在膀胱沟水平下约0.5cm处横行切开阴道黏膜全层，并向两侧弧形延长切口达宫颈两侧，深达宫颈筋膜。阴道拉钩深入切缘拉开前后壁组织，分别钳夹、断离、4号丝线缝扎两侧膀胱宫颈韧带。

4. 分离子宫膀胱间隙，打开子宫前反折腹膜，Allis钳提起阴道前壁黏膜切缘，用弯组织剪刀尖端紧贴宫颈筋膜向上推进撑开分离子宫膀胱间隙，示指上推膀胱至腹膜反折，用手触摸腹膜反折有柔滑感，剪开子宫膀胱反折腹膜，手指向两侧扩大，4号丝线缝合阴道切缘与腹膜，留线牵引腹膜。

5. 切开阴道后壁黏膜，打开子宫直肠反折腹膜，向上牵拉宫颈，距宫颈外口约2.5cm处横行切开阴道后壁黏膜全层，并与宫颈前壁切口贯通，Allis钳提起阴道后壁黏膜切缘，示指紧贴宫颈钝性分离扩大子宫直肠间隙，剪开反折腹膜，4号丝线缝合腹膜及阴道后壁切缘正中一针以牵引腹膜(图17-6)。

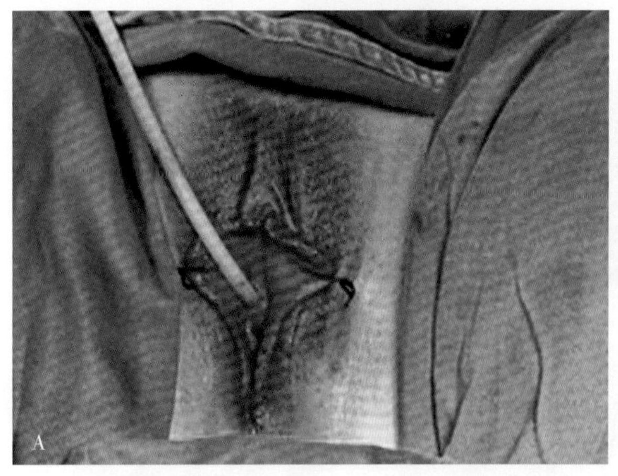

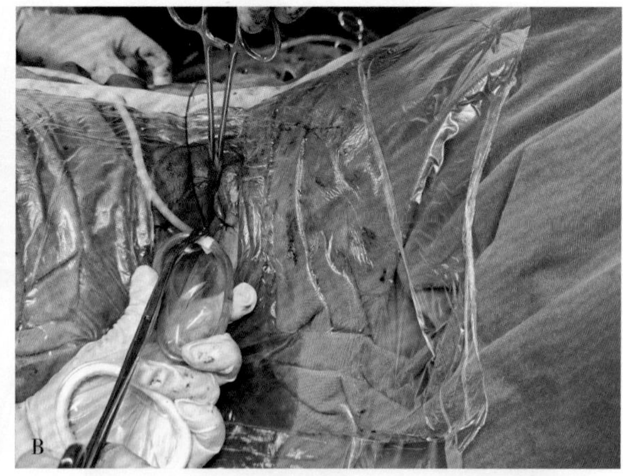

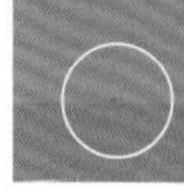

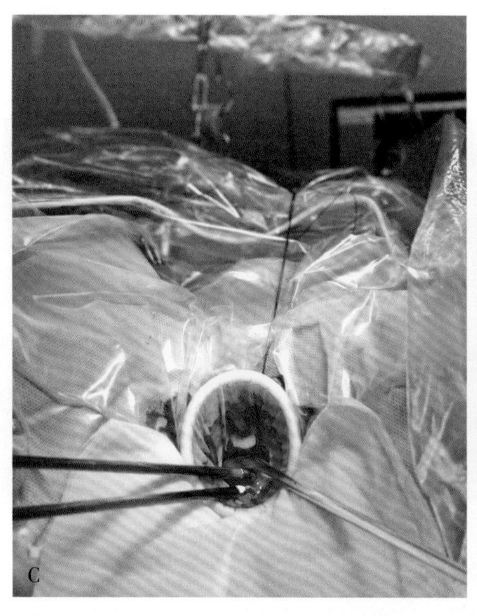

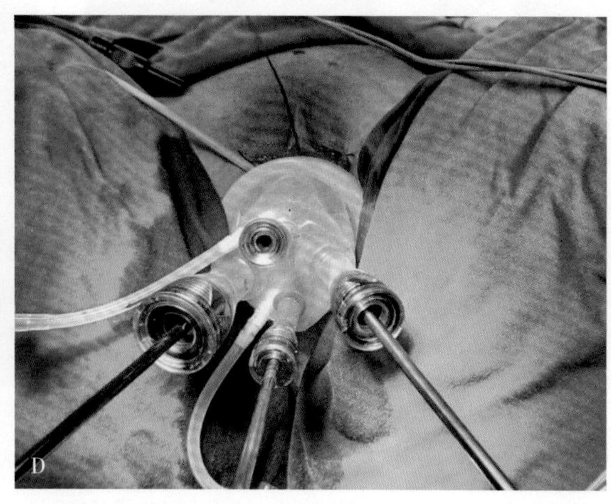

图 17-6　经阴道自然腔道镜手术

A. 建立外阴无菌手术区；B. 卵圆钳放置 Port；C. 经阴道放置切口保护套；D. 盖上密封帽的经阴道 Port

第四节　经脐单孔腹腔镜早期子宫内膜癌全面分期手术步骤

一、筋膜外全子宫及双附件切除术

1. 腹腔探查（图 17-7）。

2. 凝结双侧输卵管，冲洗盆腔，冲洗液送检细胞学，分离乙状结肠与左侧盆侧壁粘连，剪开阔韧带前后叶，看清左侧输尿管后，超声刀打开骨盆漏斗韧带表面腹膜，充分游离卵巢动静脉，避开输尿管用双极高位电凝卵巢血管，靠近卵巢动静脉凝结、离断卵巢动静脉，凝结离断圆韧带，继续剪开阔韧带后叶至峡部水平（图 17-8）。

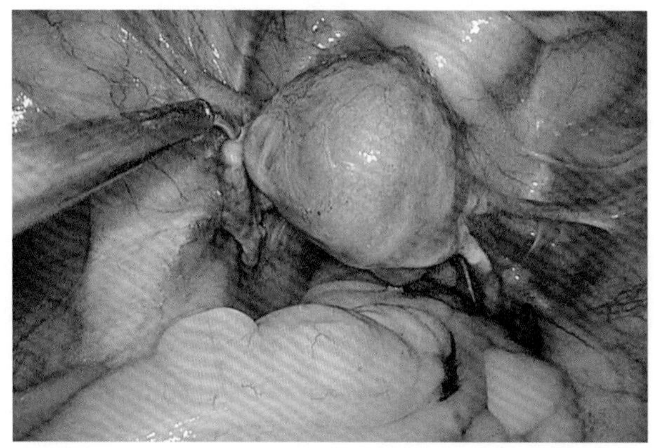

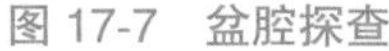
图 17-7　盆腔探查

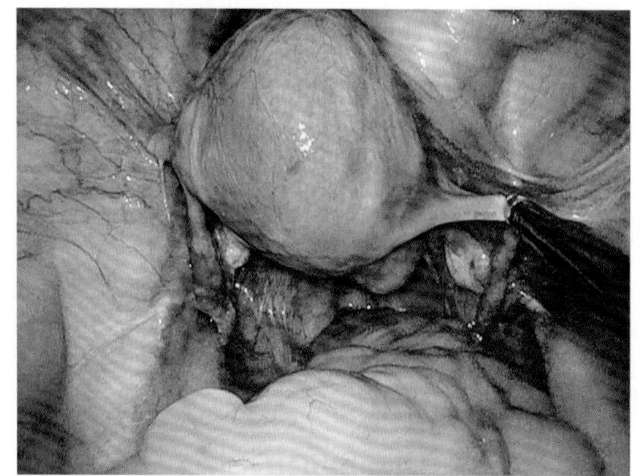

图 17-8　凝固切断固有韧带

3. 避开输尿管打开阔韧带后叶至子宫峡部水平。

4. 在距宫角 2cm 或以上电凝、离断圆韧带（越邻近宫角，则越容易出血）（图 17-9、图 17-10）。

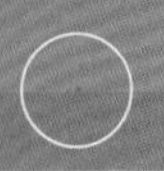

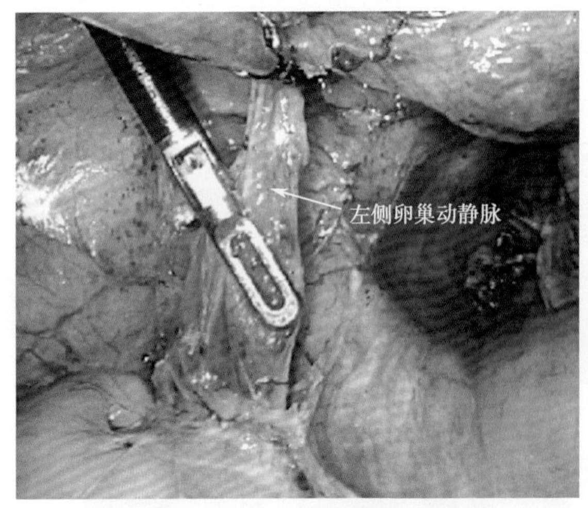

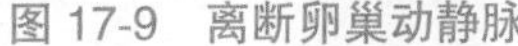
图 17-9　离断卵巢动静脉

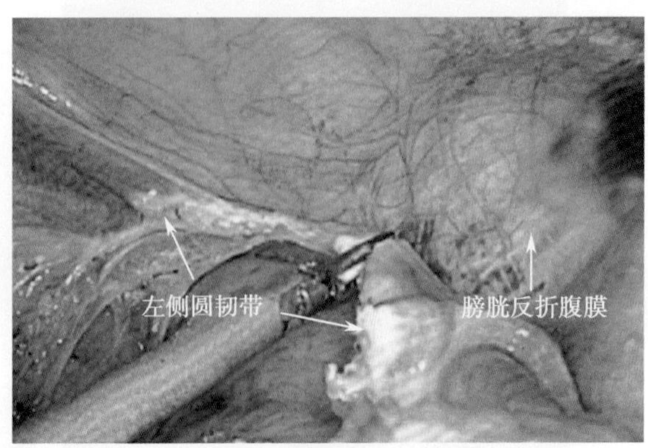

图 17-10　离断圆韧带(左)

5. 打开阔韧带前叶至峡部水平，打开膀胱子宫反折腹膜，分离宫颈阴道间隙，下推膀胱至宫颈外口水平下方。

6. 分离宫旁疏松组织、充分暴露子宫血管，在峡部水平凝结后离断子宫血管(如用举宫杯则在杯上缘部位离断子宫血管)(图 17-11、图 17-12)。

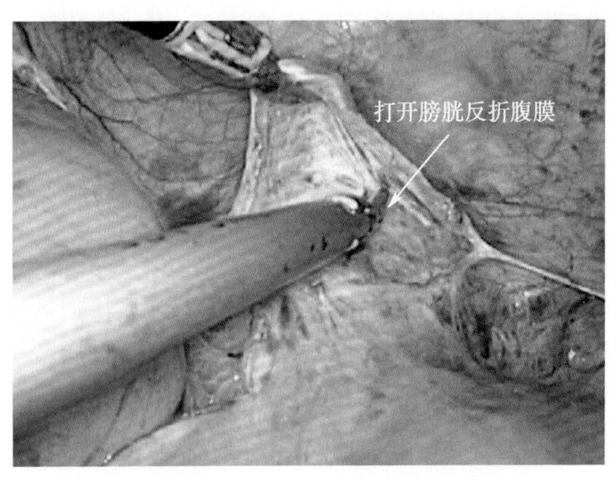

图 17-11　打开膀胱反折腹膜

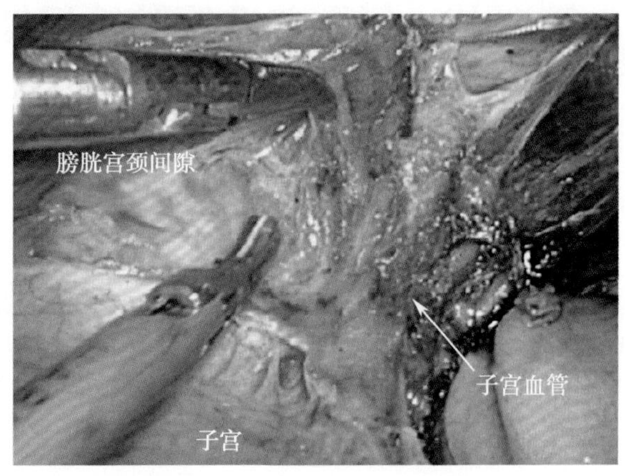

图 17-12　分离宫旁疏松组织

7. 紧贴宫颈凝结、离断宫旁结缔组织。

8. 用电凝钩或超声刀沿着杯状举宫器上缘，即阴道穹窿部切开穹窿，取出子宫及双侧附件，如盆腹腔有标本则经阴道取出标本后，部分双侧主骶韧带需钳夹、切断、缝扎，取出全子宫双附件，查无出血，用 V-lock 线连续缝合阴道残端(图 17-13~ 图 17-16)。

术中需注意在处理卵巢血管、子宫血管及宫颈旁结缔组织时易损伤输尿管，特别是子宫血管及宫颈旁结缔组织断端出血时，故在凝结、离断时应尽可能分离周围组织，且在离断组织的保留端，留有足够的凝结闭合组织。

二、淋巴结切除的范围

(一) 对不同的疾病切除不同范围的淋巴结

特别是对腹主动脉旁和髂血管周围的淋巴结，均应在血管鞘内切除，闭孔和腹股沟深淋巴结切除务必完整及彻底，包括切除闭孔神经深层的淋巴结。淋巴结转移的水平：如盆腔、髂总及腹主动脉旁；盆腔淋巴结清扫包括髂内外、闭孔、髂总。主要适用于分型为 I 型的患者。腹主动脉旁淋巴结清扫包括肠系膜下动脉血管、肾血管水平，适用于分型为Ⅱ型，浆液性癌、透明细胞癌、未分化/去分化癌、癌肉瘤和浸润深度/肌层全层高危者。

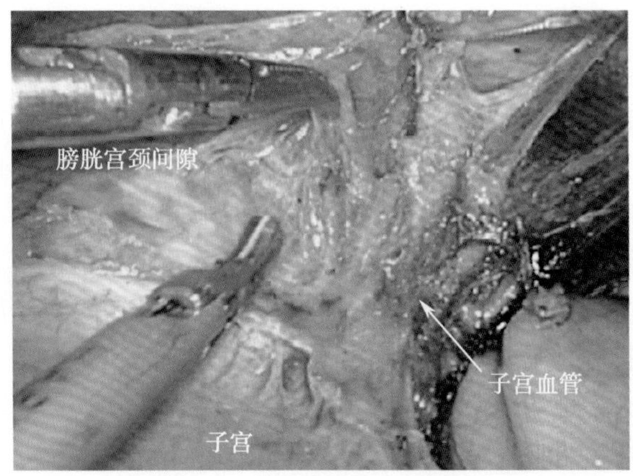

图 17-13　离断韧带结缔组织

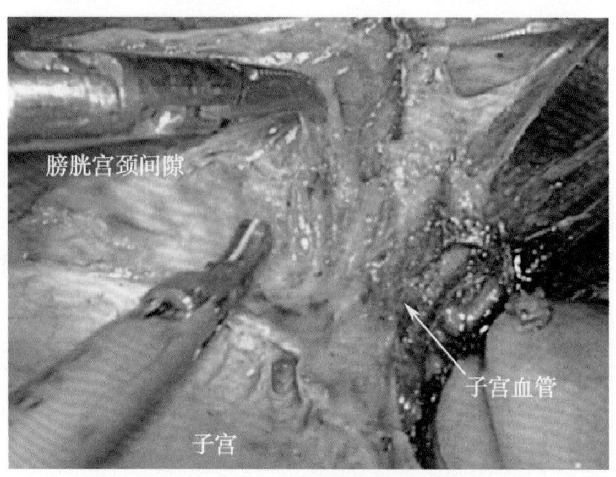

图 17-14　分离阴道穹窿旁组织

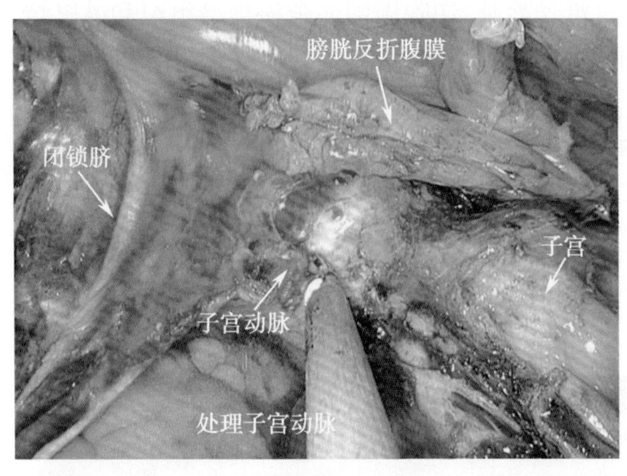

图 17-15　分离切除阴道旁组织

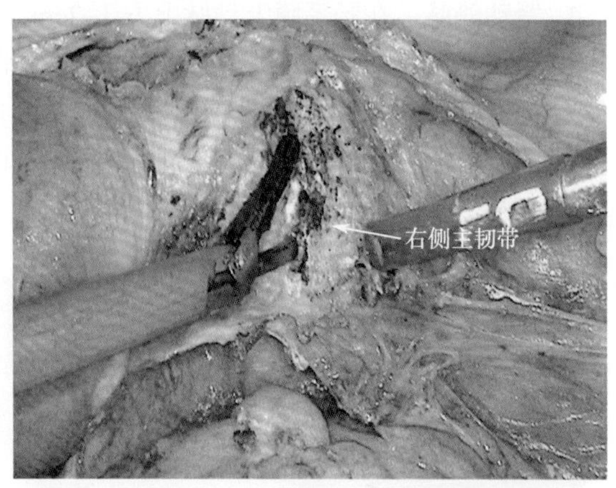

图 17-16　阴道穹窿部切开穹窿

（二）前哨淋巴结

主要适用于Ⅰ期的病例，有关早期内膜癌患者以前哨淋巴结活检来替代系统淋巴结清扫需按 2020 年版美国国立综合癌症网络指南，注意以下要点。

1. 对于术前影像学检查或术中探查均未见子宫外转移病灶的病变局限于子宫的患者，可考虑行前哨淋巴结活检术进行手术分期。

2. 宫颈注射染料法已被证实是一种识别高危转移风险淋巴结效果确切的方法。

3. 宫体部位引流淋巴管常跨过隐藏的脐动脉，盆腔前哨淋巴结最常见于髂外淋巴结中部、髂内淋巴结腹侧或闭孔区的上部。前哨淋巴结另一个少见的部位常见于淋巴管未跨过隐藏的脐动脉，而是沿着输尿管系膜向头侧走行时，在这种情况下，前哨淋巴结常见于髂总淋巴结骶前区。

4. 最常用于宫颈注射的放射性标记胶体是 ^{99m}锝（^{99m}Tc）；多种染料也可用于注射（1% 异硫蓝，1% 亚甲蓝及专利蓝）。近期，吲哚菁绿（indocyanine green，ICG）作为一种需要近红外线摄像定位的有效成像染料，提供了很高的前哨淋巴结检出率，目前被普遍应用于临床。

5. 前哨淋巴结分期术另一个潜在临床价值在于前哨淋巴结中少量肿瘤细胞淋巴结转移只能通过强化的病理超分期技术检出。

6. 前哨淋巴结活检术成功实行的关键在于严格按照前哨淋巴结检测流程，这要求在单侧前哨淋巴结无法检出的病例中进行该侧的淋巴结系统切除，且无论前哨淋巴结检出状况如何，都需切除任何可疑或明显增大的淋巴结。对于前哨淋巴结检出失败的病例，术中评估结果可用于指导治疗。

7. 前哨淋巴结活检术需结合病理超分期，后者包括连续切片及对多个 HE 染色玻片的详细阅片，细胞角蛋白的免疫组织化学检测（±）。近期研究强调了病理超分期检测微小转移灶的潜在重要性。

三、腹主动脉旁淋巴结清扫

1. 腹主动脉　向右侧暴露打开下腔静脉及右侧输尿管，向左侧暴露打开肠系膜下动脉及左侧输尿管，即清扫腹主动脉旁淋巴结首先暴露出腹主动脉、下腔静脉和肠系膜下动脉。腹主动脉周围淋巴结切除：切除范围分肠系膜下动脉水平（第三水平）、左肾静脉水平（第四水平）。对于子宫内膜癌，应切除腹主动脉周围淋巴结达肾静脉水平。手术方式可行经腹途径（术者站于患者左侧的常规操作方式或站在患者足端面向患者头端的操作方式）及经腹膜外途径。体位：取头低足高位以充分暴露手术视野，切除下腔静脉右侧及表面、动静脉间、动脉左侧淋巴脂肪组织，术中操作应轻柔，避免撕裂血管及损伤肠管。

2. 下腔静脉　多位于腹主动脉右侧，淋巴结清扫主要是切除其表面的组织和淋巴结，其方法是提起的组织包括淋巴结，采用超声刀轻轻在血管表面切除组织，同时注意处理相关连同的小血管充分止血。

3. 腰动脉及腰静脉　清扫肾静脉水平下腹主动脉旁淋巴结，显露出第 3、4 腰椎水平左侧的腰动静脉。操作及清扫时不宜太深，以免损伤血管。若有出血可尽快用双极电凝止血，不需要缝扎。

4. 肾动静脉　在肠系膜上动脉上方 1~2cm 处，显露肾动静脉，切除周围的疏松结缔组织和淋巴结。

5. 卵巢动静脉　在高位腹主动脉旁淋巴结清扫时，暴露下腔静脉可见卵巢动静脉，在清扫骶前淋巴结时需暴露血管，此处易出血，要充分用双极电凝止血。

6. 腰升静脉　在行低位腹主动脉旁淋巴结清扫时，特别是在第 5 腰椎处可见，它是连接腰静脉并与上下腔静脉的侧支循环途径（图 17-17）。

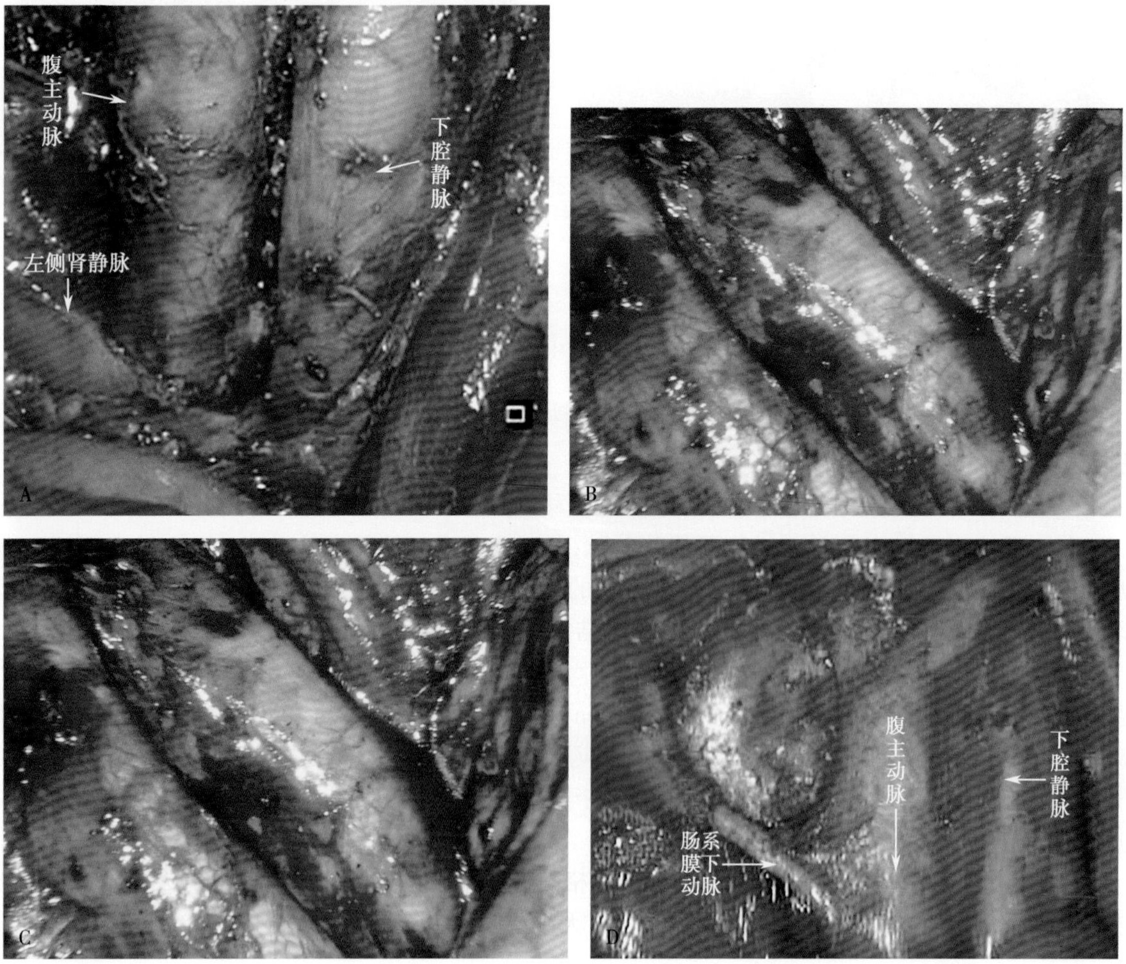

A　腹主动脉　下腔静脉　左侧肾静脉

B

C

D　腹主动脉　下腔静脉　肠系膜下动脉

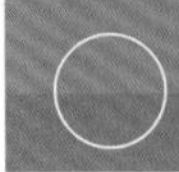

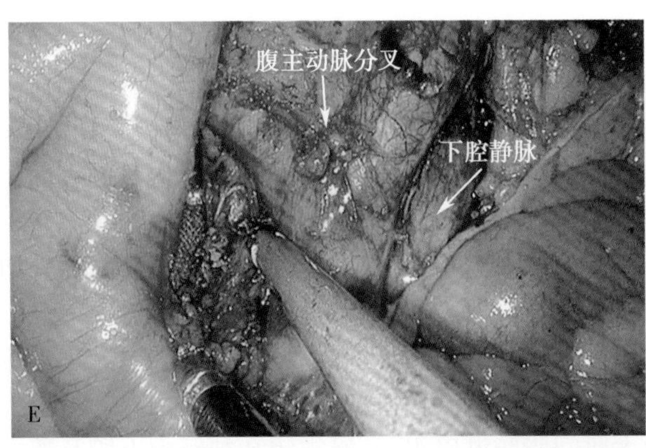

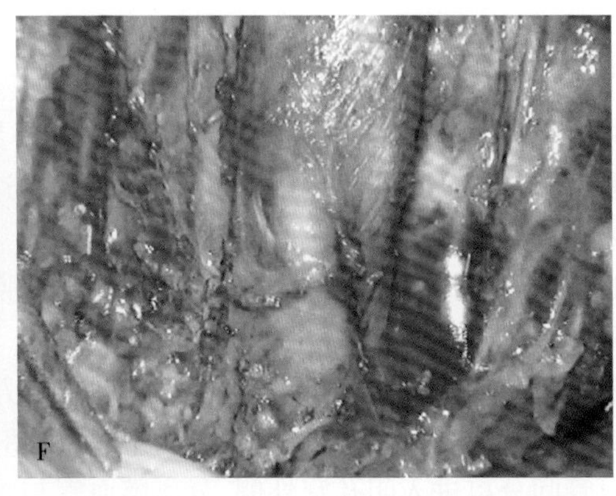

图 17-17　腹主动脉旁淋巴结区的解剖

A. 腹主动脉；B. 下腔静脉；C. 腹主动脉与下腔静脉间组织；D. 肠系膜下动脉；E. 腹主动脉旁组织；F. 肾静脉

7. 髂总动静脉　为腹主动静脉的终末支，在第 4 腰椎体或第 4~5 腰椎之间。右髂总动脉为腹主动脉旁淋巴结清扫范围的终结和盆腔淋巴结清扫的起始标识。先暴露髂总动脉分叉处，向外剪开髂外动脉表面腹膜，向内下方解剖出髂内动脉、脐动脉。右侧髂总动脉表面有右侧输尿管横跨其上，该处为髂血管、输尿管、卵巢漏斗血管交汇处。而左侧髂总动脉为乙状结肠及其系膜表面覆盖，因此需要完整游离乙状结肠和输尿管暴露左髂总动脉并清扫其周围淋巴结和附近的疏松结缔组织。髂总静脉为同名的动脉伴行，居于动脉内侧，淋巴结多位于其表面。骶前淋巴结切除：打开左右髂总动脉分叉间的腹膜，向骶尾部延伸切除淋巴脂肪组织。避免损伤骶前血管，一旦损伤则处理非常困难（图 17-18）。

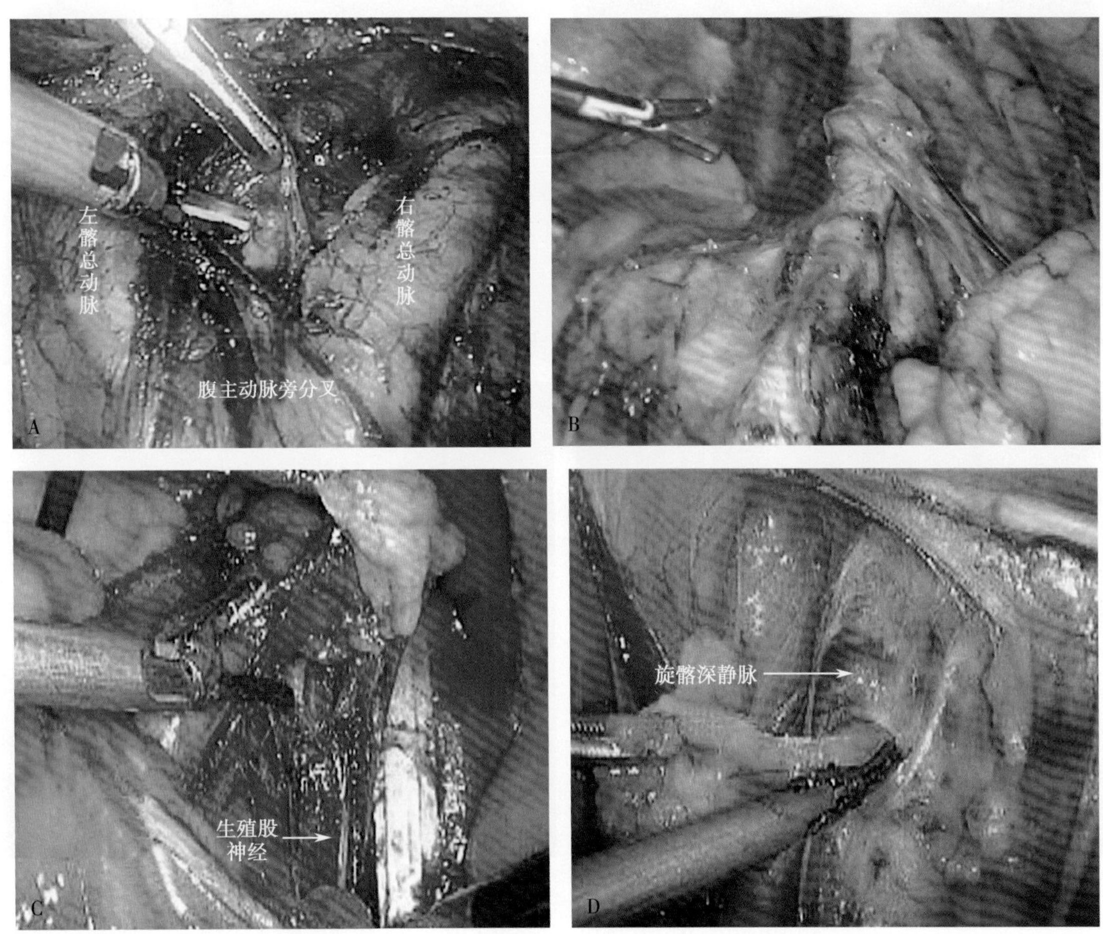

图 17-18　髂总和髂外淋巴结区的解剖

A. 腹主动脉旁交叉；B. 髂总动脉；C. 生殖股神经；D. 旋髂深静脉

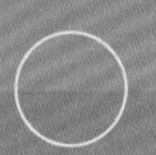

四、盆腔淋巴结切除

切除髂外、髂内血管周围淋巴脂肪组织。外界达腰大肌表面，内界达髂内动脉及闭锁脐韧带，头侧界达左右髂总动脉分叉或髂内外动脉分叉，足端界达旋髂深静脉，背侧界达髂内动脉静脉血管网表面。注意切除闭孔神经外侧与腰大肌间的淋巴脂肪组织。

1. 髂外淋巴结切除　沿着髂外动脉静脉鞘膜分离，直达腹股沟韧带水平，由上而下、由内而外切除髂外血管周围淋巴脂肪组织。

2. 腹股沟深淋巴结切除　在腹股沟韧带下方、髂外血管末段表面，有腹股沟深淋巴结，沿正常疏松间隙分离后，用分离钳提起整块淋巴脂肪组织，用超声刀于血管表面凝结离断淋巴管整块切除。沿腰大肌与髂外血管间分离进入闭孔窝外侧，分离髂血管与腰大肌间脂肪淋巴组织，暴露闭孔神经中上段及髂内外静脉分叉外侧并切断其内侧面淋巴脂肪组织，充分暴露髂内静脉主干。

3. 闭孔、髂内淋巴结清除　沿髂外静脉末段内侧向内下方分离进入膀胱侧窝及闭孔窝，助手钳夹提拉闭锁脐动脉充分暴露闭孔区；于髂耻梳内上方分离切除股深淋巴结；分离暴露闭孔神经末段，沿神经逆行向上分离至髂内外静脉分叉处，于分叉处将已分离好的闭孔外侧壁淋巴脂肪组织拉出，沿髂内动脉及闭锁脐动脉将其与闭孔神经内侧及下方间淋巴脂肪组织整块切除，完整切除髂总、髂外、腹股沟深、闭孔及髂内淋巴结；同法处理左侧盆腔、腹主动脉旁淋巴结。切下的淋巴结放入标本袋内，待手术完成后从阴道或者脐部切口取出标本(图 17-19)。

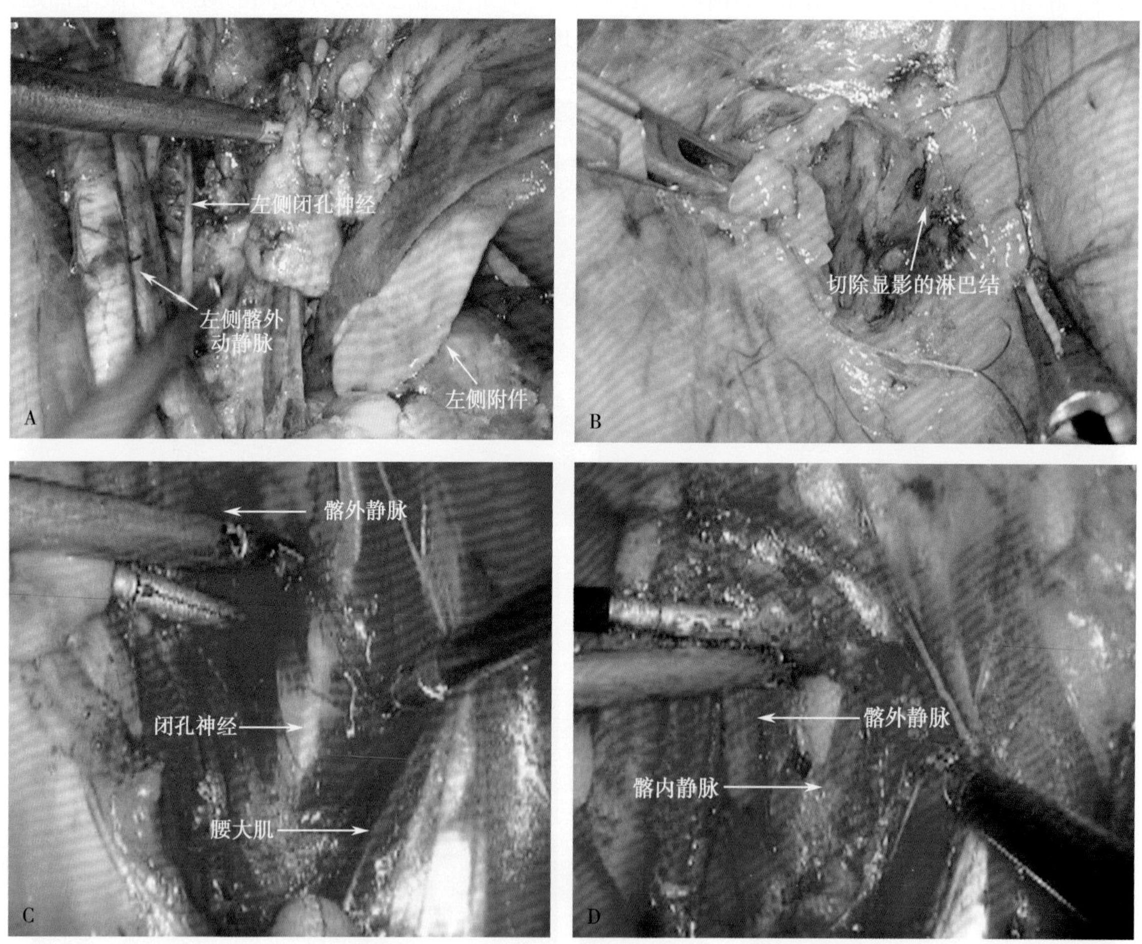

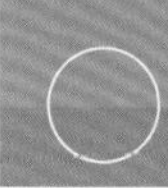

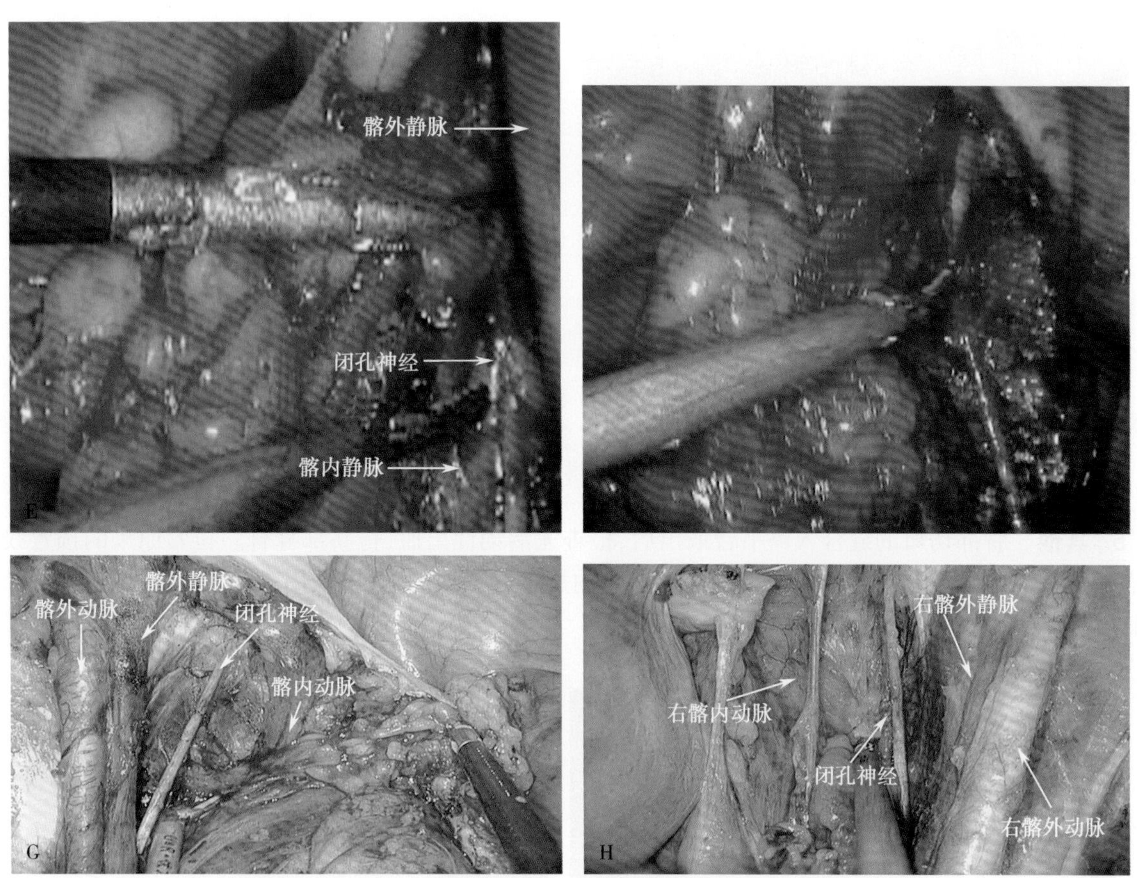

图 17-19　腹股沟深、闭孔和髂内淋巴结区的解剖

A. 髂外动脉；B. 淋巴结；C. 腰大肌等；D. 髂内外静脉；E. 髂外静脉；F. 闭孔神经；
G. 盆腔淋巴结清扫后血管；H. 盆腔淋巴结清扫后神经

4. 前哨淋巴结定位与切除　前哨淋巴结（sentinel lymph node，SLN）是指原发肿瘤转移时引流区域最先累及的淋巴结。通过生物活性染料和 / 或放射性同位素进行示踪显影，可以精确定位 SLN（如图 17-20 所示）。相对而言，外阴癌 SLN 检测发展比较成熟。进行 SLN 定位前，最好先建立腹腔镜手术通道，然后在癌灶周围局部注射生物活性染料（如亚甲蓝、纳米碳或吲哚菁绿），接着在腹腔镜引导下沿着染色的淋巴管走行方向，寻找第一个着色的淋巴结，定位为 SLN，即可切除送病理检查。病种不同，示踪剂注射部位和方法多有不同。外阴癌通常选择在癌灶周围局部皮下注射示踪剂；内膜癌的 SLN 定位方法，有两点注射法和四点注射法之分，即在宫颈 3 点、9 点（两点法）或 0 点、3 点、6 点、9 点（四点法）注射示踪剂；可选择宫颈、宫腔或宫底浆膜层。

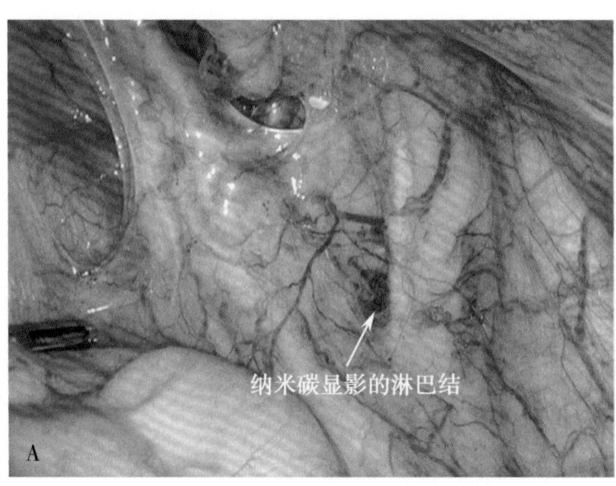

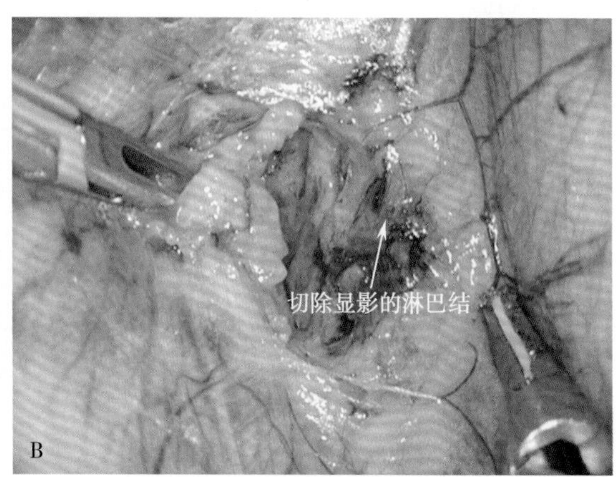

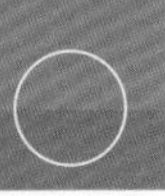

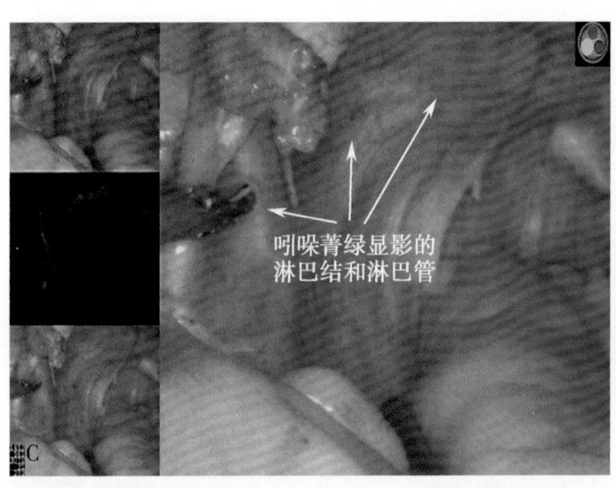

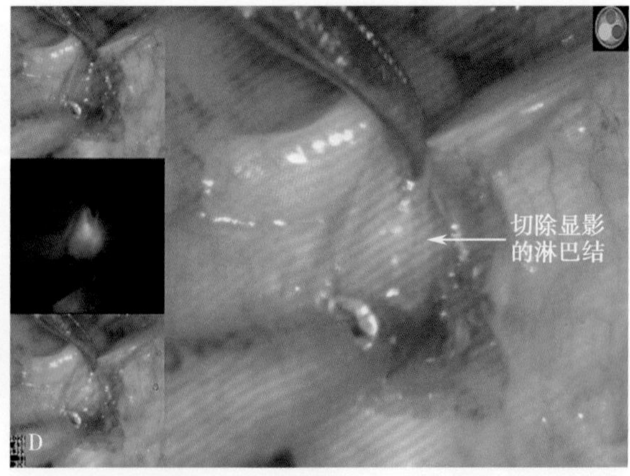

图 17-20　前哨淋巴结定位与切除

5. 其他　脐部切口的缝合入路平台取出后，检查无活动性出血，行脐部缝合。拉紧原来的预置线，找出腹膜，把腹膜筋膜层一线连续缝合。缝合时注意内翻缝合形成凹陷，皮肤用 4-0 号可吸收缝合线连续缝合（图 17-21）。

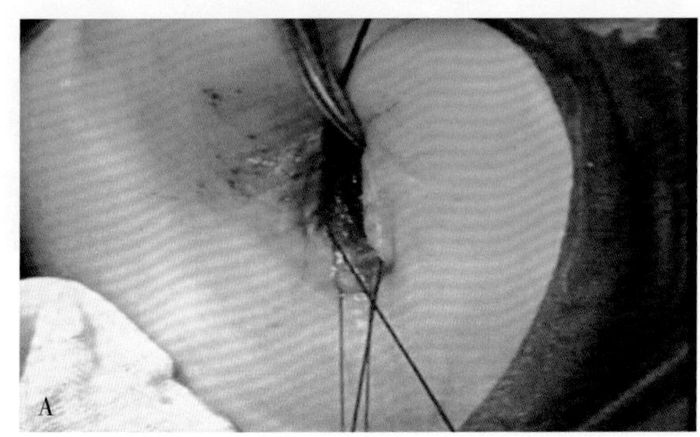

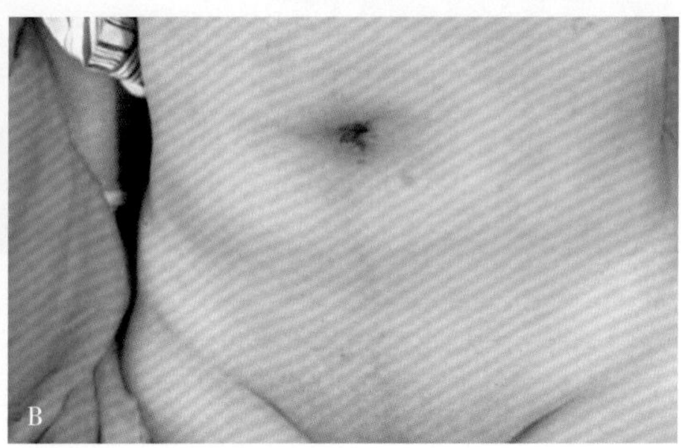

图 17-21　脐部切口的术后修复

A. 脐部切口的整容；B. 术后 1 个月脐部的恢复情况

第五节　经阴道单孔腹腔镜早期子宫内膜癌全面分期手术步骤

一、入径

详见本章第三节。

二、筋膜外全子宫及双附件切除术

（一）经阴道入口

经阴道入口进入腹腔后探查各脏器（图 17-22）。

（二）筋膜外全子宫及双附件切除术

详见第十四章第四节单孔腹腔镜子宫全切术（图 17-23）。

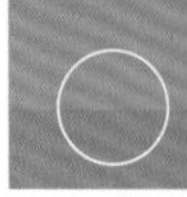

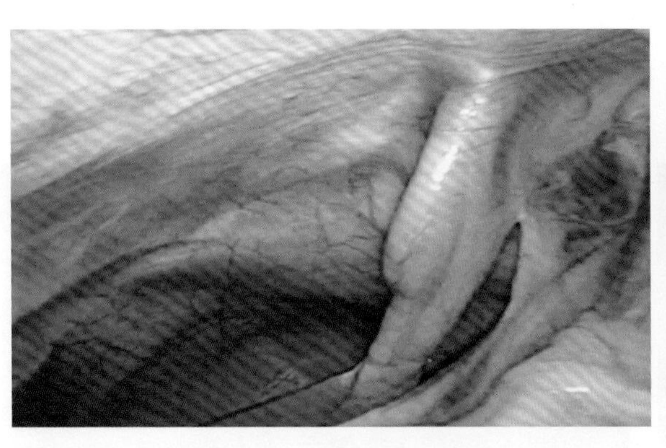
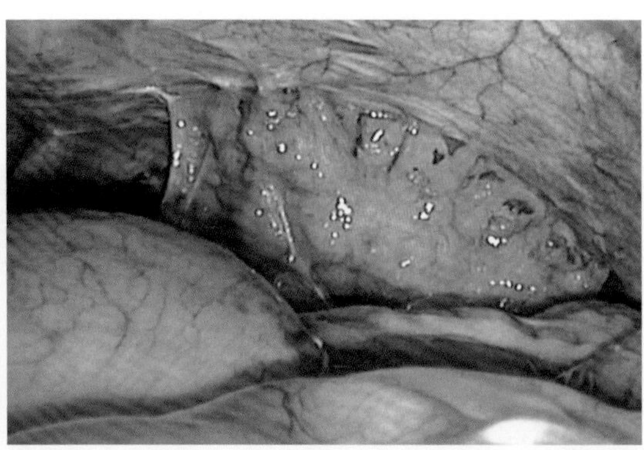

图 17-22　腹腔探查

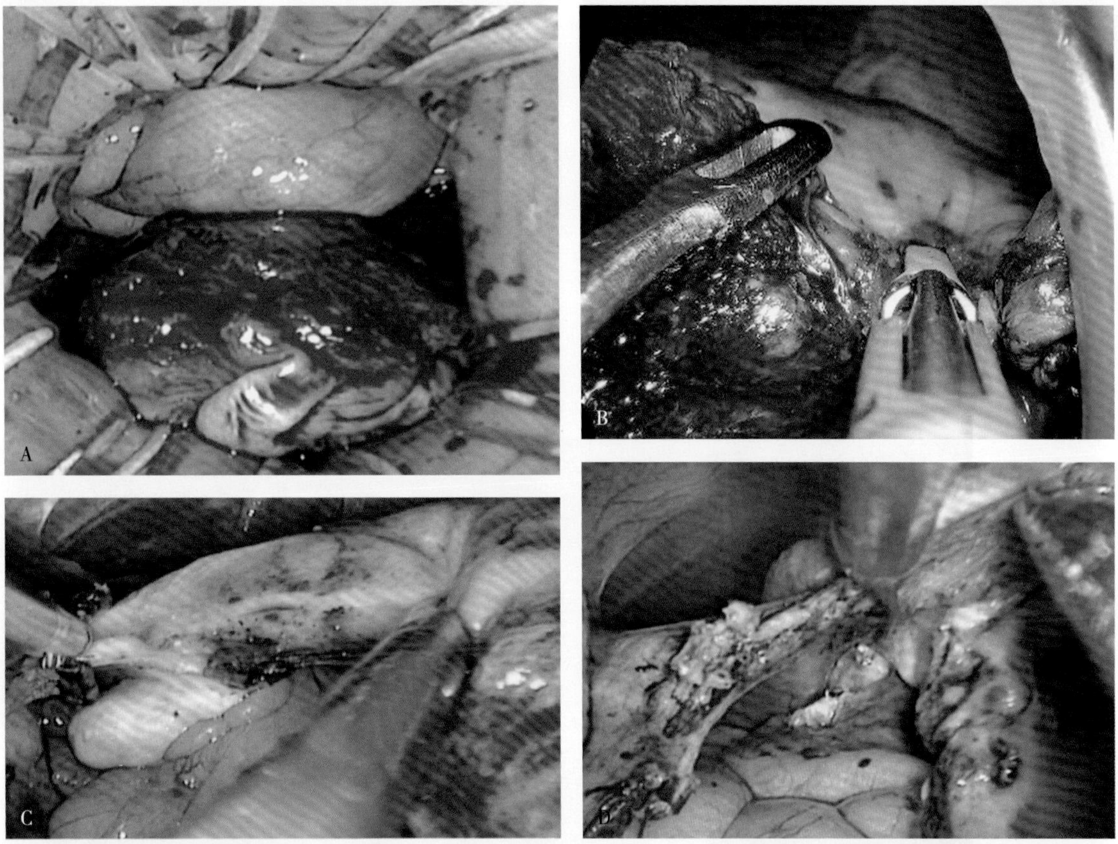

图 17-23　筋膜外全子宫及双附件切除术

A. 暴露子宫；B. 切断子宫动脉；C. 切断骨盆漏斗韧带；D. 切除子宫骶韧带

E. 稍分离切断阴道旁组织；F. 断离宫颈残端

（三）前哨淋巴结活检

前哨淋巴结活检见图 17-24。

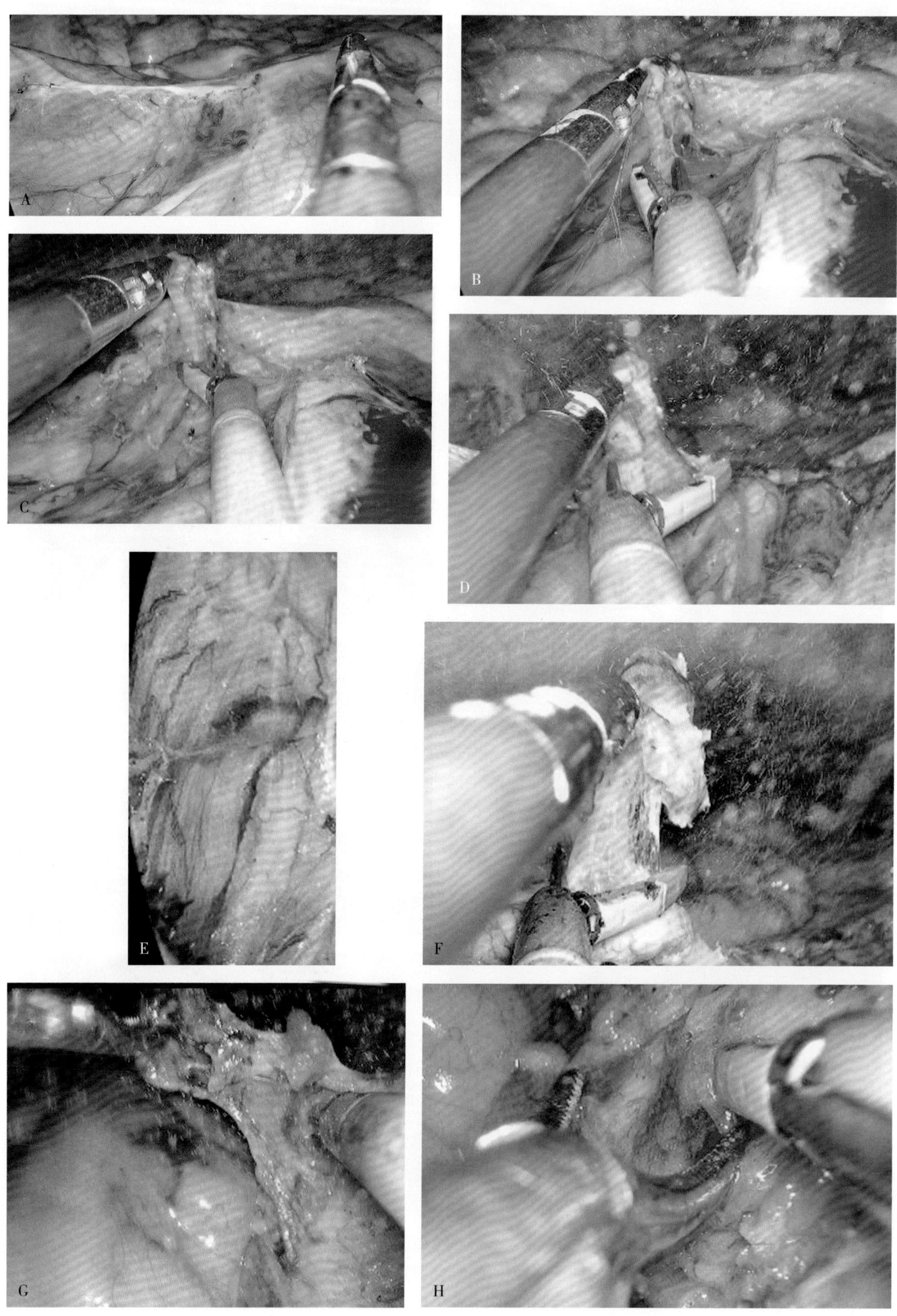

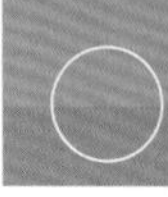

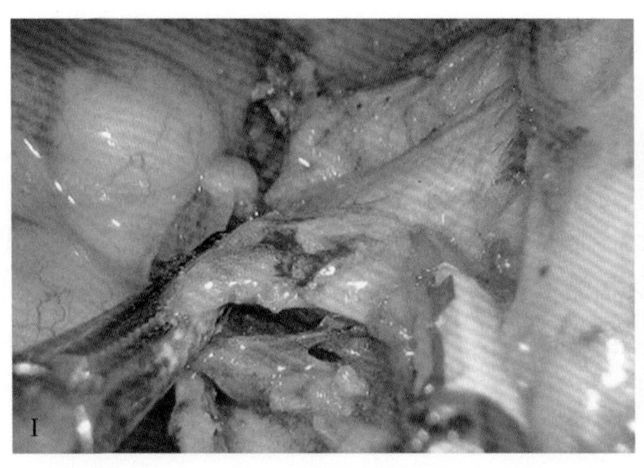

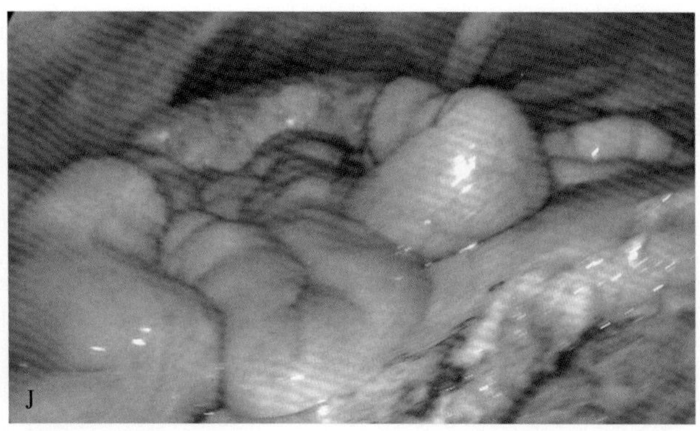

图 17-24　前哨淋巴结活检

A、B. 腹主动脉旁淋巴结活检；C、D. 右髂总动脉旁淋巴结活检；E、F. 右髂外淋巴结活检；G、H. 左髂总淋巴结；I、J. 左闭孔淋巴结

（四）缝合腹膜及阴道黏膜切口

Allis 钳夹腹膜及阴道黏膜切口边缘，碘伏消毒后，2-0 号可吸收缝合线从两侧角开始，连续缝合腹膜及阴道穹窿黏膜切口。碘伏再次消毒后，阴道穹窿填塞碘伏纱布预防出血，24 小时内取出。

（五）前哨淋巴结手术的注意事项

1. 采用纳米碳法应注意仔细解剖黑染的淋巴管，取其上的第一站炭黑着色的淋巴结为前哨淋巴结，单独切除送检。前哨淋巴结应为每条淋巴引流通路上的第一站黑染淋巴结，而不是所有炭黑标记的淋巴结。但淋巴引流通路识别不清的情况下，应将所有炭黑染色的淋巴结视为前哨淋巴结切除。如果有明显肿大的淋巴结，应怀疑出现转移，即便没有炭化标记，也应视为前哨淋巴结单独切除转移。

2. 前哨淋巴结活检术要求识别整条淋巴引流通路上的第一站淋巴结作为前哨淋巴结进行切除活检，但有时技术上很难准确把握，也会出现多枚淋巴结被标记，无法确定第一站淋巴结，此时应将所有标记的淋巴结都作为前哨淋巴结切除，以免漏检。

3. 由于单孔腹腔镜操作空间有限，镜下缝合、打结是手术的难点，可以用以下方法进行。

（1）单孔腹腔镜操作平台选择，尤其是软性材料平台可增加器械操作的灵活性和操作空间。

（2）特殊（超长）镜头光学系统采用可以使镜头远离器械及操作部位，减少镜头与其他器械相互干扰的机会。

（3）特殊“关节式”器械与传统腹腔镜直器械联合使用，可增加操作的便利性和有效性。

（4）使用自固定免打结可吸收缝合线，可避免镜下打结和有效地进行肌瘤创面缝合。

4. 术者应具有镜下手术技巧与腹式手术操作的基础，掌握好适应证，手术前应配备良好的手术器械。术中分清解剖部位，以正确处理术中出血。

第六节　单孔腹腔镜早期子宫内膜癌全面分期手术技巧

一、总体原则

单孔腹腔镜时，器械集中，容易相互干扰。切割方法：牵右切左（牵左切右），牵后切前，牵远切近。牵引暴露：第一助手挡前方，操作者在后方，钳先刀后。妙用吸头，吸挡兼顾，如影随形。在清扫淋巴结时可经腹悬吊，解放劳力。

二、单孔腹腔镜手术的“筷子效应”认识和处理

单孔腹腔镜手术中，由于腹腔镜镜头及各手术器械均经脐部单一切口进入腹腔，易造成器械之间在腹

腔内外的相互干扰，无法充分展开而形成“筷子效应”，进而影响操作，降低手术安全性。3 位即发生“筷子效应”的 3 个水平，分别为腹腔外水平、肚脐水平和腹腔内水平。3 个水平的干扰并非孤立存在，而是一个整体。

（一）腹腔镜外水平的“筷子效应”

腹腔镜外水平是术者操作器械的主要区域，扶镜者及器械手柄也均在此范围。此处“筷子效应”形成的原因包括：手术器械和光源同轴，尤其是手柄部位，缺少器械间的三角关系，在体外易“碰撞 - 打架”；术者双手在同一水平操作，双手相互打架；镜头与器械手柄在同一水平，术者与扶镜者相互干扰；入路平台，器械置入部位相对集中，器械通道较大，影响器械之间靠近。相应的策略如下。

1. 更细的器械手柄。
2. 使用长短不一的器械。
3. 使用电子一体镜，减少光纤对操作手的干扰。
4. 把入路平台的器械通道做小。

（二）肚脐水平的“筷子效应”

肚脐水平是发生“筷子效应”的咽喉部位，因为所有器械均经肚脐水平的进出。相应的策略如下。

1. 使用细小管径的器械。
2. 腹腔镜的镜杆置于两个操作器械之间，两只器械的中段在腹壁上的距离基本固定，利用两个器械尽量靠外布局留下的中部空间，也能在镜头和两个操作器械尖端之间形成一个小的手术三角，便于手术操作。在这个范围内操作更利于传统腹腔镜手术到 LSEE 的转换。

（三）腹腔内水平的“筷子效应”

这是器械干扰的终端，由于器械经同一孔道进入后，器械处于平行或交叉状态，手术三角区消失，直接影响手术操作。相应的策略如下。

1. 在 Port 中两个操作器械尽可能通过密封盖直径上的两个通道进入，尽量增加两个器械之间的距离。
2. 前弯曲或打弯器械的使用并不能克服腹腔内水平的干扰，但能使术者在体外的双手间有足够的距离进行操作，但一定程度上可缓解腹腔内水平的干扰，弯曲器械对术者的空间想象力和操作力提出新的要求，无疑增加操作难度，因此，大多数医师仍愿意选择直器械进行单孔腹腔镜手术。

三、术中排烟雾的处理

单孔腹腔镜时，进气及出气的通道全部经过多通道，容易出现短路现象，影响视野。解决的办法如下。

1. 用无气腹悬吊，手术时产生的烟雾可直接通过吸引器吸走，但是注意吸气速度不能太快，容易形成负压。
2. 改变出气的通道，在耻骨联合上方，用 16 号针头穿刺入腹腔，接上吸引器排气。
3. 用带吸引功能的器械，如带吸引功能的超声刀。

四、单孔手术的打结技巧

单孔腹腔镜下的打结极具挑战性，是技术中的难点，也是灵活应对术中各种情况的重要前提。目前单孔腹腔镜标准器械下的打结方式为：旋转针持法和持针法。由于“筷子效应”及手术视野暴露困难，LESS 术中缝合打结时间一般为多孔腹腔镜中缝合打结的时间的 10 倍。术中缝合打结的操作程度直接影响到单孔腹腔镜手术学习曲线时间的长短。为应对此技术难点，可采取以下几点操作技巧。

1. 使用体外推结器，并且体外先行完成绕线。
2. 由传统的“双手绕结”打结改为“单手圈结”。
3. 使用 Hem-O-Lok 夹线替代打结。
4. 体内常规绕结法；最好使用两把弯分离钳，左手弯钳持线绕向右侧凸，两弯钳以凹面相对进行绕线打结。

第七节　并发症的防范与处理

一、出血

术中出血是最常见的手术并发症。出血的部位好发于子宫动脉、输卵管峡部、卵巢固有韧带等部位。处理子宫动脉时尽量将其周围疏松的宫旁结缔组织清除，使其裸化，电凝子宫动脉上下的范围为1~1.5cm，形成电凝带后再从中间将其切断。

二、肠道损伤

肠道损伤包括小肠损伤和结直肠损伤。小肠损伤一般是由手术分离肠管粘连引起。分离小肠粘连时应注意有无造成肠管损伤，损伤浆肌层的情况比较常见，一般采用可吸收线间断缝合修补，不会造成肠瘘的并发症。结直肠损伤一般是因为分离直肠操作时误伤。采用可吸收缝合线将直肠破口部位全层间断缝合，再将浆肌层缝合加固，就可修复。必要时可请外科医师协助。

三、膀胱损伤

手术分离间隙下推膀胱时增加膀胱损伤的风险。若碰到患者有剖宫产史等情况时，子宫前壁与膀胱紧密粘连，间隙难以识别。几乎所有的损伤都是在界限不清的情况下下推膀胱操作造成的，操作误入膀胱壁，甚至将膀胱全层切开。损伤膀胱应请泌尿外科医师协助修补，特别是在三角区部位缝合膀胱时，应注意输尿管开口。膀胱顶部的肌层损伤可以用可吸收缝合线线进行缝合修补，必要时行术中膀胱镜检查。

四、输尿管损伤

在处理子宫血管及结缔组织，不管用单极或双极电凝，其最担心的是热传导对输尿管的损伤。因此，处理子宫血管前，先钳夹子宫血管及结缔组织，减少热的传导，保护输尿管。但电热损伤在输尿管损伤时术中难以发现，危害更大。术后一旦发现输尿管损伤应及早处理。先考虑经膀胱镜或者输尿管镜置入双“J”形管，放置成功后输尿管损伤多可自愈。如果输尿管放置支架失败，可行输尿管端 - 端吻合或者输尿管膀胱种植术，但有修复失败的可能；安全起见，也可先行肾盂穿刺造瘘，待局部条件好转后再行二期手术修复。术中对于输尿管的机械性损伤（如切开、剪断或结扎），如果及时发现，修补并不困难，可以行输尿管的端 - 端吻合或者输尿管膀胱再植，再经膀胱置入双“J”形管，术后留置 4~12 周就可以完全愈合。

第八节　能量器械的使用

一、单极电手术器械

单极器械是最传统，同时也是应用最为广泛的电外科器械。现在最常用的腹腔镜单极器械是电钩。单极器械的工作原理是当电流流过局部组织，组织对电流发生阻抗，产生热量来完成切割和止血。电切模式时电压平稳，电流大流量通过组织，产生汽化，切开组织，热量较低。电凝模式时，电压间断性加大，组织阻抗增加，局部产热来凝血，热量较高。单极电钩能量集中，切割速度快，比较适合用于切开阴道残端等。采用单极电钩凝切组织时，操作温度超过 100℃，造成组织电灼、炭化，侧方热传导可以超过 1cm，而且可以与其他器械发生单极耦联，这些都会对周围正常组织造成损伤。

二、双极电凝器械

双极电凝是腹腔镜妇科手术不可或缺的电外科器械，一般的止血操作主要靠双极完成。双极器械不再需要负极板，电流直接在双极钳夹的两个钳口之间传导，经过钳夹的组织，产生热量止血。双极电凝没有切割功能，凝闭之后一般采用超声刀切断。对静脉丛出血使用双极止血，要点是将钳口之间敞开一定距离使电流充分通过中间的组织，这样止血效果好。要采用间断鼓点式的激发，避免单次激发时间过久，如果出现碳化说明组织过热，这样会产生周围组织的热损伤。新型电外科工作站的双极系统内配有能量反馈功能，能将组织接受的能量及闭合程度及时反馈给主机，主机随时调整能量的输出，使器械的钳口温度不会过热，这样就可以避免局部组织温度过高引起的侧方热传导。双极电凝主要依靠热能使血管壁脱水干燥、收缩，管腔内形成血栓堵塞血管来达到止血作用。未对管壁施加压力，所以管腔并未完全闭合，存在再出血的可能。

三、双极血管闭合 - 切割器

双极血管闭合 - 切割器首先具备了强大的闭合血管的能力，这种器械通过能量智能反馈调节，使钳口之间的组织在较低热量的条件下发生血管壁内的胶原释放。其次在钳口部之间施以较高的压力，使胶原蛋白融合，彻底闭合血管腔，形成牢固的闭合带。从闭合血管能力来评估，血管闭合 - 切割器械优于双极电凝。除此之外，这种器械配备了同步切割功能。闭合血管后钳口内出刀，就可以完成闭合切割一系列的操作，显著提高了手术效率。

四、超声刀

超声刀是一种特殊的电外科器械，作用机制并不是直接靠电热量，而是由器械将电能转换成机械能，机械能传递到刀头，形成刀头工作端每秒 3.5 万 ~5.5 万次的水平振动，振动波可以打断蛋白质的氢链结构，使蛋白发生变性封闭血管腔。再借助刀头工作端与非工作端之间形成的剪刀力，可以快速切开组织。超声刀刀头设计非常小巧，便于伸入盆腔的深部术野进行连续的精细分离和切割，小的血管也可以一路凝闭，保持了清晰的术野。此外，也避免了器械的频繁更换。超声刀刀头部位无电流通过，在神经周围操作可以避免对神经的电刺激。另外，超声刀头工作温度保持在 90℃以内，侧方热传导距离 <1mm，非常适合清扫淋巴紧贴大血管精细操作。除具有凝切功能以外，超声刀头还可以作为钝性分离工具，在手术中打开直肠旁沟和膀胱旁间隙等一些盆腔固有间隙。输尿管解剖是腹腔镜宫颈癌根治术中的最难步骤，超声刀的热传导较少，适合在输尿管周围进行精细化操作。此时，应牵拉膀胱和输尿管制造一定的张力，以便利用超声刀在此分离疏松组织，暴露间隙，凝切小的血管，最终分清层次，达到无血管通过输尿管“隧道”的效果。

第九节　单孔腹腔镜早期子宫内膜癌全面分期手术的临床实践

一、比较单孔与多孔腹腔镜子宫内膜癌分期手术的安全性和可行性 meta 分析

子宫内膜癌是女性生殖系统常见的恶性肿瘤之一，近年来，随着人们生活结构的改变，子宫内膜癌患病年龄日趋年轻化。子宫内膜癌的主要治疗方式为手术，随着科学技术的发展，手术方式发生巨大的变化，从传统的开腹手术到腹腔镜手术，到单孔腹腔镜手术，甚至机器人手术。每一次的手术方式的进步给患者带来的获益是巨大的。从开腹手术到腹腔镜手术，就克服原来长切口、恢复慢等开腹手术的缺点。单孔腹腔镜手术是在常规多孔腹腔镜的基础上发展起来，在胃肠外科、肝胆外科、泌尿外科等领域已应用广泛，在妇科也逐渐应用起来。子宫内膜癌单孔腹腔镜治疗是从 2009 年开始的，到目前已有不少研究对单

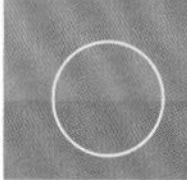

孔腹腔镜的治疗效果进行了报道，但其和传统腹腔镜相比究竟存在哪些优点和不足，还尚待进一步的明确。以下内容基于国内外的病例对照试验，对单孔腹腔镜和传统腹腔镜的在治疗子宫内膜癌手术的安全性和可行性疗效方面进行了系统评价，以期为临床手术方式的选择提供可靠的循证医学依据。

（一）资料与方法

【文献纳入与排除标准】

1. 文献纳入标准

（1）研究对象：经病理诊断明确为子宫内膜癌，并首次进行全面分期手术的患者。

（2）干预措施；试验组实施单孔腹腔镜手术；对照组实施多孔腹腔镜手术。

（3）结局评价指标：安全性指标（输血率、出血量、住院时间、中转开腹率、术中术后并发症的发生率），可行性指标（手术时间、住院费用、疼痛评分、伤口美容、术后排气时间、盆腔淋巴结切除数、腹主动脉旁淋巴结切除数）。纳入文献至少包括有以上指标中的1项。

（4）研究类型：随机对照试验研究或观察性研究。纳入已公开发表的文献，语种限制为英文及中文。

2. 排除标准

（1）重复研究。

（2）与本研究内容无关。

（3）综述、评论、动物实验等。

（4）无法从文章中得到统计指标者。

【文献检索策略】

1. 检索范围　计算机检索PubMed、Embase、Cochrone图书馆、中国生物医学文献数据库、中国知网数据库。检索时限为从建库到2020年1月19日。

2. 检索词　英文检索词主要包括：single port、single site、single incision；conventional、traditional、Multiport；Laparo-endoscopic、laparoscop；endometrial、endometrial carcinoma、endometrial cancer。中文检索词主要包括：单孔、传统、多孔、腹腔镜、子宫内膜癌、子宫内膜恶性肿瘤。此外，笔者还对符合纳入排除标准文章的参考文献进行了手动筛查，同时回顾性纳入文献相关参考文献。以中国知网数据库和PubMed为例，具体检索策略见表17-3。

表17-3　检索策略

Pubmed 检索策略
#1 single port#2 single site#3 single incision
#4（#1 OR#2）OR#3
#5 conventional#6 traditional#7 Multiport
#8（#5 OR#6）OR#7
#9 Laparoendoscopic#10 laparoscop
#11#9 OR#10
#12 endometrial#13 endometrial carcinoma#14 endometrial cancer
#15（#12 OR#13）OR#14
#16#4 AND#8 AND#11 AND#15
CNKI 检索策略
#1 单孔
#2 传统 OR 多孔
#3 腹腔镜
#4 子宫内膜癌 OR 子宫内膜恶性肿瘤
#5#1 AND#2 AND#3 AND#4

【资料提取】两名研究者根据纳入及排除标准对文献进行独立的系统检索、筛查及数据提取，如两者间存在一定分歧，则通过讨论的方式达成一致。如遇意见不一致则双方讨论解决或由第三者判断，缺

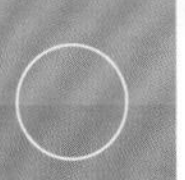

乏的资料尽量与作者联系予以补充。提取的主要内容包括:第一作者、年份、国家、样本量、年龄、体重指数、病理分期、安全性指标(输血率、出血量、住院时间、中转开腹率、术中及术后并发症的发生率)、可行性指标(手术时间、住院费用、疼痛评分、伤口美容、术后排气时间、盆腔淋巴结切除数、腹主动脉旁淋巴结切除数)。

【质量评价】纳入的随机对照试验依据 Cochrane 手册 5.1.0 随机对照研究偏倚风险评估工具。评价具体内容包括如下。

1. **随机序列的产生**　分组方法完全随机。

2. **分配隐藏**　分组时保密。

3. **盲法**　研究者和研究对象不了解干预措施的分配。

4. **不完全结局数据**　纳入文献的结果数据完整。

5. **选择性结局报告**　发表偏倚。

6. **其他**　评价结果分为“低、高、不清楚偏倚风险”。纳入的观察性研究采用 Cochrane 的偏倚评价工具——文献质量评价表(newcastle-ottawa scale,NOS)进行文献质量评价,满分为 9 分,以 5~9 分为高质量文献。

【统计学方法】本研究采用 RevMan 5 软件进行统计学分析。统计学方法采用加权平均数(weighted mean difference,*WMD*)及 95% 的置信区间(confidence interval,*CI*)作为评价指标,评价两组间各效应量的差异。采用 *ZG* 检验评价合并效应量的统计学意义。采用 *Q* 检验和 I^2 评价对各项研究间的异质性进行检验,若 $I^2 \geqslant 50\%$ 说明异质性较大,采用随机效应模型进行 meta 分析;若 $I^2 < 50\%$,则采用固定效应模型进行 meta 分析。

(二)结果

1. **文献检索结果**　按照本研究文献检索策略,初检共获得涉及单孔腹腔镜与多孔腹腔镜在子宫内膜癌全面分期手术中安全性及可行性的相关文献 275 篇。经过逐层筛选,最后符合纳入标准与排除标准的文献为 7 篇,其中 3 篇为中文文献,4 篇为英文文献。文献检索流程及结果见图 17-25。

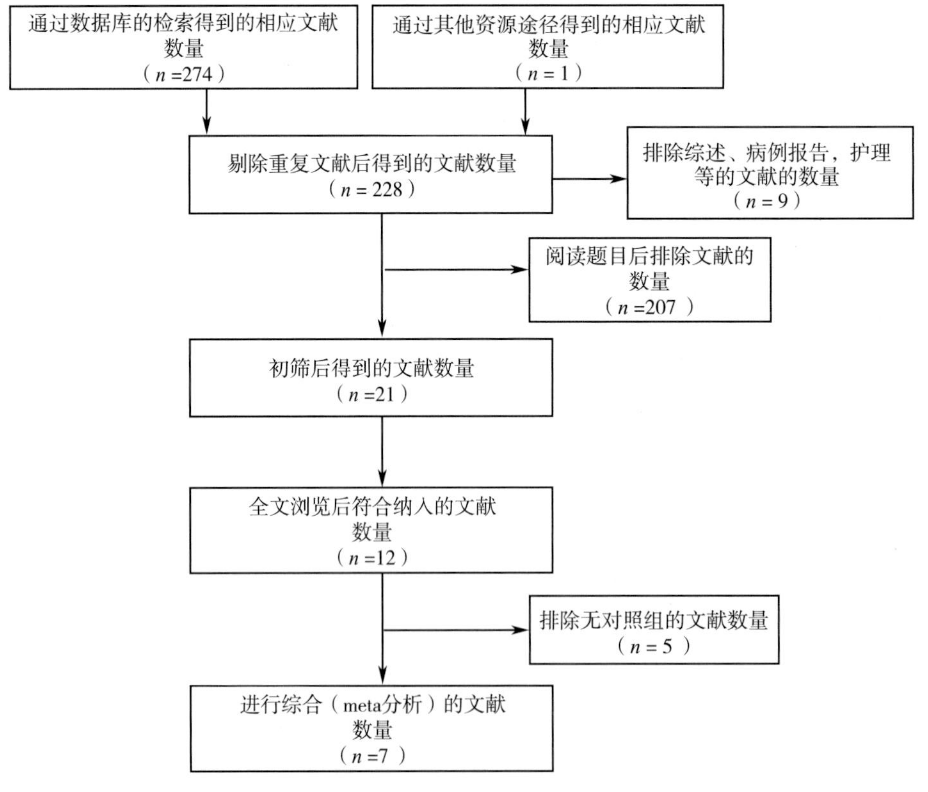

图 17-25　文献检索流程及结果

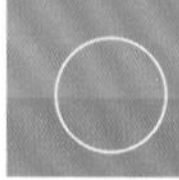

2. 纳入研究的文献特征 纳入的7篇文献有2篇为随机对照试验，有5篇为观察性研究，且均为队列研究。其中，前瞻性队列研究1篇，回顾性队列研究为4篇。共计纳入518例子宫内膜癌患者，其中单孔腹腔镜组229例，多孔腹腔镜组289例。7篇纳入本研究文献的基本情况，见表17-4。

表17-4 纳入文献的资料

纳入文献(第一作者，发表年份)	国家	研究类型	患者例数/例		纳入指标
			单孔	多孔	
徐玉泉(2019年)	中国	RCT，S	50	50	②③⑤⑥⑦⑨⑩⑪⑫
贺艳丽(2018年)	中国	RCT，S	12	13	①②③④⑦⑨⑪⑫⑬
Jeong-Yeol Park(2014年)	韩国	PC，S	37	74	①②③④⑤⑥⑦⑫⑬
Anna Fagotti(2012年)	意大利	RC，M	75	75	④⑤⑥⑦⑫
Lea A.Moukarzel(2017年)	美国	RC，S	14	13	④⑤⑥⑦⑧⑫
Giacomo Corrado(2016年)	意大利	RC，S	23	46	①④⑤⑥⑦⑫
Hui-hua Cai(2016年)	中国	RC，S	18	18	②③⑥⑦⑧⑩⑫

注：随机对照试验(randomized controlled trial，RCT)；前瞻性队列研究(prospective cohort study，PC)；单中心研究(single-center study，S)；多中心研究(multi-center study，M)；回顾性研究(retrospective control study，RC)。观察指标：①输血率；②出血量；③住院时间；④中转开腹率；⑤术中并发症发生率；⑥术后并发症发生率；⑦手术时间；⑧住院费用；⑨疼痛评分；⑩伤口美容评分；⑪术后排气时间；⑫盆腔淋巴结切除数；⑬腹主动脉旁淋巴结切除数

3. 纳入研究的质量评价

(1)按照Cochrane系统评价员手册5.1.0版推荐的“偏倚风险评估”工具，对纳入的2篇RCT进行质量评价并利用分析软件作出偏倚风险评估(图17-26)。

(2)对纳入的5篇回顾性研究予以NOS进行文献质量评价，结果显示：文献评分均>5分，质量好(表17-5)。

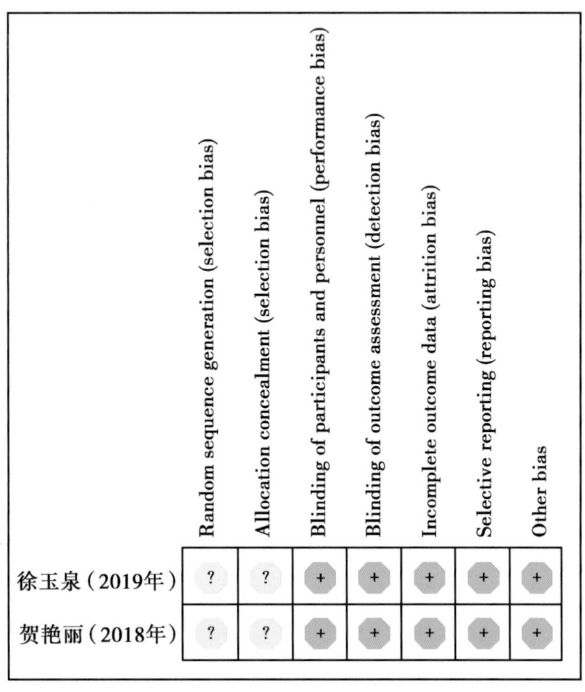

图17-26 纳入RCT研究的偏倚风险评估

表 17-5 纳入回顾性研究的 NOS 文献质量评价

纳入文献（第一作者，发表年份）	研究人群选择 / 分	组间可比性 / 分	结果测量 / 分	总分 / 分
Jeong-Yeol Park（2014 年）	4	1	3	8
Anna Fagotti（2012 年）	3	2	3	8
Lea A.Moukarzel（2017 年）	2	2	3	7
Giacomo Corrado（2016 年）	3	2	3	8
Hui-hua Cai（2016 年）	2	1	3	6

4. 纳入文献基本特征数据分析 全部研究中，有 7 个研究提供年龄情况，其中单孔腹腔镜组 229 例，多孔腹腔镜组 289 例，各研究结果有明显异质性（P=0.013，I^2=63.0%），故采用随机效应模型进行 meta 分析，结果显示两组年龄无明显差异［*WMD*=–1.178，95%*CI*（–3.772，1.417），P=0.374］，两组年龄相比均衡可比；有 6 研究提供体重指数，其中单孔腹腔镜组 179 例，多孔腹腔镜组 239 例，各研究结果异质性小（P =0.104，I^2=45.2%），故采用固定效应模型进行 meta 分析，结果显示单孔腹腔镜组患者与多孔腹腔镜组患者相比体重指数少 1.217kg/m^2，差异有统计学意义［*WMD*=–1.217，95%*CI*（–1.770，–0.664），P=0.000］。见表 17-6。

表 17-6 纳入文献基本特征分析

指标	异质性检验		检验模型	WMD 合并统计量（95%*CI*）	*P*
	I^2	*P*			
年龄（岁）	63.0%	0.013	随机	–1.178，［–3.772，1.417］	0.374
体重指数（kg/m^2）	45.2%	0.104	固定	–1.217，［–1.770，–0.664］，	0.000

5. 手术安全性指标分析 有 7 个研究描述了出血量，其中单孔腹腔镜组 229 例，多孔腹腔镜组 289 例，各研究结果异质性小（P=0.293，I^2=18.0%），故采用固定效应模型进行 meta 分析，结果显示单孔腹腔镜组手术出血量少于多孔腹腔镜组，差异有统计学意义［*WMD*=–29.416，95%*CI*（–41.856，–16.976），P=0.000］；因纳入的 Lea A Moukarzel、Giacomo Corrado、贺艳丽、Jeong-Yeol Park 研究中单孔及多孔腹腔镜中转率均为 0，只有 Anna Fagotti 研究中单孔腹腔镜中转率（4%）大于多孔腹腔镜（2.6%）（P=0.649），尚不能合并数据得出结论。其余输血率、疼痛评分、术中及术后并发症的发生率两者比较无显著性差异（表 17-7、图 17-27）。

表 17-7 手术安全性指标分析

指标	异质性检验		检验模型	*WMD* 合并统计量（95%*CI*）	*P*
	I^2	*P*			
输血率	0.0%	0.763	固定	0.566，［0.133，2.408］	0.441
出血量	18.0%	0.293	固定	–29.416，［–41.856，–16.976］	0.000
疼痛评分	93.7%	0.000	随机	–2 692.76，［–4 318.20，–1 067.31］	0.263 6
中转开腹率	—	—	—	—	—
术中并发症发生率	0.0%	0.325	固定	1.517，［0.375，6.138］	0.559
术后并发症发生率	0.0%	0.945	固定	0.650，［0.299，1.412］	0.276

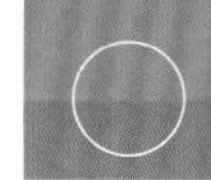

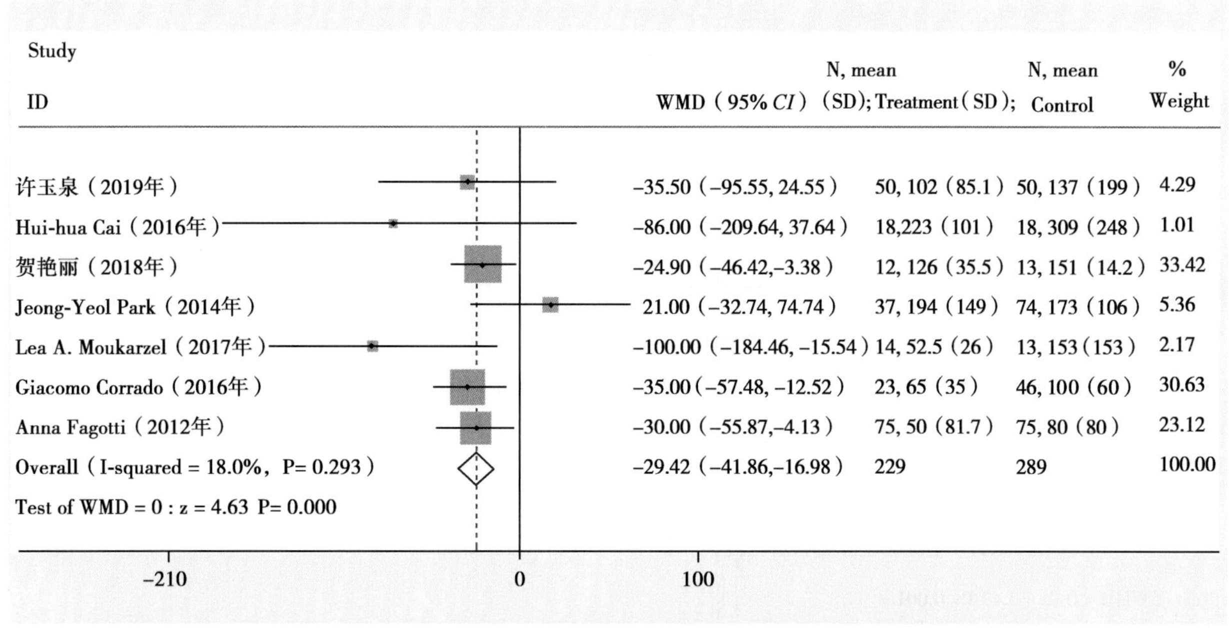

图 17-27　出血量综合分析森林图

6. 手术可行性指标分析　有 2 个研究描述了住院费用，其中单孔腹腔镜组 32 例，多孔腹腔镜组 31 例，各研究结果有同质性（P=0.712，I^2=0.00%），故采用固定效应模型进行 meta 分析，结果显示单孔腹腔镜组的住院费用少于多孔腹腔镜组，差异有统计学意义［*WMD*=-2 692.76，95%*CI*（-4 318.20，-1 067.33），P=0.001］；有 2 个研究描述了术后排气时间，其中单孔腹腔镜组 62 例，多孔腹腔镜组 63 例，各研究结果有同质性（P=0.510，I^2=0.00%），故采用固定效应模型进行 meta 分析，结果显示术后排气时间也早于多孔腹腔镜组，差异有统计学意义［*WMD*=-0.185，95%*CI*（-0.290，-0.081），P=0.001］；有 6 个研究描述了住院时间，其中单孔腹腔镜组 215 例，多孔腹腔镜组 276 例，各研究结果有同质性（P=0.530，I^2=0.00%），故采用固定效应模型进行 meta 分析，结果显示住院时间也短于多孔腹腔镜组，差异有统计学意义［*WMD*=-0.107，95%*CI*（-0.167，-0.046），P=0.001］；有 7 个研究描述了盆腔淋巴结切除数，其中单孔腹腔镜组 229 例，多孔腹腔镜组 289 例，各研究结果有同质性（P=0.941，I^2=0.00%），故采用固定效应模型进行 meta 分析，结果显示单孔腹腔镜组盆腔淋巴结切除数目少于多孔腹腔镜组（P=0.037），差异有统计学意义［*WMD*=-0.695，95%*CI*（-1.348，-0.043），P=0.037］。因纳入伤口美容评分的研究中，许玉泉评分标准是 5 分制，Hui-hua Cai 评分标准是 10 分制，评分标准不一样，不能合并，但两项研究均显示单孔腹腔镜组相比多孔腹腔镜组伤口美容得分较高，有统计学意义（P<0.05）。余手术时间、腹主动脉旁淋巴结切除数量外，其余未见明显异常（表 17-8，图 17-28）。

表 17-8　手术可行性指标分析

指标	异质性检验		检验模型	*WMD* 合并统计量（95%*CI*）	P
	I^2	P			
手术时间	89.1%	0.000	随机	2.882，［-19.567，25.331］	0.801
住院时间	0.0%	0.530	固定	-0.107，［-0.167，-0.046］	0.001
住院费用	0.00%	0.712	固定	-2 692.76，［-4 318.20，-1 067.31］	0.001
伤口美容评分	—	—	—	—	—
术后排气时间	0.0%	0.510	固定	-0.185，［-0.290，-0.081］	0.001
盆腔淋巴结切除数	0.0%	0.941	固定	-0.695，［-1.348，-0.043］	0.037
腹主动脉旁淋巴结切除数	0.0%	0.685	固定	-1.229，［-3.260，0.803］	0.236

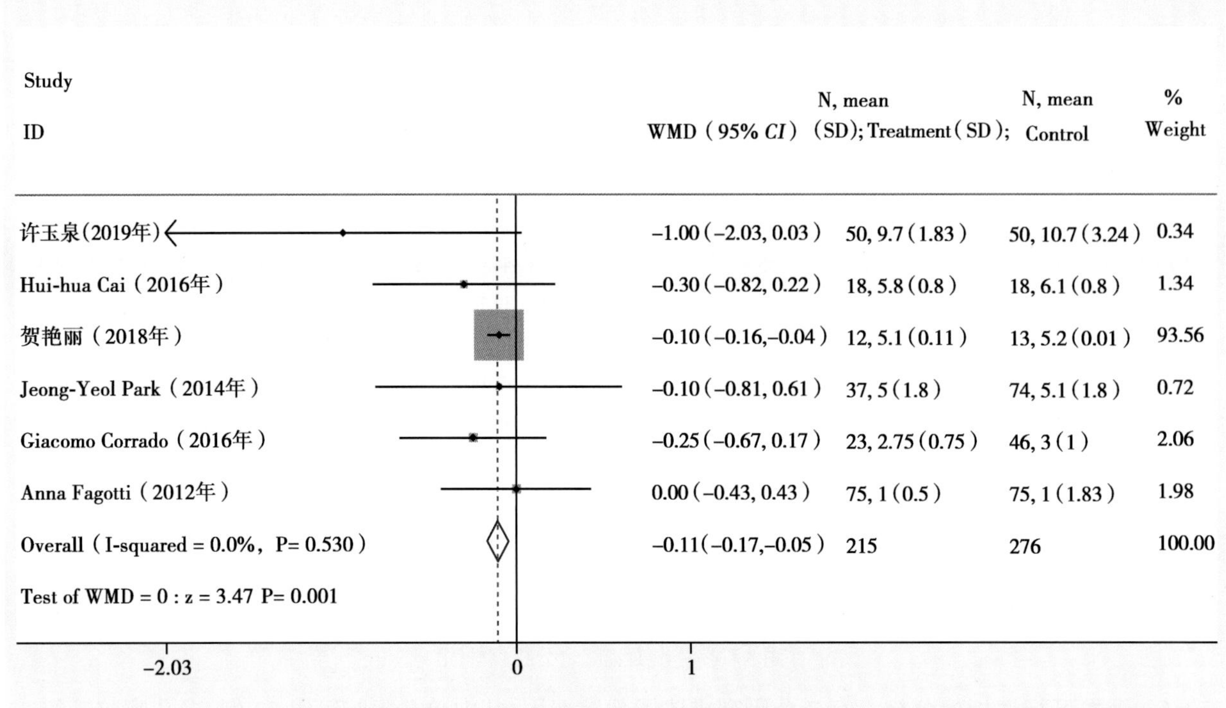

图 17-28 住院时间综合分析森林图

7. 敏感性分析 分别对体重指数、住院时间、出血量、盆腔淋巴结数量进行敏感性分析，结果稳定，具有一定可信度(图 17-29~ 图 17-32)。

8. 发表偏倚 因纳入文献较少，不做漏斗图、Begg 检验或者 Egger 检验进行发表偏倚分析。

（三）讨论

自 20 世纪 80 年代开始，腹腔镜在我国妇科手术治疗中逐渐应用。1992 年，首例腹腔镜下 I 期子宫内膜癌盆腔及腹主动脉旁淋巴结清除术 + 经阴道子宫全切术报道后，腹腔镜子宫内膜癌手术迅速发展，随后研究表明，与开腹手术相比，腹腔镜手术具有创伤小、痛苦少、术中出血量少、留置尿管时间短、恢复时间快、术后并发症少、住院时间短、切口美观等优点，且两者在肿瘤学结局上无明显统计学差异。随着科学技术发展及女性患者对美的渴望，目前，腹腔镜用于子宫内膜癌分期手术逐渐普及，为了带给患者更人文的

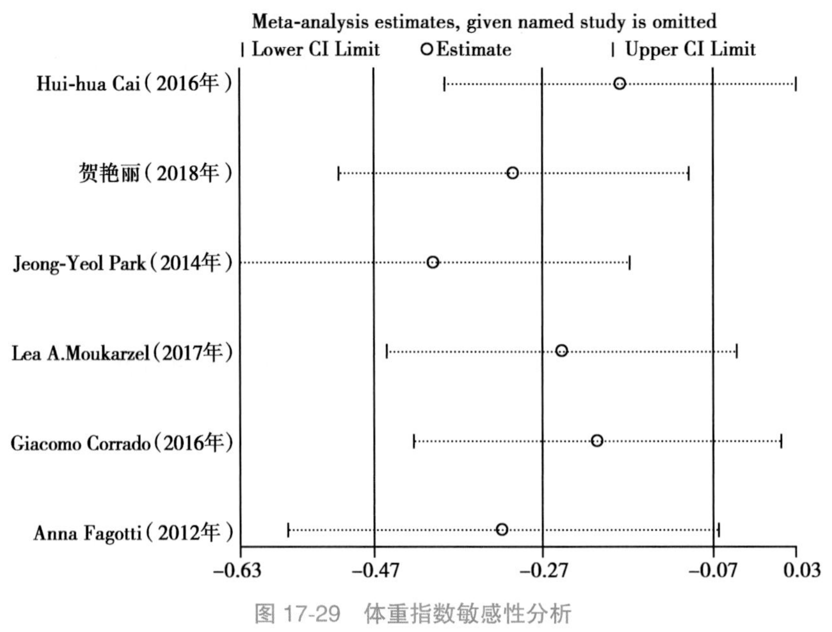

图 17-29 体重指数敏感性分析

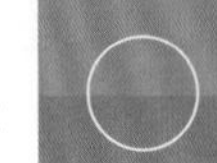

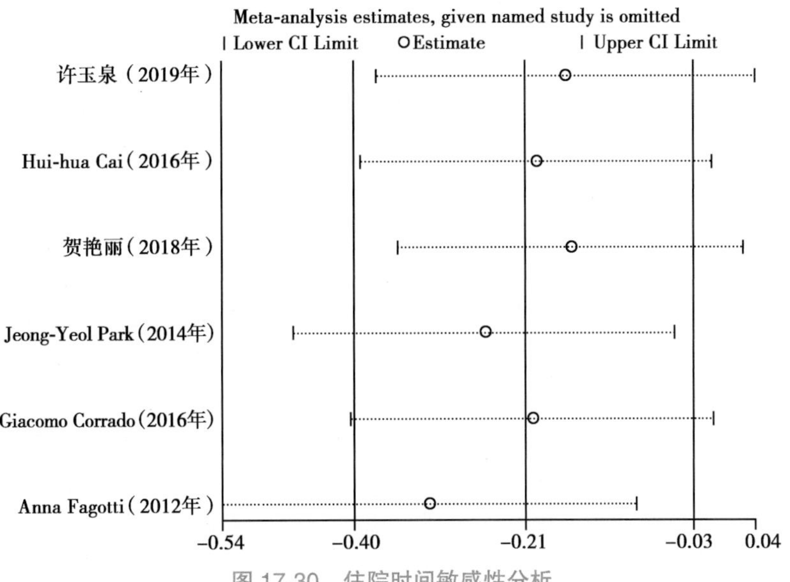

图 17-30 住院时间敏感性分析

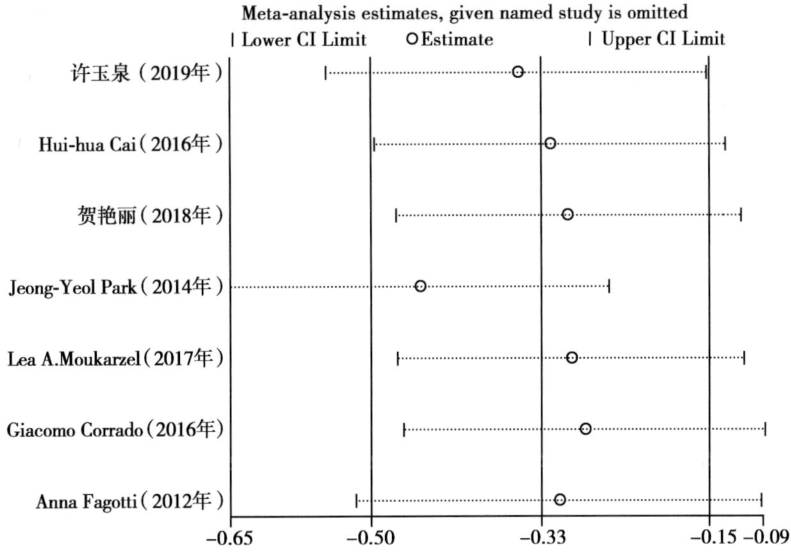

图 17-31 出血量敏感性分析

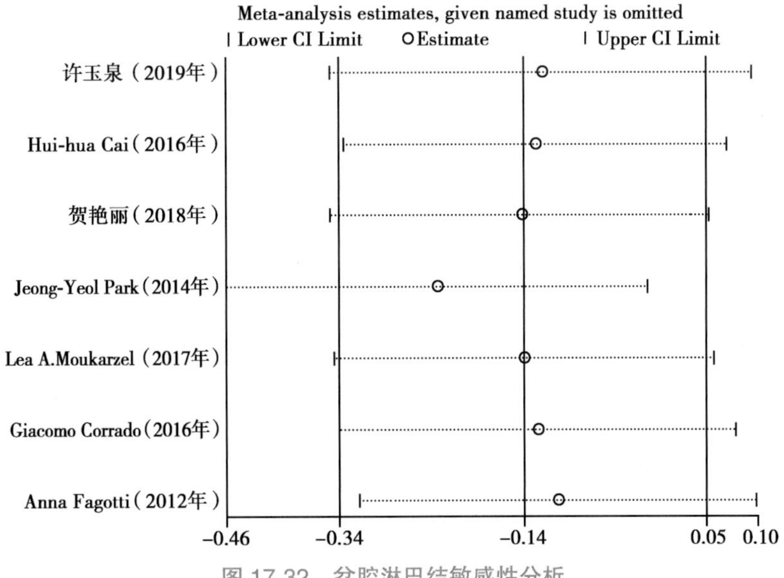

图 17-32 盆腔淋巴结敏感性分析

关怀，用肚脐天然形成的皮肤皱褶来隐藏术后手术切口，从而达到令人满意的美容效果和无瘢痕手术的单孔腹腔镜也在逐渐推广。但由于单孔腹腔镜操作空间十分有限，操作器械之间容易相互干扰，产生"筷子效应"，手术操作难度比传统多孔腹腔镜大，以至于其在妇科恶性肿瘤中的应用缓慢。妇科肿瘤学协会在2012年其成员的调查中显示，微创手术在妇科恶性肿瘤，尤其是子宫内膜癌全面分期手术中的使用率相比2007年明显增加，特别是机器人手术。不过仅有17%倾向于微创手术的参与者更倾向于使用单孔腹腔镜，在这之中，大多数为附件肿块、预防性双附件切除术，有24.5%（n=12/49）为内膜癌分期手术。

本研究通过纳入多个国家和地区的研究结果，综合评估分析单孔腹腔镜与多孔腹腔镜相比在子宫内膜癌分期手术中是安全可行的。7项研究中，有2项为随机对照研究，5项为观察性研究，分别采用Cochrane手册5.1.0随机对照研究偏倚风险评估工具和NOS文献质量表对研究进行评价，质量评价结果尚可。单孔腹腔镜组与多孔腹腔镜组病例基本特征除体重指数有差异外，年龄特征不具有异质性，后续其他数据的研究仍有一定可比性。另一方面也提示体重指数较大的患者实施单孔腹腔镜较困难。肥胖是子宫内膜癌发病的高危因素之一，关于肥胖患者的手术方式选择，有研究表明机器人腹腔镜手术比传统腹腔镜手术在缩短住院时间、淋巴结切除上更有优势，肥胖患者实施单孔腹腔镜是否获益还待研究。

关于本研究，从手术安全性指标的分析结果来看，单孔腹腔镜出血量少于多孔腹腔镜，住院时间也短于多孔腹腔镜。其余输血率、术中及术后并发症发生率两者未见明显差异。关于中转开腹率的比较，纳入的5项研究其中有4项提示单孔及多孔腹腔镜中转开腹率均为0，只有一项研究提示两者中转开腹率无显著性差异，还需要更大样本的前瞻性研究验证。由此可以认为单孔腹腔镜与多孔腹腔镜相比其在手术安全性上是可行的，甚至在减少手术出血量及缩短住院时间上优于多孔腹腔镜。

在内膜癌分期手术中，单孔腹腔镜是否能达到多孔腹腔镜手术淋巴结切除的目标并显示自身的优势？从手术可行性指标分析结果来看，单孔腹腔镜组盆腔淋巴结清扫数量少于多孔腹腔镜组，WMD=−0.695，腹主动脉旁淋巴结切除数量未见明显异常。同时，单孔腹腔镜组的住院费用少于多孔腹腔镜组，术后排气时间也早于多孔腹腔镜组。因纳入伤口美容评分的研究中评分标准不一样，不能合并，但纳入的两项研究均显示单孔腹腔镜组相比多孔腹腔镜组伤口美容得分较高，有统计学意义。余手术时间、疼痛评分单孔腹腔镜与多孔腹腔镜相比无显著性差异。由此尚可认为单孔腹腔镜在子宫内膜癌分期手术中是可行的。

对于单孔腹腔镜在子宫内膜癌分期手术的实际应用，虽然有其安全可行性及伤口美容的优越性，但仍然面临着缺乏手术三角，手术器械活动空间不足等固有矛盾，对手术医师的空间想象力和操作能力提出了更高的要求及挑战。綦小蓉、陈思敬等的研究提出，在未来手术器械的改良、摄像系统和光源改良、手术技巧的改进及单孔机器人腹腔镜技术的推进有可能会让单孔腹腔镜技术在妇科恶性肿瘤手术治疗中运用更广，甚至成为常规路径之一。

本研究纳入的7项研究有3项中的试验对照组为机器人腹腔镜手术，有研究表明，单孔腹腔镜与多孔腹腔镜、机器人腹腔镜技术对比内膜癌手术的肿瘤学结局无显著性差异。同时机器人单孔腹腔镜可以减少单孔腹腔镜操作的干扰，在妇科手术中可行。

在其他恶性肿瘤，如结直肠癌、前列腺癌、肝癌中，单孔也逐渐显示其优势，多项研究表明单孔腹腔镜与多孔腹腔镜手术相比，在手术切除范围、肿瘤学结局等方面无明显差异。关于单孔腹腔镜的学习曲线，有报告指出至少40例后才能熟练地完成单孔腹腔镜子宫全切术，也有报道发现单孔腹腔镜操作乙状结肠癌的前切除术的学习曲线要比传统腹腔镜长。但对于有经验的腹腔镜手术医师，再学习单孔操作会没有那么困难。

对于本研究，由于单孔腹腔镜在子宫内膜癌手术应用中还处于新领域，纳入的7项研究仅有2项为RCT研究；且选择的研究仅限于公开发表的文献及中英文文献，纳入的文献不够全面，研究有可能存在选择偏倚。但也有异质性低的优点，临床异质性与术者习惯各手术经验有关，仍需辨证看待结果。

综上所述，单孔腹腔镜应用广泛，本研究发现单孔腹腔镜在内膜癌分期手术中不仅能达到与多孔腹腔镜手术类似的手术效果，除了特有的"无瘢痕"优势，同时与多孔腹腔镜相比还具有减少手术出血量、缩短住院时间、减少住院费用等优点，可以为临床上子宫内膜癌分期手术的手术方式提供选择。但对于单孔腹

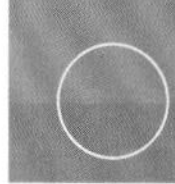

腔镜在子宫内膜癌的应用价值的最终判断有待于更多大样本随机对照试验结果纳入的综合评价。

二、不同手术方式对子宫内膜癌预后影响的临床研究

子宫内膜癌是女性生殖系统常见的恶性肿瘤之一，发病率占女性生殖系统肿瘤的 20%~30%，在欧美国家，子宫内膜癌的发病率在妇科肿瘤中是最高的。在中国，由于肥胖、生活方式的改变等各种因素的影响，子宫内膜癌的发病率呈逐年上升并有年轻化的趋势，严重危害妇女的身心健康。对于子宫内膜癌，首选的治疗方法为手术，包括全子宫及双侧附件切除术，盆腔和腹主动脉旁淋巴结清扫术。随着技术的发展，手术方式几经变更，从传统开腹手术、腹腔镜手术及单孔腔镜技术，到 2005 年美国食品药品管理局批准应用于妇科手术的达·芬奇机器人手术系统，子宫内膜癌的手术方式有了更多的选择。

各种手术均有优缺点，开腹手术切口长、创伤大、术后恢复慢，而腹腔镜手术属于微创手术，创伤小、术后疼痛轻、恢复快是它的优点，目前已经有研究表明，单孔腹腔镜、常规腹腔镜手术在快速康复方面有明显的优势，但不同手术方式是否对预后有影响，目前这个方面的研究少见。本研究通过对子宫内膜癌的不同手术方式的研究，使用 Kaplan-Meier 方法绘制生存曲线和生存率，使用对数秩检验（log-rank 方法）检验不同手术组别间生存率的差异，并使用比例风险回归模型（即 *COX* 回归模型）进行单因素及多因素分析，明确不同手术方式是否是影响子宫内膜癌预后的独立的危险因素。

（一）技术路线（图 17-33）

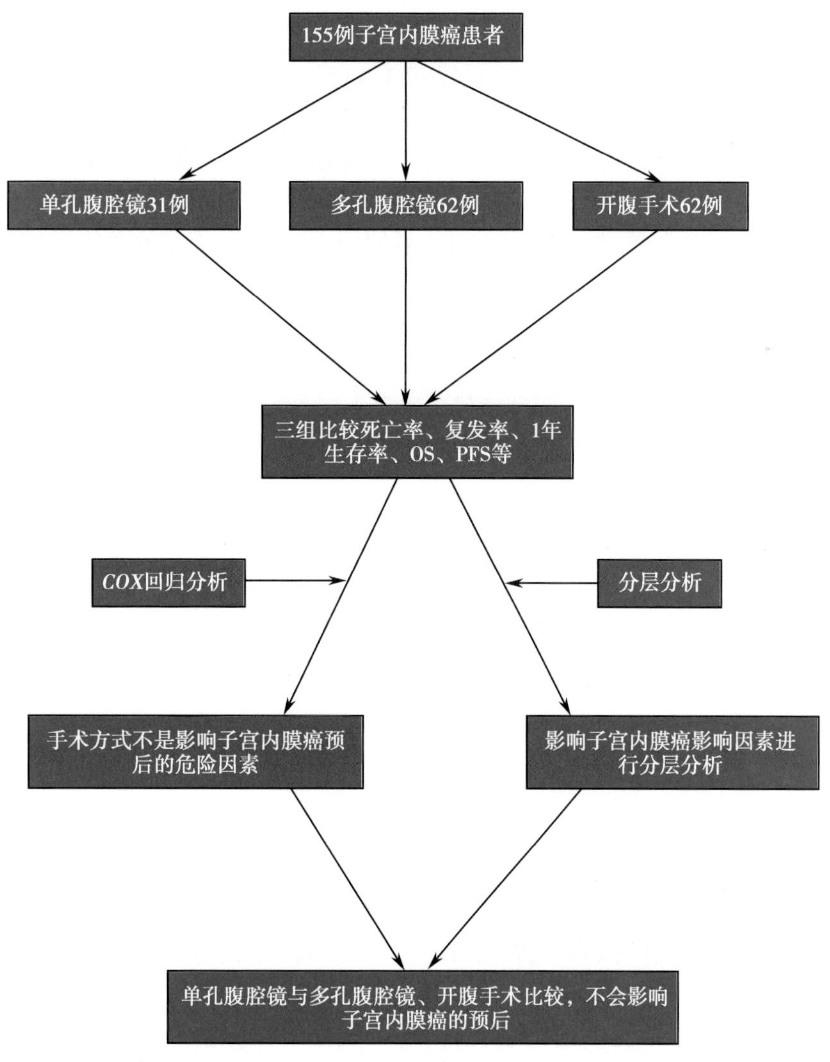

图 17-33　技术路线

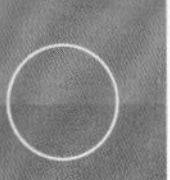

(二)资料与方法

1. 一般资料

(1)研究对象:选取2017年2月至2019年12月期间在广西医科大学肿瘤医院妇瘤科住院的93例子宫内膜癌患者,分为单孔腹腔镜组31例,多孔腹腔镜组62例;以及回顾性分析2011年5月至2017年2月的62例行开腹手术的Ⅰ型子宫内膜癌Ⅰ期的患者作为研究对象。

(2)纳入标准:①经病理确诊为Ⅰ型子宫内膜癌,2009年FIGO分期为Ⅰ期。②子宫小于孕3个月大小。③无多次腹部手术史以及慢性盆腔炎反复发作史。④无严重的内外科并发症。⑤无手术、麻醉及人工气腹禁忌证。⑥一般情况好,ECOG评分为0~1分。

(3)排除标准:①年龄>75岁,麻醉诱导风险大的患者。②有严重内外科基础疾病患者,凝血功能障碍或者正在接受治疗性抗凝药物者。③急性生殖系统、泌尿系统或全身感染的活动期。④多次腹部手术史。⑤怀疑肿瘤多发转移患者。⑥肥胖患者(体重指数>35kg/m^2)。⑦以往曾行放射治疗或者化学治疗。⑧Ⅱ型子宫内膜癌。⑨研究者认为可能存在的其他医学或心理疾病不能配合完成本研究者。

(4)分组方法:对所有患者按1∶2∶2进行分组,根据入路途径不同,分为经脐单孔腹腔镜手术为单孔组,传统腹腔镜手术为多孔组和开腹手术。单孔组31例,平均年龄(50.94±7.60)岁;组织分级:高中分化29例,低分化2例。多孔组62例,平均年龄(54.18±7.49)岁;组织分级:高中分化54例,低分化8例。开腹组62例,平均年龄(53.19±6.09)岁;组织分级:高中分化45例,低分化17例,所有病例均由广西医科大学肿瘤医院伦理委员会监督完成。

(5)术前准备:①患者均进行相应的术前检查,包括血尿常规,血电解质,凝血功能,乙肝两对半,肝、肾功能,血型,血糖,腺癌肿瘤标志物(如CA125、CA199、CA153、HE4、HCG、AFP),宫颈细胞学检查,X射线胸片,心电图,肝、胆、胰、脾、双肾、输尿管彩超,心脏彩超,子宫双附件彩超,盆腔磁共振平扫+增强扫描等。②积极控制患者血压、血糖等内科并发症,排除手术禁忌证。③与患者及家属详细告知病情及手术方式、预后、费用等,签署手术知情同意书。④胃肠道准备及阴道冲洗,清洗脐部,术前更衣。⑤切皮前0.5小时及术中静脉滴注抗生素预防感染(青霉素类过敏者使用克林霉素,无过敏者使用第一代头孢菌素)。

2. 方法

(1)麻醉方法:三组患者均采用气管插管全身麻醉。

(2)手术范围:基本术式有筋膜外/次广泛/广泛子宫全切术、双侧附件切除术。

1)盆腔淋巴结切除指征:病灶≥2cm;肿瘤侵犯肌层大于1/2;G3;肿大的淋巴结。

2)腹主动脉旁切除指征:盆腔淋巴结阳性;深肌层浸润;G3;淋巴脉管受侵(LVSI);腹主动脉旁有肿大的淋巴结。

3)保留卵巢的指征:年龄小于45岁;G1;侵犯肌层小于1/2;Ⅰ型子宫内膜癌。

- 单孔组:所有患者均行筋膜外全子宫双附件切除,其中有29例行盆腔淋巴结清扫,23例行腹主脉旁淋巴结清扫。
- 多孔组:所有患者均行筋膜外全子宫双附件切除外,其中有54例行盆腔淋巴结清扫,42例行腹主动脉旁淋巴结清扫。
- 开腹组:6例筋膜外全子宫双附件切,23例次广泛子宫切除,33例广泛子宫切除,其中有60例行盆腔淋巴结清扫,47例行腹主动脉旁淋巴结清扫。

(3)手术步骤:详见本章第三节。

(4)手术设备

1)腹腔镜设备:单孔腹腔镜两组均采用相同腹腔镜设备,高清腹腔镜系统,包括10mm 30°/腹腔镜、摄像系统、高清液晶监视器、全自动CO_2气腹机、冷光源等。腹腔镜系统一体镜,包括10mm 30°腹腔镜,摄像系统、高清液晶监视器、全自动CO_2气腹机等、冷光源等。

2)套管装置单孔组:采用单孔多通道装置,内含一次性切口保护膜。此套管共4个通路,口径为5~10mm,其中有2个5mm的通路,2个10mm的通路。其中1个10mm通路用于腹腔镜镜头置入通道。或采用自制单孔多通道装置,由切口保护器、6.5号手套及穿刺器组成。多孔组:采用一次性穿刺器3~4

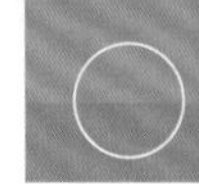

个,规格分别有 5mm 和 10mm。开腹组:常规器械。

3)手术器械:单孔、多孔腹腔镜。两组腹腔镜均采用常规腹腔镜器械:5mm 分离钳、5mm 无损伤抓钳及输卵管抓钳、5mm 吸引器、5mm 剪刀等。智能能量器械电凝及切割组织:超声刀、双极、电凝钩。缝合材料:阴道残端使用 2-0 号倒刺缝线或 2-0 号可吸收缝合线。皮肤切口:单孔组采用 2-0 号可吸收性缝合线缝合腹膜及筋膜层。4-0 号可吸收缝合线皮下美容缝合。对照组采用 2-0 号可吸收性缝合线缝合腹膜及筋膜层,缝合皮肤。开腹常规电刀、缝线。

3. 评价指标　死亡率、复发率、总生存时间(overall survival,OS:为治疗开始至死亡或随访结束的时间间隔)和无疾病生存时间(disease-free survival,DFS:治疗开始至疾病复发或由于进展导致患者死亡的时间)。

4. 随访情况　以门诊、电话等方式对 155 例子宫内膜癌患者进行随访,手术后第 1 年及第 2 年,每 3 个月随访 1 次。主要随访内容包括妇科体格检查、腹部及盆腔影像学检查、肿瘤标志物的相关实验室检查。根据实际情况决定是否进行胸腹部盆腔 CT 等。从第 3 年开始,每半年随访 1 次,第 4 年开始每年随访 1 次。随访时间截至 2020 年 3 月 8 日,观察指标包括无病生存期及总生存期。单孔腹腔镜组随访是位时间 13 个月,1 例死亡,2 例复发;多孔腹腔镜组随访中位时间 20 个月,2 例死亡,2 例复发;开腹手术组随访中位时间 66 个月,有 7 例死亡,4 例复发。

5. 统计学方法　采用 R3.6.1 软件进行数据分析。计量数据若服从正态分布或近似服从正态分布,则采用均数 ± 标准差描述数据,组间比较采用独立样本 t 检验;计量数据若呈偏态分布,则采用中位数(四分位数间距)描述数据,组间比较采用 Wilcoxon 秩和检验。分类数据采用(例 /%)描述,组间比较采用 χ^2 检验或 Fisher 精确概率法。采用 Kaplan-Meier 法计算生存率,组间比较采用 Log-rank 检验。采用 *COX* 比例风险回归模型分析手术方式与 OS 和 PFS 的关系,计算风险比及其对应的 95% 可信区间。其中 Model 1 为单因素 *COX* 回归,未校正混杂因素;Model 2 为多因素 *COX* 回归,校正的混杂因素包括年龄、绝经与否、孕次、产次、体重指数、FIGO 分期,治疗前血红蛋白,腹主动脉旁淋巴结,肿瘤最高分级,盆腔淋巴结切除数,腹主动脉旁淋巴结切除数,术后有无治疗,术后并发症等。采用 Schoenfeld 残差法检验以上因素是否符合等比例假设,结果均未违反该假设。本研究以双侧 $P<0.05$ 为差异有统计学意义。

(三)结果

1. 三组患者的一般资料　三组患者年龄、体重、孕产、绝经、体重指数等比较差异均无统计学意义($P>0.05$)(表 17-9)。

表 17-9　三组患者一般资料比较(例 /%)

变量	单孔腹腔镜(n=31)	多孔腹腔镜(n=62)	开腹手术(n=62)	P
年龄	50.94 ± 7.60	54.18 ± 7.49	53.19 ± 6.09	0.111
				0.551
>53 岁	14(45.2)	32(51.6)	26(41.9)	
≤ 53 岁	17(54.8)	30(48.4)	36(58.1)	
绝经与否				0.623
是	16(51.6)	38(61.3)	34(54.8)	
否	15(48.4)	24(38.7)	28(45.2)	
孕次				0.470
≤ 3 次	21(67.7)	36(58.1)	42(67.7)	
>3 次	10(32.3)	26(41.9)	20(32.3)	
产次				0.593
≤ 2 次	25(80.6)	44(71.0)	45(72.6)	
>2 次	6(19.4)	18(29.0)	17(27.4)	

续表

变量	单孔腹腔镜（n=31）	多孔腹腔镜（n=62）	开腹手术（n=62）	P
体重指数	23.87 ± 4.02	24.51 ± 3.07	23.31 ± 3.86	0.179
FIGO 分期				0.013
IA	24（77.4）	54（87.1）	40（64.5）	
IB	7（22.6）	8（12.9）	22（35.5）	
治疗前血红蛋白	114.68 ± 15.33	122.81 ± 14.74	113.31 ± 23.42	0.008
子宫切除分型				<0.001
筋膜外	31（100.0）	62（100.0）	6（9.7）	
广泛	0（0.0）	0（0.0）	33（53.2）	
次广泛	0（0.0）	0（0.0）	23（37.1）	
盆腔淋巴结				0.114
清扫	29（93.5）	54（87.1）	60（96.8）	
未清扫	2（6.5）	8（12.9）	2（3.2）	
腹主动脉旁淋巴结				0.583
清扫	23（74.2）	42（67.7）	47（75.8）	
未清扫	8（25.8）	20（32.3）	15（24.2）	
肿瘤的分级				0.020
低级别高中分化	29（93.5）	54（87.1）	45（72.6）	
高级别低分化	2（6.5）	8（12.9）	17（27.4）	
盆腔淋巴结切除数	13.84 ± 6.99	14.05 ± 7.64	17.23 ± 6.51	0.022
腹主动脉旁淋巴结切除数	3.00（1.00，6.00）	4.00（2.00，7.00）	3.00（2.00，5.75）	0.256
术后有无治疗[a]				0.815
无	22（71.0）	42（67.7）	40（64.5）	
有	9（29.0）	20（32.3）	22（35.5）	
术中术后并发症[b]				0.729
有	4（12.9）	7（11.3）	10（16.1）	
无	27（87.1）	55（88.7）	52（83.9）	

注：[a]术后治疗方式包括单纯放射治疗，单纯化学治疗，同期放射、化学治疗和序贯治疗等；[b]并发症包括肠梗阻、肠瘘、放双“J”形管、腹部伤口愈合不良、淋巴漏、尿漏、尿路感染、切口疝、术后出血需再次手术、损伤血管、血栓、膀胱肠管等脏器的损伤等

2. 三组患者复发和死亡情况比较 三组患者死亡率比较差异无统计学意义（P=0.16，三组患者复发率比较差异无统计学意义（P=0.713），见表 17-10。

表 17-10 三组患者死亡率和复发率比较（例 /%）

项目	单孔腹腔镜（n=31）	多孔腹腔镜（n=62）	开腹手术（n=62）	P
死亡	1（3.2）	2（3.2）	7（11.3）	0.165
复发	2（6.5）	2（3.2）	4（6.5）	0.713

3. 三组患者 OS 和 DFS 比较 单孔腹腔镜、多孔腹腔镜和开腹手术患者的 1 年总生存率分别为 96.8%、98.4% 和 91.5%，组间比较差异无统计学意义（χ^2=0.122，P=0.941），见图 17-34A；单孔腹腔镜、多孔

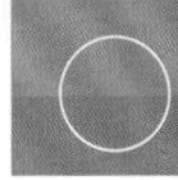

腹腔镜和开腹手术患者的 1 年无疾病生存率分别为 93.5%、94.7% 和 91.7%，组间比较差异无统计学意义（χ^2=0.552，P=0.759），见图 17-34B。

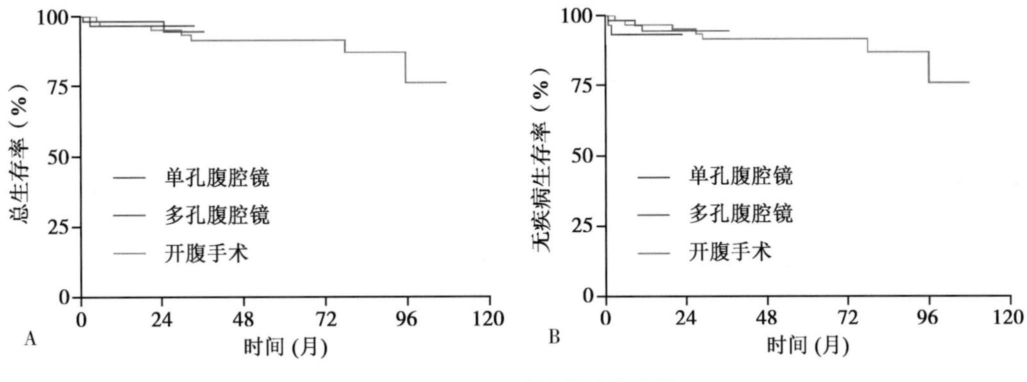

图 17-34　三组患者的生存曲线

4. 手术方式与预后的关联性分析　关于 OS，单因素 *COX* 回归（Model 1）分析显示，多孔腹腔镜与单孔腹腔镜相比，其死亡风险差异无统计学意义（*HR*=0.70，95% *CI* 0.06-8.03，*P*=0.772）；开腹手术与单孔腹腔镜相比，其死亡风险差异亦无统计学意义（*HR*=0.90，95% *CI* 0.09-9.22，*P*=0.932）。进一步控制年龄、绝经与否、孕次、产次、体重指数、FIGO 分期、治疗前血红蛋白、腹主动脉旁淋巴结、肿瘤最高分级、盆腔淋巴结切除数、腹主动脉旁淋巴结切除数、术后有无治疗、术后并发症等因素后，多孔腹腔镜、开腹手术与单孔腹腔镜相比，其死亡风险差异亦无统计学意义（*HR*=0.51，95%*CI* 0.03-7.48，*P*=0.621；*HR*=0.68，95%*CI* 0.05-8.45，*P*=0.762），表明手术方式与 OS 无关联。

关于 DFS，单因素 *COX* 回归（Model 1）分析显示，多孔腹腔镜与单孔腹腔镜相比，其复发风险差异无统计学意义（*HR*=0.52，95% *CI* 0.08-3.22，*P*=0.484）；开腹手术与单孔腹腔镜相比，其复发风险差异亦无统计学意义（*HR*=0.57，95% *CI* 0.10-3.34，*P*=0.530）。进一步控制年龄、绝经与否、孕次、产次、体重指数、FIGO 分期、治疗前血红蛋白、腹主动脉旁淋巴结、肿瘤最高分级、盆腔淋巴结切除数、腹主动脉旁淋巴结切除数、术后有无治疗、术后并发症等因素后，多孔腹腔镜、开腹手术与单孔腹腔镜相比，其复发风险差异亦无统计学意义（*HR*=0.38，95% *CI* 0.05-2.76，*P*=0.339；*HR*=0.41，95% *CI* 0.06-3.04，*P*=0.384），表明手术方式与 DFS 无关联（表 17-11）。

表 17-11　手术方式与 OS 及 DFS 的关系

模型	OS		DFS	
	HR（95%*CI*）	*P*	*HR*（95%*CI*）	*P*
Model 1				
单孔腹腔镜	1.00		1.00	
多孔腹腔镜	0.70（0.06~8.03）	0.772	0.52（0.08~3.22）	0.484
开腹手术	0.90（0.09~9.22）	0.932	0.57（0.10~3.34）	0.530
Model 2				
单孔腹腔镜	1.00		1.00	
多孔腹腔镜	0.51（0.03~7.48）	0.621	0.38（0.05~2.76）	0.339
开腹手术	0.68（0.05~8.45）	0.762	0.41（0.06~3.04）	0.384

5. 分层分析　使用分层分析的办法，从子宫内膜癌年龄、绝经与否、肿瘤的分级分层分析从单孔腹腔镜组、多孔腹腔镜组和开腹手术组中患者预后的情况，统计方法取 χ^2 检验的办法，取双侧检验 P<0.05，结果如表 17-12 所示，年龄、绝经与否及肿瘤分化不是影响子宫内膜癌预后的危险因素（P>0.05）。

表 17-12 影响子宫内膜癌预后因素的分层分析

临床病理因素	单孔			多孔			开腹		
	健在（例）	死亡（例）	*P*	健在（例）	死亡（例）	*P*	健在（例）	死亡（例）	*P*
年龄			**开腹 *vs.* 单孔**			**单孔 *vs.* 多孔**			**开腹 *vs.* 多孔**
≤53 岁	34 17	2 0	1	17 30	0 0	1	34 30	2 0	0.500
生存率（%）	94.44	1		1	1		94.44	1	
>53 岁	21 13	5 1	0.578	13 30	1 2	—	21 30	5 2	0.270
生存率（%）	80.77	92.86		92.86	93.75		80.77	93.75	
绝经与否			**开腹 *vs.* 单孔**			**单孔 *vs.* 多孔**			**开腹 *vs.* 多孔**
是	29 15	5 1	0.70	15 36	1 2	1	29 36	5 2	0.340
生存率（%）	85.29	93.75		93.75	94.74		85.29	94.74	
否	26 15	2 0	0.54	15 24	0 0	—	26 24	2 0	0.490
生存率（%）	92.86	1.00		1.00	1.00		92.86	1.00	
肿瘤分级			**开腹 *vs.* 单孔**			**单孔 *vs.* 多孔**			**开腹 *vs.* 多孔**
高级别低分化	14 2	3 0	1	2 8	0 0	—	14 8	3 0	0.530
生存率（%）	82.36	1		1	1		82.35	1	
低级别高中分化	41 28	4 1	0.66	28 52	1 2	1	41 52	4 2	0.510
生存率（%）	91.11	96.55		96.55	96.30		91.11	96.30	

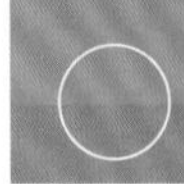

（四）讨论

子宫内膜癌是妇科常见的恶性肿瘤之一，好发年龄为50~69岁，我国子宫内膜癌发病率为10.28/10万，死亡率为1.9/10万。它的危险因素与肥胖、糖尿病、高脂饮食，初潮早，未育、绝经迟、高龄及应用激素有关。近年来其发病率表现出逐渐递增的趋向，且发病年龄有年轻化趋势。子宫内膜癌主要的治疗方式为手术治疗，切除的范围有全子宫双附件切除、盆腔、腹主动脉旁淋巴结清扫，手术方式有开腹手术、腹腔镜手术、阴式手术，因阴式手术视野不清，并发症多，现在已经很少做，目前子宫内膜癌的主流手术方式为开腹手术和腹腔镜手术。开腹手术是经典的手术方式，具有操作技术成熟、视野暴露好，意外处理更便捷等特点，但也有创伤大，并发症多，术后恢复慢等缺点。目前国内外很多的研究表明，腹腔镜手术创伤小，出血少、术后恢复快，腹腔镜的子宫内膜癌分期手术是安全可行的。随着医学科技的不断发展，以及人们对术后生活质量要求的提高，腹腔镜手术切口小、视野清晰、出血量少、住院时间短、恢复快、术后并发症少、术后疼痛轻、美容效果好，已经成为子宫内膜癌患者的首选手术方案。腹腔镜分为单孔腹腔镜和常规多孔腹腔镜，单孔腹腔镜以更美观的和术后恢复更快等优势，在近几年飞速发展，已有多项研究表明单孔腹腔镜子宫内膜癌的手术是安全可行的。目前，子宫内膜手术方式有单孔腹腔镜手术，多孔腹腔镜手术和开腹手术，与开腹手术相比，腹腔镜手术在减少创伤、缩短住院时间、加速术后康复方面有着不可比拟的优势，但对于3种手术方式对早期内膜癌治疗预后的影响的研究很少，值得探讨。

影响子宫内膜癌预后的因素很多，如年龄、FIGO分期、病理分级、淋巴结转移情况等，目前也有很多研究证实了这些是影响子宫内膜癌预后的因素，张英兰等对225例子宫内膜癌患者生存预后相关因素的分析，显示子宫内膜癌总体预后良好，手术分期晚、非子宫内膜样癌、组织学分级差是子宫内膜癌预后的独立危险因素。手术是早期子宫内膜癌的主要治疗方式，但手术的方式选择、全面的分期手术、系统的淋巴结清扫是否有利于提高患者的生存率，目前还有争议。从2012年开始，NCCN指南推荐Ⅰ期的子宫内膜癌的患者对于子宫切除方式可以行筋膜外子宫切除已足够。关于子宫切除方式，陈冬銮等对80例Ⅰ期的子宫内膜癌患者分成两组，广泛子宫全切组（40例）和筋膜外子宫全切组，两组的术后复发率及3年生存率相比无显著性差异，认为与广泛性子宫全切术相比，全子宫加双附件切除术能有效减少Ⅰ期子宫内膜癌患者的术中出血量，缩短手术时间，并且降低术后的并发症发生率，具有较好的手术治疗效果。说明子宫切除的方式不是影响Ⅰ期子宫内膜癌的危险因素。自从FIGO对子宫内膜癌的分期开始采用手术-病理分期系统后，将淋巴结转移纳入分期标准，目前对于早期的子宫内膜癌是否行淋巴结的清扫和清扫的范围及程度，仍有争议。lgnatov，Polcher等的研究表明，除了标准术式子宫全切+双侧附件切除，盆腔淋巴结清扫+选择性的腹主动脉旁淋巴结清扫术并不能提高患者的无瘤生存率及总体生存率。Neubauer等认为，分期手术可以确定子宫复发的危险因素，从而为术后辅助治疗提供了更明智的方法。淋巴结清扫本身意义不在提高生存率，而在于分期，全面分期后，提供证据进行下一步的辅助治疗。故应保证淋巴结清扫的充分性以提高阳性淋巴结的检出率，但是迄今为止，对于系统性腹膜后淋巴结清扫术，其手术范围及彻底性并未有统一的定义。Kitchener认为，需超过20个淋巴结才能称为“系统性”盆腔淋巴结清扫术。Chan等在一项包含11 443例淋巴结清扫回顾性分析发现，PLN切除个数达21~25个时可发现85.3%的阳性病例数，较仅切除1~5个淋巴结者增加45%，切除更多的淋巴结可以降低淋巴结转移的漏诊率，提供更精确的分期。但是该研究同时也发现，切除30个以上的淋巴结并不会显著增加淋巴结转移病例的检出率，反而使清扫相关并发症的发生率显著增加，而不能使患者从中获益。本研究每个组盆腔淋巴结清扫的个数仅为13~17个，比Chan研究得稍少，不能排除有未清扫的淋巴结而影响预后。子宫内膜癌的淋巴结转移是跳跃性转移，目前对于早期子宫内膜癌患者而言，是否需要进行腹主动脉淋巴结清扫存在争议。有学者认为，早期子宫内膜癌患者发生淋巴结转移的概率相对较低，因此腹主动脉淋巴结清扫疗效不确切，并可能为患者带来更大的损伤。Morrow等在一项妇科肿瘤学组的研究中发现，腹主动脉旁淋巴结转移是影响子宫内膜癌预后不良的危险因素。同时多项研究表明，腹主动脉旁淋巴结转移的患者的生存率比仅有盆腔淋巴结转移的患者明显降低。本研究结果显示，术前认为有高危因素才清扫腹主动脉旁淋巴结的指征是年龄>60岁，肿瘤>2cm，深肌层浸润等，这些因素均可能会影响到肿瘤的预后，在本研究中单孔腹腔镜清扫腹主动脉旁淋巴结占74.2%，多孔腹腔镜占67.7%，开腹手术占75.8%，是否清扫腹主动脉旁淋巴结可能影响到子宫内膜癌的预后。腹主动脉旁淋巴结清扫数量也是体现淋巴结清扫的系统性，亦可影响到肿瘤的预后。

Zullo 等对Ⅰ期子宫内膜癌的手术治疗进行了一项前瞻的随机对照研究，分为腹腔镜手术组 40 例，开腹组 38 例，结果显示，随访 78 个月和 79 个月后，两组的死亡率、复发率、OS 和 DFS 的差异无统计学意义。Lu 等对 324 例分别接受开腹手术和腹腔镜手术的子宫内膜癌患者进行了为期 11 年的随访，腹腔镜组和开腹手术组的 5 年生存率分别为 96% 和 91%，总体生存率分别为 90.1% 和 94.0%，差异比较均无统计学意义。以上两篇文献说明，在子宫内膜癌的手术治疗中，开腹手术和腹腔镜手术对预后无影响，腹腔镜手术和开腹手术不是子宫内膜独立的危险因素。单孔腹腔镜是目前新兴的一门技术，以更微创、术后恢复更快而广受推崇，单孔腹腔镜在子宫内膜癌的应用，已证明它的可行性和安全性，但是单孔腹腔镜对子宫内膜癌的预后有没有影响，目前还没有相关的研究。本研究通对 155 例子宫内膜癌的患者进行分组，分为单孔腹腔镜组、多孔腹腔镜组和常规开腹组，来比较三组不同手术方式的预后。本研究结果显示，三组患者的死亡率分别为单孔腹腔镜组 3.23%，多孔腹腔镜组 3.23%，开腹手术组 11.29%，三组死亡率比较差异无统计学意义（P=0.165）；复发率分别为单孔腹腔镜组 6.46%，多孔腹腔镜组 3.23%，开腹手术组 6.46%，三组复发率比较差异无统计学意义（P=0.713）。与张静等同类型的研究结果相似。手术方式对子宫内膜癌的死亡率和复发率的影响无统计学意义。

影响子宫内膜癌预后的因素很多，但手术方式的选择是否会影响预后，这个一直是研究的热点。本研究对 155 名子宫内膜癌患者进行分组研究，分为单孔腹腔镜组、多孔腹腔镜组和开腹组，收集临床资料，并进行追踪随访，单孔腹腔镜、多孔腹腔镜和开腹手术患者的 1 年总生存率分别为 96.8%、98.4% 和 91.5%，组间比较差异无统计学意义；单孔腹腔镜、多孔腹腔镜和开腹手术患者的 1 年无疾病生存率分别为 93.5%、94.7% 和 91.7%，组间比较差异无统计学意义。三组的 OS 和 DFS 比较，差异均无统计学意义。单因素的 *COX* 回归分析示单孔腹腔镜手术与多孔腹腔镜、开腹手术相比，其死亡风险差异无统计学意义（P>0.05），再对影响子宫内膜癌预后的混杂因素进行校对后，做多因素的 *COX* 回归分析，多孔腹腔镜、开腹手术与单孔腹腔镜相比，其死亡风险差异亦无统计学意义，表明手术方式与 OS 无关联。同样对可能影响 DFS 手术方式再做单子因素和多因素的 *COX* 回归分析，结果示多孔腹腔镜、开腹手术与单孔腹腔镜相比，其死亡风险差异亦无统计学意义，表明手术方式与 DFS 无关联。认为手术方式不是影响子宫内膜癌预后的独立的危险因素。

在笔者的研究中，对于可能影响预后的因素进行分层分析，但是由于样本量小，观察终点事件少，有部分因素无法统计。从子宫内膜癌年龄、绝经与否、肿瘤的分级分层分析单孔腹腔镜组、多孔腹腔镜组和开腹手术组中患者预后的情况，结果显示，年龄、绝经与否以及肿瘤分化不是影响子宫内膜癌预后的危险因素（P>0.05）。这一结果与张英兰的报道结果不一致，考虑与本研究中的样本少有关。

（五）结论

1. 单孔腹腔镜组、多孔腹腔镜组和开腹组的子宫内膜癌患者的死亡率、复发率、1 年总生存率和 1 年无疾病生存率比较是无差异的。

2. 手术方式不是影响子宫内膜癌预后的独立的危险因素。

3. 初步证实了与多孔腹腔镜、开腹手术相比，单孔腹腔镜技术不影响子宫内膜癌预后，单孔腹腔镜在子宫内膜癌分期手术中的应用是安全有效的。

手术内容详见视频 17-1 至 17-4。

视频 17-1
单孔腹腔镜下子宫内膜癌分期手术

视频 17-2
经脐单孔腹腔镜下早期子宫内膜癌筋膜外全子宫双附件切除术 + 前哨淋巴结活检术

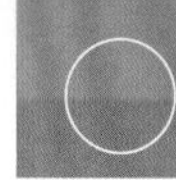

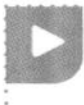

视频 17-3
无气腹子宫内膜癌分期手术

视频 17-4
vNOTES 盆腔淋巴结清扫术

（李　力　王　鹤　蔡志福　贺红英　韦露薇　陈国伟）

参考文献

[1] MOUKARZEL L, SINNO AK, FADER AN, et al. Comparing Single-Site and Multiport Robotic Hysterectomy with Sentinel Lymph Node Mapping for Endometrial Cancer: Surgical Outcomes and Cost Analysis. J Minim Invasive Gynecol, 2017, 24 (6): 977-983.

[2] CORRADO G, CUTILLO G, MANCINI E, et al. Robotic single site versus robotic multiport hysterectomy in early endometrial cancer: a case control study. Gynecol Oncol, 2016, 27 (4): e39.

[3] CAI HH, LIU MB, HE YL. Treatment of Early Stage Endometrial Cancer by Transumbilical Laparoendoscopic Single-Site Surgery Versus Traditional Laparoscopic Surgery: A Comparison Study. Medicine (Baltimore), 2016, 95 (14): e3211.

[4] 邓黎，梁志清 . 单孔腹腔镜技术在妇科恶性肿瘤中的应用现状 . 中国计划生育和妇产科，2019, 11 (3): 11-13.

[5] CHAMBERS LM, CARR C, FREEMAN L, et al. Does surgical platform impact recurrence and survival ? A study of utilization of multiport, single-port, and robotic-assisted laparoscopy in endometrial cancer surgery. Am J Obstet Gynecol, 2019, 221 (3): 243 e241-243.

[6] HACHEM El, MOMENI LM, FRIEDMAN K, et al. Safety, feasibility and learning curve of robotic single-site surgery in gynecology. Int J Med Robot, 2016, 12 (3): 509-516.

[7] YUN JA, YUN SH, PARK YA, et al. Oncologic Outcomes of Single-incision Laparoscopic Surgery Compared With Conventional Laparoscopy for Colon Cancer. Ann Surg, 2016, 263 (5): 973-978.

[8] VIGNESWARAN HT, SCHWARZMAN LS, FRANCAVILLA S, et al. A Comparison of Perioperative Outcomes Between Single-port and Multiport Robot-assisted Laparoscopic Prostatectomy. Eur Urol, 2020. 77 (6): 671-674.

[9] WANG JC, PAN Y, CHEN J, et al. Single versus multiple port laparoscopic left lateral sectionectomy for hepatocellular carcinoma: A retrospective comparative study. Int J Surg, 2020, 77: 15-21.

[10] You SH, Huang CY, Su H, et al. The Power Law of Learning in Transumbilical Single-Port Laparoscopic Subtotal Hysterectomy. J Minim Invasive Gynecol. 2018, 25 (6): 994-1001.

[11] KIM CW, LEE KY, LEE SC, et al. Learning curve for single-port laparoscopic colon cancer resection: a multicenter observational study. Surg Endosc, 2017, 31 (4): 1828-1835.

[12] 陈冬銮，贺红英，莫婧，等，广泛性全子宫切除术与全子宫加双侧附件切除术对 I 期子宫内膜癌的疗效对比 . 实用癌症杂志，2017, 32 (6): 930-932.

[13] Ignatov A, Ivros S, Bozukova M, et al. Systematic lymphadenectomy in early stage endometrial cancer. Arch Gynecol Obstet. 2020, 302 (1): 231-239.

[14] Wen L, Zhang Y, Chen S, et al. Subdivision of ⅢC Stage for Endometrioid Carcinoma to Better Predict Prognosis and Treatment Guidance. Front Oncol. 2020, 31 (10): 1175.

[15] 贺红英，阳志军，曾定元，等，广西三甲医院妇科恶性肿瘤住院患者调查分析 . 中国肿瘤，2019, 28 (9): 672-679.

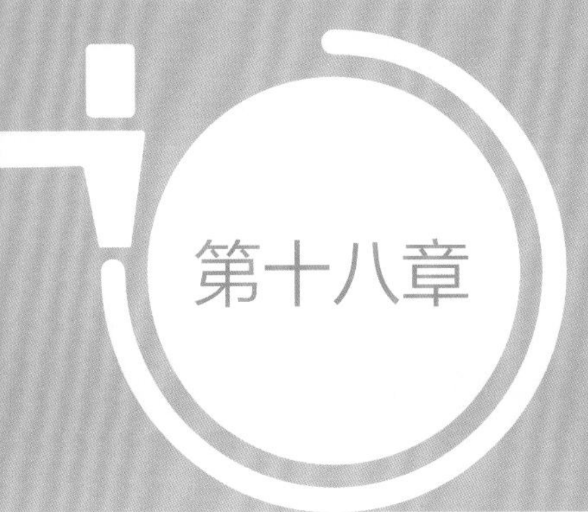

第十八章

单孔腹腔镜早期宫颈癌手术

第一节 概　　述

宫颈癌是女性第三大常见恶性肿瘤，也是全世界女性因癌症死亡的第四大原因，根据2012年全球肿瘤流行病统计数据（GLOBOCAN 2012），每年有新发病例528 000例，仅2012年因此病死亡就有266 000例。早期宫颈癌（cervical cancer）患者治愈率90%~100%，但仍有部分ⅠB期以上患者5年生存率仅为50%左右，其治疗失败的原因主要为局部肿瘤未控制或远处转移，多数在2年内死亡。据报道，早期宫颈癌患者（ⅠB~ⅡA）得到合理治疗，大部分病情可控制在盆腔，仅有10%~15%存在高危因素者会复发。因此，及时、准确的诊断和合理的治疗对减少宫颈癌患者的复发起到重要作用。早期宫颈癌的治疗主要是手术或放射治疗，化学治疗是重要的辅助手段。早期宫颈癌（Ⅰ~ⅡA期）的治疗根据临床分期进行分级手术治疗，再根据是否伴有高、中危因素决定是否需辅以放射治疗和化学治疗等后继治疗。笔者主张根据2018年FIGO分期进行分层处理，同时结合患者临床、解剖和社会因素作出治疗决策。宫颈癌手术途径的选择经历了从最早的开腹到包括普通多孔腹腔镜手术和机器人手术在内的微创外科手术的迅速发展阶段，但自2018年10月《新英格兰医学杂志》发表的两项临床研究结果均比较及证实了早期宫颈癌开腹（开腹组）和腹腔镜宫颈癌手术（微创组）治疗的肿瘤结局，得出了相似的结论：微创组与开腹组相比，无瘤生存率和总体生存率更低，且具有较高的复发率和病死率，即早期宫颈癌腹腔镜手术的肿瘤学结局较开腹手术差，宫颈癌的微创治疗面临挑战。以最小的创伤治疗疾病是外科医师的追求，但在确保疗效的前提下采用最微创的手术方式才是手术治疗的最终目标，亦是对患者人文关怀的最高境界。

一、临床表现

1. 早期无症状　无论是宫颈上皮内瘤变（cervical intraepithelial neoplasia，CIN），还是早期宫颈癌患者，一般无明显症状。

2. 阴道出血　常为接触性出血，多见于性生活或妇科检查后。年轻患者表现为月经紊乱、经期延长、经量增多等。绝经后妇女表现为绝经后出血等。早期出血量一般较少，晚期病灶较大时，出血量多，甚至表现为大出血。

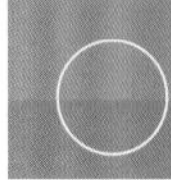

3. **白带异常** 阴道分泌物增多，呈水样、血性、脓性或稀薄似水样、米泔水样，有腥臭味。晚期可继发感染，白带呈脓性伴有恶臭。

4. **妇科检查**

(1)宫颈：光滑或呈糜烂状。也可见癌灶呈菜花状，组织质脆，触之易出血、结节状、溃疡或空洞形成，宫颈腺癌时子宫颈可呈桶状，质地坚硬。

(2)子宫体：一般大小正常。

(3)子宫旁组织：癌组织沿韧带浸润至主韧带、子宫骶骨韧带，可使其增厚、挛缩，呈结节状、质硬、不规则，形成团块状伸向盆壁或到达盆壁并固定。

(4)阴道和穹窿部：检查时肉眼可见所侵犯部阴道穹窿变浅或消失，触之癌灶组织增厚、质脆硬，缺乏弹性，易接触性出血等。

二、病理

(一)宫颈微小浸润性鳞状细胞癌

宫颈微小浸润性鳞状细胞癌(cervical microinvasive squamous cell carcinoma)是指在HSIL(CIN3)基础上肉眼观察无明显异常，或类似子宫颈柱状上皮异状，但镜检发现小滴状，锯齿状癌细胞团突破基底膜，浸润间质。SGO提出的标准为：肿瘤浸润间质的深度在3mm(含3mm)以内，并且没有淋巴管或血管的受累。其受累的浸润深度与FIGO分期的ⅠA1相同。病理学上应做连续切片以更好地确定浸润的深度和范围，对临床医师指导手术的方式有意义。

(二)浸润性鳞状细胞癌

1. **大体观** 一是外生型，为最常见的类型，癌灶向外生长呈乳头状或菜花样，组织脆并触之易出血；二是内生型，病灶向子宫颈深部组织浸润，而表面则光滑，子宫颈肥大变硬，呈桶状，极易累及宫旁组织；三是溃疡型，可介入以上两型，多为合并感染坏死脱落后形成溃疡或空洞；四是颈管型，病灶为发生在宫颈管内，多浸润宫颈管和峡部供血管层及转移至盆腔淋巴结。

2. **镜下** 角化型，多为高中分化，细胞体积较大，有明显的角化珠形成，可见细胞间桥，细胞异型但无核分裂或少见。非角化型，大多为中低分化鳞癌，可见单细胞角化但无角化珠，间桥不明显，细胞异型性明显，多见核分裂象。

(三)腺癌

1. **大体观** 多来自宫颈管内，容易浸润管壁，病灶可向管内浸润也可向外口突出。

2. **镜下** 一是普通型为最常见，来源内宫颈管柱状黏液细胞，胞质双嗜性或嗜酸性。腺体结构复杂，可呈筛状和乳头状，细胞增生呈复型，核异型性明显，核分裂象常见。

3. 2020年版NCCN指南提出，对腺癌要根据2018国际子宫颈腺癌标准和分类(International Endocervical Adenocarcinoma Criteria and Classification，IECC)定义的形态学特征(管腔有丝分裂和细胞凋亡)区分HPV相关和非相关腺癌。宫颈腺癌浸润的组织学类型评估是一个新兴的概念，文献报道了3种具有临床意义的组织学类型。A型浸润具有极好的生存率，且无淋巴结转移或复发(表现为边界清楚的腺体、圆形轮廓、无单个细胞、无间质增生反应、无淋巴脉管浸润)。

(四)少见的病理类型

透明细胞腺癌(clear cell adenocarcinoma)、宫颈神经内分泌癌(Neuroendocrine carcinoma of the cervix，NECC)、未分化癌(undifferentiated carcinoma)等，这种病理类型的患者极易早期远处转移，且预后差。

(五)组织病理学分级(G)

1. Gx——分级无法评估。
2. G1——高分化。
3. G2——中分化。
4. G3——低分化或未分化。

三、诊断

(一)宫颈肿物组织病理学检查

确诊需行宫颈肿物组织病理学检查,最好在阴道镜下取活检。而对癌前病变和ⅠA期的诊断需采用宫颈癌筛查的三阶梯的模式:①人乳头瘤病毒联合宫颈液基细胞学检测。②阴道镜[碘染着色(iodine vapor staining)]。③根据着色区取活检送病理确诊。诊断为癌前病变者也需进一步首选冷刀锥切,其次是LEEP,需要获得足够的切缘和整块切除,有适应证者可采用子宫颈搔刮术进行病理学结果确诊。

(二)影像学辅助诊断

影像学辅助诊断可以确定肿瘤的大小、肿瘤浸润位置及深度,肿瘤或淋巴结的远处转移及对治疗的反映情况和判断预后。2020年版NCCN指南提出分层来确定影像学的应用。

1. Ⅰ期 非保留生育功能者考虑行胸部X射线片检查,若有异常,则行CT平扫检查;可选择性行MRI检查以评估局部病灶范围,特别是ⅠB2~ⅠB3期。ⅠB1期及以上建议全身PET-CT或胸部/腹部/盆腔CT检查;子宫全切术后意外发现宫颈癌的患者考虑行全身PET-CT或胸部/腹部/盆腔CT检查以评估转移情况,行盆腔MRI评估盆腔残留病灶;保留生育功能者考虑行胸部X射线检查,若有异常,可行CT平扫检查。首选盆腔MRI以评估测量病灶范围以及病灶和子宫颈内口的距离。不适宜MRI检查者用经阴道超声检查。ⅠB1~ⅠB2期考虑行全身正电子发射计算机体层显像仪(positron emission tomography and computed tomography,PET/CT)(首选)或胸部/腹部/盆腔CT检查。根据临床症状及可疑转移病灶选择其他影像学检查进行诊断。

2. Ⅱ~Ⅳ期 全身PET/CT或胸部/腹部/盆腔CT检查以评估转移情况;盆腔MRI增强检查评估局部病灶范围;根据临床症状及可疑转移病灶选择其他影像学检查进行诊断;子宫全切术后意外发现宫颈癌的患者考虑全身PET-CT或胸部/腹部/盆腔CT检查以评估转移情况,行盆腔MRI评估盆腔残留病灶。

3. 随访时影像学检查 主要体现为采用影像结果对治疗处理的反映情况。①Ⅰ期:非保留生育功能患者影像学检查的选择应根据临床症状及复发/转移而决定;ⅠB3期患者或术后有高/中危因素接受辅助放射治疗及放射和化学治疗的患者,在治疗结束3~6个月后可行全身PET/CT检查;保留生育功能患者术后6个月考虑行盆腔MRI平扫+增强检查,之后的2~3年间每年1次;若怀疑有复发者,可根据临床症状及复发/转移选择其他影像学检查。②Ⅱ~Ⅳ期:治疗结束后3~6个月内行全身PET/CT检查(首选)或胸部/腹部/盆腔CT平扫+增强检查;治疗结束后3~6个月后选择性行盆腔MRI平扫+增强检查;根据临床症状及复发/转移选择其他影像学检查。Ⅳ期患者根据症状或下一步处理决策选用相应的检查方法。可疑复发转移者均建议PET/CT及选用MRI。

四、宫颈癌综合分期

以往,宫颈癌FIGO分期主要根据临床检查。2018年,宫颈癌FIGO分期的再一次更新,纳入影像学或病理证据,宫颈癌分期(2018年FIGO)系统的建立基于对其转移途径的理解,这一更新对指导患者治疗及判断预后有着极其重要的作用。宫颈癌FIGO 2018分期见表18-1。

表18-1 宫颈癌FIGO 2018分期

分期	描述
Ⅰ期	癌灶局限于宫颈(是否扩展到宫体不给予考虑)
ⅠA期	仅在显微镜下可见浸润癌,最大浸润深度<5mm
ⅠA1	间质浸润深度<3mm
ⅠA2	间质浸润深度≥3mm,但<5mm
ⅠB期	浸润癌浸润深度≥5mm(超过ⅠA期),癌灶仍局限于宫颈

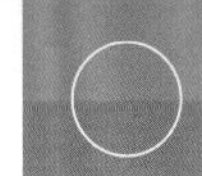

续表

分期	描述
Ⅰ B1	间质浸润深度≥ 5mm，癌灶最大径线 <2cm
Ⅰ B2	癌灶最大径线 2cm，<4cm
Ⅰ B3	癌灶最大径线≥ 4cm
Ⅱ期	肿瘤侵犯超越子宫，但未达盆壁或未达阴道下 1/3
ⅡA	肿瘤侵犯达阴道上 1/3
ⅡA1	癌灶最大径线 <4cm
ⅡA2	癌灶最大径线≥ 4cm
ⅡB	有宫旁浸润，未达盆壁
Ⅲ	肿瘤扩散到骨盆壁，和 / 或侵犯到阴道下 1/3，和 / 或引起肾盂积水或肾无功能
ⅢA	肿瘤累及阴道下 1/3，未扩展到骨盆壁
ⅢB	肿瘤扩展到骨盆壁和 / 或引起肾盂积水或肾无功能
ⅢC	不论肿瘤大小及扩展程度，累及盆壁和 / 或腹主动脉旁淋巴结［注明 r（影像学）或（病理）证据］
Ⅳ	肿瘤侵犯膀胱黏膜或直肠黏膜（活检证实），和 / 或超出真骨盆（疱状水肿不归为Ⅳ期）
ⅣA	扩散至邻近的盆腔器官
ⅣB	扩散至远处器官

新分期中，需要注意以下问题。

1. ⅠA 期　从原发灶起源的上皮或腺体基底膜向下浸润深度 <5mm，不再考虑水平浸润宽度。基于 LEEP 或冷刀锥切完整病灶的镜下检查，考虑到宽度可能会受人为因素影响。

2. ⅠB 期　根据病灶的最大径线，以 2cm 为截断值，将原分期中Ⅰ B 期两种细分类型改为 3 种：Ⅰ B1 期（<2cm），Ⅰ B2 期（≥ 2cm，<4cm），Ⅰ B3（≥ 4cm）期。

3. ⅢC 期　增加淋巴结转移分期。新版 FIGO 分期最重要的一个变化，就是将淋巴结转移纳入分期系统，新版分期将淋巴转移定义为 ⅢC 期，其中仅累及盆腔淋巴结为 ⅢC1 期，累及腹主动脉旁淋巴结为ⅢC2 期，提示淋巴结转移在肿瘤进展及判断预后中的重要性。

五、早期宫颈癌的治疗概况

早期宫颈癌是指Ⅰ～ⅡA 期的患者，治疗的方式主要为：一是放射治疗 + 化学治疗（放射和化学治疗同步）；二是手术治疗，术后根据病理检查的结果来确定是否继续治疗。根据 2020 年版 NCCN 指南进行分层治疗。

（一）希望保留生育功能者

1. ⅠA 期　保留生育功能用于 <2cm 的鳞癌，普通腺癌并非绝对禁忌。但小细胞神经内分泌肿瘤、胃型腺癌（gastric adenocarcinoma）（即微偏腺癌或恶性腺癌）等病理类型的患者不宜保留生育功能。也不推荐伴有高危和中危因素的患者保留生育功能。生育后是否切除子宫由患者和医师共同确定，但强烈建议术后持续性异常细胞学涂片阳性者或 HPV 感染的患者在完成生育后切除子宫。建议咨询生殖内分泌专家。

（1）Ⅰ A1 期无淋巴脉管间隙浸润：该期淋巴结转移率 <1%，不需要切除淋巴结。可建议先进行锥切，如锥切切缘阴性，术后可随访观察。如切缘阳性，需再次锥切或行宫颈切除术。

(2) ⅠA1 期伴发淋巴脉管间隙浸润和ⅠA2 期可选择：锥切＋盆腔淋巴结切除术，也可考虑行前哨淋巴结显影。锥切切缘阴性者，可术后随访观察。切缘阳性者，需再次锥切或行宫颈切除术，也可直接行根治性宫颈切除术＋盆腔淋巴结切除术，或考虑行前哨淋巴结显影。

2. ⅠB1 和选择性ⅠB2 期　根治性宫颈切除术＋盆腔淋巴结切除术 ± 主动脉旁淋巴结切除，可行前哨淋巴结显影。保留生育功能原则上选择肿瘤直径≤2cm 者，可选择经阴道或经腹行根治性子宫颈切除术。肿瘤直径 2~4cm 者，行经腹根治性子宫颈切除术。

（二）不保留生育功能者

1. ⅠA1 期无淋巴脉管间隙浸润　可先行锥切诊断。锥切切缘阴性并有手术禁忌证者，可观察随访。无手术禁忌证者行筋膜外子宫全切术。切缘阳性者最好再次锥切以评估浸润深度排除ⅠA2/ⅠB1 期。不再次行锥切直接手术者，切缘为 HSIL 行筋膜外全子宫切除，切缘为癌者行改良根治性子宫全切术＋盆腔淋巴结切除术（淋巴切除证据等级 2B），可考虑行前哨淋巴结显影。

2. ⅠA1 期伴发淋巴脉管间隙浸润和ⅠA2 期　可选择：一是改良根治性子宫全切术＋盆腔淋巴结切除术，可考虑行前哨淋巴结显影。二是有手术禁忌证或拒绝手术者，可盆腔外照射＋近距离放射治疗。

3. ⅠB1/ⅠB2 和ⅡA1 期　可选择：一是根治性子宫全切术＋盆腔淋巴结切除术（证据等级 1）± 主动脉旁淋巴结切除（证据等级 2B），也可考虑行前哨淋巴结显影；二是有手术禁忌证或拒绝手术者，盆腔外照射＋阴道近距离放射治疗 ± 含铂的同期化学治疗。

4. ⅠB3 和ⅡA2 期　可选择：一是根治性盆腔外照射＋含铂同期化学治疗＋阴道近距离放射治疗（同期放射、化学治疗证据等级 1）；二是根治性子宫全切术＋盆腔淋巴结切除术 ± 主动脉旁淋巴结切除术（证据等级 2B）；三是盆腔外照射＋含铂同期化学治疗＋近距离放射治疗＋辅助性子宫全切术（证据等级 3）。

（三）术后辅助治疗

初治宫颈癌手术指征推荐限于≤ⅡA2 期，接受初治手术者术后辅助治疗取决于手术发现及病理分期。高危因素包括淋巴结阳性、切缘阳性和宫旁浸润。具备任何一个高危因素均推荐进一步影像学检查，以了解其他部位转移情况，然后补充盆腔外照射＋含铂同期化学治疗（证据等级 1）± 近距离放射治疗。中危因素（肿瘤大小、间质浸润、淋巴脉管间隙阳性）按照“Sedlis 标准”（证据等级 1）（表 18-2），补充盆腔外照射 ± 含铂同期化学治疗（同期化学治疗证据等级 2B）。但中危因素不限于 Sedlis 标准，如腺癌和肿瘤靠近切缘等。最近的研究提示腺癌淋巴结转移的预测因素可能与鳞癌不同。宫颈间质侵犯的模式和是否存在 LVSI 比原发肿瘤大小更能预测淋巴结转移的风险。因此，提出了腺癌采用新的间质侵袭模式替代 FIGO 分期系统，但还有待临床进一步验证。

表 18-2　Sedlis 处理术后中危因素的标准

淋巴脉管间隙浸润	间质浸润	肿瘤大小（取决于临床触诊）
+	深 1/3	任何大小
+	中 1/3	最大径≥2cm
+	浅 1/3	最大径≥5cm
–	中或深 1/3	最大径≥4cm

主动脉旁淋巴结阳性者先行影像学检查以了解其他部位的转移。如无远处转移者行延伸野外照射＋含铂同期化学治疗 ± 阴道近距离放射治疗。影像学发现远处转移者，对有指征的疑似部位进行活检，活检阴性者行延伸野外照射＋含铂同期化学治疗 ± 阴道近距离放射治疗，活检阳性者进行系统治疗加个体化外照射。

（四）单纯筋膜外子宫全切术后意外发现的浸润性宫颈癌

经病理复核确认的ⅠA1 期无淋巴脉管间隙浸润者，可随访观察。ⅠA1 期伴发淋巴脉管间隙浸润或

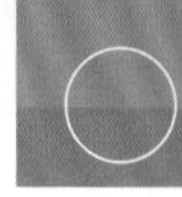

ⅠA2/ⅠB1 期或切缘阳性或有病灶残留者，先完善病史、体格检查、血常规（含血小板）和肝、肾功能检查及影像学检查。

1. 切缘及影像学检查均阴性者，可选择盆腔外照射 + 近距离放射治疗 ± 含铂同期化学治疗。对于已切除的子宫病理无 Sedlis 标准所述的危险因素者可行宫旁广泛切除加阴道上段切除 + 盆腔淋巴结切除 ± 主动脉旁淋巴结取样（主动脉旁淋巴结取样为 2B 类证据）。术后淋巴结阴性且无残余病灶者可以观察。术后淋巴或切缘或宫旁阳性者，行盆腔外照射（若主动脉旁淋巴结阳性加主动脉旁区放射治疗）+ 含铂的同期化学治疗（1 类证据）± 个体化近距离放射治疗（阴道切缘阳性者）。

2. 初次手术切缘为癌，存在残留病灶、影像学检查阳性或肿瘤特征符合 Sedlis 标准者，按前面ⅢC 期所述的初治方法处理。

第二节　早期宫颈癌手术方式的争议与思考

一、宫颈癌 2021 年 NCCN 新版指南手术原则

（一）初治宫颈癌的手术方法

B 型和 C1 型子宫全切术不建议微创术式。早期宫颈癌患者保留生育功能根治性子宫颈切除术仍推荐经阴道或开腹或微创手术（微创为 2B 类），但缺乏肿瘤预后的相关数据。

（二）手术途径

明确推荐开腹手术是根治性子宫全切术的标准方法（1 类证据）。删除旧指南中提到的对于早期宫颈癌患者经充分了解生存结局和肿瘤风险后可采用不同手术入路的临床试验。

（三）推荐的各型子宫全切术手术方式

1. 筋膜外子宫全切术（A 型）：经阴道或开腹或微创。
2. 改良根治性子宫全切术（B 型）：开腹。
3. 根治性子宫全切术（C1 型）：开腹。

上述指南的循证证据主要来源于：2018 年 11 月，《新英格兰医学杂志》发表美国 MD 安德森癌症中心 RAMIREZ 等关于宫颈癌腹腔镜手术与传统开腹手术疗效对比的 RCT 多中心研究结果，以及美国哈佛大学医学院 MELAMED 等的回顾性研究，颠覆了既往对宫颈癌腹腔镜手术的观念。这两项研究均比较了早期宫颈癌开腹（开腹组）和腹腔镜宫颈癌手术（微创组）治疗的肿瘤结局，得出了相似的结论：微创组与开腹组相比，无瘤生存率和总体生存率更低，且具有较高的复发率和病死率，即早期宫颈癌腹腔镜手术的肿瘤学结局较开腹手术差。分析 RAMIREZ 等关于宫颈癌腹腔镜手术与传统开腹手术疗效对比的研究（微创组 319 例，开腹组 312 例），发现微创组复发 24 例，开腹组复发 7 例，微创组复发率约为开腹组的 6 倍，其中阴道穹窿复发例数微创组与开腹组相当，分别为 4 例和 3 例，但两组的盆腔 + 腹腔 + 远处 + 多处复发例数差别较大，微创组为 17 例（盆腔 7 例，腹腔 1 例，远处复发 2 例，多处复发 7 例），开腹组仅为 3 例（无盆腔和腹腔复发，远处复发 1 例，多处复发 2 例）。由此可见，两种术式的术后阴道残端复发率相似，若盆腔 + 腹腔 + 远处 + 多处复发例数降低，微创组复发例数即可减少，因此关注宫颈癌术后复发并分析其复发的原因尤为重要。由于我国宫颈癌发病率较高，且近 10 年来采取微创手术较普遍，因此，国内马丁团队和吴鸣团队正在分别开展多中心、前瞻性的关于宫颈癌腹腔镜手术与传统开腹手术疗效对比研究。

二、早期宫颈癌 Q-M 手术分型解读

（一）2020 年（V1）NCCN 指南宫颈癌 Querleu-Morrow（Q-M）手术分型

见表 18-3。

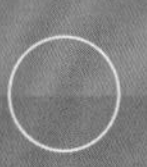

表 18-3　2020 年（V1）NCCN 指南宫颈癌（Q-M）手术分型

	子宫全切术类型			宫颈切除术类型	
	单纯子宫切除（A 型）	改良根治性子宫全切术（B 型）	根治性子宫全切术（C1 型）	单纯宫颈切除术	根治性宫颈切除术
适应证	Ⅰ A1 期	Ⅰ A1 期伴有脉管阳性和Ⅰ A2 期	Ⅰ B1~ Ⅰ B2 期和选择性Ⅰ B3/ Ⅱ A1	原位癌和Ⅰ A1 期	Ⅰ A2~ Ⅰ B1 期和选择性Ⅰ B2
目的	治疗微小浸润癌浸润癌	治疗小病灶癌	治疗大病灶癌	治疗微小浸润癌并保留生育功能	治疗选择性Ⅰ A2~ Ⅰ B2 期并保留生育功能
子宫体	切除	切除	切除	保留	保留
卵巢	选择性切除	选择性切除	选择性切除	保留	保留
宫颈	切除	切除	切除	切除大部分，保留 5mm 子宫颈管备环扎	切除大部分，保留 5mm 子宫颈管备环扎
阴道切缘	切除少部分	切除 1~2cm	切除阴道上 1/4~1/3	切除少部分	切除 1~2cm
输尿管	未涉及	从宫颈旁解剖剥离	从宫颈旁和外侧解剖剥离	未涉及	从宫颈旁解剖剥离
宫颈 / 宫旁	无	输尿管床切除（水平切除 1~2cm）	髂内血管内侧切除深达子宫深静脉	宫颈旁切除	输尿管床切除（水平切除 1~2cm）
宫骶韧带	宫颈旁切断	切除 1~2cm，保留腹下神经丛	C1 型保留神经，切除至少 2cm 宫骶韧带	宫颈旁切断	切除 1~2cm，保留腹下神经丛
膀胱	分离至宫颈外口	分离至阴道上段	分离至阴道中段	分离至腹膜反折	分离至阴道上段
直肠	未涉及	分离至宫颈下方	分离至阴道中段下方	分离至腹膜反折	分离至宫颈下方
手术途径	经阴道、开腹或微创	开腹	开腹	经阴道、开腹或微创（微创缺乏生存结果资料）	经阴道、开腹或微创（微创为 2 类证据，缺乏生存结果资料）

（二）宫颈癌手术 Querleu-Morrow（Q-M）分型解读

目前治疗宫颈癌的主要手段是手术、放射治疗和化学治疗，手术治疗和放射治疗对早期宫颈癌有相似的临床疗效。1994 年，国际妇产科联盟根据肿瘤的大小、浸润深度和范围、周围组织脏器的浸润及是否有淋巴结的转移进行临床分期，2018 年国际妇产科联盟对该分期进行了相应的调整，并界定Ⅰ~ⅡA 期为早期宫颈癌，适合手术治疗，同时因为手术治疗在保护卵巢及阴道功能的完整性及减少远期后遗症方面明显优于放射治疗，对年轻患者仍然是首选治疗。

宫颈癌根治术发展至今已有 100 多年的历史，经历了几次具有里程碑意义的变革。1898 年，奥地利 Wertheim 医师报道了世界上第 1 例宫颈癌经腹广泛子宫全切术（radical hysterectomy，RH）及部分淋巴结清扫术，经历了 Schauta、Meigs、冈林秀一等学者不断的改进，在 20 世纪 70 年代，Piver 将 RH 分为以下 5 种类型。

1. **Ⅰ型——筋膜外子宫全切术**　在输尿管内侧沿子宫切下子宫颈旁组织，无淋巴结清扫。

2. **Ⅱ型——Wertheim 手术**　亦称为次广泛子宫全切术，切除范围包括 1/2 主韧带、骶韧带及阴道上 1/3 部分，并在输尿管内侧结扎子宫动脉。通常需行淋巴结清扫术。

3. **Ⅲ型——广泛子宫全切术**　切除子宫及紧贴盆壁切除主韧带、骶韧带、宫旁及阴道旁组织和阴道上 1/3 部分，并在子宫动脉起始部结扎子宫动脉，常规进行淋巴结清扫术。

4. **Ⅳ型——超广泛子宫全切术**　即从根部切除主韧带、骶韧带、宫颈旁及阴道旁组织，并将膀胱上动

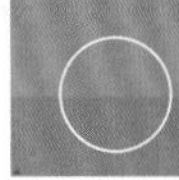

脉结扎，切除输尿管周围组织及阴道上 3/4 部分。

5. Ⅴ型——盆腔廓清术　除上述广泛子宫全切术外，还切除部分输尿管和部分膀胱或直肠。

Piver 的 5 型分类法提出，第一次规范了宫颈癌根治性手术的切除范围，具有里程碑的意义，至今已指导临床 40 多年。但目前 Piver 分型的观念已经老旧，存在以下多个问题：首先，Piver 分型以骶、主韧带的切除宽度及阴道的切除长度作为标准，从解剖学观点来看，主韧带是由子宫血管、淋巴及神经组织构成的复合结构，不适合按照韧带来定义切除宽度。其次，Piver 分型没有包括膀胱宫颈韧带的切除标准，这部分是宫颈癌根治性手术的难点。最后，腹腔镜、能量器械、前哨淋巴结活检术、保留盆腔自主神经等手术的新技术、新方法未纳入其中。因此，虽然 Piver 分型系统还在沿用，但新的分型系统必将取而代之。

2008 年，法国妇科专家 Querleu 和美国妇科专家 Morrow 共同提出了宫颈癌根治手术的 Querleu-Morrow 新分级方法（简称 Q-M 分型），被视为一座新的里程碑。这个分型系统在 2017 年又得以完善，其主要特点是"淡化韧带，强调结构"，手术要参考盆腔内清晰的解剖结构（如子宫血管、膀胱、直肠、输尿管等）作为标志来界定子宫的切除范围。此分型将子宫切除的方式分为 A、B、C、D 4 型，为了强调宫旁淋巴结切除术及保留盆腔自主神经 RH，对 B、C 分型又设 B2 和 C1 亚型。另外，Q-M 分型对阴道切除的长度偏于保守，要求根据病情切除 1~2cm 长的阴道，充分考虑了患者术后生活质量问题。体现了 Q-M 分型"标准化、精细化和个体化"特点。

Q-M 分型中 A 型手术为介于筋膜外子宫切除与子宫次广泛切除术之间的"最小根治术"，为实施缩小手术的安全性评价的临床试验而设计；适用于宫旁转移极低危患者（如ⅠB 期、肿瘤直径 <2cm、无淋巴结转移、无宫颈深间质浸润及 LVSI 阴性），也适用于晚期癌放射治疗和 / 或化学治疗后患者。A 型手术具有一定根治性质的手术，需要切除小范围的宫旁组织，宫旁韧带的切除范围在 0.5cm，阴道需切除 1cm 以内，术中要求辨识输尿管走行，但不游离输尿管，在宫颈和输尿管之间切除子宫韧带，保证宫颈的完整切除和宫旁组织的小范围切除。

Q-M 分型中 B 型手术与 Piver 分型Ⅱ型（次广泛子宫全切术）相对应，根据是否切除宫旁淋巴结，分为 B1 型和 B2 型，其中 B2 型强调 PLN 单独切除理念。B 型手术可能的适应证包括早起浸润癌或ⅠB1（FIGO 2018）、根治性宫颈切除术。B 型手术近似次广泛子宫全切术，但切除范围和理念不同。首先，B 型手术中，输尿管是侧方宫旁组织切除的标志，切除的范围定义在输尿管"隧道"水平，较 Piver Ⅱ型更客观；其次，B 型手术中背侧宫旁组织切除范围定义为子宫直肠腹膜反折水平，摒弃了 Piver Ⅱ型中子宫骶韧带 1/2 切除的模糊概念；最后，B 型手术对于无阴道受侵的早期浸润癌患者，阴道切除长度定为 1cm，摒弃了 Piver Ⅱ型切除阴道 1/3 这一标准。因 B 型手术切除的宫旁组织和阴道组织不伤及盆腔自主神经结构，因此涉及保留自主神经的问题。

B1 型手术适合于ⅠA2 期和局部病灶较小的ⅠB1 期，对于保留生育功能的根治性宫颈切除术也归为 B1 型。B1 型手术是将输尿管"隧道"顶部打开，外推输尿管，并在输尿管"隧道"水平切除侧方宫旁组织，腹侧宫旁组织的膀胱宫颈韧带及背侧宫旁组织的子宫骶韧带只做部分切除，而且不对宫旁淋巴结进行单独处理。

B2 型手术是在 B1 型手术的基础上增加了宫旁淋巴结的切除，对于腹侧和背侧的宫旁组织的切除并未扩展。宫旁淋巴结在解剖位置上与宫颈最为接近，宫颈癌的淋巴引流首先经宫旁淋巴结，再到盆腔淋巴结，宫旁淋巴结是肿瘤淋巴结转移的"必经之路上的第一站"。以往认为宫旁淋巴结是盆腔淋巴结的一部分，彻底的盆腔淋巴结清扫可以将宫旁淋巴结一并清除。目前的观点认为，宫旁淋巴结位于髂内血管内侧的子宫血管周围，是侧方宫旁组织的一部分，不属于常规盆腔淋巴结清扫范围。传统手术是大把钳夹宫旁组织，有可能遗漏宫旁淋巴结，还会损伤周围的血管和神经，导致并发症的发生。Q-M 分型提出了 B2 型手术主张对侧方宫旁组织采用更为精细化的操作，在不损伤宫旁周围血管和神经的情况下，通过单独切除宫旁淋巴结，减少并发症的发生。同时，单独切除宫旁淋巴结送检，还可以减少病理取材不足，避免对转移淋巴结的漏诊。宫旁淋巴结距离宫颈原发病灶最近，多数情况下都是前哨淋巴结，因这些前哨淋巴结体积小，术中容易遗漏，可利用生物活性染料进行识别。除单独切除宫旁淋巴结以外，B2 型手术的其他切除范围与 B1 型相同。

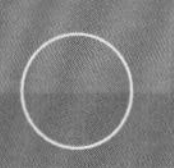

C1 型即保留神经的宫颈癌根治术(nerve sparing radical hysterectomy,NSRH),由日本学者 Kobayashi 于 20 世纪 60 年代首次提出,要点为切除血管部(子宫动、静脉),保留神经部(位于子宫深静脉下方,主要为盆腔内脏神经),该方法被称为“东京方法”,此后经多次补充及改良。国内李斌等提出保留输尿管系膜以保留神经平面的改良型保留神经的宫颈癌根治术。

C1 型手术指征为ⅠB~ⅡA 期患者,主要包括以下 3 个技术要点:①在背侧切除子宫骶韧带时保留腹下神经。②在切除侧方子宫骶韧带时保留子宫深静脉下方的盆腔内脏神经。③在切除腹侧膀胱宫颈韧带时保留盆腔自主神经丛的膀胱支。因这些盆腔自主神经结构细小难以识别,而且紧邻宫旁静脉丛,手术分离难度大,技术要求高,难以在多个医疗中心推广。神经平面理论的提出为 C1 型术式的改良提供思路。理论认为盆腔自主神经虽然结构复杂,但均平行分布于输尿管下方的薄层组织平面中。如果将这个神经平面整体保留,就可以避免精细解剖具体神经结构的复杂操作,达到简化手术的目的。基于神经平面理论,中国医学科学院肿瘤医院提出了“保留神经平面的广泛性切除术(nerve plane sparing radical hysterectomy,NPSRH)”作为 C1 型手术的改良简化方法。该术式以输尿管作为关键解剖标志,将其下方的神经平面进行整体保留,并不对其中的盆腔自主神经丛各个结构进行精确分离,从而简化手术步骤。主要包括以下 3 点改良:①在切除背侧宫旁组织时,将输尿管系膜作为神经平面的近端部分整片保留,不对其中的腹下神经束进行解剖。②在处理侧方宫旁组织时,只清除子宫深静脉周围的宫旁组织,不切断子宫深静脉的主干。③在处理腹侧宫旁组织时,将子宫深静脉的子宫属支和膀胱属支在输尿管内侧切断,这样就整体保留了输尿管下方神经平面的远端部分,使其中的膀胱支保留完整。C2 型手术即不保留盆腔自主神经的 C 型手术,指征为ⅠB~ⅡA 期中肿瘤大体积的局部晚期患者,也可用于偏早期的ⅡB 期患者。C2 型术式切除范围与 C1 型相同,但不保留盆腔神经,术后易致患者膀胱、直肠和性功能障碍,严重影响患者的生活质量。

D 型手术是指将盆腔肿瘤连同盆壁肌肉(闭孔内肌、髂肌、腰大肌)整块切除,还包括部分盆腔骨骼、重要的神经和/或大血管[髂总和/或髂外血管],最终达到切缘阴性的手术目标。可分为 D1 型和 D2 型手术。D1 型手术可用于ⅡB 期的晚期宫颈癌患者,D2 型手术可用于盆腔侧壁复发的患者。

三、腹腔镜手术操作无瘤处理的思考与改进

腹腔镜无瘤原则的目的主要为采取一系列措施避免肿瘤细胞通过血管及淋巴管扩散和避免肿瘤细胞的表面种植。腹腔镜宫颈癌手术的无瘤操作步骤的不断改进,有助于降低早期宫颈癌腹腔镜手术治疗后的复发率。具体管理流程如下。

(一)严格把握宫颈癌腹腔镜手术的适应证

主要应用于早期低危病例,病灶 <2cm,高分化,鳞癌,无深肌层浸润,脉管内癌栓。但不适病灶 >4cm、侵犯深肌层和 >10mm 的淋巴结转移行腔镜手术。

(二)无瘤原则

1. 手术切除肿瘤应在肿瘤周围的正常组织内进行,一般在肿瘤边界外一定距离的正常组织处进行切除。
2. 为防止肿瘤扩散,应对肿瘤整体切除,不宜分块挖除,切除采用电刀。
3. 手术中尽量避免挤压肿瘤,减少播散。
4. 避免切破肿瘤,污染手术野。
5. 肿瘤外露部分或破裂部分应以纱布覆盖、包裹,减少播散。
6. 术中应先结扎静脉后再结扎动脉,以减少癌细胞的血行转移。
7. 先处理距离肿瘤较远的淋巴结,后处理距离肿瘤较近的淋巴结。
8. 肿瘤切除后,缝合前应用大量低渗盐水或化学药物彻底冲洗创面。
9. 切口缝合时必须更换手套及器械,凡接触过肿瘤组织的手套、器械、纱布及无菌巾均须更换。
10. 避免腔镜手术可能引起肿瘤转移和种植播散。

(1)淋巴结清扫应遵循自上而下、由外及里、从浅到深连续整片切除,切除的淋巴结组织应立即放入标

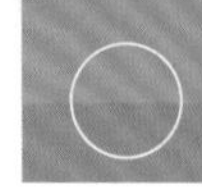

本袋中进行肿瘤隔离，避免腹盆腔种植。

(2)肿瘤应整体切除。

(3)低渗盐水或药物冲洗腹腔及阴道残端。

(4)无气腹的使用：目前认为，早期宫颈癌腹腔镜手术治疗的复发可能与 CO_2 气腹的使用有关。其原理可能为 CO_2 气腹对腹腔造成的机械压力引起肿瘤细胞在腹腔内种植，无气腹腹腔镜手术可以避免此现象。

(5)举宫器的改进：传统举宫器的使用可能违背了无瘤原则，较多妇科肿瘤专家认为举宫器的使用可能与术后复发有关。建议术中尽量不使用举宫器，逐步开展经阴道塞纱布、缝合子宫体用缝线牵拉子宫等方法，在无气腹情况下经阴道途径离断阴道进行缝合。

第三节 早期宫颈癌单孔腹腔镜手术的适应证和手术步骤

一、手术适应证

根据2020年版NCCN指南和中华医学会妇科肿瘤学分会宫颈癌微创手术的中国专家共识，需要界定和掌握宫颈癌微创手术的适应证如下。

1. 在目前缺乏足够证据明确影响微创手术肿瘤治疗结局的危险因素的情况下，可选择低危病例实施微创手术，如宫颈病灶小、分化好、无深层间质浸润等。

2. 对于高危病例，如宫颈病灶大、特殊组织类型、术前宫颈活检病理已提示有脉管受累等，推荐开腹手术。

3. 强调微创手术“无瘤操作”原则，建议如下。

(1)改进举宫方法，推荐“提吊举宫法”。

(2)阴道离断前闭锁肿瘤下方的阴道，或经会阴离断阴道。

(3)淋巴结切除后立即放入标本袋。

(4)子宫标本取出后用注射用水冲洗盆腹腔。

4. FIGO妇科肿瘤学委员会建议，对于适合手术的早期宫颈癌女性，即ⅠA1期伴发LVSI；而开放性手术应视为“金标准”的手术。在作出手术决策前，患者应充分咨询并了解风险。

二、术前评估

(一)术前评估目的及主要内容

术前评估是保证手术顺利进行和术后恢复、减少术中及术后并发症的重要环节。宫颈癌手术多为根治性子宫切除加腹后腔淋巴结清扫，其切除的范围广、创面大，在相关器官功能低下或有病变情况下，围手术期的风险会增大。因此，术前对患者相关和重要器官进行评估是非常重要和不可缺少的。通过术前评估发现这些器官的异常病变并加以纠正，降低手术风险，并根据患者实际情况制订合适的个体化治疗方案。另外，随着医学科学技术的发展，新的宫颈癌手术方式不断出现，手术治疗的方式，从经典的开腹手术、经阴道手术到腹腔镜手术，甚至机器人辅助的手术，选用何种手术，术前也要根据患者的具体病情，结合患者的全身情况作出正确的选择。

(二)对主要治疗手段选用评估

对于妇科恶性肿瘤，手术、放射治疗和化学治疗仍然是经常使用的三大治疗方法，但对于不同期别的宫颈癌，治疗手段也有所不同。

(1)手术治疗：尽管宫颈癌放射治疗和手术的疗效相同，但早期宫颈癌(ⅡA期以下)仍然以手术治疗为主，放射治疗容易并发不可逆的放射性损伤和并发症，降低患者以后的生存质量。宫颈腺癌因对放射治疗不敏感，因此力争行手术治疗，对于局部晚期者，应先予以放射、化学治疗以改善宫颈旁组织受侵状况，再行手术治疗。同时现有的指南推荐，若采用腹腔镜下手术模式仅应用于极早期低危鳞癌的病例。

(2) 放射治疗：宫颈鳞癌对放射治疗敏感，单纯放射治疗可达根治，对于早期者放射治疗的疗效和手术的疗效相同，只不过放射治疗的远期并发症大于手术治疗。对于合并有心、脑、肾等重要脏器严重病变及年老体弱者，手术风险和并发症较大，可以进行放射治疗。

(3) 化学治疗：首先，主要用于放射治疗同步化学治疗，以铂类为基础的同步放射、化学治疗较单纯放射治疗能明显改善ⅠB~ⅣA 期患者的生存期，使宫颈癌的复发危险率下降了 40%~60%，死亡危险率也下降了 30%~50%；其次，也可用于不能耐受放射治疗的晚期或复发转移患者的姑息治疗；宫颈癌灶 >4cm 的术前化学治疗，目的是使肿瘤缩小，便于手术切除，但它不能改善 PFS 和 OS。

（三）对全身重要器官功能的评估

1. 心脏疾病 任何有心脏病的患者都应认为是高危手术者，术前应做好充分的评估，评估患者能否耐受手术、术中及术后可能出现的意外及需要采取的相应处理措施。影响妇科肿瘤手术的心脏病主要有缺血性心脏病、瓣膜性心脏病及心律失常。

(1) 冠状动脉性心脏病（简称冠心病）：尤其是有症状者，麻醉及手术都有较大的风险，心绞痛反复发作未控制者，一般不适合做手术。据报道，围手术期死亡病例中 50% 死于心血管的并发症，这其中半数以上由于心肌缺血所致。对于非急症手术的这类患者，宜先进行心内科治疗，如为恶性肿瘤可选用放射治疗，不选择手术。如果必须手术治疗者，需在短期内给予有效的治疗，待基本症状纠正后选择适当的麻醉及手术范围。

(2) 心肌梗死：术前应当详细询问有无心肌梗死史及发生时间，心肌梗死是引起围手术期死亡最主要的因素之一，距离手术时间越近则风险越高。即使有最好的术前评估和准备，全身麻醉后仍可能发生心肌梗死。在缺血性心脏病的现代治疗处理问世之前，心肌梗死后最初几个月里，麻醉和手术后再次发生心肌梗死的风险非常高，术前 1~3 个月有心肌梗死者手术再发生率可达 37%，3~6 个月为 16%，6 个月以上为 4%~5%，2 年以上者与不施行手术者比较无显著性差异。因此，近期有心肌梗死者，除了危及生命的紧急手术外，均应推迟到 6 个月以后再手术。对术前有频发心绞痛者，提示冠状动脉供血不足，手术创伤可引起心室颤动和心肌梗死，应给予一段时间治疗，待心功能稳定后再手术。有证据证明，冠状动脉旁路手术可以在很大程度上降低心肌梗死的发生风险。

(3) 心律失常：是常见的心脏病，在手术应激或水、电解质紊乱时更容易发生或加重原有的心律失常。因此，在术前应明确心律失常的类型及症状的轻重，不同的心律失常有不同的治疗。一般房性期前收缩及偶发性室性早搏可以不做特殊处理，而频发性室性期前收缩或多源室性期前收缩，需尽快查明原因并对症处理。心率每分钟低于 50 次，应检查是否有病态窦房结综合征，做阿托品试验，静脉注射阿托品 1mg，注射后 5 分钟内，心率每分钟不增加或增加在 90 次以下时，应考虑有病态窦房结综合征的可能。术前需进行适当治疗，术中需应用较大剂量的阿托品，并尽量将血压维持在正常范围，保证心肌供血充分，防止窦房结功能衰竭。对于药物治疗无效者，可在术前行暂时或永久性心脏起搏器置入，以维持足够的心排血量。注意有起搏器者术中如果使用电刀电凝时必须关闭起搏器，不能关闭者不应使用电刀电凝。

2. 高血压 有高血压者，术前应控制好血压，使血压降到正常或接近正常后方可进行手术。降压药物宜选用作用时间短，半衰期短，又能扩张冠状动脉的药物较为适宜，如硝苯地平等钙通道阻滞剂，其既能降血压，又能改善心肌供血。

3. 呼吸系统疾病

(1) 感染：有上呼吸道、气管或肺部感染者，术前必须充分控制感染，应用有效抗生素，待症状消失、体温正常后 3 天方可手术。对有活动性肺结核患者，原则上应延期手术，待结核控制后再手术，若不手术则危及生命，术前应加强抗结核治疗。

(2) 慢性阻塞性肺疾病：这类疾病由于呼吸道阻力增加，从而影响心、肺功能而产生对麻醉和手术的不利影响。常见的有慢性阻塞性支气管炎、阻塞性肺气肿、支气管哮喘和支气管扩张。术前应详细了解病史，评估对手术的耐受性，进行必要的肺功能及 X 射线胸片检查，了解心肺功能有无损害；做血气分析，了

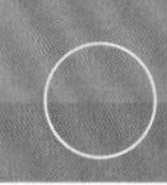

解肺通气功能障碍的程度，必要时进行内科治疗，使病情好转或稳定。如果手术可择期进行，经过治疗后，由内科医师判断心肺功能，是否可耐受手术；哮喘在半年内曾应用激素治疗者，围手术期应适当补充激素。

4. 肾疾病　若肾功能减退，则术后容易出现水、电解质和酸碱失衡现象。轻度肾功能损害常见于老年妇女或合并有糖尿病、高血压、动脉硬化等患者。同时对于术前宫颈癌患者接受顺铂为主新辅助化疗者常常导致程度不等的肾功能损害。这些患者术后发生急性肾衰竭的概率明显增加，尤其术中血压下降时更为严重急性肾小球肾炎或肾盂肾炎的患者，手术应延迟至疾病静止后再进行；肾病综合征如有血中非蛋白氮增高，提示肾功能有严重损害，手术风险较大。慢性肾功能不全患者术前准备较为复杂，术前常需进行血液透析，以使患者手术时其体液和电解质成分得以尽可能地纠正。

5. 糖尿病　糖尿病的诊断标准为空腹血糖 >7mmol/L，餐后 2 小时血糖 >11.1mmol/L，近年来糖尿病的发病率有上升的趋势，且随着年龄的增长而明显上升，术前的多疗程化学治疗对胰岛功能也产生一定的损害，这也是糖尿病发病增多的原因之一。术前应注意与糖尿病相关的疾病，如冠状血管与外周血管疾病、眼底改变、肾及神经系统疾病，并应预先考虑到术后伤口的延期愈合及并发感染等问题。术前对糖尿病患者的术前检查及评估应包括详细了解病史及治疗的过程、并发症情况，检查血糖、尿糖水平、血电解质、血尿素氮、血肌酐，有酸中毒临床表现时应做血气分析，糖尿病患者体内大小血管均有病理改变，因此除要注意心血管及肾脏疾病的检查外，还应评估周围循环情况，如皮肤感觉及足部皮肤改变、周围血管搏动，及时发现缺血性疾病的发生，这些患者手术风险会增加，应进行充分的评估。

术前采用控制饮食和使用短效胰岛素控制血糖在适宜的水平，术前血糖控制在 5.6~11.1mmol/L，术中 7.0~12.7mmol/L，术后 4.0~6.9mmol/L。术前血糖水平保持微高水平，是为了防止术后低血糖。任何时候都应避免低血糖，所以术前还必须给予适当的热量摄入以避免低血糖。平时口服降糖药或用长效胰岛素治疗者，术前 3 天应停药，更换短效胰岛素，控制血糖，当血糖控制在 6.6~8.3mmol/L，尿中无酮体，尿糖控制在 5~10mg/24h 内，尿酮体(+)时也可手术。术前应可能清除潜在的感染，必要时使用抗生素，术前使用维生素 C 和 B 族维生素，有利于切口愈合和防止发生感染。

6. 营养状况　良好的营养状态不仅是维持和恢复机体健康所需要，而且是妇科肿瘤患者术后机体恢复所必需的，营养不良是一种不利于肿瘤治疗、降低患者生存质量，甚至影响预后的恶性肿瘤患者常见伴发疾病，其对肿瘤患者可以产生多种负面影响。术前如果机体存在营养不良，术后营养支持又不够，则容易发生切口不愈合，若同时输尿管手术者，则易发生吻合瘘。另外，还可因机体逐渐分解代谢，导致重要器官发生衰竭，如呼吸功能不全、免疫力低下而导致感染等。因此，术前的营养评估非常重要，术前应详细询问病史，如能否进食、近期体重下降情况；长期呕吐、腹泻提示有营养不良，慢性肝功能不全或慢性肾衰竭者也常伴有营养不良，放射、化学治疗的患者也常合并有营养不良。检测营养不良状态的客观指标常用体重下降、蛋白质和维生素缺乏的体征来判断。

三、术前准备

(一) 阴道准备

阴道准备的主要目的是预防阴道残端缝合创面感染，术前准备包括如下。

1. 术前 1 周开始阴道冲洗(1∶1 000 新洁尔灭溶液或市售阴道冲洗液 1 000ml 左右)，每日 1 次。注意避免碰伤肿瘤创面引起出血，阴道穹窿处也要仔细冲洗。

2. 术前阴道涂抹甲紫或碘伏液。

(二) 肠道准备

肠道准备的主要目的是预防肠道不洁或胀气对手术野暴露的影响，以及减少术后排便影响伤口愈合。主要包括术前 3 天少吃多渣食物，宜半流质饮食。术前 1 天给予流质饮食。术前晚及术日晨给予 0.1%~0.2% 肥皂液 500~800ml 清洁灌肠，但根据目前的快速康复外科的概念采用简单肠道准备。

(三) 皮肤准备

皮肤准备的主要目的是减少手术切口的感染。准备包括术前一日嘱患者做好个人卫生，特别是腹部、外阴及肛周部位的沐浴清洗，术前行术野(包括腹部、外阴及大腿上 1/3 部分)备皮。备皮时特别应注意不

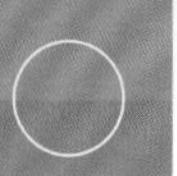

要刮伤术野皮肤。

（四）膀胱准备

膀胱准备的主要目的是避免术中误伤膀胱，准备主要是手术日早晨留置导尿管，以排空膀胱，应防止导尿管脱出，以免进行重新插管。

（五）备血及手术器械的准备

由于宫颈癌手术操作时间较长，操作部位深，损伤范围大且多在大血管旁操作。因此以防术中出血过多，术前均需配患者同型血 600~1 000ml。同时也应准备相应的手术器械，如长的 Kelly 钳、Allis 钳等。另外，电刀电凝、超声刀、大血闭合系统（如百克钳）等的使用也可以减少术中出血。

（六）术前与患者或家属谈话

术前应与患者或家属交代病情和手术风险，谈话内容包括如下。

1. 疾病的诊断和轻重程度。
2. 治疗的方案和目的。
3. 手术的并发症和风险度，如输尿管、直肠、膀胱、血管损伤。
4. 麻醉意外。
5. 生育功能的丧失，若行保留生育功能的宫颈广泛切除术时，要交代术后可能存在不孕的情况。
6. 卵巢去留的问题，特别是卵巢保留后，卵巢悬吊和术后放射治疗、化学治疗对卵巢功能的影响。患者或家属获知情同意，应对手术的方式及范围签字为证。

四、手术步骤及注意事项

1. 根据上述指南，手术方式采取无气腹腹腔镜治疗，不使用举宫杯，采取“提吊举宫法”、低级别病例等措施，以便达到单孔腹腔镜手术无瘤原则的要求。

2. 利用机械装置将腹壁悬吊营造手术空间，无须使用气腹机及 CO_2 气体，减少气腹对血流动力学及心肺功能的干扰，提高手术的安全性。避免腹压过高对膈肌运动影响，减少手术对心肺功能的干扰，使无法耐受气腹的特殊患者（如合并心肺功能不全、肝肾功能障碍、高龄、幼女、孕妇等），顺利完成手术。无须密闭手术空间，无漏气之忧，器械可自由进出，随时吸出电凝产生的烟雾，保持术野清晰，有利于取出切除之肿物。避免气腹干扰，手术过程保持机体最佳的内环境稳定状态，术后恢复快。

3. 克氏针穿刺腹壁 两把骨科克氏针在脐下 3cm 并旁开腹正中线 3~4cm 进针，深度为腹壁厚度约 2/3，不超过腹直肌前鞘，顺腹白线方向至耻骨联合上 4cm 左右穿出（腹横纹上约 1cm），避免损伤腹壁血管。脐部置入入路平台，患者取膀胱截石位，臀部超出床沿 5~10cm，两把布巾钳钳夹、提拉脐部两侧皮肤及皮下组织，在脐正中做一纵向切口，切开脐轮，长约 2.5cm，Allis 钳夹脐部切缘，切开脐部筋膜及腹膜，进入腹腔，置入腹腔镜探查腹盆腔情况后，脐部放入切口保护套作为入路平台，助手提拉脐部，卵圆钳协助将保护套内环经脐部切口推入腹腔，翻卷保护套外环，外环拉紧后，术者示指入腹腔探查一圈，确保无组织挤压于内环与腹壁之间，避免副损伤，进腹腔后探查各脏器表面情况（图 18-1~ 图 18-4）。

4. 盆腔淋巴结清扫 髂外淋巴结切除，沿着髂外动脉静脉鞘膜分离，直达腹股沟韧带水平，由上而下、由内而外切除髂外血管周围淋巴脂肪组织。腹股沟深淋巴结切除：在腹股沟韧带下方、髂外血管末段表面，有腹股沟深淋巴结，沿正常疏松间隙分离后，用分离钳提起整块淋巴脂肪组织，用超声刀于血管表面凝结离断淋巴管整块切除。沿腰大肌与髂外血管间分离进入闭孔窝外侧，分离髂血管与腰大肌间脂肪淋巴组织，暴露闭孔神经中上段及髂内外静脉分叉外侧并切断其内侧面淋巴脂肪组织，充分暴露髂内静脉主干。闭孔、髂内淋巴结清除：沿髂外静脉末段内侧向内下方分离进入膀胱侧窝及闭孔窝，助手钳夹提拉闭锁脐动脉充分暴露闭孔区；于髂耻梳内上方分离切除股深淋巴结；分离暴露闭孔神经末段，沿神经逆行向上分离至髂内外静脉分叉处，于分叉处将已分离好的闭孔外侧壁淋巴脂肪组织拉出，沿髂内动脉及闭锁脐动脉将其与闭孔神经内侧及下方间淋巴脂肪组织整块切除。完整切除髂总、髂外、腹股沟深、闭孔及髂内淋巴结（图 18-5）。

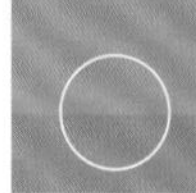

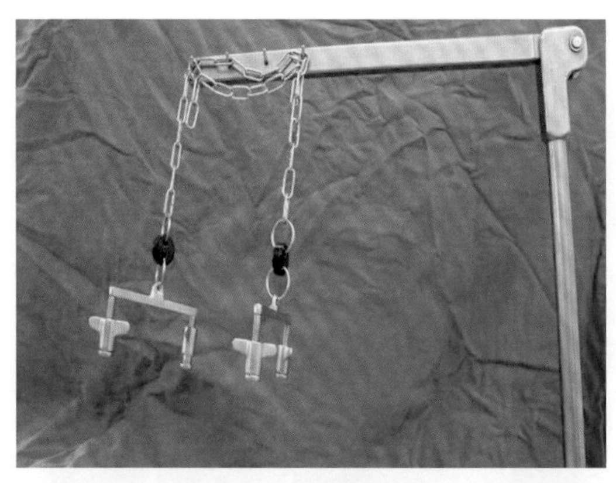

图 18-1　使用吊勾

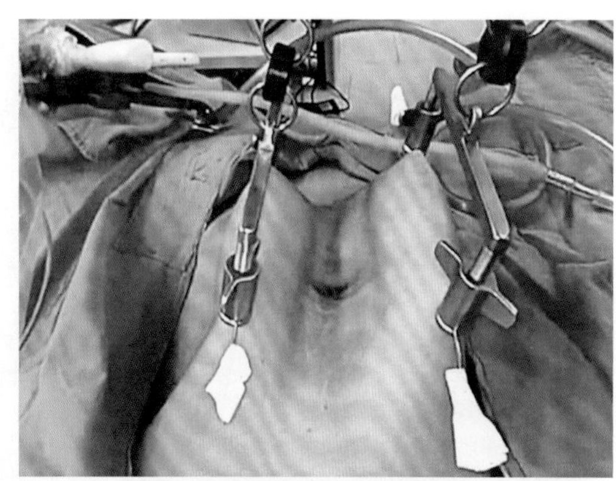

图 18-2　克氏针穿刺腹壁后拉

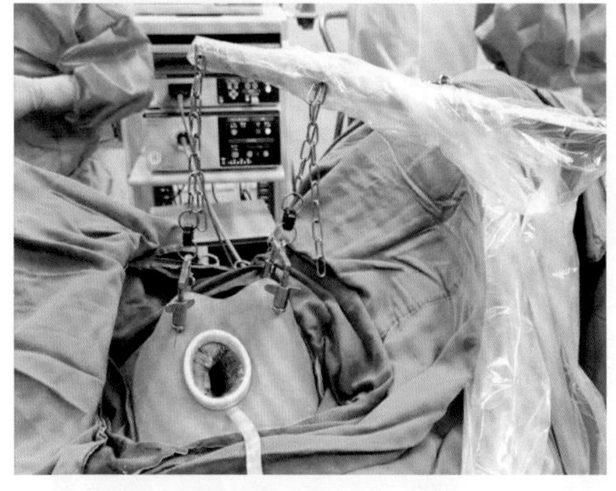

图 18-3　脐部入路

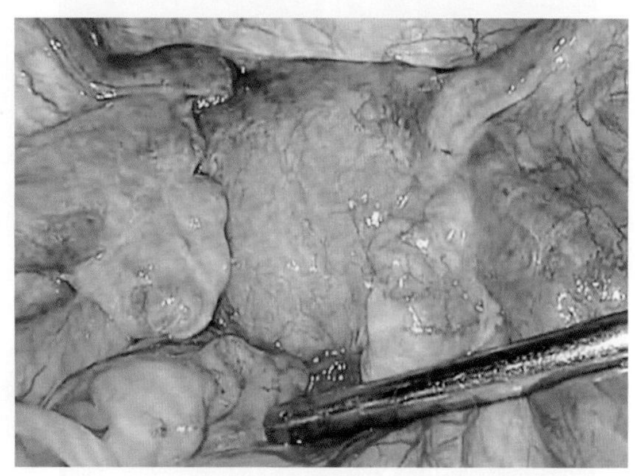

图 18-4　盆腹腔内脏器探查

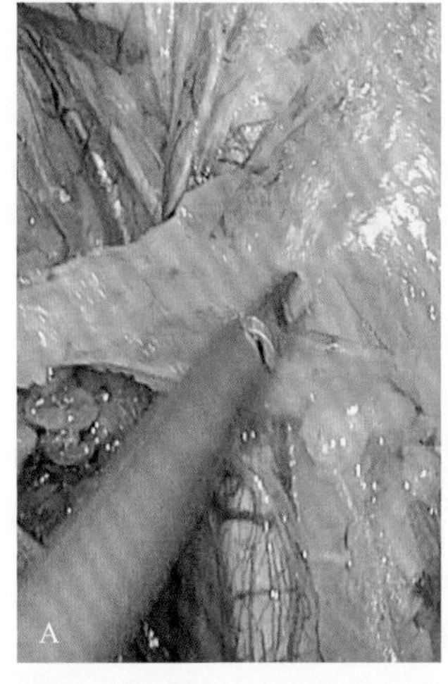

A

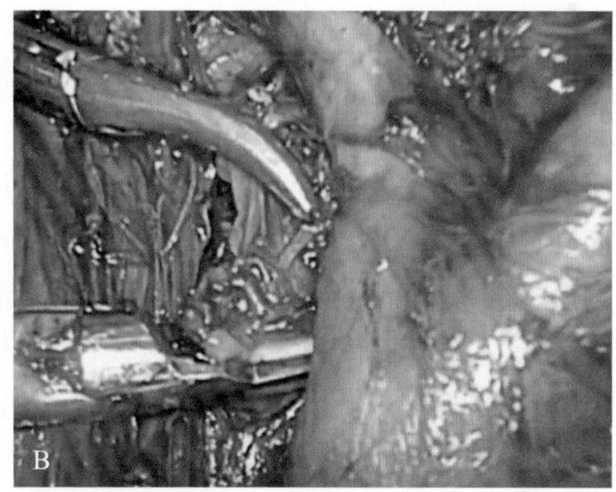

B

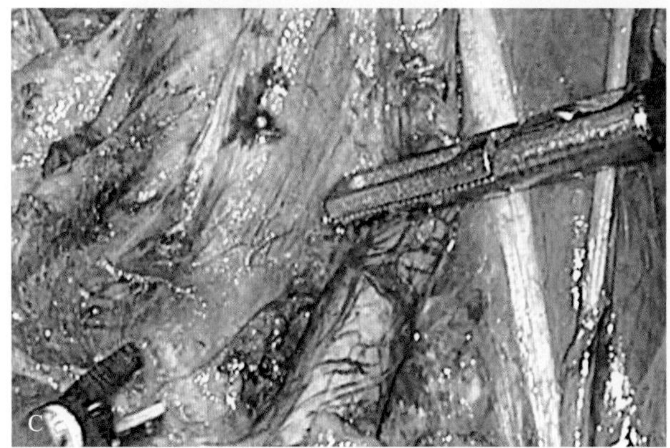

C

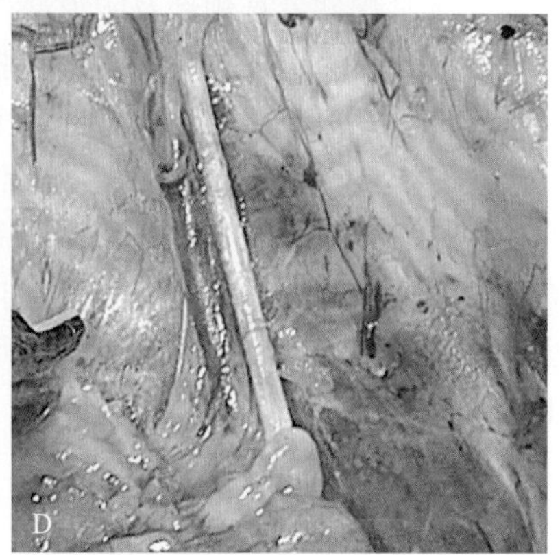

D

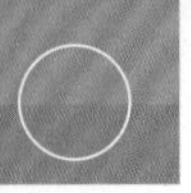

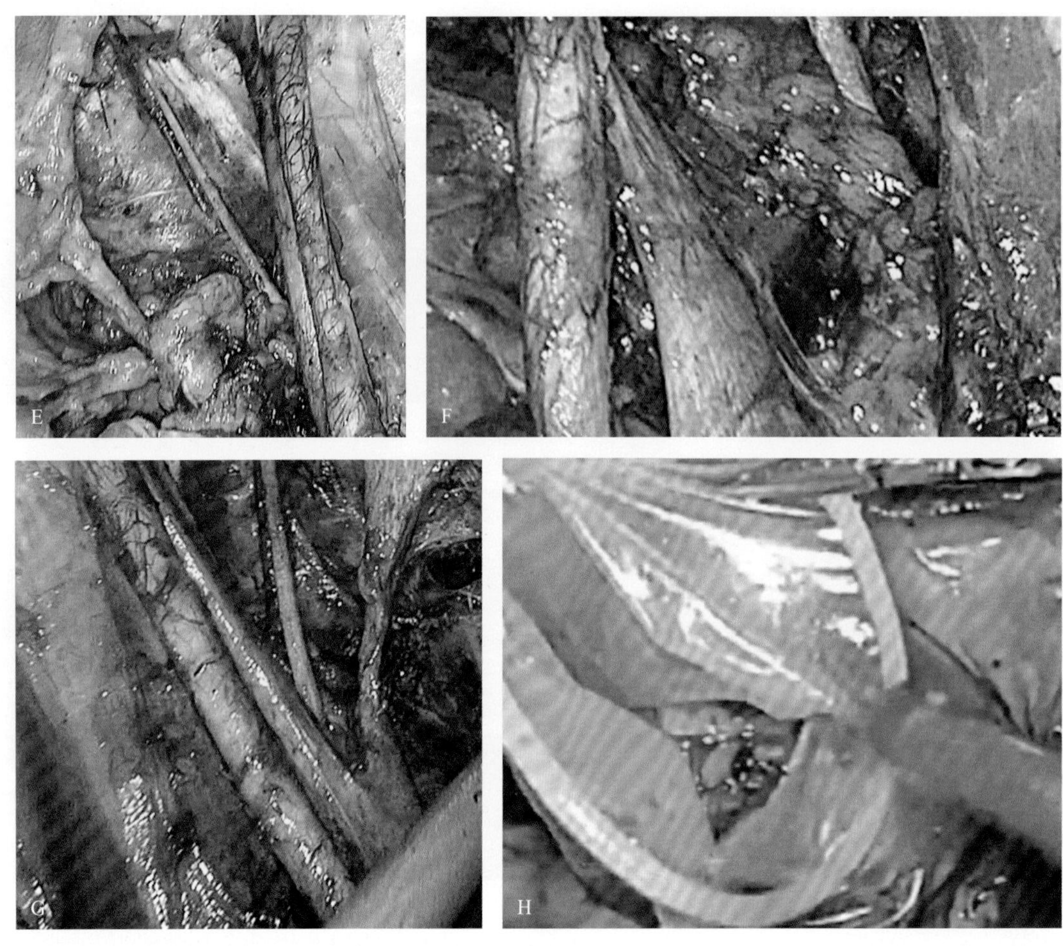

图 18-5 盆腔淋巴结清扫步骤

A. 切除髂外动动脉旁纤维组织及淋巴结；B. 切除髂总血管旁纤维组织及淋巴结；C. 清扫髂外静脉纤维组织及淋巴结；D. 暴露闭孔神经及血管；E. 清扫闭孔神经下方组织及淋巴结；F. 暴露髂内动静脉血管并切除周围组织及淋巴结；G. 显示盆腔清扫淋巴结范围；H. 在清扫淋巴结中放入标本袋

5. B/C 型（Q-M 手术分型）子宫切除

（1）游离盆段输尿管，打开直肠侧窝至骶前，充分游离骶韧带，靠近盆壁凝结离断双侧骶韧带。

（2）打开阔韧带前叶，靠近盆壁凝结切断圆韧带。

（3）打开膀胱子宫反折腹膜，分离膀胱宫颈阴道间隙下推膀胱至宫颈外口水平下 3~4cm。

（4）处理子宫动脉：靠近髂内动脉游离子宫动脉，凝结后切断，并向宫颈峡部游离至输尿管内上方。子宫静脉是髂内静脉的脏支，其位置稍低于子宫动脉，易撕裂出血。

（5）处理膀胱宫颈韧带：提起膀胱侧角及输尿管，沿输尿管后上方分离膀胱宫颈韧带用超声刀离断，分次分离、离断膀胱宫颈韧带宫颈部及阴道部。

（6）处理膀胱侧韧带：于阴道侧前方、膀胱侧后方分离膀胱侧韧带内侧离至阴道中段旁脂肪组织，于闭锁脐内侧主韧带前方分离至膀胱侧窝，分离出膀胱侧韧带外侧，凝结离断膀胱侧韧带。

（7）处理主韧带：于膀胱侧窝及直肠侧窝间充分游离暴露主韧带，此时因膀胱及输尿管充分分离，可在输尿管内侧或外侧根据需要靠近或紧贴盆壁，凝结离断主韧带。因主韧带上部为血管部有子宫深静脉等血管，需充分凝结后方可用超声刀离断，否则易出现断端出血且回缩后不易止血。

（8）处理阴道旁组织：转向阴道用超声刀凝结离断阴道旁组织，因阴道侧壁有较大的静脉，需避免撕裂，否则出血不易处理（图 18-6）。

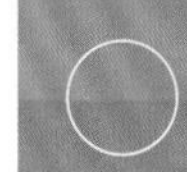

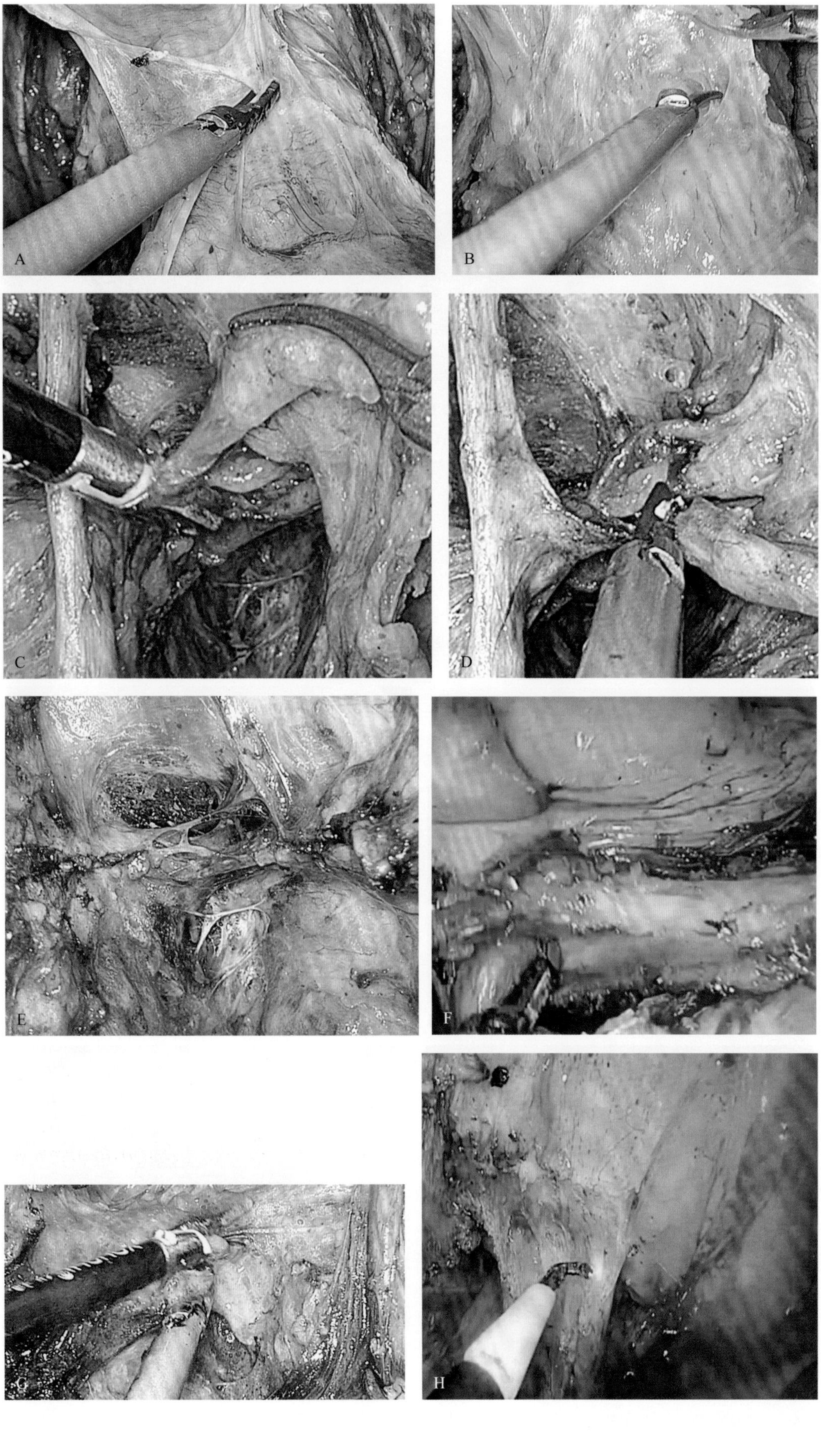

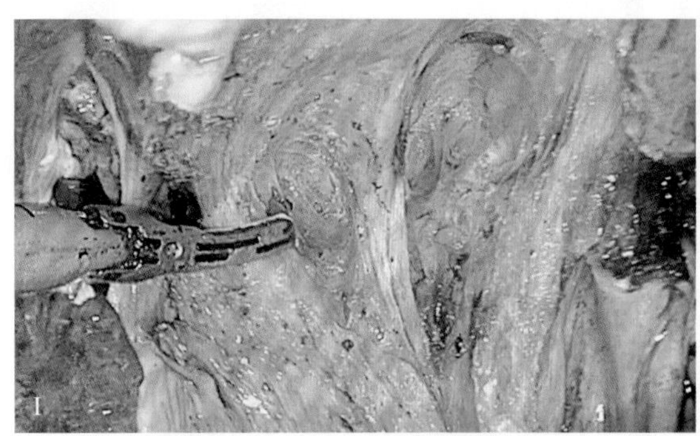

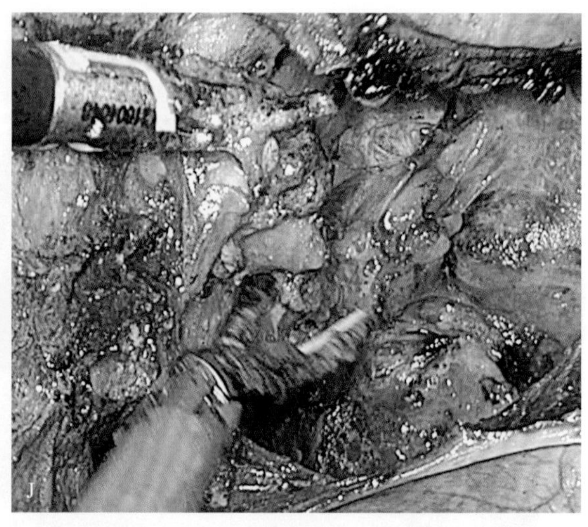

图 18-6 B/C 型(Q-M 手术分型)子宫切除步骤

A. 打开子宫膀胱腹膜反折;B. 下推膀胱至宫颈外口;C. 髂内动脉游离子宫动脉;D. 凝结子宫动脉后切断;E. 处理膀胱宫颈韧带及膀胱侧韧带;F. 分离膀胱侧韧带内侧;G. 打开输尿管隧道;H. 打开子宫直肠间隙;I. 直肠侧窝间充分游离主韧带;J. 切断骶主韧带

6. 无瘤操作原则 强调“无瘤操作”原则,尽量减少手术中肿瘤组织对正常组织的污染,特别在离断子宫及宫旁组织时要做好防护。采取将离断前的子宫及宫颈等组织完整套入袋中并扎紧残端的部位处,采用经会阴离断阴道并将袋子整体拉出至阴道外。子宫标本取出后用注射用水冲洗盆腹腔(图 18-7)(详见视频 18-1 经脐单孔腹腔镜宫颈癌手术——免举宫)。

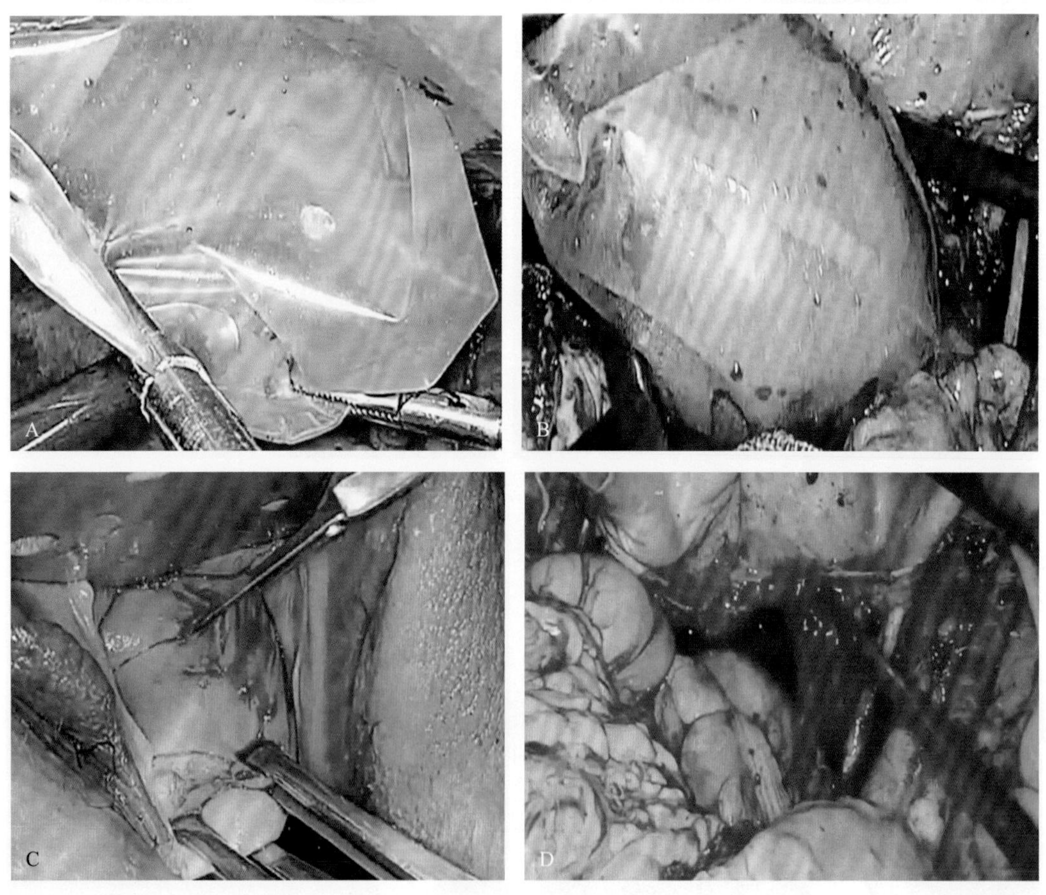

图 18-7 无瘤原则的操作

A. 子宫及宫颈等组织完整套入标本带中;B. 扎紧残断处;C. 经会阴离断阴道;D. 注射用水冲洗盆腹腔

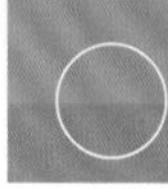

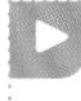

视频 18-1
经脐单孔腹腔镜宫颈癌手术——免举宫

第四节　宫颈癌手术的并发症及其防治

一、术中并发症及其防治

（一）术中出血

术中出血可分两方面：一是清扫盆腔淋巴结时，可直接损伤动脉或静脉；二是分离主韧带或游离输尿管隧道时导致盆底静脉丛出血。若系直接损伤大血管，可看清出血点后直接缝扎或结扎止血。若系损伤盆底静脉丛，难以钳夹止血时，最好的办法是用纱布垫压止血，待一段时间后再缝扎止血。另外，采用双侧髂内动脉结扎术或腹主动脉暂时阻断法控制局部出血量，再寻找出血点，准确钳夹，缝扎或结扎，取得良好的止血效果。在清扫骶前淋巴结时，骶静脉破裂时可引起致命出血，钳夹常常无效，可选择明胶海绵、胶原蛋白微颗粒，或用蜡状骨材料堵塞骶骨前。有文献报道当传统止血方法无效时可用金属图钉钉入骶骨压迫可达到止血目的。

（二）脏器损伤

广泛性子宫全切术时最常见的损伤部位是膀胱，其次是输尿管、直肠。膀胱最易损伤的部位是膀胱三角区，在宫颈前方分离膀胱时，使用钝性或锐性分离均可能会损伤膀胱。促发膀胱损伤的高危因素包括：剖宫产术后、宫颈锥切术后、阴道前壁修补术后、宫颈前壁病灶浸润明显等。如果膀胱损伤后出血不多，表明损伤表浅可用 3-0 号可吸收缝合线行间断缝合。如果膀胱已破裂，应仔细辨认破裂的边缘及输尿管的位置，然后分两层，采用 3-0 号可吸收缝合线连续或间断缝合。如果膀胱破裂口不齐，损伤严重，应将其修整后再行缝合术。术后应留置导尿管持续引流 7~10 天，术后应放置盆腔引流管，并使用预防性抗生素。

输尿管最容易损伤的部位如下。

1. 在行腹主动脉旁淋巴结切除时，容易损伤输尿管上段。
2. 在结扎骨盆漏斗韧带或行盆腔淋巴结切除时，容易在骨盆入口的边缘损伤输尿管。
3. 在分离子宫动脉及钳夹主韧带和宫骶韧带时，或在打开输尿管隧道时，易损伤输尿管盆腔段。

在钳夹和缝扎时疑损伤输尿管者，应立即减压，并仔细检查是否正常蠕动。若未发现明显损伤，可将输尿管放置一边，等手术结束时再次检查。若输尿管仍保持正常蠕动，无明显的狭窄和扩张，可放心地将输尿管放回原位。如果某一段输尿管已丧失功能，或明显损伤，应该切除此段输尿管，然后放置输尿管导管作为支架以利愈合。如果损伤在子宫动脉平面以上，可行输尿管吻合术；如果损伤的部位在子宫动脉以下或离膀胱很近，应该行输尿管膀胱再植术。

肠道最常见损伤的部位是直肠。如果损伤仅仅是直肠浆肌层，可用细丝线间断缝合浆肌层。若发现肠道已完全破损，应用细丝线间断缝合肠道破口。如果肠道破口很大，或肿瘤已侵及肠黏膜，最好行肠切除及吻合术，必要时做结肠造瘘术。神经损伤常发生在腹膜外盆腔淋巴结清扫时，在髂总动脉下段及髂外动脉外侧切断细的生殖股神经，使术后股部皮肤麻木感。大多可自行好转，理疗有助于恢复。闭孔神经在锐性分离时可部分切断或全部切断，发现后立即缝接修复可恢复正常功能。

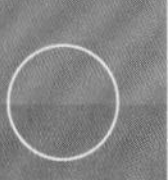

二、术后并发症及防治

（一）术后出血

术后出血多因术中止血不彻底，继发感染所致。尤以术后一周内较常发生。术后观测生命体征变化和引流管引流液情况，如发现异常，及时处理。一般于术后48~72小时可拔除。术后伤口加压沙袋，也可达到止血的目的，沙袋一般于术后8小时去除，严密观察伤口敷料有无渗出，准确判断出血量，及时更换敷料。

（二）输尿管瘘

输尿管瘘是较常见的术后并发症。输尿管瘘的临床表现取决于损伤类型。主要症状为术后不久或术后14天左右出现阴道持续性溢尿或阴道流水。尿瘘出现前往往先有发热和腹痛。典型的输尿管瘘于术后7~10天即出现阴道流水。输尿管瘘管多位于阴道残端侧角。如出现尿瘘必须尽早鉴别膀胱瘘和输尿管瘘。方法是先用干纱布填塞阴道，然后膀胱内注入亚甲蓝溶液。如阴道内纱布蓝染则提示膀胱瘘；如无阴道内纱布蓝染，则应静脉注射靛卡红，如阴道内纱布红染则提示输尿管瘘。必要时可行静脉肾盂造影或膀胱镜检查加逆行肾盂造影，可获得更为完全的信息，并可同时行输尿管插管。较小的早期输尿管瘘，可通过膀胱镜放置输尿管导管持续引流10~15天，一般在14~21天愈合。较大的或晚期的输尿管瘘需行手术修补。手术时间和方式的选择取决于患者的一般情况，应将保护肾脏的功能放首位。一旦患者情况允许手术，瘘管口周围组织良好，应尽早施行经腹腔输尿管瘘修补术。小部分早期或小型的膀胱阴道瘘患者，通过持续性膀胱引流，可在1个月内自然愈合。大部分患者或较大瘘孔（>1cm者）需进行手术修补。手术的时间应选择在瘘孔组织炎症消失，周围瘢痕软化，瘘孔不再缩小时施行，时间多需2~3个月。修补的途径可经阴道、腹腔或膀胱进行或联合修补。术后需应用预防性抗生素、雌激素，并持续导尿。

（三）膀胱功能障碍

膀胱功能障碍包括：张力性尿失禁、膀胱膨出、尿道缩短、排尿困难、尿潴留、尿感消失，逼尿肌麻痹等。膀胱功能障碍的类型及严重程度与宫颈癌手术的范围及彻底性有关，也与术前膀胱功能状态相关。术后一般应持续留置尿管7~10天，间隙排放尿液2天后拔除尿管，随后测残余尿，如果残尿>100ml则继续保留导尿1周，在此期间应注意预防继发感染。一旦继发感染，应加强抗生素的使用，并给予膀胱冲洗及膀胱理疗。胆碱类药物应用亦可促进膀胱功能恢复，对部分患者有效。少数病例在拔除尿管后可发生尿失禁，出现此种情况应嘱患者每日坐热盆浴，锻炼盆底肌肉，促使早日恢复尿道括约肌功能。尿潴留一般系支配膀胱运动功能的神经损伤所致，因此，术中应尽量保留骶韧带外侧的神经组织，以便能维持膀胱的正常功能。阴道断端闭合时，行膀胱子宫陷凹腹膜反折，阴道断端前、后侧，与直肠子宫陷凹反折腹膜4层组织一并缝合，避免术后膀胱后屈嵌顿在缩短的阴道残端之上，使残余尿潴留。膀胱理疗或针灸可促进膀胱功能的恢复。对顽固性尿潴留，采用膀胱括约肌扩张是有效的方法。

（四）淋巴囊肿

盆腔淋巴结清扫术后，腹膜后留有无效腔，回流的淋巴液滞留在腹膜后即形成淋巴囊肿（lymphatic cyst）。大的淋巴囊肿可引起疼痛甚至合并感染或压迫输尿管威胁肾功能。术中清扫盆腔淋巴结时尽量结扎能证实的淋巴管、术后放置负压引流可减少其发生。对直径<5cm无症状的淋巴囊肿患者，可以局部热敷，1~2个月后可吸收消退；直径5~10cm者，应配合外敷，如大黄100g，芒硝500g；直径>10ml有压迫症状或伴发热者，应在B超指示下穿刺抽液。淋巴囊肿伴有下肢症状者应引起重视，建议给予抗凝治疗。有文献报道有下肢症状者彩超提示有髂血管受压，患侧下肢血流减慢，故要警惕下肢静脉血栓，预防血栓形成。症状较轻者，给予肠溶阿司匹林片；症状较重者，给予低分子量肝素2~2.5KU，皮下注射，每日2次，连用5天，第4天加华法林片口服至下肢症状明显好转、囊肿基本消失后停药。

（五）术后感染

术后感染危险因素包括：患者机体状况、肿瘤本身的因素、较多的诊断及治疗操作。患者的机体因素包括：高龄、肥胖、营养不良、化学治疗和放射治疗史及患者免疫力低下等。肿瘤患者常伴有阴道菌群的改变和潜在的感染，与手术有关的危险因素包括：静脉通道的建立，气管插管和胃管的设置，尿管的保留，范

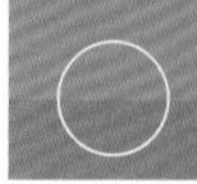

围较广的解剖和分离的操作，较长的手术时间，较多的组织损伤和失血，术后留下较多的无效腔等。病原菌主要是来自患者阴道和肠道的菌群。大多是混合感染，细菌包括厌氧菌如消化链球菌、消化球菌及类杆菌，需氧菌如链球菌、肠球菌、葡萄球菌及大肠埃希氏菌等，而且从患者术后感染分离出来的细菌很多都对抗生素耐药。术后感染的类型可分为两大类：一类是手术部位的感染，包括伤口感染和盆腔感染；另一类是术后其他感染，包括泌尿道感染、肺部感染与静脉导管。术后及时除去引流管、尿管，尽早下床活动，保持呼吸道卫生，多做肺部锻炼。术后合理使用抗生素。

（六）术后静脉栓塞

术后静脉栓塞较常见的并发症，发生率可达 25%。深部静脉栓塞可继发肺栓塞，极易危及患者生命，故应积极防治。深部静脉栓塞症状和体征大多于住院期间出现，典型表现为单侧下肢水肿、肿胀和疼痛，并伴有长期低热，也可于出院后才逐渐出现静脉栓塞和肺栓塞，临床诊断非常困难，即使有经验的临床医师也很难确诊。一旦考虑患者有深部静脉血栓形成，应积极检查确诊或排除。多普勒超声和静脉体描记法是目前最常用的两种确诊手段，对诊断股静脉及髂静脉血栓形成非常可靠。此外，可进行放射性纤维蛋白原吸收检测，是国外近年来在临床应用的一项新诊断技术，对深静脉血栓形成的诊断较为敏感和特异。深部静脉栓塞的处理原则是：一旦诊断立即给予肝素抗凝治疗，并根据凝血酶时间调整肝素剂量，一般将肝素调至 2 倍凝血酶时间为准。患者卧床休息 10 天后可以下地活动，而不宜行溶血栓治疗和血栓切除术。

（七）术后其他并发症

下肢淋巴水肿及乳糜漏（chyle leak）均为术后并发症。多频生物电阻抗分析能早期发现下肢淋巴水肿，争取下肢淋巴水肿能早期发现，积极治疗。腹主动脉旁淋巴结清扫后出现的乳糜漏，必要时需要手术治疗。

腹腔镜手术具有术后患者痛苦轻、住院时间短、恢复快等优点，但腹腔镜广泛子宫全切术及淋巴结切除术与开腹手术相比，有其特殊性和相应的并发症。穿刺孔肿瘤转移是腹腔镜手术特有的并发症，其原因如下。

1. 未采取严密的防范措施，使较多的肿瘤细胞遗漏于穿刺套管。
2. 染有肿瘤细胞的器械与套管接触时，肿瘤细胞直接接触穿刺孔。
3. 在气腹条件下，压力作用将肿瘤细胞压迫至穿刺孔创面。

因此，在腹腔镜淋巴结切除时，切下的淋巴结应马上置于装物袋中，避免肿瘤细胞浸润的淋巴结与其他器官或器械相互污染。

腹腔镜手术的部分患者术后会出现肩部酸痛，持续 2~3 天，一般不需要处理。如疼痛严重，对症处理即可。出现肩部酸痛的原因，可能与气腹时牵拉膈肌，或由于 CO_2 过多，肩部乳酸堆积所致。术后 CO_2 扩散，腹腔酸化，残余气体可致腹膜张力下降，腹膜对腹腔内脏器的支持力下降，导致疼痛。术中尽量减少 Trocar 进出腹腔的次数，术毕拔除 Trocar 前排净腹腔内气体可避免此并发症的发生。

腹腔镜手术的其他并发症还包括气腹压力过高造成心肌缺氧、体温下降、酸碱平衡失调、气胸等，这些并发症的发生均与手术时间呈正相关。术后也会发生皮下气肿、静脉 CO_2 气体栓塞、呼吸窘迫等并发症。

随着器械的改进及手术技术的提高，腹腔镜也被越来越多地应用于宫颈癌的治疗中，因此，手术医师的严格培训和经验积累对降低手术并发症发生率、提高患者生存率及生活质量非常重要。相信随着仪器设备的不断提升，以及医疗技术的不断提高，腹腔镜用于治疗宫颈癌的并发症也将会进一步降低。

（李 力　韦露薇　潘忠勉　张洁清）

参考文献

[1] ENES TAYLAN, KUTLUK OKTAY. Fertility preservation in gynecologic cancers. Gynecol Oncol, 2019, 155 (3): 522-529.

[2] CAMRAN NEZHA, ROBERT A ROMAN, ANUPAMA RAMBHATLA, et al. Reproductive and oncologic outcomes after

fertility-sparing surgery for early stage cervical cancer: a systematic review, Fertil Steril, 2020, 113 (4): 685-703.

[3] 黄晓斌，谢庆煌，柳晓春，等．单孔腹腔镜盆腔淋巴结切除联合阴式广泛子宫切除术治疗早期宫颈癌．中国微创外科杂志，2019, 06: 512-514.

[4] 杨孝明，李玉宏，王玉东．宫颈癌保留生育功能的现状及反思．中国实用妇科与产科杂志，2019, 10: 1098-1105.

[5] National Comprehensive Cancer Network. The NCCN clinical practice guidelines in cervical cancer. Version1, 2020.

[6] RAMIREZ PT, FRUMOVITZ M, PAREJA R, et al. Minimally invasive versus abdominal radical hysterectomy for cervical. N Engl J Med, 2018, 379: 1895-1904.

[7] MELAMED A, MARGUL DJ, CHEN L, et al. Survival after. Minimally invasive radical hysterectomy for early-stage cervical cancer. N Engl J Med, 2018, 379: 1905-1914.

[8] ANDREAS OBERMAIRr, REBECCA ASHER, RENE PAREJA, et al. Incidence of adverse events in minimally invasive vs open radical hysterectomy in early cervical cancer: results of a randomized controlled trial. Am J Obstet Gynecol, 2020, 223 (5): 757.

[9] DIEGO ODETTO, MARIA CELESTE PUGA, JOSE SAADI, et al. Minimally invasive radical hysterectomy: an analysis of oncologic outcomes from Hospital Italiano (Argentina). Int J Gynecol Cancer, 2019, 29 (5): 863-868.

[10] LUIS CHIVA, DAVID CIBULA, DENIS QUERLEU. Minimally Invasive or Abdominal Radical Hysterectomy for Cervical Cancer. N Engl J Med, 2019, 380 (8): 793-794.

[11] JAMES R BENTLEY. Minimally-Invasive Radical Hysterectomy for Cancer of the Cervix: The Perspective of the Society of Gynecologic Oncologists of Canada (GOC). J Obstet Gynaecol Can, 2019, 41 (2): 143-145.

[12] 刘继红，万小平，马丁，等．宫颈癌微创手术的中国专家共识．中国医学前沿杂志（电子版），2019, 11 (11): 27-29.

[13] 陈春林，黎志强，孙立新，等．ⅠA1 (LVSI$^+$) ⅠB2 期子宫颈癌腹腔镜与开腹手术长期肿瘤学结局真实世界研究．中国实用妇科与产科杂志，2020, 36 (6): 536-543.

[14] 马骏，陈晓林，王倩青，等．ⅠA1 (LVSI$^+$) ⅡA1 期子宫颈癌腹腔镜与开腹手术长期肿瘤学结局的真实世界研究．中国实用妇科与产科杂志，2020, 36 (5): 445-452.

[15] 陈春林．中国子宫颈癌手术途径选择的再思考．中国实用妇科与产科杂志，2020, 36 (4): 296-302.

[16] 陈春林，崔竹梅，蒋海霞，等．真实世界研究条件下ⅠA1 (LVSI$^+$) ⅡA2 期子宫颈癌腹腔镜及开腹手术长期肿瘤学结局比较研究．中国实用妇科与产科杂志，2020, 36 (4): 349-356.

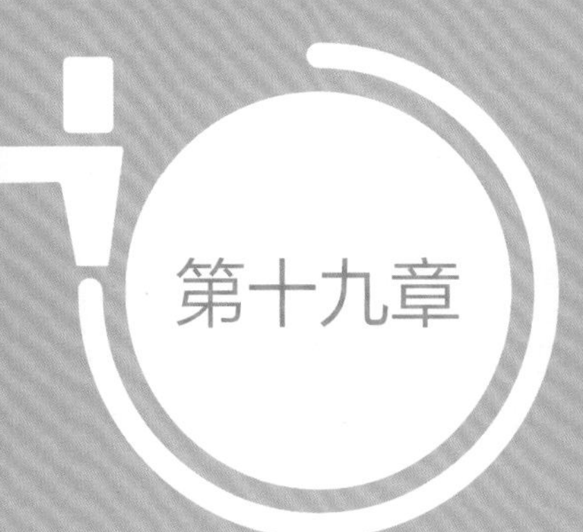

第十九章

早期卵巢癌的单孔腹腔镜手术治疗

第一节 概 述

卵巢癌是女性生殖系统常见的三大恶性肿瘤之一。由于至今缺乏有效的早期诊断方法及其易复发、转移和多药耐药等特点，使得约 70% 的卵巢癌患者发现时已是晚期，而晚期卵巢癌（advanced ovarian cancer，AOC）患者的 5 年存活率不到 40%，病死率居妇科恶性肿瘤的首位，成为严重威胁妇女生命的疾病。晚期上皮性卵巢癌（advanced epithelial ovarian cancer，AEOC）的标准治疗流程为初始肿瘤细胞减灭术（primary debulking surgery，PDS）后给予 4~6 个疗程的含铂化学治疗（PDS-CT）。但 70% 的患者发现时均为晚期患者并发生远处浸润转移，因此初次手术很难达到理想减灭术（R0）。新辅助化疗（neoadjuvant chemotherapy，NACT）是指Ⅱ～Ⅳ期晚期患者在术前给予 1~4 个疗程联合化学治疗以再达到理想的减灭术，从而提高治疗效果。使许多 AEOC 患者获得了手术治疗的机会。在上述治疗完全缓解后根据基因检测情况进一步给予维持治疗，目前的维持治疗采用血管抑制剂和聚二磷酸腺苷核糖聚合酶抑制剂（poly adenosine diphosphate ribose polymerase inhibitor，PARPi）。

一、临床表现

卵巢癌的发病原因目前仍不明确，其危险因素有年龄的增长、未产或排卵年增加、促排卵等，以及乳腺癌、结肠癌或子宫内膜癌的个人史及卵巢癌家族史，均被视为危险因素。遗传卵巢癌综合征（hereditary breast-ovarian cancer syndrom，HOCS）患病的危险率高达 50%，随着年龄的增长其危险性也增加。“卵巢癌三联症”：即年龄 40~60 岁、卵巢功能障碍、胃肠道症状，应引起对卵巢癌的警戒。

1. 症状 早期常无症状，可能会出现一些非特异性症状，如胃肠道症状及尿频、尿急等改变。随着肿块的增大，出现扪及腹部包块、腹胀加重及其他消化道症状等。肿块的病理类型不同常表现出不同的临床症状，功能性肿瘤常会引起不规则阴道流血或绝经后出血，需与宫颈癌、子宫内膜癌相鉴别。早期患者中少部分可能会出现消瘦、贫血等恶病质表现。当肿块体积较小时，全身检查特别注意乳腺、区域淋巴结、腹部膨隆、肿块、腹水及肝、脾、直肠检查。

2. 盆腔检查 妇科检查及三合诊检查常无明显阳性体征，当肿块逐渐增大后，妇科检查可扪及肿块，常为双侧，活动性差，表面欠光滑，可伴有腹腔积液。三合诊检查可能在直肠子宫陷凹触及肿块。盆腔检查时，应系统地对子宫及附件进行检查，注意附件肿块的位置、侧别、大小、形状、边界、质地、表面状况、活动度、触痛及直肠子宫陷凹结节等。应强调盆腔肿块的鉴别，以下情况应注意为恶性：实性，双侧肿瘤不规则、表面有结节粘连、固定、不活动。

二、诊断

结合病史、体征及必要的辅助检查确定包块的来源及性质。早期卵巢癌的症状较不明显。发病年龄大致在 50~59 岁，结合卵巢癌的“三联症”，当出现腹痛、腹胀、扪及腹部包块时间持续 1 周至 6 个月以上时，应考虑有卵巢肿瘤的可能。联合必要的辅助检查加以筛查。

1. 影像学检查

(1) 超声扫描：对于盆腔肿块的检测有重要意义，可描述肿物大小、部位、质地等；对肿瘤良、恶性的判定依经验而定，可达 80%~90%；也可显示腹水。通过彩色多普勒超声扫描，能测定卵巢及其新生组织血流变化，有助于诊断。

(2) PET-CT 的应用：有助于判断盆腔淋巴结转移情况及全身其他部位转移情况，以及帮助确定手术诊疗方案。

(3) CT 及 MRI：对脏器及淋巴转移有参考价值。

(4) 腹腔镜检查的作用：①明确诊断，做初步临床分期。②取得腹水或腹腔冲洗液进行细胞学检查。③取得活体组织进行组织学诊断。④术前放腹水或腹腔化学治疗，进行术前准备。

(5) 胸部、腹部 X 射线检查：可显示阳性阴影。

(6) 必要时选择以下检查方法：系统胃肠摄片（gastrointestinal radiography）或乙状结肠镜观察，必要时行胃镜检查，提供是否有卵巢癌转移或胃肠道原发性癌瘤。肾图、静脉肾盂造影，观察肾脏的分泌及排泄功能、泌尿系统压迫或梗阻症状。肝脏扫描或 Y 照相：了解肝转移或肝脏肿物。放射免疫显像：以放射性核素标记抗体为肿瘤阳性显像剂，进行肿瘤定位诊断。

2. 肿瘤标志物

(1) 卵巢癌标志物：主要用于诊断和鉴别诊断、监测病情与疗效、判断预后、预测达到满意肿瘤细胞减灭术的可能性，最近几年更是希望用于靶向治疗的靶点选择、化学治疗药物的耐药判断和用药指导。上皮性癌主要检测 CA125 和 HE4，而非上皮性癌可检测 AFP、hCG、LDH 等。

(2) CA125：称为黏蛋白 16（MUC16）。血清 CA125 水平在子宫内膜异位症、盆腔炎性疾病、早期妊娠等情况下也会升高，血清 CA125 诊断卵巢癌的敏感度为 74%、特异度为 83%，而其诊断早期卵巢癌的敏感度仅为 50%。血清 CA125 用于判断预后、监测疗效和病情变化方面有重要的价值。卵巢癌治疗后 3 个月血清 CA125 水平下降至正常患者的预后优于未降至正常者，且治疗后血清 CA125 水平降至正常值范围的时间（即下降速率）是影响患者预后的独立因素。有研究发现，对于铂类药物敏感的卵巢癌患者，血清 CA125 水平在预测肿瘤进展时的价值可能高于实体瘤的疗效评价标准（response evaluation criteria in solid tumors，RECIST）；但在铂类药物耐药的卵巢癌患者中，RECIST 要比血清 CA125 更早地判断复发。因此，在铂类药物耐药的卵巢癌患者的随访中，应更加重视定期影像学检查及症状评估。有关 CA125 在免疫及靶向治疗方面也开展了较多的研究，但结果均不理想。因此，在临床工作中要结合患者的具体情况，正确、合理地评估血清 CA125 检测的临床意义，充分发挥其在临床中的使用价值。

(3) HE4：其由 *WFDC2* 基因编码，是蛋白酶抑制剂家族中的一员。HE4 在正常的卵巢上皮细胞中不表达，但在卵巢浆液性癌和子宫内膜样癌细胞中高表达。在诊断方面，HE4 在非恶性卵巢病变中具有更高的特异度，在卵巢癌诊断中具有较少的假阳性，HE4 在判断卵巢癌风险方面的特异度优于卵巢恶性肿瘤风险算法（risk of ovarian malignancy algorithm，ROMA）。血清 HE4 在卵巢癌与子宫内膜异位症鉴别中明显优于血清 CA125。约 80% 的 CA125 阴性患者的血清 HE4 水平升高，因此，HE4 被视为对 CA125 的补充。有研究报道，当卵巢癌患者血清 HE4 水平 >600kU/L 时，达满意肿瘤细胞减灭术的可能性较小，HE4 预测不满意肿瘤细胞减灭术的敏感度为 77%，特异度为 32%。也有研究发现，血清 HE4 可用来预测卵巢癌对铂类药物的敏感性，使用铂类药物化学治疗 3 个疗程后血清 HE4 水平未降至 70pmol/L 者，提示患者存在

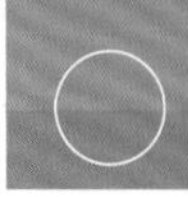

铂类药物耐药的可能，血清 HE4 预测铂类药物耐药优于 CA125。但有关 HE4 与化学治疗耐药间的相关机制目前仍不清楚。当卵巢癌复发时，血清 HE4 水平比 CA125 提前 3 个月升高，可成为预测卵巢癌复发的标志物，自 HE4 应用于临床以来，取得了较可喜的临床研究成果。

(4) 多个标志物的联合应用：单一标志物均存在敏感度和 / 或特异度不理想的缺点，多个标志物的联合应用有可能提高这些标志物的临床应用价值。ROMA 是将血清 HE4 和 CA125 水平与绝经状态综合起来，采用定量及客观参数进行统计学计算后获得卵巢癌患病风险的高低。Wei 等报道，诊断卵巢癌时 ROMA 指数的敏感度(94%)优于血清 HE4(75%)和 CA125(85%)，特异度(93%)低于血清 HE4(98%)，但略高于 CA125(92%)；对于绝经后妇女 ROMA 指数诊断卵巢癌的敏感度、特异度最高。由此可见，ROMA 在一定程度上可提高对卵巢癌诊断的敏感度和特异度，有较大的临床推广应用价值。但 ROMA 易受绝经状况、血清 HE4 和 CA125 水平、预测参数临界值的影响。

(5) 甲胎蛋白：对卵巢内胚窦瘤有特异性价值，或者未成熟胎瘤、混合性无性细胞瘤中含卵黄囊成分者均有诊断意义。其正常值为 <25μg/L。

(6) 人绒毛膜促性腺激素(human chorionic gonadotropin，hCG)：对于原发性卵巢绒癌有特异性。

(7) 性激素：粒层细胞癌、泡膜细胞瘤可产生较高水平的雌激素；黄素化时，亦可有睾丸素分泌。浆液性、黏液性或纤维上皮瘤，有时也可分泌一定的雌激素。

(8) 细胞学检查：腹腔积液、腹腔冲洗液或胸腔积液可用于查找癌细胞。

三、病理类型

卵巢肿瘤组织成分非常复杂，是全身各脏器原发肿瘤类型最多的器官，不同类型的组织学结构和生物学行为差异很大。WHO 把卵巢肿瘤分为 14 大类，其中主要有以下组织学类型。

1. 上皮性肿瘤为最常见的组织学类型，占卵巢原发性肿瘤的 50%~70%，占卵巢恶性肿瘤的 85%~90%。多见于中老年妇女。可分为浆液性、黏液性、子宫内膜样、透明细胞、移行细胞(Brenner 瘤)和浆黏液性肿瘤等，各类别依据生物学行为进一步分类，即良性、恶性和交界性肿瘤(不典型增生肿瘤)。

2. 生殖细胞肿瘤来源于原始生殖细胞的一组肿瘤，占卵巢肿瘤 20%~40%。多发于年轻及幼女，青春期前患者占 60%~90%，绝经后仅占 4%。可分为畸胎瘤、无性细胞肿瘤、卵黄囊瘤(内胚窦瘤)、胚胎性癌等。

3. 卵巢性索间质肿瘤来源于原始性腺中的性索及间质组织，占卵巢肿瘤的 5%~8%。常有内分泌功能，称为功能性肿瘤。可分为颗粒细胞瘤、卵泡膜细胞瘤。

4. 卵巢转移性肿瘤原发性癌转移至卵巢形成的肿瘤，又称库肯勃瘤(Krukenberg tumor)，是一种常见的转移性肿瘤，占卵巢肿瘤的 5%~10%。预后极差。

四、手术病理分期

FIGO 2014 年重新修订的卵巢癌 - 输卵管癌 - 原发性腹膜癌分期标准见表 19-1。

表 19-1 卵巢癌 - 输卵管癌 - 原发性腹膜癌分期标准

分期	描述
Ⅰ期	病变局限于卵巢或输卵管
ⅠA 期：	病变局限于一侧卵巢(包膜完整)或输卵管，卵巢和输卵管表面无肿瘤，腹水或腹腔冲洗液没有恶性细胞
ⅠB 期：	病变局限于双侧卵巢(包膜完整)或输卵管，卵巢或输卵管表面无肿瘤，腹水或腹腔冲洗液没有恶性细胞
ⅠC 期：	病变局限于一侧或双侧卵巢或输卵管，伴随：
• ⅠC1 期：	术中包膜破裂
• ⅠC2 期：	术前包膜破裂，或卵巢或输卵管表面有肿瘤
• ⅠC3 期：	腹水中或腹腔洗液中找到恶性细胞

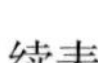
续表

分期	描述
Ⅱ期	病变累及一侧或双侧卵巢或输卵管伴盆腔扩散(骨盆边缘下方),或原发性腹膜癌
ⅡA 期:	病变扩散或种植至子宫和 / 或输卵管和 / 或卵巢
ⅡB 期:	病变扩散至其他盆腔组织
Ⅲ期	病变累及一侧或双侧卵巢、输卵管或原发腹膜癌,细胞学或组织学证实盆腔以外腹膜波及或腹膜后淋巴结转移
ⅢA1 期:	仅腹膜后淋巴结转移(细胞学或组织学证实)
ⅢA1(i)期:	转移淋巴结最大直径≤ 10mm
ⅢA1(ii)期:	转移淋巴结最大直径 >10mm
ⅢA2 期:	盆腔外腹膜(超出盆腔边缘)镜下受侵,伴有或不伴有腹膜后淋巴结转移
ⅢB 期:	盆腔外腹膜肉眼可见转移灶,最大直径≤ 2cm,伴有或不伴有腹膜后淋巴结转移
ⅢC 期:	盆腔外腹膜肉眼可见转移灶,最大直径 >2cm,伴有或不伴有腹膜后淋巴结转移(包括肝、脾表面受累,而非实质受累)
Ⅳ期	远处转移(不包括腹膜转移)
ⅣA 期:	胸腔积液伴细胞学阳性
ⅣB 期:	肝、脾实质受累,腹腔外脏器转移(包括腹股沟淋巴结转移或腹腔外淋巴结转移)

五、治疗

卵巢癌的治疗目前根据病理分为上皮癌和非上皮癌两大类,而这两大类在治疗模式有很大的不同,上皮癌治疗以理想的肿瘤细胞减灭手术、规范的系统铂类敏感药物为主的化学治疗,和基因指导下靶向维持治疗为主,早期上皮性卵巢癌的治疗模式是手术分期 ± 辅助化学治疗,晚期卵巢癌一般有以下 4 种模式:①初始肿瘤细胞减灭术 + 辅助化学治疗。② 新辅助化学治疗 + 间隔肿瘤细胞减灭术 + 辅助化学治疗。③初始肿瘤细胞减灭术 + 新辅助化学治疗 + 间隔肿瘤细胞减灭术 + 辅助化学治疗。④理想的减灭手术 + 化学治疗完全缓解后加靶向维持治疗,而非上皮癌为初始肿瘤细胞减灭术 + 规范系统的化学治疗。

(一) 手术治疗

1. 上皮性癌早期(Ⅰ~Ⅱ期)的手术为全面分期,其目的为确定手术病理分期,根据分期来确定后继的治疗方案。手术分期步骤见表 19-2。

表 19-2　卵巢癌的手术分期步骤

1. 术前肠道准备
2. 足够长的腹部纵向切口
3. 抽取腹水或冲洗盆、腹腔行脱落细胞检查
4. 尽可能完整取出卵巢肿瘤,避免包膜破裂,并送冷冻切片
5. 全子宫双附件切除术,高位切断骨盆漏斗韧带
6. 全面探查及评估所有腹膜、肠表面、横膈、肝表面,粘连或可疑之处行活检
7. 若无明显种植灶,则腹膜随机取样活检。包括直肠子宫陷凹、膀胱浆膜面、两侧盆侧腹膜、两侧结肠旁沟、横膈面(也可使用细胞刮片行膈下细胞学取样)
8. 横结肠水平下切除大网膜
9. 腹主动脉旁淋巴结切除术时,下腔静脉和腹主动脉两侧的淋巴组织至少切至肠系膜下动脉根部水平,或者达左肾静脉水平
10. 两侧盆腔淋巴结切除应包括髂总血管前外侧、髂内外血管表面及闭孔神经前方的淋巴结,若为黏液性癌,应行阑尾切除术
11. 切除所有的肉眼可见腹盆腔转移结节,至少残留灶不超过 1cm

注:术后详细记录病变波及范围及大小、术式、残留灶部位及大小、卵巢肿瘤是自发破裂或术中破裂

2. 部分早期患者在首次手术时未行全面手术分期,即手术分期不完全。包括以下情形。

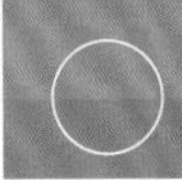

(1)子宫未切除。

(2)附件未切除。

(3)大网膜未切除。

(4)分期记录不完整。

(5)残留灶有可能再切除。

(6)淋巴结未切除等。

对于这些患者的临床处理原则如下。

(1)所有患者均可选择再次全面的手术分期,尤其是早期低危(即 IAG1 或 IBG1 可能)术后无须化学治疗的患者。

(2)如果具有早期高危患者(如ⅠAG2/G3 或ⅠBG2/G3,ⅠC,Ⅱ期或透明细胞癌),需先行 CT、MRI、PET-CT 等影像学检查,如有残留灶也应再次手术分期。

3. 初始肿瘤细胞减灭术晚期患者的标准手术方式是最大限度地肿瘤细胞减灭术,初始减瘤术包括:全子宫双附件切除,所有受累大网膜的切除,双侧盆腔和主动脉旁肿大或可疑淋巴结切除,根据需要切除受累的肠管、阑尾、部分膀胱或输尿管、脾脏和/或远端胰体尾、部分膈肌、胆囊、部分肝脏、部分胃等,尽可能剥除受累的腹膜或对粟粒样转移灶进行消融。最大限度地初始肿瘤细胞减灭术应在患者可以耐受手术或无严重内科并发症的前提下进行。满意肿瘤细胞减灭术的标准是术后残留灶最大直径在 1cm 以下(R1),最好无肉眼残留(R0)。

4. 间隔肿瘤细胞减灭术一般用于初治患者预计肿瘤无法切净为非满意肿瘤细胞减灭术者,经过不超过 4 个疗程的化学治疗,使肿瘤缩小,一般状况改善后再进行肿瘤细胞减灭术。

在间隔肿瘤细胞减灭术之前实施的化学治疗,即新辅助化学治疗,主要适用于肿瘤负荷大且难以满意肿瘤细胞减灭术、高龄、有内科并发症或无法耐受初始肿瘤细胞减灭术的患者。在确定是否选择初始肿瘤细胞减灭术还是 NACT,应征求妇科肿瘤专科医师的意见,并可采用 Bristow 标准以 CT 征象、年龄、体力评分。术前 CA-125 纳入模型,PIS≥4 不满意肿瘤细胞减灭术的可能性为 87.5%[阳性预测值(positive predictive value,PPV)]。PIS<4 满意肿瘤细胞减灭术的可能性为 100%[阴性预测值(negtive predictive value,NPV)]。另外,也用采用 Fagotti 或安德森癌症中心的腹腔镜用于晚期卵巢癌预测指数评分[腹腔镜预测分数(laparoscopic predictive score,PIV)]的模型,将前期研究中观察到的影响满意肿瘤细胞减灭术的因素进行了量化评分,包括以下 7 个部分:①腹膜,大面积受累和/或粟粒状分布的种植。②膈肌,广泛转移和/或大部分膈肌表面有融合结节。③肠系膜,因大块浸润结节和/或肠系膜根部受累导致小肠移动受限。④大网膜,肿瘤沿着大网膜扩散直达胃大弯侧(局部孤立灶除外)。⑤肠管,可能需行肠段切除(直-乙状结肠切除除外)或癌结节蔓延至肠袢。⑥胃,肿瘤明显累及胃壁。⑦肝,肝表面病灶超过 2cm。以上任一项为 2 分,当 PIV<8 分时可行初始肿瘤细胞减灭术,而当 PIV≥8 分时认为行满意肿瘤细胞减灭术的机会很低,建议行 NACT+IDS。上皮性癌手术总结见表 19-3。

表 19-3　上皮性癌的手术推荐

临床分期	分层	Ⅰ级推荐	Ⅱ级推荐	Ⅲ级推荐
ⅠA、ⅠC 期	保留生育功能	保留生育功能的全面分期术(2A 类证据)		透明细胞癌保留生育功能
	不保留生育功能	全面分期术(2A 类证据)		
ⅠB 期	保留子宫	保留子宫的全面分期术(2A 类证据)		
	不保留生育功能	全面分期术(2A 类证据)		
Ⅱ期	不保留生育功能	全面分期术(2A 类证据)		
Ⅲ、Ⅳ期	可耐受手术且可能满意肿瘤细胞减灭术	肿瘤细胞减灭术		
	无法耐受手术或无法满意肿瘤细胞减灭术	新辅助化学治疗后在评价		

5. 交界性肿瘤手术范围要根据患者年龄、临床病理特征及有无浸润性种植等来确定。无生育要求、年龄大或者盆腹腔有种植浸润的患者应采用全面的手术分期，而早期、年轻、无种植浸润并希望保留生育功能者多采取病侧附件切除及对侧卵巢肿瘤切除术，或者双侧卵巢肿瘤切除术。

6. 恶性生殖细胞肿瘤手术范围也要根据患者年龄、临床病理特征及转移灶的多少、部位及是否保留生育等来确定。一般而言，年龄大、无生育要求者早期可采取全面分期手术，而晚期患者应行最大限度地肿瘤细胞减灭术。对于年轻人、希望保留生育者只要子宫和健侧卵巢正常可考虑保留生育手术；对于儿童和青少年患儿若术中全面探查考虑为Ⅰ期，可省略部分全面分期手术步骤，如腹膜后淋巴结切除或大网膜切除术。

（二）化学治疗（全身治疗）

1. 上皮性癌的治疗　目前仍首选以铂类为主的联合化学治疗，初次和铂类敏感的患者采用紫杉醇 + 卡铂是上皮性卵巢癌一线化学治疗的标准方案。顺铂与卡铂疗效相当，但卡铂的毒性更易耐受，紫杉醇周疗 + 卡铂有大周疗与小周疗之分，大周疗主要延长了用药时间和增加了化学治疗剂量，但缺点是贫血和生活质量略有下降。而小周疗用于高龄、体力状况评分差或不能耐受化学治疗的患者。主要是减少了一次性给药剂量而延长了用药时间。另外，多西他赛 + 卡铂、脂质体多柔比星（pegylated liposomal doxorubicin，PLD）+ 卡铂和紫杉醇 + 卡铂 + 贝伐单抗也为一线化学治疗方案。联合化学治疗可参照 2020 年版 NCCN 指南推荐使用。

复发合并铂类敏感者（初次治疗完全缓解维持在半年以上或更长时间）可用全身治疗，包括原有的一线化学治疗方案，而初次治疗未控或多线化学治疗铂类耐药者均选用全身治疗，包括二线化学治疗。

2. 非上皮癌的全身治疗

（1）恶性生殖细胞肿瘤初始治疗方案。首选方案：博来霉素 / 依托泊苷 / 顺铂，博来霉素 30U/ 周，静脉滴注。D1~5：依托泊苷 100mg/m^2，静脉滴注，顺铂 20mg/m^2，静脉滴注，每 21 天重复 1 次。低危（2B 类证据）3 个疗程，高危 4 个疗程。某些情况有效：依托泊苷 / 卡铂（部分ⅠB~Ⅲ期无性细胞瘤，为减轻毒性）。D1：卡铂 400mg/m^2 静脉，D1~3：依托泊苷 120mg/m^2 静脉滴注，每 28 天重复 1 次，共 3 个疗程。

（2）复发恶性生殖细胞肿瘤治疗方案。首选方案：潜在治愈，大剂量化学治疗 + 干细胞移植（stem cell transplantation，SCT），紫杉醇 / 异环磷酰胺 / 顺铂。其他推荐方案：顺铂 / 依托泊苷、多西紫杉醇、多西紫杉醇 / 卡铂、依托泊苷 / 异环磷酰胺 / 顺铂、紫杉醇、紫杉醇 / 卡铂、紫杉醇 / 吉西他滨、紫杉醇 / 异环磷酰胺、长春新碱 / 异环磷酰胺 / 顺铂、长春新碱 / 达克霉素 / 环磷酰胺、紫杉醇 / 异环磷酰胺 / 顺铂、支持治疗。

（3）恶性性索间质肿瘤初始化学治疗方案。首选方案：紫杉醇 / 卡铂。其他推荐方案：依托泊苷 / 顺铂。某些情况有效：博来霉素 / 依托泊苷 / 顺铂（2B 类证据）。

（4）复发恶性性索间质肿瘤化学治疗方案。首选方案：紫杉醇 / 卡铂。其他推荐方案：EP、紫杉醇 / 异环磷酰胺、多西紫杉醇、紫杉醇、长春新碱 / 达克霉素 / 环磷酰胺、支持疗法。靶向治疗：贝伐单抗。某些情况有效：芳香化酶抑制剂（如阿那曲唑、依西美坦、来曲唑）、醋酸亮丙瑞林（颗粒细胞瘤）、他莫昔芬、博来霉素 / 依托泊苷 / 顺铂（2B 类证据）。

（三）维持治疗

卵巢癌的维持治疗（maintenance therapy）是指在完成既定的化学治疗周期数，肿瘤得到最大限度地缓解后，再延长治疗使患者保持受益的治疗方法，它包括为一线维持为初始治疗之后，而二线维持为复发治疗之后。维持治疗的作用为尽早应用低毒药物维持治疗可减少多药耐药的发生，减少肿瘤的复发和转移，高效低毒的化学治疗药物和分子靶向药物的出现使维持治疗成为可能。它的要求为延长无症状期或生存获益，不能影响后续治疗。生活质量提高，或任意不良反应达到最小，应考虑成本与收益。维持治疗目前为抗血管生成药物和聚二磷酸腺苷核糖聚合酶抑制剂等分子靶向药物。卵巢癌维持治疗方法的确立，改变了卵巢癌的既往治疗模式和策略，为改善卵巢癌的不良预后提供了新的希望。同时也要看到卵巢癌的维持治疗是需要较长时间治疗，因此称为“慢性病”，如糖尿病、高血压病等。故在治疗中要求药品低毒、依从和方便，更强调包括患者的教育和主动的治疗管理等全程管理。

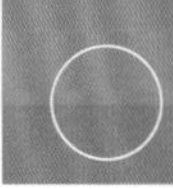

根据 2020 年版 NCCN 指南，对卵巢上皮癌的维持治疗要注意以下几点。

1. 无论是初治，还是复发或未控患者，使用最近获得的肿瘤分子检测至少应包括乳腺癌易感基因（breast cancer susceptibility gene1/2，*BRCA1/2*）、微卫星不稳定（microsatellite instability，MSI）或错配修复缺陷（deficient mismatch repair，dMMR），并可考虑进行同源重组缺陷（homologous recombination deficiency，HRD）检测。

2. 一线维持治疗。①适用于Ⅲ～Ⅳ期患者，Ⅰ期患者不是适应证，Ⅱ期患者使用聚二磷酸腺苷核糖聚合酶抑制剂资料有限。②适用于初始治疗后 CR/PR 患者，不适用于稳定和进展患者。③在有 *BRCA 1/2* 突变且化学治疗联合贝伐单抗患者，使用聚二磷酸腺苷核糖聚合酶抑制剂单药维持治疗资料有限，推荐单药维持治疗是基于其他亚组观察到的获益结果。④在有 *BRCA 1/2* 突变且化学治疗联合贝伐单抗患者，可以继续使用贝伐单抗 + 奥拉帕利，也可以停用贝伐单抗，使用奥拉帕利或尼拉帕利单药维持治疗。⑤化学治疗联合贝伐单抗者，即使 *BRCA1/2* 无突变，也推荐奥拉帕利 + 贝伐单抗。化学治疗未联合贝伐单抗者，只推荐尼拉帕利。⑥也可以用美国食品药品监督管理局批准的贝伐单抗生物类似药代替贝伐单抗。

3. 对铂类敏感药物复发缓解后，可使用聚二磷酸腺苷核糖聚合酶抑制剂二线维持治疗。

（1）适应证是完成 ≥ 二线含铂化学治疗，特别是有 *BRCA* 突变者，可用尼拉帕利、奥拉帕利、卢卡帕利维持治疗。

（2）以往使用过聚二磷酸腺苷核糖聚合酶抑制剂或复发后用过贝伐单抗者再使用聚二磷酸腺苷核糖聚合酶抑制剂的资料有限。复发治疗后的维持治疗不推荐聚二磷酸腺苷核糖聚合酶抑制剂联合贝伐单抗。

（3）对于反复多次复发，已使用过多线化学治疗的患者，难以耐受继续化学治疗。

4. 尼拉帕利用于治疗的适应证。

（1）≥ 三线化学治疗的 HRD 相关患者，包括 BRCA 有害或疑似有害突变。

（2）基因组不稳定者则需为最后 1 次含铂化学治疗 >6 个月后进展。

5. 奥拉帕利用于治疗的适应证为 ≥ 二线化学治疗的胚系 *BRCA* 突变的晚期患者。

6. 卢卡帕利用于治疗的适应证为 ≥ 二线化学治疗的胚系和 / 或体系 *BRCA* 突变的晚期患者。

第二节　早期卵巢癌单孔腹腔镜手术的术前准备

一、手术适应证

由于卵巢癌特别是上皮性癌极易早期在腹腔内浸润转移，早期常无症状，因此约 70% 的卵巢恶性肿瘤患者就诊时已为晚期，且易在盆腹腔内广泛种植、浸润、转移，加之腹腔镜手术自身的限制，因此，卵巢恶性肿瘤的腹腔镜手术目前仅限应用于早期患者的全面分期手术、再分期手术、盆腔肿物性质的鉴别诊断和晚期患者是否可行满意的肿瘤细胞减灭术的术前评估。

二、术前评估与准备

（一）术前评估

术前评估包括：①通过组织学进行病理确诊，特别是打算设计单孔腹腔镜手术，应在术前尽可能拿到组织病理学活检或腹腔镜下取活检，活检有困难者，可取腹水或胸腔积液测定 CA125+CEA 比值 >25。②通过影像学检测，主要是 B 超、CT 和 MRI，必要时进行 PET-CT 检查。术前尽可能确定病灶大小、是否有附件以外的病灶及是否有淋巴结转移。术前评估以确定适宜的治疗计划，以及手术的范围、预测手术可能发生的不良反应和手术危险度。

（二）术前准备

1. 完善术前医患沟通，详细告知患者及家属病情及手术方式、预后、费用等，签署手术知情同意书。

2. 患者均进行相应的术前检查，包括血尿常规，血电解质，凝血功能，乙肝两对半，肝、肾功能，血型，血糖，腺癌肿瘤标志物（如 CA125、CA199、CA153、HE4、HCG、AFP），腹腔内细胞学检查，X 射线胸片，心电图，肝、胆、胰、脾、双肾、输尿管彩超，心脏彩超，子宫双附件彩超，盆腔磁共振平扫 + 增强扫描等。

3. 积极控制患者血压、血糖等内科并发症，排除手术禁忌证。

4. 胃肠道准备及阴道冲洗，清洗脐部，术前更衣。

5. 留置导尿管。经脐手术时，术中需要举宫器协助变动子宫体位，插好导尿管，再次消毒阴道，暴露宫颈后上举宫器。

第三节　早期卵巢癌单孔腹腔镜的手术步骤及注意事项

一、单孔腹腔镜的卵巢肿瘤探查术

单孔腹腔镜的卵巢肿瘤探查术适用于协助卵巢肿物性质的鉴别诊断，另可选择性某些晚期患者是否可行满意肿瘤细胞减灭术的术前评估。

（一）卵巢肿瘤探查术

1. 入路平台、腹腔镜系统、镜头和器械详见第五章。

2. 经脐部切开入口，放置 Port（图 19-1）。

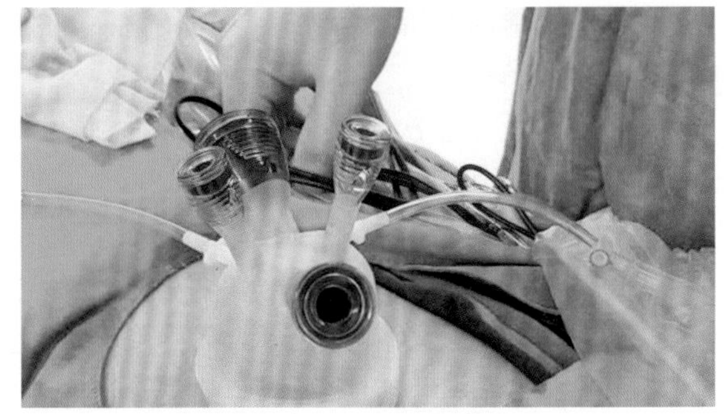

图 19-1　放置 Port

3. 腹腔镜探查术。抽取腹水或冲洗盆、腹腔行脱落细胞检查，全面探查及评估所有腹膜、肠表面、横膈、肝表面，粘连或可疑之处行活检。若无明显种植灶，则腹膜随机取样活检。包括子宫直肠陷凹、膀胱浆膜面、两侧盆侧腹膜、两侧结肠旁沟、横膈面（也可使用细胞刮片行膈下细胞学取样）（图 19-2~ 图 19-5）。

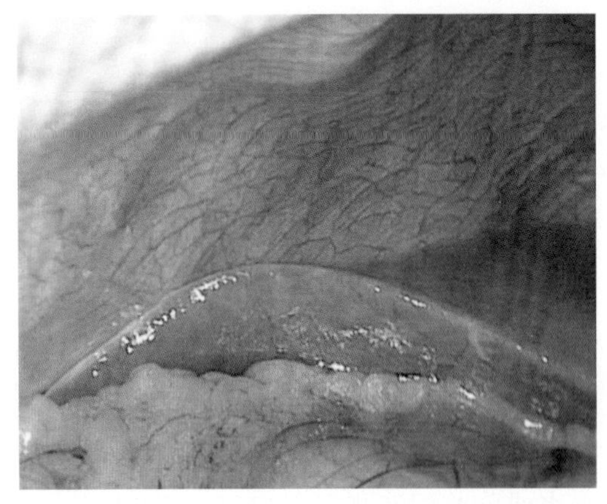

图 19-2　上腹部探查

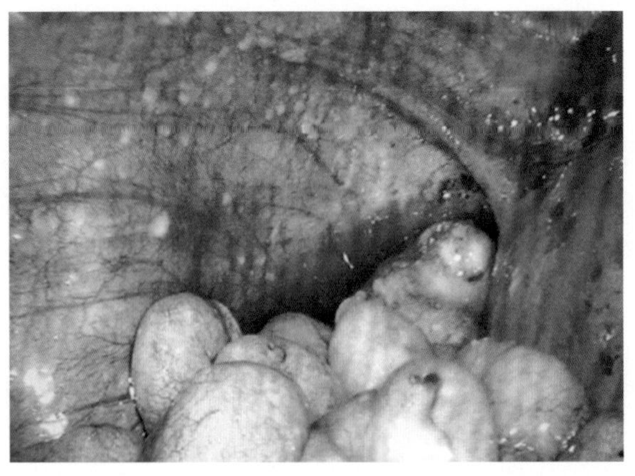

图 19-3　盆腔探查

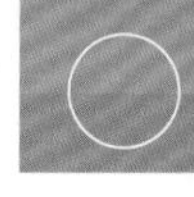

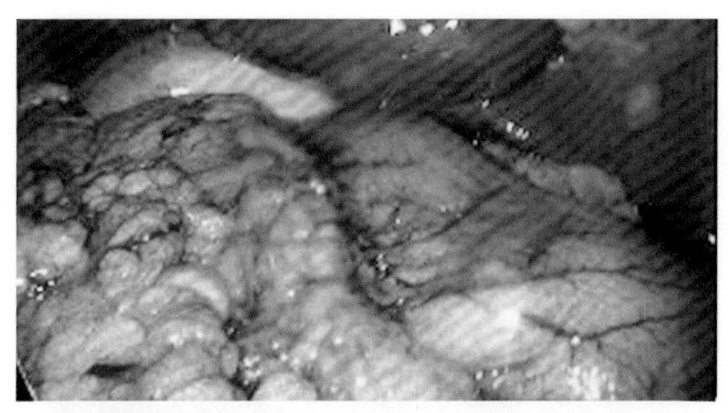

图 19-4 大网膜探查及活检

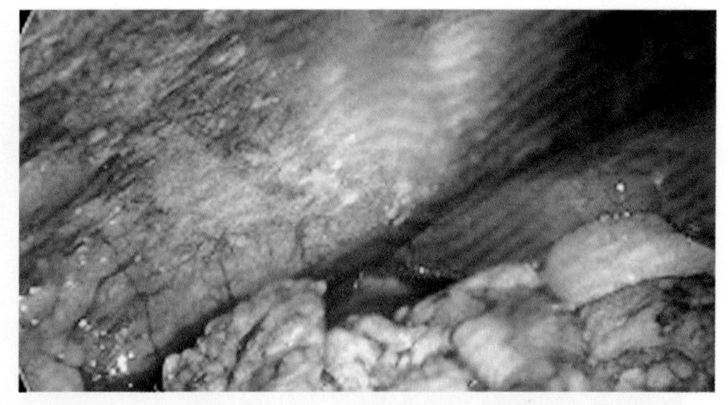

图 19-5 腹壁探查及活检

(二) 探查术后的处理和注意事项

1. 取活检的组织应成块，并尽可能地取非电烧和电器具钳夹组织，以便影响病理检测的准确性。

2. 取活检组织后，应尽快放置在手套内，再将手套完整（内含活检组织）地从脐孔拉出送病检，切勿将活检组织直接从脐孔口拉出，以便引起肿瘤组织对脐孔的污染、种植和转移。

3. 活检组织应尽快送冷冻切片病理检查，以初步确定组织类型。

4. 在腹腔镜下探查和快速冰冷组织于病理下确定手术病理分期，若病灶局限在附件组织内（Ⅰ期）并病理证实为非上皮性癌可在腹腔镜下行病灶侧附件切除或肿瘤剔除，术后给予相关的全身治疗；病理确诊为低级别浆液性卵巢癌（low-grade serous ovarian cacinoma，LGSOC），主要分级依据是基于核异型性和核分裂指数：轻至中度异型性是指每 10 个高倍镜下（high-powered fields，HPF）不多于 12 个核分裂，称为 LGSOC ］可在腹腔镜下行全面分期或再分期手术；若年轻并有保留生育要求者可病灶侧附件切除；若影像学未发现淋巴结增大者可不行淋巴结清扫，术后给予紫杉醇 + 卡铂联合化学治疗，共治疗 3~6 个疗程；若病理证实为高级别卵巢癌（high-grade serous ovarian cacinoma HGSOC）包括浆液性癌、透明细胞等应改行开腹手术，行全面分期手术或理想的减灭术，术后给予紫杉醇 + 卡铂联合化学治疗 6 个疗程。

5. 在腹腔镜下探查和快速冰冷组织于病理下确定为Ⅱ期或以上者，应改开腹行全面分期手术或理想的肿瘤细胞减灭术，术后给予相应的全身治疗；若在腹腔镜探查下为晚期患者应行 Bristow 或 Fagotti 量化评分以确定是否行初治理想的肿瘤细胞减灭术或行新辅助化学治疗后再行中间性肿瘤细胞减灭术。

二、单孔腹腔镜的再分期手术步骤

(一) 腹主动脉旁 + 盆腔淋巴结清扫术

清除右腹主动脉旁 + 髂总淋巴结，用钳挡开右侧输尿管及右侧卵巢血管，用超声刀打开腹主动脉其中下部鞘膜，小心分离暴露右侧腹主动脉旁及下腔静脉，在静脉表面分离其表面淋巴脂肪组织，用超声刀离断，沿血管向下切除髂总淋巴脂肪组织，避免损伤生殖股神经。同法处理对侧。髂外淋巴结切除：沿着髂外动脉、静脉鞘膜分离，直达腹股沟韧带水平，由上而下、由内而外切除髂外血管周围淋巴脂肪组织。腹股沟深淋巴结切除：在腹股沟韧带下方、髂外血管末端表面，有腹股沟深淋巴结，沿正常疏松间隙分离后，用分离钳提起整块淋巴脂肪组织，用超声刀于血管表面凝结离断淋巴管整块切除。沿腰大肌与髂外血管间分离进入闭孔窝外侧，分离髂血管与腰大肌间脂肪淋巴组织，暴露闭孔神经中上段及髂内外静脉分叉外侧并切断其内侧面淋巴脂肪组织，充分暴露髂内静脉主干。闭孔、髂内淋巴结清除：沿髂外静脉末段内侧向内下方分离进入膀胱侧窝及闭孔窝，助手钳夹提拉闭锁脐动脉充分暴露闭孔区；于髂耻梳内上方分离切除股深淋巴结；分离暴露闭孔神经末端，沿神经逆行向上分离至髂内外静脉分叉处，于分叉处将已分离好的闭孔外侧壁淋巴脂肪组织拉出，沿髂内动脉及闭锁脐动脉将其与闭孔神经内侧及下方间淋巴脂肪组织整块切除。完整切除髂总、髂外、腹股沟深、闭孔及髂内淋巴结。同法处理左侧盆腔、腹主动脉旁淋巴结。切下的淋巴结放入标本袋内，待手术完成后从阴道或者脐部切口取出标本（图 19-6~图 19-11）。

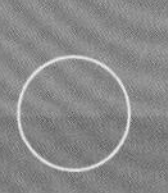

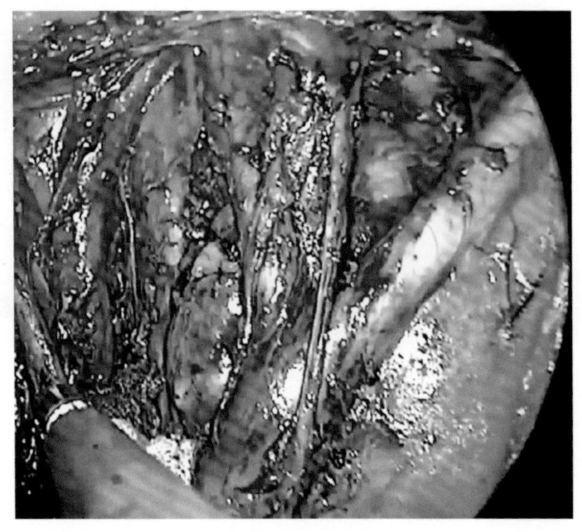

图 19-6　腹主动脉旁淋巴结清扫

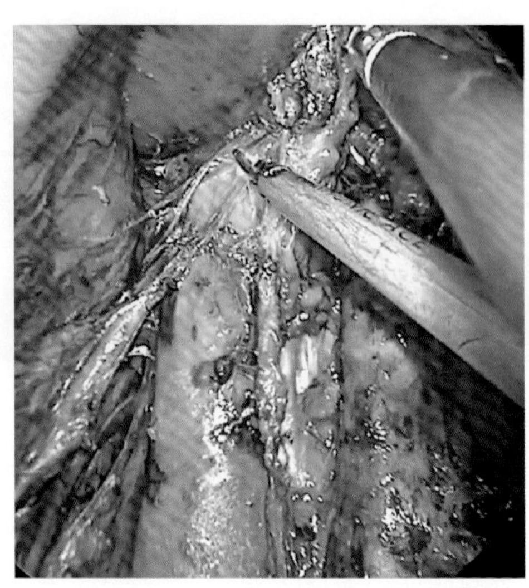

图 19-7　下腔静脉旁淋巴结清扫

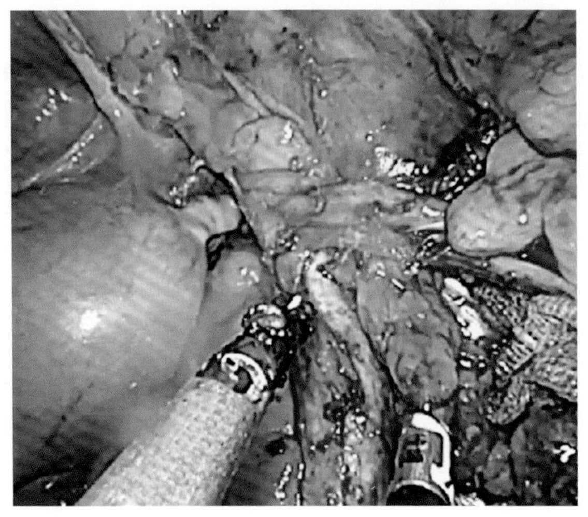

图 19-8　髂总动静脉

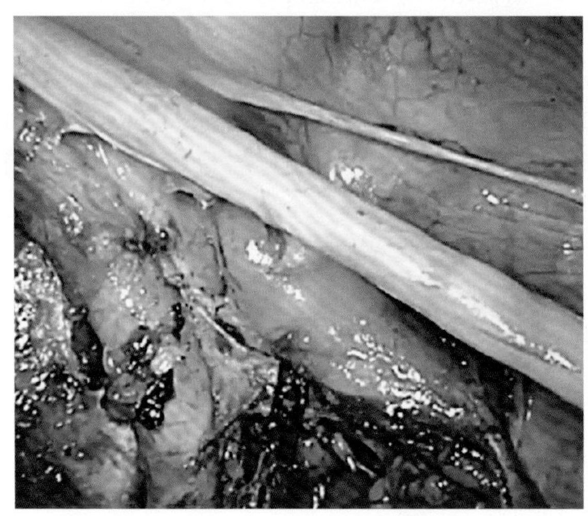

图 19-9　髂外淋巴结切除

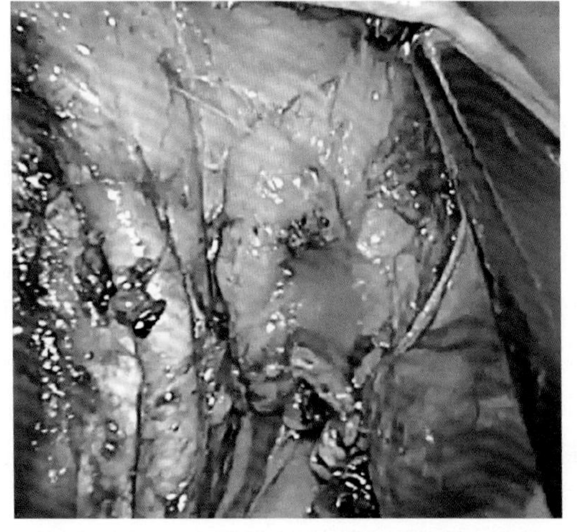

图 19-10　腹股沟深淋巴结切除

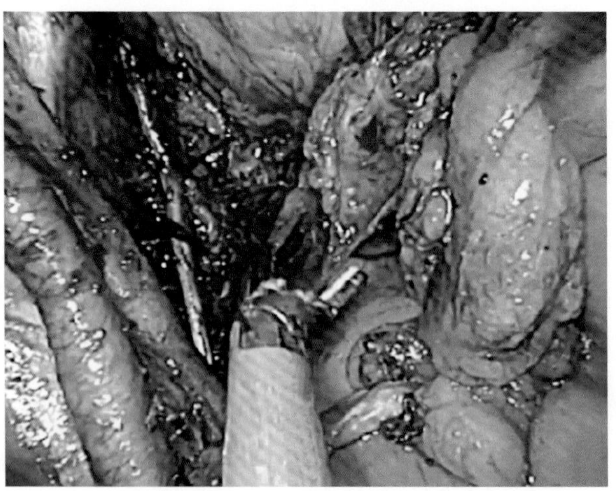

图 19-11　闭孔、髂内淋巴结清除

(二) 大网膜切除术

详见图 19-12、图 19-13。

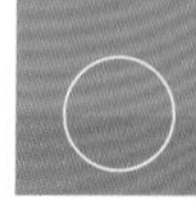

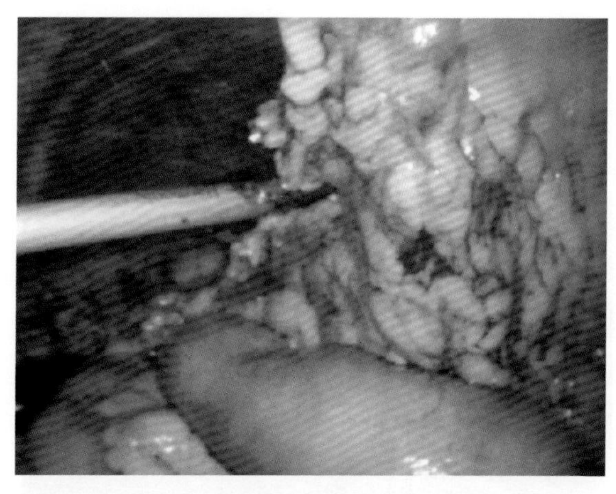

图 19-12　大网膜切除

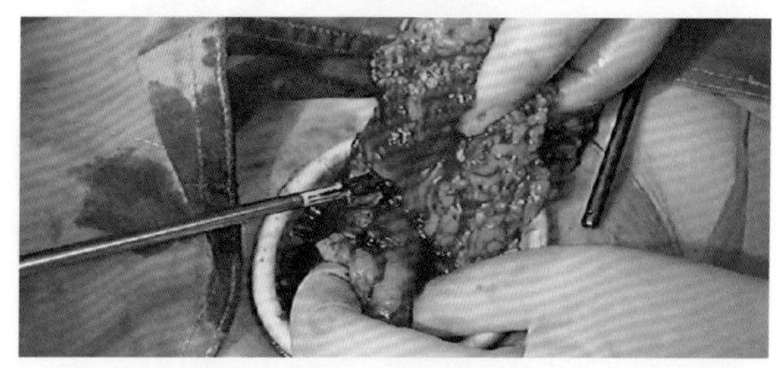

图 19-13　将切除的大网膜经脐切口取出

（三）筋膜外全子宫及双附件切除术

凝结双侧输卵管，冲洗盆腔，冲洗液送检细胞学，分离乙状结肠与左侧盆侧壁粘连，剪开阔韧带前后叶，看清左侧输尿管后，高位离断卵巢血管则用超声刀打开骨盆漏斗韧带表面腹膜，充分游离卵巢动静脉，避开输尿管用双极高位电凝卵巢血管靠近卵巢动静脉凝结、离断卵巢动静脉，凝结离断圆韧带，继续剪开阔韧带后叶至峡部水平。避开输尿管，打开阔韧带后叶至子宫峡部水平；在距宫角 2cm 或以上电凝、离断圆韧带（越邻近宫角，则越容易出血）；打开阔韧带前叶至峡部水平，打开膀胱子宫反折腹膜，分离子宫颈阴道间隙，下推膀胱至宫颈外口水平下方；分离宫旁疏松组织、充分暴露子宫血管，在峡部水平凝结后离断子宫血管（紧贴宫颈凝结、离断宫旁结缔组织；用电凝钩或超声刀沿阴道穹窿部切开穹窿，经阴道取出子宫及附件；冲洗盆腔，观察手术创面是否出血并充分止血，缝扎阴道残端（图 19-14~ 图 19-19，视频 19-1　经脐单孔腹腔镜卵巢癌再分期手术）。

视频 19-1

经脐单孔腹腔镜卵巢癌再分期手术

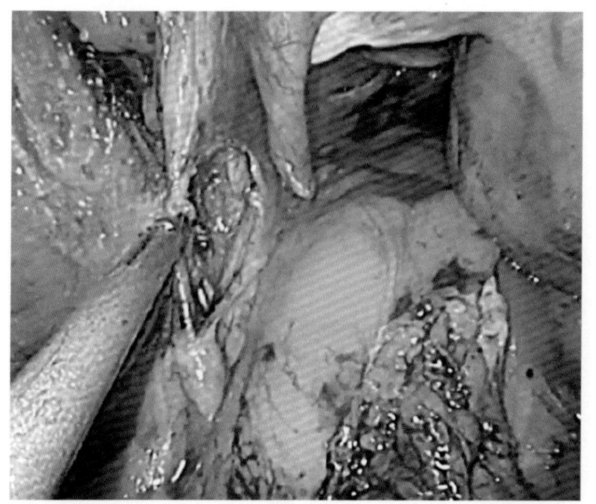

图 19-14　打开阔韧带后叶

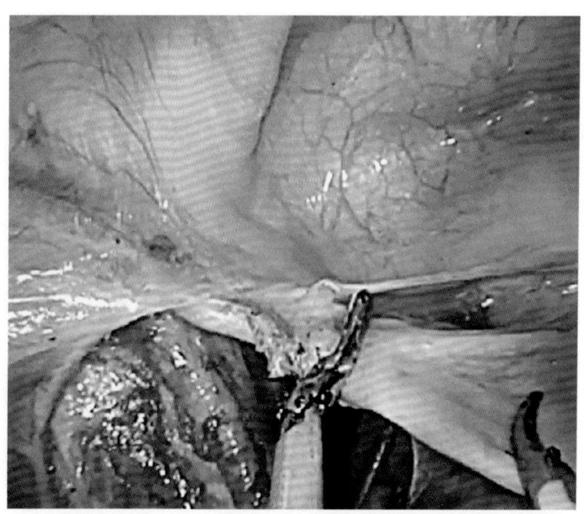

图 19-15　离断圆韧带

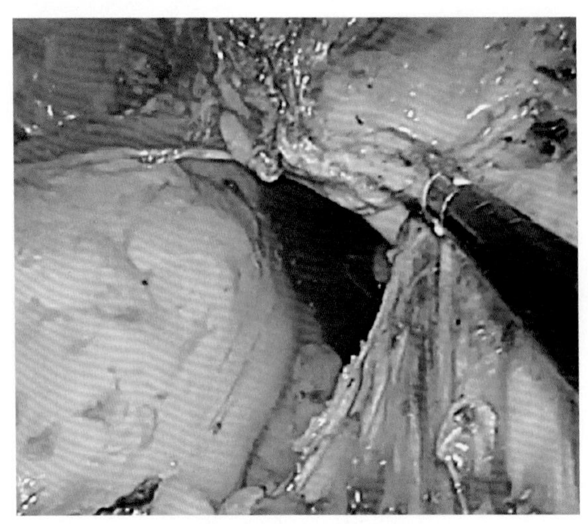
图 19-16　打开阔韧带前叶

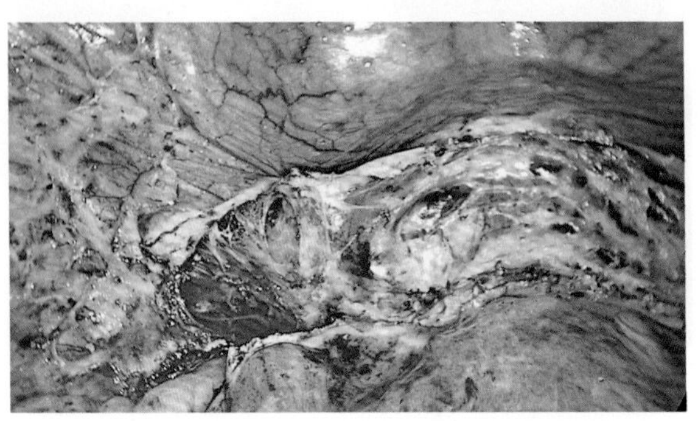
图 19-17　打开膀胱子宫反折腹膜

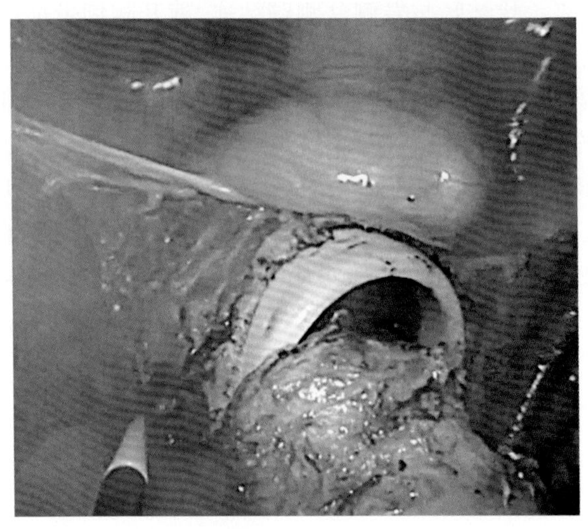
图 19-18　沿阴道穹窿部切开穹窿

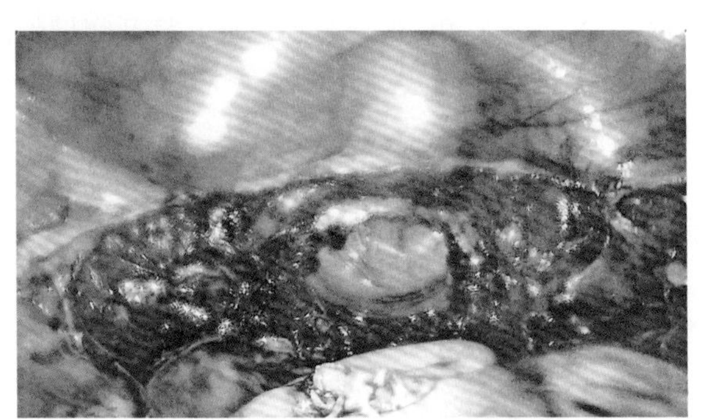
图 19-19　缝扎阴道残端

三、单孔腹腔镜早期卵巢恶性生殖细胞肿瘤保留生育功能的分期手术

1. 系统探查腹腔各脏器，确定子宫及健侧附件表面正常。
2. 患侧附件切除，包括输卵管和卵巢组织切除（图 19-20、图 19-21）。

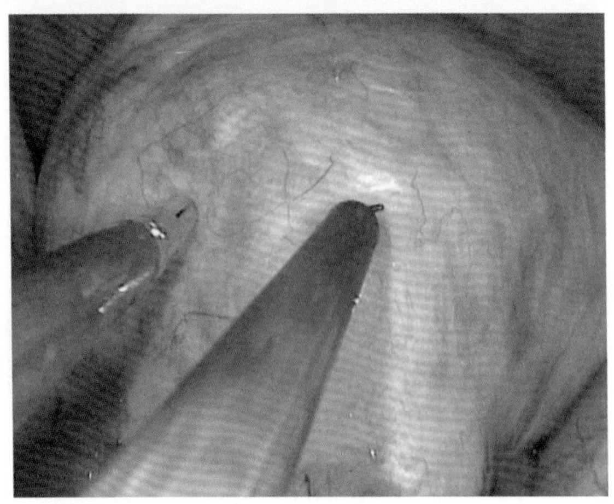
图 19-20　附件肿块探查

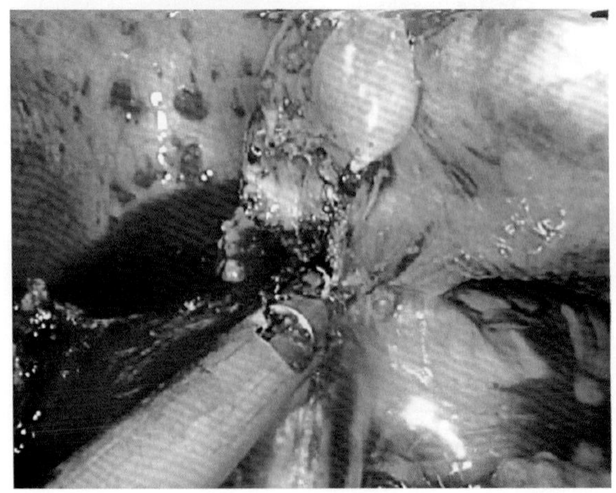
图 19-21　病侧附件切除

3. 健侧卵巢剖视探查。
4. 患侧盆腔淋巴结清扫，手术操作流程同前（图 19-22~ 图 19-25）。

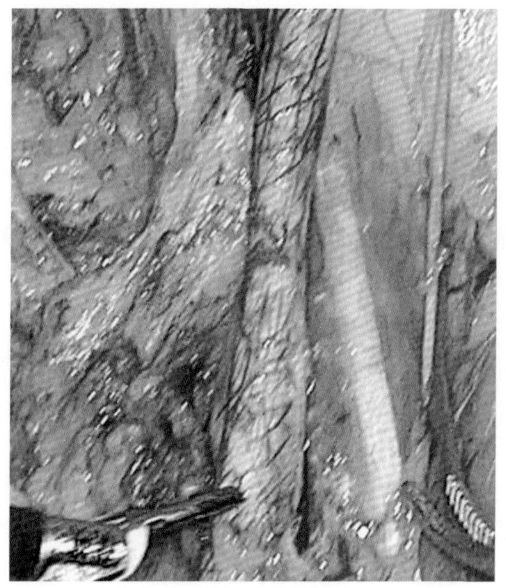
图 19-22　髂外动脉

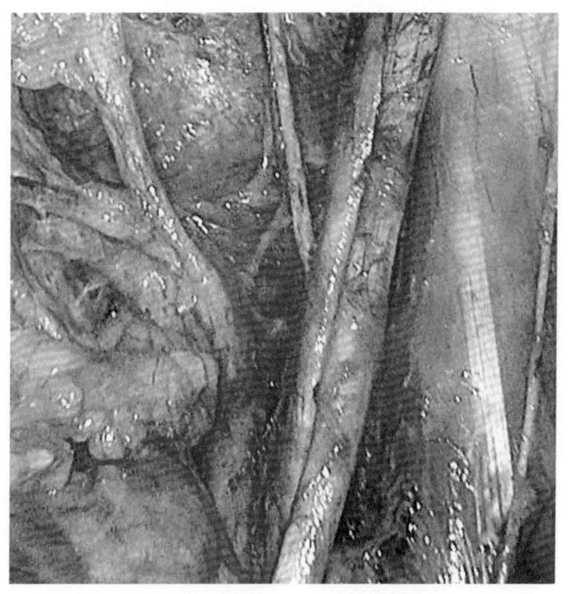
图 19-23　髂内外动静脉

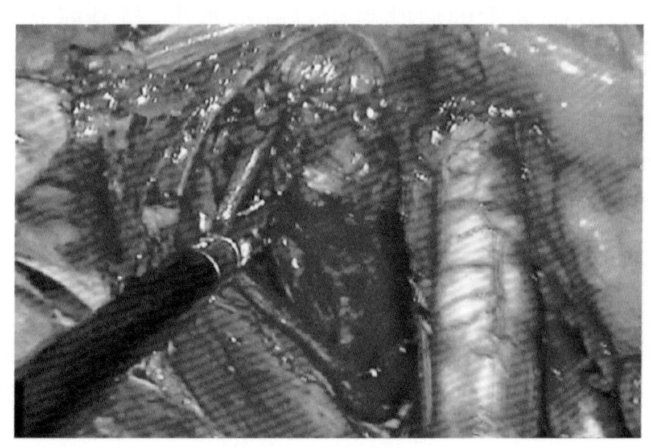
图 19-24　髂内动脉分支

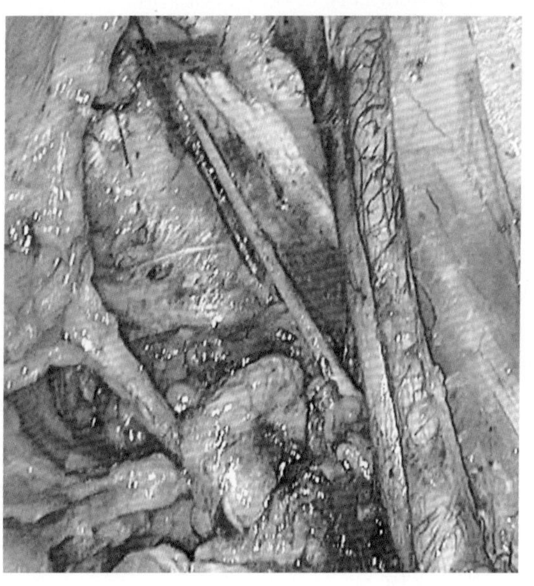
图 19-25　闭孔动脉及闭孔神经

第四节　腹腔镜卵巢癌再分期手术的临床实践总结

临床上经常会遇到术前或术中估计为附件良性肿瘤而单纯行肿瘤切除，但最终的病理证实为恶性肿瘤而导致初次手术不完全分期的情况。这些患者多需行再分期手术。腹腔镜手术可避免患者因再次开腹手术引起的不适，也可以准确地发现哪些患者需要化学治疗，哪些患者仅需手术即可。现将广西医科大学附属肿瘤医院妇科肿瘤科行腹腔镜下卵巢恶性肿瘤再分期手术的病例收集报告如下。

一、资料与方法

(一) 临床资料

所有 12 例在外院行卵巢恶性肿瘤不全切除术后(2 例行全子宫双附件切除、3 例行单侧附件切除、7 例行卵巢肿瘤剥除)的患者均经病理会诊证实。中位数年龄 36(27~59)岁;浆液性腺癌 6 例,颗粒细胞瘤 4 例,无性细胞瘤 1 例,未成熟畸胎瘤 1 例;术前估计手术 - 病理分期(FIGO):ⅠA 期 6 例,ⅠB 期 2 例,ⅠC 期 2 例,ⅡA 期 2 例。

(二) 术前准备

术前常规检查,包括白带常规,血常规,凝血功能,肝、肾、心、肺功能检查,常规阴道冲洗放药,流质饮食,口服抗生素 3 天,清洁脐部,术前清洁灌肠。

(三) 研究方法

1. 麻醉方式　气管插管静脉复合全身麻醉,给予心电监护。

2. 设备及器械　全套电视腹腔镜系统,冲洗吸引装置,超声刀,PK 刀,分离钳、持针器、剪刀等。

3. 手术步骤

(1)麻醉满意后取头低足高及改良式膀胱截石位。

(2)脐轮上缘切开约 10mm 切口直视下开放性进入腹腔,经切口置入 10mm 套管针及腹腔镜,注入 CO_2 气体,建立气腹至腹内压达 12~15mmHg,镜下监视于左侧下腹部取 5mm 及 10mm 切口分别置入相应套管针,于右侧下腹部麦氏点取 5mm 切口置入套管针,有子宫者放置举宫杯。

(3)充分暴露后探查盆腔、腹腔、肝、脾、横膈、双侧结肠旁沟、肠管、肠系膜,取盆腹腔冲洗液送细胞学检查,对可疑粘连部位、膈下、双侧结肠旁沟、直肠子宫陷凹、盆腹膜、膀胱反折腹膜等处多点活检。

(4)盆腔及腹主动脉旁淋巴结清扫术:超声刀打开腰大肌表面腹膜,充分暴露髂血管、输尿管、卵巢动静脉,高位凝固、离断卵巢血管。打开髂血管鞘膜,依次整块切除髂总、髂外、腹股沟深、髂内、闭孔淋巴脂肪组织,沿右侧髂总动脉向上打开后腹膜,暴露腹主动脉及下腔静脉,切除增大的淋巴结后装入标本袋。

(5)子宫及附件切除:靠近盆壁凝固、离断圆韧带,打开阔韧带前后叶至子宫峡部水平,打开膀胱子宫反折腹膜,下推膀胱至宫颈外口下方 1cm,分离宫旁疏松组织,于峡部水平凝固、离断双侧子宫动脉,紧贴宫颈凝固、离断双侧主骶韧带,抵达侧穹窿顶端。

(6)大网膜切除:于左肋缘下 2cm、腋前线另取 5mm 切口,镜头转向头端,用超声刀于大网膜中部切开达横结肠及胃大弯血管弓水平,向两侧沿横结肠及胃大弯血管弓外切除大网膜达横结肠肝、脾曲。

(7)阑尾切除术:超声刀离断阑尾系膜,在距根部 5mm 处用分离钳钳夹一压痕后,用 4 号丝线结扎,结扎线远端 5mm 处超声刀离断,1 号丝线荷包缝合包埋。

(8)标本取出及阴道残端缝合:沿举宫杯顶端用单极电钩离断阴道穹窿,经阴道取出子宫附件、标本袋、大网膜(已切除子宫者则扩大左下腹 10mm 切口后取出),彻底冲洗盆腹腔,镜下用 2-0 号可吸收缝合线缝合阴道残端。

4. 术后处理术后常规预防性应用广谱抗生素 3 天,术后常规监测体温,记录排气时间。根据病理结果及时给予标准方案进行化学治疗。治疗结束后每 3 个月复查 1 次。

5. 观察内容手术时间、估计失血量、腹膜后淋巴结切除数量、大网膜切除程度、术后排气时间、术后住院时间、术中及术后并发症、术前及术后手术病理分期情况,计量资料用($\bar{x} \pm s$)表示。

二、结果

12 例患者均无生育要求,其中 2 例行大网膜切除、盆腔淋巴结切除及腹主动脉旁淋巴结活检术,10 例行子宫附件、大网膜切除、盆腔淋巴结切除及腹主动脉旁淋巴结活检术,所有手术均在腹腔镜下完成,无中转开腹,手术时间为(250.2 ± 46.7)分钟,估计失血量为(220.2 ± 106.4)ml,淋巴结切除数为(12.2 ± 1.7)个,术后排气时间为(37.3 ± 2.6)小时,住院天数为(7.2 ± 1.1)天,无严重术中、术后并发症,术后有 3 例因盆腔腹膜粘连处活检病理阳性而临床分期升高为ⅡB 期,术后随访 1~44 个月无 1 例复发,无穿刺孔转移。

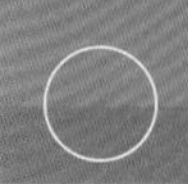

三、讨论

随着腹腔镜设备的不断更新及操作技术的不断成熟,腹腔镜手术在妇科恶性肿瘤中的应用在最近20年取得了显著的进步。腹腔镜在卵巢恶性肿瘤手术中的应用可分为以下几类。

1. 用于卵巢恶性肿瘤的诊断。
2. 腹腔镜下再分期。
3. 用于明显早期卵巢恶性肿瘤的腹腔镜全面分期手术。
4. 腹腔镜下评估病变的程度及切除的可能性,即决策性腹腔镜。

腹腔镜手术具有术野图像放大,使得转移及复发病灶更易看见;可改善一些挑战区域如膀胱旁及直肠周围间隙病灶的剥除;气腹的压力使小血管的出血减少;住院时间短;术后恢复快;术后化学治疗时间提前;最大限度地减少术后肠粘连等优点。同时也具备以下缺点:无法用手触摸肠管等脏器及淋巴结情况;难以完整切除大的卵巢肿瘤、不确定的穿刺孔转移;因囊肿破裂导致的肿瘤播散及不完全分期。虽然在卵巢恶性肿瘤中的应用还有一定争议,但在明显早期卵巢恶性肿瘤再分期手术中的应用得到大部分学者的认同。Leblane等从1991年到2001年,对42例初次手术后行腹腔镜下再分期手术,除1例粘连外其余患者均成功完成腹腔镜下手术,手术时间平均为238分钟,术后住院时间为3.1天,仅1例因并发症需中转开腹,8例(19%)患者分期均提高而给予化学治疗,在中位随访54个月后,34例存活的诊断为ⅠA期1~2级,患者中有3例复发并死亡。Tozzi等报道了11例早期卵巢癌在附件切除后接受全面分期的手术,中位随访时间46个月,2例复发,总生存率和无瘤生存率分别为100%和91%,无穿刺孔复发。认为卵巢恶性肿瘤腹腔镜再分期手术并未促进疾病恶化或加速肿瘤生长。Volpi等对3例先行腹腔镜下附件切除术最后病理诊断为卵巢颗粒细胞肿瘤的患者行腹腔镜下再分期手术,包括腹主动脉旁及盆腔淋巴结切除术,平均手术时间为195分钟,平均切除32个淋巴结,无较大的术中及术后并发症出现,患者术后第2天或第3天出院,术后患者恢复好。因此,对于卵巢颗粒细胞肿瘤行腹腔镜下再分期手术是可行的,并可切除腹主动脉旁及盆腔淋巴结,具有较好的微创效果。

在本组研究中,笔者对12例早期卵巢恶性肿瘤不全术后需再分期的患者行腹腔镜下手术,结果显示腹腔镜下分期手术除手术时间较传统开腹手术长外,手术切除范围、术中出血均与开腹手术相当,术后排气时间及住院时间均较开腹手术短,可达到全面分期,术后随访1~44个月,无1例复发及穿刺孔转移。因此,对于早期不全术后的患者行腹腔镜下再分期手术是安全可行的,近期临床效果好,远期效果需开展前瞻性对照研究来证实。微创是腹腔镜手术优势与理念,术中特别要注意操作的轻柔、仔细,绝对避免出现如血管损伤破裂、肠管、尿管、膀胱等脏器损伤的严重损伤。

第五节　腹腔镜手术在卵巢恶性肿瘤中的应用

随着腹腔镜设备的不断更新及操作技术的不断成熟,腹腔镜在妇科恶性肿瘤手术中的应用在最近30年取得了进步。但在卵巢恶性肿瘤中的应用还有争议,腹腔镜在卵巢恶性肿瘤手术中的应用可分为以下几类:①二次探查手术。②再分期手术。③早期卵巢恶性肿瘤的腹腔镜全面分期手术。④评估晚期病变的程度及切除的可能性。腹腔镜手术的优点:图像放大作用、气腹的压力使小血管的出血减少、术后恢复快、术后化学治疗及放射治疗时间提前、最大限度地减少术后放射治疗引起的肠粘连。但也存在不确定的穿刺孔转移、因肿瘤破裂导致的肿瘤播散及手术不够彻底等缺陷。

一、腹腔镜在卵巢恶性肿瘤二次探查术中的应用

二次探查术是指卵巢恶性肿瘤患者经理想肿瘤细胞减灭术后1年内,经以铂类为主的至少6个疗程规律联合化学治疗后达到临床完全缓解,临床上无肿瘤存在证据,为了解肿瘤是否得到根治,以估计化学

治疗效果指导后续的治疗而进行的再次腹腔探查术。腹腔镜下二次探查术由于可多次施行，损伤相对较小而受推荐，但也因受腹腔粘连等因素影响其判断残存病灶的准确性。已有大样本的开腹手术与腹腔镜二次探查术研究，其临床对比研究结果提示开腹手术比镜下手术在腹膜活检及冲洗液敏感性及阴性预测值上略微升高，但对预后并无明显帮助。为了提高镜下手术的准确性，Löning 等采用术前腹腔内注入无毒、能在恶性组织中选择性聚积或残留的光敏剂 5- 氨基乙酰丙酸，可使腹腔镜下荧光识别肿瘤组织标本的敏感度达 92%，此法为早期发现残余肿瘤或腹膜微转移提供了一个灵敏度更高的方法。Abu-Rustum 等报道了 289 例Ⅲ~Ⅳ期经手术及化学治疗后临床完全缓解的患者在二次探查术中发现持续性卵巢或腹膜癌，其中 131 例（45%）为腹腔镜下手术，139 例（48%）为开腹手术，其中 19 例（7%）中转开腹，各组间平均年龄、期别分布、组织学类型、组织学分级、残余灶大小比较均无显著性差异。腹腔镜手术者中位生存时间为 41.1 个月与开腹组的 38.8 个月比较无显著性差异。尽管二次探查术由于大规模前瞻性随机对照研究结果显示其对判断预后并无帮助，而在临床上基本放弃，但腹腔镜下二次探查术对于卵巢恶性肿瘤患者相对安全、损伤小，可多次实施且接受度高，故仍不失为一种判断疗效的好办法。

二、腹腔镜在卵巢恶性肿瘤再分期手术中的应用

临床上经常会遇到初次手术不完全分期而影响后继治疗方案的制订，这些患者多需行再次分期手术。腹腔镜下手术可避免患者因再次开腹手术引起的不适，对于明显早期附件恶性肿瘤患者腹腔镜再分期手术是安全可行的，可准确地发现哪些患者需要化学治疗，哪些仅需手术即可，并未促进疾病恶化或加速肿瘤生长。Jaeman 等报道腹腔镜下卵巢恶性肿瘤妇女再手术的可行性、手术效果及并发症。14 例卵巢恶性肿瘤患者在附件切除后进行了腹腔镜下再手术，包括腹膜冲洗细胞学、腹腔镜盆腔和腹主动脉旁淋巴结切除术至左肾静脉水平、网膜切除术、多次腹膜活检和子宫全切术（除了 3 次挽救生育能力手术外）。中位手术时间为 230（155~370）分钟。收集的盆腔和腹主动脉旁淋巴结的中位数分别为 26（6~41）个和 18（2~40）个。患者均成功完成腹腔镜下手术，随访时间中位数为 33 个月。其中 13 例患者没有复发的证据，但有 1 例患者在手术 22 个月后死亡。由有丰富的腹腔镜经验和训练有素的操作团队的专业腹腔镜肿瘤学家进行的腹腔镜再手术，在处理意外的卵巢恶性肿瘤方面是可行和有效的。早期不完全手术使早期上皮性卵巢癌的后续治疗复杂化。Hua 等回顾 2 000—2011 年收治的早期上皮性卵巢癌的病例，纳入 246 例初次手术未完成分期的患者。建立了一套评分系统来评估初次手术的质量（quality of initial surgery，QOIS）。246 例患者中，130 例接受了腹腔镜下再分期手术，116 例仅接受了化学治疗。随访时间为 4~148 个月（中位数为 72 个月）。手术组和化学治疗组的 5 年总生存率（overall survival，OS）分别为 87.5% 和 74.7%。多变量分析表明，组织学分级是一个独立的无复发生存率（recurrence-free survival，RFS）和总生存率预测指标。最初是通过不完全手术治疗的早期上皮性卵巢癌患者，建议仅对初次手术的质量评分低和组织学不佳的患者进行再手术。Leblanc 等于 1991—2001 年对 42 例初次手术后行腹腔镜下再分期手术，除了 1 例发生粘连外，其余患者均成功完成腹腔镜下手术，手术时间平均为 238 分钟，术后住院时间为 3.1 天，仅 1 例因并发症需中转开腹，8 例（19%）患者分期均提高而给予化学治疗。在中位随访 54 个月后，34 例存活的诊断为ⅠA 期，1~2 级患者中有 3 例复发并死亡。

三、腹腔镜在早期卵巢恶性肿瘤手术中的应用

对于卵巢上皮恶性肿瘤全腹腔镜手术的可行性和可靠性尚有争议。Chyi-Long 探讨腹腔镜Ⅰ期卵巢癌分期的可行性及生存结局。对 2002 年 1 月—2014 年 12 月行腹腔镜下Ⅰ期卵巢癌分期手术的患者进行回顾性分析。24 名患者的平均年龄为（43.9 ± 9.9）岁，平均体重指数为（24.0 ± 3.8）kg/m^2，12 例（50%）患者在ⅠA 期，12 例（50%）患者在ⅠC 期。平均手术时间为（306.4 ± 98.5）分钟，平均失血量为（204.2 ± 188.6）ml。切除盆腔淋巴结和腹主动脉旁淋巴结的中位数分别为 20 个和 4 个。1 例（4.1%）患者术中发生肠损伤，另外 1 例（4.1%）患者术后发生肾盂积水。在中位随访 31.5 个月中，总生存率为 95%。由训练有素的妇科肿瘤专家进行的腹腔镜是治疗早期卵巢癌一个理想的手术方式。Bogani 等探讨腹腔镜手术治疗早期上皮性卵巢癌的有效性和安全性，总共纳入 3 065 例患者，结果显示腹腔镜分期比开腹手术手术时间、住院时间

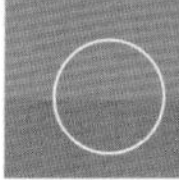

更短，术后并发症发生率较低，两组生存率无明显差异。同时，Melamed 使用对照试验评估腹腔镜下分期与临床Ⅰ期上皮性卵巢癌患者生存的关系，纳入 2010—2012 年所有临床接受上皮性卵巢癌手术分期的Ⅰ期妇女，使用倾向性方法将计划腹腔镜分期的患者与剖腹手术的相似患者进行匹配，在 4 798 例符合条件的患者中，有 1 112 例（23.2%）接受了开腹手术，其中 190 例（17%）转为开腹手术。在倾向评分匹配后，接受计划腹腔镜与开腹分期的患者死亡时间无差异（危险比为 0.77，95% *CI* 0.54-1.09；*P*=0.13）。腹腔镜手术与开腹手术对Ⅰ期上皮性卵巢癌患者的生存率无明显影响。因此，多数学者认为临床表现为Ⅰ期患者行腹腔镜下分期手术是安全及全面的，生存结果是可接受的。但缺乏随机多中心对照研究资料来支持将腹腔镜下手术作为早期卵巢恶性肿瘤处理的临床常规操作。

需要强调的是，疗效与病例选择及手术操作密切有关，如用取物袋完整取出肿瘤；先结扎肿瘤血管；采用附件切除而不是卵巢肿瘤剥除；应避免肿瘤破裂；若冷冻切片证实恶性肿瘤，需行全面分期手术。

四、腹腔镜在晚期卵巢恶性肿瘤治疗中的应用

理想肿瘤细胞减灭术可提高肿瘤细胞对化学治疗的敏感性，明显改善患者的预后。能否行理想肿瘤细胞减灭术取决于肠及肠系膜转移的范围、横膈浸润的范围、从腹腔动脉到肝蒂之间腹膜浸润的范围。腹腔镜具有图像放大使得转移及复发病灶更易看见，能更好地观察到上腹部、横膈及肝、脾表面。可使那些无法完成理想肿瘤细胞减灭术的患者免受开腹手术的痛苦。对于晚期患者，进行探查性腹腔镜后，选择合适病例进行剖腹肿瘤细胞减灭术。Fleming 等评估腹腔镜探查对晚期卵巢癌患者的分诊效果，从 2013 年 4 月—2016 年 12 月，前瞻性的对疑似晚期卵巢癌患者进行腹腔镜评估，以确定肿瘤手术的可切除性。不能手术或远处转移的患者接受新辅助化学治疗。621 例被认为患有晚期卵巢癌的患者接受了评估，488 例患者符合纳入标准。215 例患者接受腹腔镜评分，其中 125 例预测指数值小于 8，84 例预测指数值大于或等于 8。初始手术治疗组 88% 的患者和新辅助化学治疗组 74% 的患者肿瘤细胞减少未导致总残余病变（R0 切除）。在接受新辅助化学治疗的患者中，初次手术组的无进展生存期为 21.4 个月，而接受新辅助化学治疗组的无进展生存期为 12.9 个月（*P*<0.001）。腹腔镜分诊评估为晚期卵巢癌患者的治疗提供了个性化的方法，并在肿瘤手术中实现了较高的完整手术切除率。另外，也有学者将腹腔镜探查结果建立预测模型能很好地预测哪些晚期患者无法达到理想肿瘤细胞减灭术。因此，腹腔镜在评估晚期卵巢恶性肿瘤患者是否可行满意肿瘤细胞减灭术有一定的临床价值，对于镜下判断不能行肿瘤细胞减灭术的患者可避免了不必要的开腹手术，可尽早开始化学治疗。但应当看到的是，腹腔镜在晚期卵巢恶性肿瘤治疗中的应用仅适用于判断晚期患者能否行理想肿瘤细胞减灭术，尚未有进行理想肿瘤细胞减灭术的大宗病例报道。

五、腹腔镜手术在卵巢恶性肿瘤治疗中应用面临的问题与挑战

（一）穿刺部位恶性肿瘤细胞种植和 CO_2 气腹促进恶性肿瘤的扩散转移

腹腔镜套管针穿刺部位术后出现恶性肿瘤细胞种植和生长、CO_2 气腹促进恶性肿瘤扩散转移的现象是妇科恶性肿瘤腹腔镜手术治疗过程中最为担忧的并发症，也是腹腔镜用于卵巢恶性肿瘤手术治疗的最大争议点。有研究表明，所有妇科恶性肿瘤手术中发生穿刺孔转移的发病率是 2.3%，穿刺孔转移的发生与大量腹水及广泛的腹腔病变有关。进展期卵巢恶性肿瘤患者腹腔镜检查后穿刺部位转移率高，但这组患者预后并不差。腹腔镜检查可用于进展期卵巢的恶性肿瘤诊断，排除其他原发肿瘤，以便将患者送到三级治疗中心就治。

（二）腹腔镜手术自身的限制

腹腔镜手术有应用方便和微创的特点，但是缺乏直接触诊检查，随着卵巢恶性肿瘤分期的进展，一些固定包块的出现及在一定解剖空间后面隐藏的恶性肿瘤性粘连、腹膜后淋巴结肿大情况都不能通过单纯腹腔镜检查了解。已有学者报道，手术辅助腹腔镜下手术（hand-assisted laparoscopic surgery，HALS）可弥补这些缺点。HALS 出血量、住院时间、术后并发症均少于开腹组，认为对于盆腔包块 HALS 是一种安全可行的选择，可用于卵巢恶性肿瘤的初始治疗及铂类敏感的、影像学检查提示可切除的孤立复发灶患者。

虽然有更高端腹腔镜设备的出现及操作技术的成熟，但考虑到约 70% 的卵巢恶性肿瘤患者就诊时已

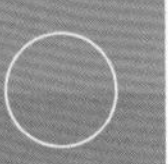

为晚期，且易在盆腹腔内广泛种植、浸润、转移，加之腹腔镜手术自身的限制，因此，卵巢恶性肿瘤的腹腔镜手术目前仅限应用于：①早期患者的全面分期手术。②再分期手术。③盆腔肿物性质的鉴别诊断。④晚期患者是否可行满意肿瘤细胞减灭术的术前评估。尽管资料显示，从技术及安全性而言卵巢恶性肿瘤腹腔镜手术是可行的，但缺乏循证医学的证据证实其可靠性，因此需开展多中心随机对照研究来证实这些结论。

（李　力　张洁清　潘忠勉　阳志军　赵冰冰　冯利园）

参考文献

[1] COLOMERAT, JIMENEZ AM, BOVERBARCEL MI. Laparoseopic treatment and staging of early ovarian cancer. J Minim-Invasive Gynecol, 2008, 15 (4): 414-419.

[2] Gueli Alletti S, Capozzi VA, Rosati A, et al. Laparoscopy vs. laparotomy for advanced ovarian cancer: a systematic review of the literature. Minerva Med, 2019, 110 (4): 341-357.

[3] Lim CK, Kim DY, Cho A, et al. Role of minimally invasive surgery in early ovarian cancer. Gland Surg, 2021, 10 (3): 1252-1259.

[4] FALCETTA FS, LAWRIE TA, MEDEIROS LR, et al. Laparoscopy versus laparotomy for FIGO stage I ovarian cancer. Cochrane Database Syst Rev, 2016, 10 (10): CD005344.

[5] TU H, XIONG Y, HUANG H, et al. Individualized Treatment of Patients With Early-Stage Epithelial Ovarian Cancer After Incomplete Initial Surgery. Int J Gynecol Cancer, 2016, 26 (1): 73-81.

[6] LEECL, KUSUNOKI S, HUANGCY, et al. Surgical and survival outcomes of laparoscopic staging surgery for patients with stage I ovarian cancer. Taiwan J Obstet Gynecol, 2018, 57 (1): 7-12.

[7] CHEN S, QI X, CHEN L, et al. Laparoendoscopic Single-site Surgery for Comprehensive Staging of Early Ovarian Cancer. J Minim Invasive Gynecol, 2019, 26 (5): 806.

[8] BOGANI G, BORGHI C, LEONEROBERTI MAGGIORE U, et al. Minimally Invasive Surgical Staging in Early-stage Ovarian Carcinoma: A Systematic Review and Meta-analysis. J Minim Invasive Gynecol, 2017, 24 (4): 552-562.

[9] ZEFF N. Role of laparoscopy in initial tumour staging in advanced epithelial ovarian cancer: A systematic review. Pleura Peritoneum, 2018, 3 (1): 106.

[10] Gueli Alletti S, Capozzi VA, Rosati A, et al. Laparoscopy vs. laparotomy for advanced ovarian cancer: a systematic review of the literature. Minerva Med, 2019, 110 (4): 341-357.

[11] FLEMING ND, NICK AM, COLEMAN RL, et al. Laparoscopic Surgical Algorithm to Triage the Timing of Tumor Reductive Surgery in Advanced Ovarian Cancer. Obstet Gynecol, 2018, 132 (3): 545-554.

[12] DAVIDSON BA, BROADWATER G, CRIM A, et al. Surgical complexity score and role of laparoscopy in women with advanced ovarian cancer treated with neoadjuvant chemotherapy. Gynecol Oncol, 2019, 152 (3): 554-559.

[13] SUGARBAKERPH. Port site recurrence, an unintended consequence of laparoscopic resection of ovarian cancer. A case report. Int J Surg Case Rep, 2019, 62: 5-8.

[14] HAVRILESKY LJ. The costs of adding laparoscopy to the management of advanced stage epithelial ovarian cancer. Gynecol Oncol, 2017, 146 (3): 441-442.

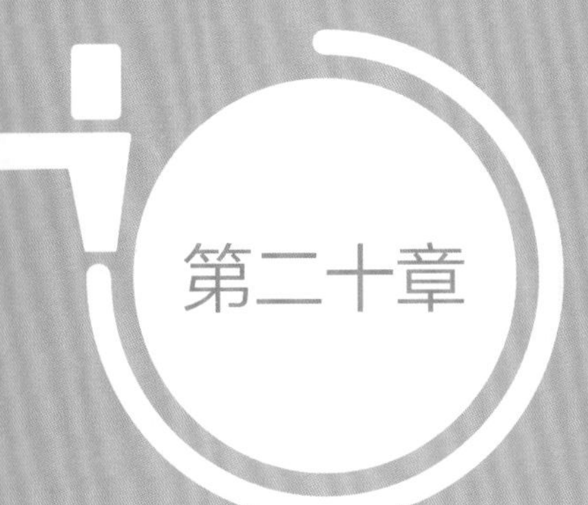

第二十章

单孔机器人腹腔镜在妇科肿瘤中的应用与实践

第一节　概　　述

自 2005 年达·芬奇机器人手术系统进入妇科领域以来，在手术的微创化方面已经取得了重要进展。越来越多的学者将单孔机器人腹腔镜手术（robotic laparoendoscopic single-site，R-LESS）应用到妇科各种手术操作中。本章描述了单孔机器人手术的历史进展，通过复习单孔机器人腹腔镜手术在良性子宫全切术、子宫肌瘤切除、阴道骶骨固定术及妇科恶性肿瘤的文献资料，发现单孔机器人腹腔镜手术在妇科领域是可行且安全的，手术结局和并发症方面不差于多孔机器人手术。越来越多的单孔机器人手术平台的出现，为克服目前单孔机器人腹腔镜手术存在的局限性开拓了良好的前景。

腹腔镜手术目前已经成为妇科医师和患者偏爱的一种手术方式。大部分的妇科手术都可以通过腹腔镜来完成。单孔腹腔镜手术在妇科领域的应用要追溯至 20 世纪 60 年代。1969 年 Whee 单孔腹腔镜手术在文章中第一次描述了通过单孔腹腔镜技术完成了输卵管结扎术。在后来的临床中，他们通过该技术完成了 4 000 多例输卵管结扎术。直至 1991 年，《新泽西医学杂志》上发表了第一篇单孔腹腔镜下子宫全切术。从第 1 例妇科的单孔腹腔镜手术报道至今已经有半个世纪了，单孔腹腔镜手术技术并未成为妇科手术的标准术式，原因是多方面的：缺少手术操作“三角”、需要特殊器械、器械之间的拥挤和碰撞、人体工学的挑战及需要特殊的培训等。随着科技的发展，各种新器械设备的不断涌现，如可弯曲或弧形的器械，单孔腹腔镜中这些局限性逐步被克服。达·芬奇机器人手术平台自 2005 年被美国食品药品管理局批准用于妇科领域以来，由于其得天独厚的特点和优势，如术中出血量减少、术后疼痛程度降低，三维手术视野、手术者震颤的滤除等，在妇科手术中得到迅速的发展。基于机器人平台的单孔腹腔镜技术也随之得到广泛应用。以下就单孔机器人腹腔镜手术在妇科领域的应用做一综述。

第二节　单孔机器人手术平台的发展历史

Haber 等在 2008 年首先报道了成功使用单孔机器人手术平台做了动物的肾盂成形术、部分肾切除及

广泛肾切除手术。随后 Kaouk 等报道了人类首例单孔机器人完成了广泛前列腺切除和肾切除的手术。机器人机械臂更多自由度的活动能力及手术操作“三角”形成、改善的人体工学等有助于使机器人单孔手术成功实施。妇科领域首例单孔机器人手术报道于 2009 年，患者是一名 60 岁的乳腺癌且乳腺癌易感基因阳性的女性，术者对其完成了经脐部单孔机器人下的预防性全子宫双附件切除。手术历时 168 分钟，出血 80ml，术后恢复良好。随着单孔机器人手术在妇科领域的逐渐应用开展，2013 年，美国食品药品管理局批准了达·芬奇机器人系统进行妇科单孔手术操作。目前，已经有公司推出了单孔手术平台，2018 年美国食品药品管理局已经批准用于泌尿外科的相关手术。

第三节　单孔机器人手术目前的手术平台和器械

目前临床上常用的单孔机器人手术平台大体有 3 种类型。妇科领域目前最常用的是结合达·芬奇 Si 或 Xi 手术平台系统，通过脐部 2.5cm 单切口放置多通道的端口，然后将手术器械和设备跟机器人平台连接。这种手术方式的优势是可以使用多孔机器人系统的手术器械，充分发挥其自由度大、可以内腕转的功能，避免了半硬器械以及“直杆”器械不能内腕转的不足。但是也存在一些局限性，比如与达·芬奇 Si 系统连接时，由于机械臂比较粗大，同样存在机械臂之间的拥挤和碰撞，干扰手术操作的问题。另外，由于没有特定的人体脐部端口，所以在选择使用端口时大部分并非机器人平台专用，在使用过程中同样存在漏气、不能很好维持腹压的问题。

第二种单孔机器人平台就是专门研制的达·芬奇单孔手术平台（Da Vinci single-site），2013 年由美国食品药品管理局批准的可以与达·芬奇 Si 手术系统结合应用于妇科的手术，使用达·芬奇单孔专用器械来完成手术操作。这套器械包括了一个四通道和一根外接充气管道的端口：两个通道可以弯曲的套管与机械臂相连接，另外一个直的套管连接腔镜内镜，还有一个直的套管供床旁助手使用（图 20-1）。弯曲的套管和相应的机器人器械目的是更好地形成手术操作“三角”（图 20-2）。手术过程中通过达·芬奇 Si 系统自带软件的控制，可以使术者的操作跟屏幕中所见达到同侧手眼控制（图 20-3）。

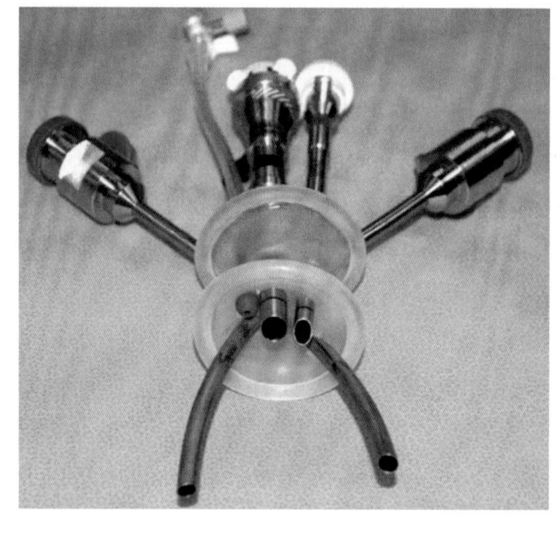

图 20-1　达·芬奇单孔 Port 套装

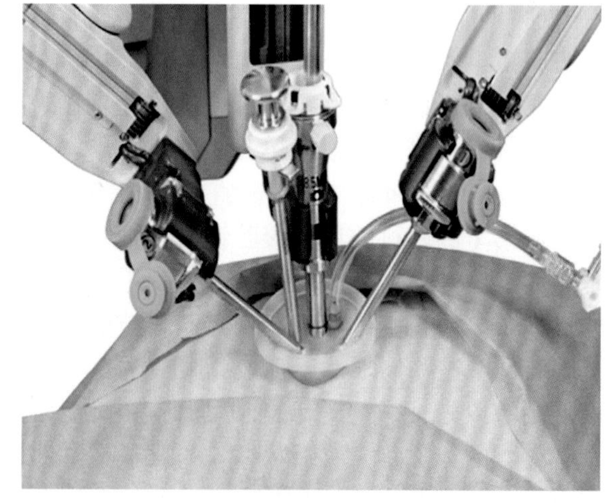

图 20-2　达·芬奇单孔平台套管与机器人系统连接

第三种单孔机器人平台名称为达·芬奇 S 单孔手术平台。与第二种单孔平台的不同之处是：该平台用一个单臂将三种操作器械和一个内镜头通过一个套管送入盆腹腔进行手术（图 20-4，图 20-5）。如前所述，目前美国食品药品管理局只批准用于泌尿外科和耳鼻喉科的手术，在妇科领域也有所尝试。

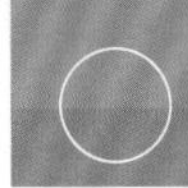

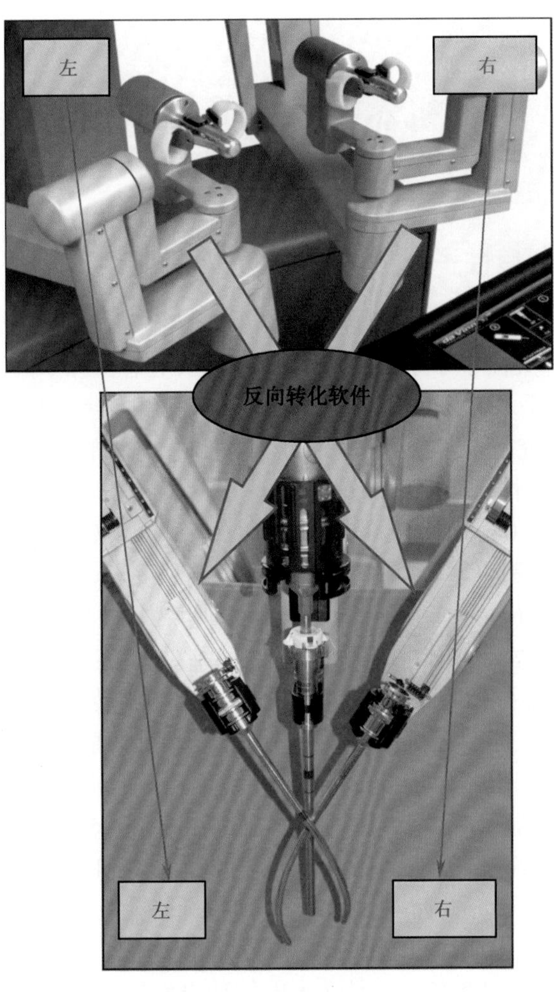

图 20-3　达·芬奇单孔平台，通过软件控制，使术者眼手一致

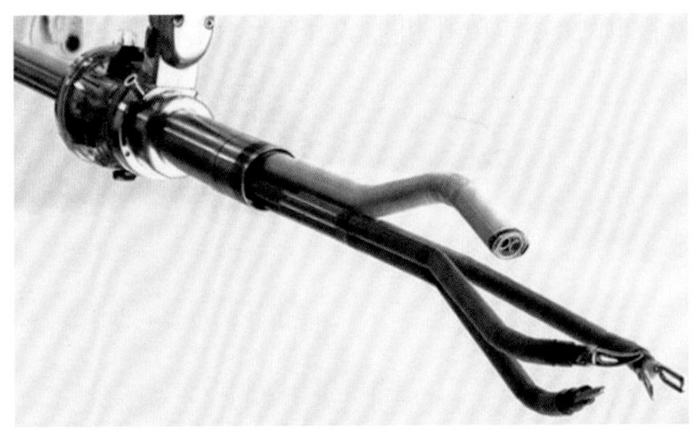

图 20-4　达·芬奇 SP 单孔手术平台内镜和操作器械同一套管进入

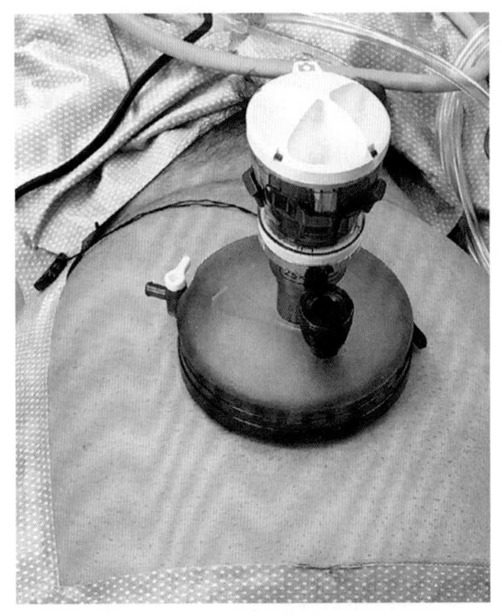

图 20-5　达·芬奇 SP 在泌尿外科手术中所用的端口

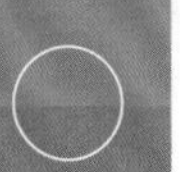

第四节　单孔机器人手术在妇科肿瘤中的应用

一、单孔机器人在妇科良性子宫全切术中的应用

子宫全切术是妇科实施最多的术式。目前有诸多关于单孔机器人平台实施良性子宫切除的相关研究。这些研究报道中，大多都关注了手术的可行性、安全性，美容效果、学习曲线，以及与其他单孔平台相比较的手术相关数据，包括手术时间、估计出血量、住院时间、中转率、并发症发生率等，结果并不统一。Zhang YM 等在一项回顾性研究中，比较了 47 例传统腔镜和 129 例单孔机器人腹腔镜手术子宫全切术的手术相关数据，手术指征均为良性疾病。分析发现，手术时间上单孔腹腔镜手术比单孔机器人腹腔镜手术长 16.36 分钟（91.42 分钟 *vs.* 75.06 分钟，$P<0.01$），进一步在不同子宫重量的分层比较中，单孔腹腔镜手术的手术时间仍然较单孔机器人腹腔镜手术长。两组患者在子宫重量、估计术中出血量、住院时间及术后 1 年的随访中并发症发生率上没有显著差异。Gungor 等的研究中，同样比较了 20 例单孔机器人腹腔镜手术与 25 例单孔腹腔镜手术在子宫全切术中几项关键数据，结果表明：就有经验的术者而言，两种手术都具备好的可行性和安全性，并且在手术时间、围手术期并发症、术中中转率、疼痛分数及恢复时间上比较两组患者无显著差异。在另外 3 篇关于单孔机器人腹腔镜手术与单孔腹腔镜手术比较的子宫切除的文章中显示，单孔机器人子宫切除的手术时间要明显长于传统腔镜单孔。但是估计术中出血量在单孔机器人腹腔镜手术组较单孔腹腔镜手术组显著减少（中位估计出血量 20ml *vs.* 50ml，$P=0.009$），住院时间缩短了 8.12 小时（$P=0.003$）。在最近发表的一篇关于单孔机器人腹腔镜手术和单孔腹腔镜手术在全子宫切除中的 meta 分析的文章中，纳入了 6 篇研究共计 412 例患者，其中行单孔机器人腹腔镜手术 150 例，行单孔腹腔镜手术 262 例。结果显示：无论总的手术时间或单纯子宫切除时间，以及围手术期并发症、中转率等方面，两种术式之间比较差异均无统计学意义。但是在术中估计出血量和住院时间上，单孔机器人腹腔镜手术均较单孔腹腔镜手术有显著优势，分别减少 10.84ml（$P=0.03$）和 0.32 天（$P<0.000\ 01$）。因为阴道残端的缝合在单孔子宫全切术中是最具挑战性的操作，有不少研究者关注了单孔机器人腹腔镜手术下的阴道残端缝合时间和学习曲线的问题。在 Akdemir 等的研究中分析了 24 例单孔机器人腹腔镜手术行子宫全切术的腔内阴道缝合及其学习曲线。结果显示，单孔机器人腹腔镜手术下子宫全切术的平均阴道残端缝合时间为（23.2 ± 7.0）分钟，学习曲线分析结果为当达到 14 例手术后，阴道残端的缝合时间达到一个平台期。在 Iavazzo 等的研究中发现，平均单孔机器人腹腔镜手术子宫全切术中阴道残端的缝合时间为 23.9 分钟。总之，虽然目前缺少大样本的前瞻性多中心的临床随机对照研究，但就目前现有的研究均表明单孔机器人腹腔镜手术子宫全切术在技术上是可行、安全的（详见视频 20-1　单孔机器人子宫全切术）。

视频 20-1
单孔机器人子宫全切术

二、单孔机器人在子宫肌瘤切除中的应用

多孔机器人子宫肌瘤切除术首先由 Advincula 等在 2004 年报道。由 Lewis 等于 2015 年首次报道了 4 例单孔机器人子宫肌瘤切除术。手术者使用单孔机器人手术平台（da Vinci Single-Site）与达·芬奇 Si 系统结合完成手术。平均手术时间为 210 分钟，平均出血量为 103ml。4 例患者均未中转为别的术式，2 例患者在手术当日出院，另外有 2 例患者在术后第 1 天出院。在术后 4 周的随访中，没有感染、脐疝的发生。

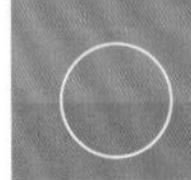

在两项回顾性报道中，Choi 和 Kim 等分别分析了 61 例和 101 例单孔机器人子宫肌瘤切除术的数据。两项研究中均处理了各种类型的子宫肌瘤，包括浆膜下、肌壁间、阔韧带肌瘤等，切除子宫肌瘤个数在两项研究中最多均达到 12 个，手术均顺利完成，无并发症发生，没有中转为其他术式。两组的平均手术时间和术中估计平均出血量分别为(135.98 ± 59.62)分钟、(144.5 ± 53.2)分钟和(182.62 ± 153.02)ml、(201.6 ± 138.5)ml。在 Moawad GN 等的一项多中心回顾性研究中比较了 95 例多孔机器人子宫肌瘤切除术（robotic multiport myomectomy，RMM）与 80 例单孔机器人子宫肌瘤切除术（robotic single-site myomectomy，RSSM）的结局。结果显示，RSSM 与 RMM 患者在估计出血量(83.3ml *vs.* 109.2ml，P=0.34)、手术时间(162.4ml *vs.* 162.4ml，P=0.99)、住院过夜概率（OR=1.54，P=0.44）及术后并发症率（OR=1.3，P=0.78）等方面差异无统计学意义，证明单孔机器人肌瘤切除可以达到与多孔机器人相同的手术结局。最近有韩国作者介绍了一种与 RSSM 相结合的手术方式，称为混合式单孔机器人肌瘤切除术（hybrid robotic single-site myomectomy，H-RSSM），并比较了 H-RSSM 与 RSSM 的手术结果。H-RSSM 首先行传统单孔手术剔除子宫肌瘤，然后对接安装机器人手术平台进行子宫肌层的缝合。目的是克服 RSSM 中肌瘤剔除时对拉力量不足的缺陷，同时利用了机器人手术平台缝合的优势。结果显示：H-RSSM 在手术时间为［(98.7 ± 31.7)分钟 *vs.*(141.4 ± 54.4)分钟，P<0.001］和估计术中出血量(131.5 ± 78.1)ml *vs.*(212.3 ± 189.8)ml，P<0.001)等方面优于 RSSM。

综上所述，单孔机器人肌瘤切除术，能够克服传统单孔肌瘤切除术中固有的器械拥挤碰撞、内镜镜头不稳定、缺少操作“三角”、缝合技术难度高、人体工学的不舒适等原因，使机器人单孔肌瘤具有可靠的安全性和可行性。

三、单孔机器人在妇科恶性肿瘤中的应用

（一）引言

首篇包括妇科恶性肿瘤诊断的单孔机器人手术病例系列报道发表于 2009 年。在 13 例妇科良恶性肿瘤的系列病例报道中，4 例患者接受了单孔机器人下的全子宫双附件切除，或者早期卵巢癌的腹膜后淋巴结活检术等，初步证实了单孔机器人手术在有选择的妇科恶性肿瘤治疗中的可行性。在 Yoo HN 及 Buckley 等的初步研究中，也同样表明了单孔机器人手术在早期妇科恶性肿瘤（包括早期宫颈癌、卵巢癌、子宫内膜癌）手术（包括子宫切除、双附件切除、盆腔淋巴结切除及腹主动脉旁淋巴结切除术）中是安全、可行的，手术结局肯定。

（二）子宫内膜癌

在 3 项子宫内膜癌的回顾性研究中，Corrado，Moukarzel 及 Corrado 等人的研究中均比较了单孔机器人腹腔镜手术与多孔机器人腹腔镜手术（Robotic multiport porous，RMP）在早期子宫内膜癌手术中手术结局、手术数据及费用等方面的差异。在 Corrado 等的研究中，单孔机器人腹腔镜手术与多孔机器人腹腔镜手术的手术时间无差异(110 分钟 *vs.* 102.5 分钟，P=0.889)；单孔机器人腹腔镜手术的术中失血量显著少于多孔机器人腹腔镜手术(50ml *vs.* 100ml，P=0.001)；单孔机器人腹腔镜手术的住院天数显著短于多孔机器人腹腔镜手术(2 天 *vs.* 3 天，P=0.001)。两组患者术中并发症的发生率比较差异无统计学意义。在 Moukarzel 等的研究中，同样发现两组患者的手术时间（无论总手术时间还是操控台时间）比较差异无统计学意义，术中出血量比较差异也无统计学意义，平均为 50ml。这样的研究中两组患者均进行了前哨淋巴结绘图，双侧成功率在单孔机器人腹腔镜手术组及多孔机器人腹腔镜手术组分别为 85.7% 和 76.9%。术中及术后 30 天时两组患者并发症的发生率比较无差异。Corrado 等的多中心研究中，重点比较了单孔机器人腹腔镜手术与多孔机器人腹腔镜手术在肥胖患者子宫内膜癌中的数据。结果显示，将体重指数划分为 A($30\sim34.9kg/m^2$)、B($35\sim39.9kg/m^2$)及 C(>$40kg/m^2$)3 个级别，当体重指数是 A 级别时，与多孔机器人腹腔镜手术组相比，单孔机器人腹腔镜手术组手术时间(P=0.02)和术中出血(P<0.001)是最低的，术中出血量和中转率随着体重指数的增加而增加(P=0.01)。当体重指数为 A 级别时，与单孔机器人腹腔镜手术组相比，RMP 组的住院时间显著增加(P=0.002)。作者得出结论：当体重指数超过 $35kg/m^2$ 时，单孔机器人腹腔镜手术的住院时间优势将消失。

在另外一篇较早的病例对照研究中，作者比较了单孔机器人腹腔镜手术与传统单孔腹腔镜手术在早

期子宫内膜癌治疗中的各项结果。结果显示：单孔机器人腹腔镜手术组平均术前安装机器与端口时间显著长于单孔腹腔镜手术组（8 分钟 *vs.* 2 分钟，*P*=0.000 1）；单孔机器人腹腔镜手术组平均术中出血量多于单孔腹腔镜手术组（75ml *vs.* 30ml，*P*=0.005）。两组在手术时间及住院天数方面无差异。

（三）宫颈癌

在 Vizza 等的一项初步研究中，评估了单孔机器人腹腔镜手术在广泛子宫切除加盆腔淋巴结清扫中的可行性和安全性。在该项研究中，作者入选了 20 例患者，包括国际妇产科联盟Ⅱ期的子宫内膜癌、ⅠB1 期的宫颈癌及新辅助化学治疗后ⅠB2~ⅡB 期局部晚期宫颈癌（化学治疗临床反应超过 50%）。所有患者均完成了单孔机器人腹腔镜手术。平均手术时间为 190 分钟（90~310 分钟），中位出血量为 75ml（20~700ml），中位淋巴结清除个数为 16 枚（5~27 枚），中位住院时间为 6 天（4~16 天）。无术中并发症的发生，术后并发症发生率为 20%（4 例）。作者得出结论：单孔机器人腹腔镜广泛子宫切除加盆腔淋巴结清扫术在技术上是可行的，但需要更大样本量的研究。

（四）卵巢癌

单孔机器人腹腔镜手术在卵巢癌中的应用研究较少，大部分为个案报道或仅有少样本的研究。该部分在前文已经提及。

第五节　妇科单孔机器人手术的优势和局限性

一、优势

除了具有传统单孔腹腔镜手术的微创、美容、恢复快、疼痛轻及多孔机器人手术的裸眼三维术野、震颤滤除、内镜镜头稳定的特点，单孔机器人手术在诸多方面克服了传统单孔腹腔镜手术的局限性。首先是“筷子效应”。达·芬奇单孔手术系统使用弯曲套管，可以使两个半硬的器械在腹腔内保持距离（图 20-6），克服了传统单孔手术中邻近器械相互“打架”、缺乏手术操作三角的短板。其次，单孔机器人手术腹腔镜手术系统可以通过机器人平台软件的控制，术者的右手可以操控通过左侧套管进入到腹腔内右侧的器械，反之亦然。这样术者可以做到同侧手眼控制，克服了传统单孔腹腔镜手术中的空间问题。最后，由于具有内腕功能的持针器，使得单孔机器人手术下的缝合变得更容易。

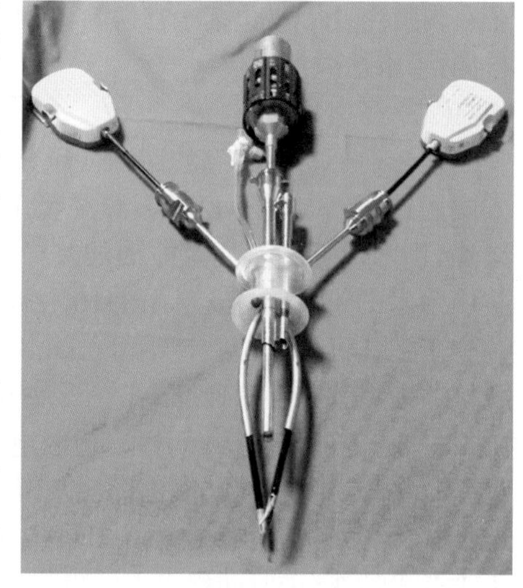
图 20-6　达·芬奇单孔手术系统使用的弯曲的套管和半硬的器械

二、局限性

目前妇科领域常用的单孔机器人手术系统仍然存在外部机器系统体积过大，体外部分器械拥挤、碰撞，以及留给床旁助手的空间窄小等问题。这个问题或许可以通过与达·芬奇 Xi 系统相结合来克服。缺乏触觉反馈和需要一个训练有素的助手也被认为是单孔机器人腹腔镜手术的一个局限性。另外，与多孔机器人手术相比，单孔机器人腹腔镜手术的脐部 2~3cm 的切口，增加了脐疝的风险。当然，单孔机器人手术的费用也是它的一个短板之一。

第六节　单孔机器人手术在妇科领域的发展前景

目前上市的达·芬奇 SP 单孔机器人手术系统虽然尚未被美国食品药品管理局批准用于妇科领域，相信随着临床应用的增加，这个系统也会用于妇科手术。越来越多的科技公司也在单孔机器人方面进行着不懈的努力。各个新出现的手术系统均在不同层面上进行机器人单孔手术的动物实验或初期临床应用。相信在不久的将来，临床手术领域的单孔机器人手术系统会涌现出更多的产品，技术上的良性竞争最终会造福于患者。

单孔机器人手术的出现既满足了人们对手术微创、美容、恢复快的需求，又克服了传统腹腔镜的技术难点，在目前检索到了文献中研究中体现出了可行性和安全性。但是目前仍然缺少多中心、前瞻性的随机临床研究。技术革新将推动新单孔机器人平台的出现。

第七节　单孔机器人子宫全切术

一、术前准备

（一）患者及其家属的知情同意

手术前向患者及其家属解释手术的必要性及可能发生的手术相关风险及替代治疗方案，签署手术知情同意书及其他相关沟通。

（二）术前各项检查

术前各项检查包括病史询问、常规妇科检查和全身检查，以及排除手术禁忌证等。主要检查包括：血常规、尿常规、血型、输血前检查、出凝血时间、X 射线胸片、心电图，肝、肾功能，电解质和血糖，以及肝、胆、泌尿系统超声，必要时进行心肺功能检查和双下肢血管多普勒检查。

（三）术前阴道准备和肠道准备

同常规妇科腹腔镜手术。术前 3 日每日进行阴道冲洗；肠道准备：视患者情况而定，盆腔粘连严重等情况应该进行肠道准备。拟行快速康复手术的患者按照相关常规进行。

（四）皮肤准备

按照腹部手术常规准备，重点注意脐部的清洁。必要时进行脐部肥皂水 - 过氧化氢 - 碘伏的程序对脐部进行准备。

二、患者体位及放置子宫操纵器

（一）体位

患者气管插管全麻后，采用膀胱截石位并取头低臀高位（15°~30°）（图 20-7），使肠管等腹腔内脏器因重力自动滑向上腹部，充分暴露盆腔术野及器官。放置双侧肩托以免患者身体下滑。

（二）放置举宫器

常规消毒皮肤，铺手术巾后留置导尿管。根据需要放置举宫器与合适大小的举宫杯。

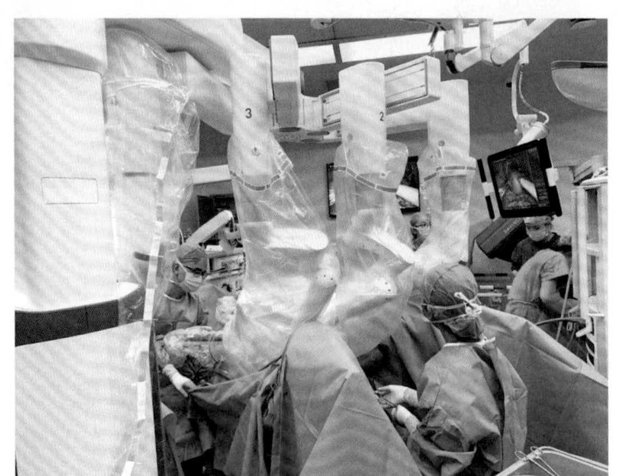

图 20-7　患者取膀胱截石位（头低臀高）

三、放置脐部单孔套管系统

于脐轮处皮肤做一纵向切口，长约 3.5cm，达皮下（图 20-8）。逐层切开皮下、前鞘、腹膜各层进入腹腔（图 20-9）。置入单孔套管的皮肤切口固定部分（图 20-10）。根据需要在套管模型部分的相应位置做 4 个穿刺孔，分别为 0.8cm、0.8cm、1.2cm 和 1.2cm（图 20-11）。套管的模型部分与脐部切口固定部分严密对接（图 20-12）。腹腔内充入 CO_2 气体，形成气腹，压力设定在 12~15mmHg。

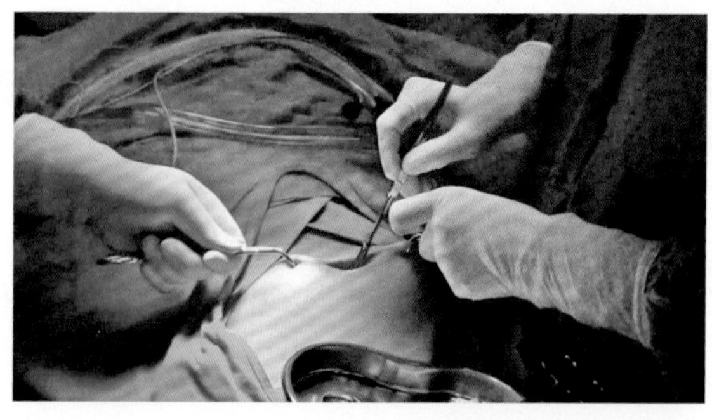

图 20-8　切开脐部皮肤

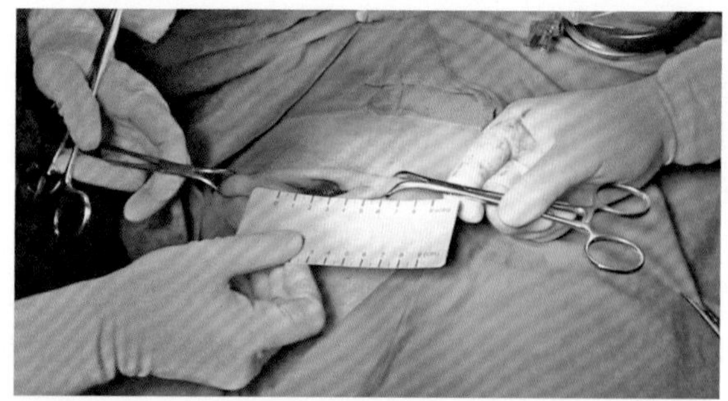

图 20-9　脐部切口长约 3.5cm

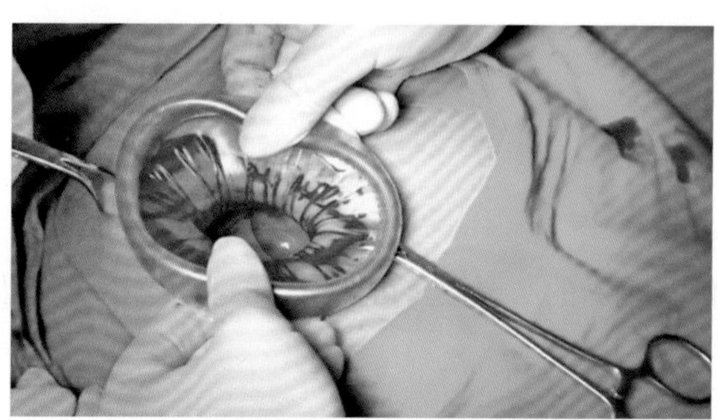

图 20-10　脐部单孔套管皮肤固定

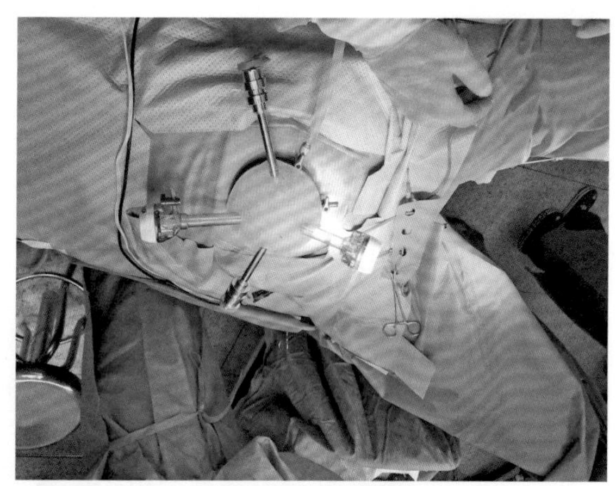

图 20-11　单孔套管膜型部分穿刺器布局

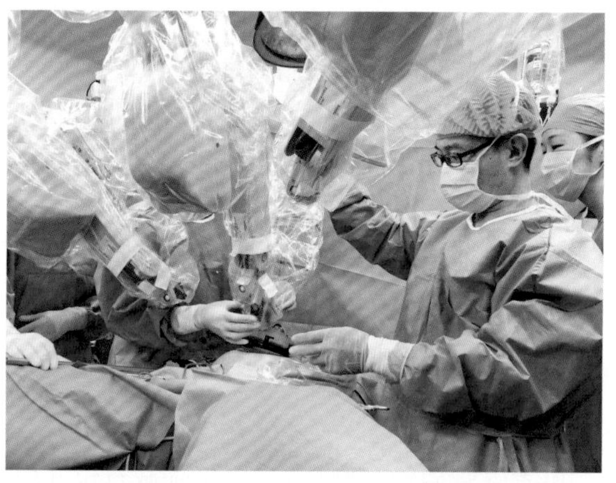

图 20-12　穿刺套管与机械臂对接

四、套管系统与达·芬奇机器人机械臂对接

将达·芬奇机器人的床旁系统靠近患者，在单孔套管的模型部分上的穿刺孔分别置入机器人的 1、2 号机械臂和内镜，1、2 号机械臂分别接入单极电铲和双极电凝器械。

五、手术步骤

（一）处理双侧附件

对于保留双侧卵巢的患者，用双极钳电凝卵巢固有韧带，单极电铲切断（图 20-13）。

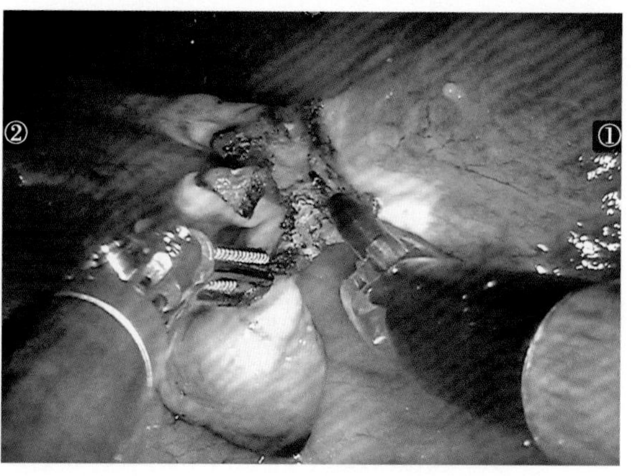

图 20-13　切断左侧卵巢固有韧带

（二）打开膀胱腹膜反折

打开并下推子宫膀胱腹膜反折（图 20-14，图 20-15）。

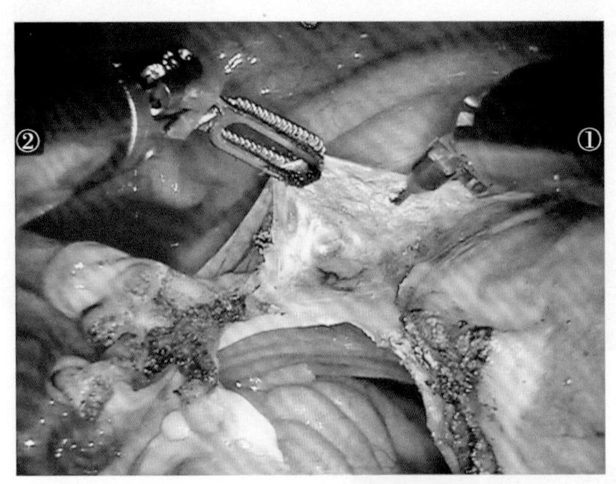

图 20-14　打开膀胱腹膜反折

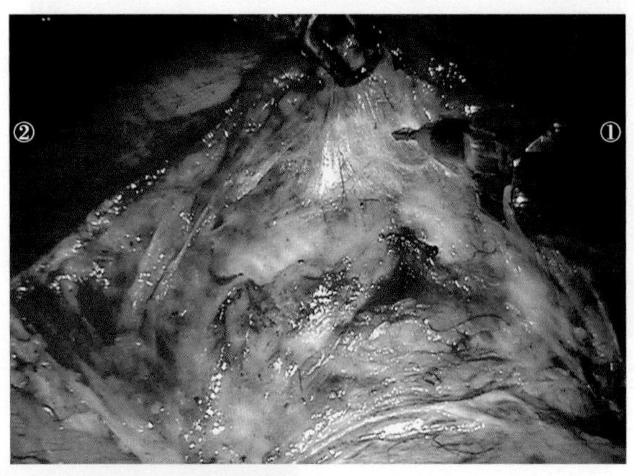

图 20-15　下推膀胱

（三）处理子宫血管

处理卵巢固有韧带后，继续沿着阔韧带后叶分离（图 20-16），暴露子宫血管。此时切断圆韧带和继续下推两侧膀胱脚处的子宫腹膜反折，尽量裸化子宫血管。双极电凝钳充分电凝后切断（图 20-17）。

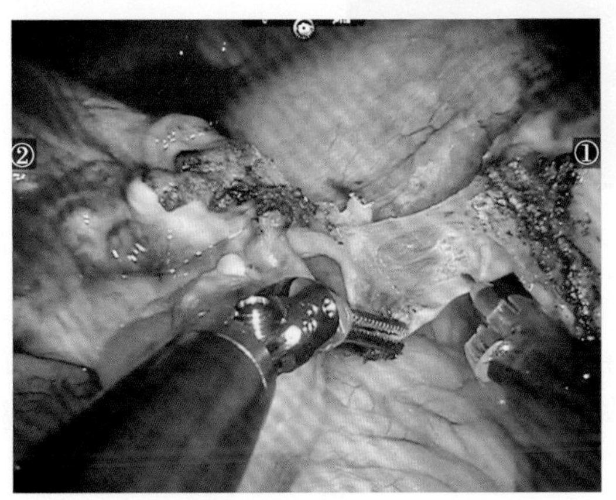

图 20-16　打开阔韧带后叶

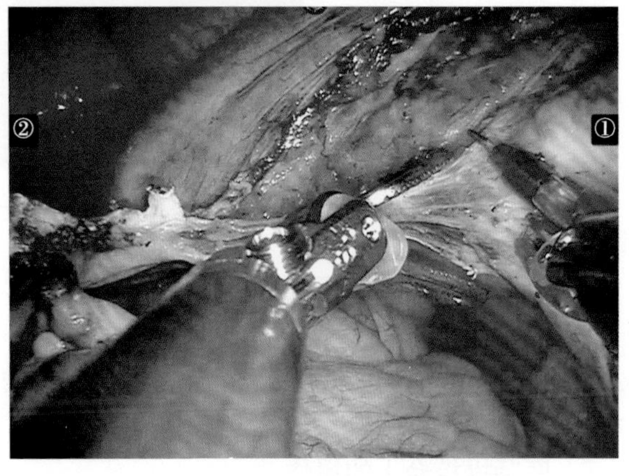

图 20-17　裸化、电凝左侧子宫血管

（四）处理子宫骶韧带及主韧带

将子宫上举并推向一侧，暴露对侧的子宫骶韧带及主韧带，双极电凝后在骶、主韧带复合体的起始部切断（图 20-18）。

（五）切开阴道壁

上推举宫杯，保持一定的张力。用单极电铲沿着举宫杯缘环形切开阴道壁（图 20-19）。

（六）取出标本，缝合阴道残端

子宫标本经阴道取出。如果子宫标本较大，可切成小块分次取出。阴道残端的缝合同传统腹腔镜，但是由于器械活动空间较窄，可用免打结缝合线进行连续缝合（图 20-20）。

六、手术体会与注意事项

（一）选择合适的单孔套管系统

目前没有针对单孔机器人设计有专门的套管系统。选择套管时要注意切口固定部分与穿刺器部分的紧密结合，防止形成气腹时漏气，无法维持腹内压。

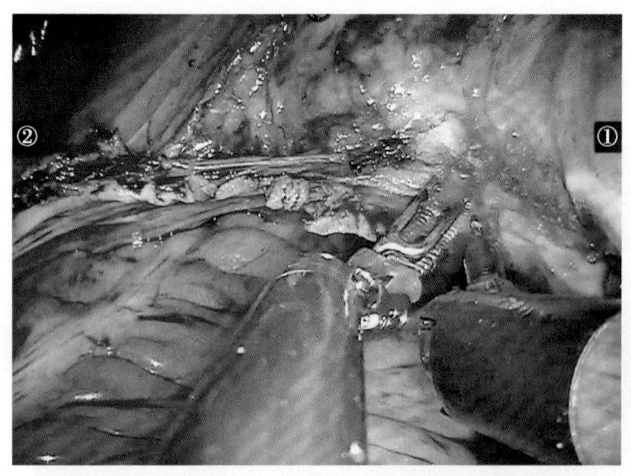

图 20-18　电凝骶、主韧带复合体

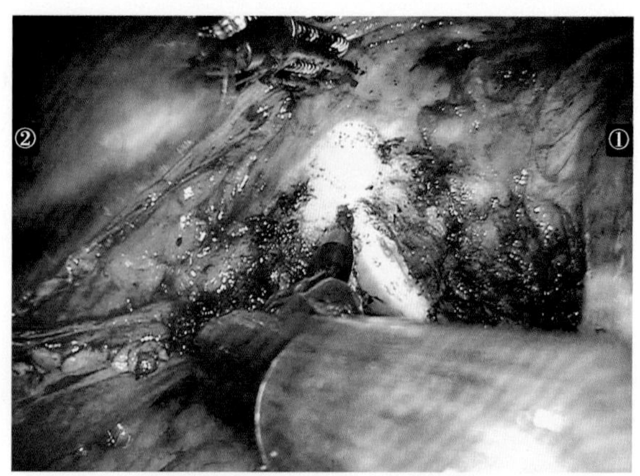

图 20-19　环形切开阴道壁

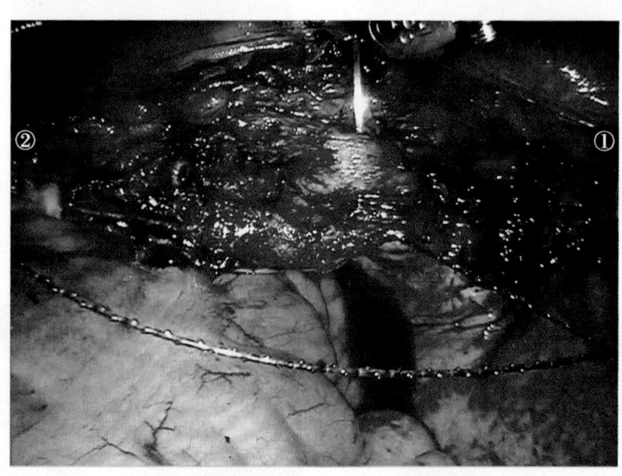

图 20-20　连续缝合阴道残端

（二）摄像镜头的选择与位置

多孔机器人手术时多选择 30° 摄像头，摄像头一般在两个机械臂的后方（靠近患者的头侧）。单孔机器人手术中，建议选择 0° 摄像头，穿刺孔的位置在两个机械臂的前方（靠近患者足侧），这样可以增加盆腔内的操作空间。

（三）医师操控台上的操作

手术医师在远离患者的操控台上操作进行手术。由于单孔空间的关系，不能像多孔机器人手术那样大幅度地活动手控摇柄，而是尽量两个手控摇柄小幅度同步挪动，充分利用机器人器械固有的腕转功能，增加手术空间。

（四）单孔机器人妇科手术的优势体会

机器人器械固有的 7 个自由度的腕转功能、裸眼三维视野、软件震颤滤除、手术者远离床旁、手术者操控摄像头等特点，使单孔机器人妇科手术在缝合、狭小空间内操作精准、稳定、减少出血及克服传统单孔腹腔镜术者与助手之间拥挤等方面具备优势。

（范江涛）

参考文献

[1] MATANES E, LAUTERBACH R, BOULUS S, et al. Robotic laparoendscopic single-site surgery in gynecology: a systematic review. Eur J Obstet Gynecol Reprod Biol, 2018, 231: 1-7.

[2] KAOUK J, GARISTO J, BERTOLO R. Robotic urologic surgical interventions performed with the single port dedicated platform: first clinical investigation. Eur Urol, 2019, 75 (4): 684-691.

[3] DOBBS RW, HALGRIMSON WR, MADUEKE I, et al. Single-port robotic-assisted laparoscopic radical prostatectomy: initial experience and technique with the da Vinci® SP platform. BJU Int, 2019, 124 (6): 1022-1027.

[4] GANESAN V, GOUELI R, RODRIGUEZ D, et al. Single-port robotic-assisted laparoscopic sacrocolpopexy with magnetic retraction: first experience using the SP da Vinci platform. J Robot Surg, 2020.

[5] ZHANG YZ, KOHN JR, GUAN XM. Single-incision hysterectomy outcomes with and without robotic assistance. JSLS, 2019, 23 (4): e2019. 00046.

[6] GUNGOR M, KORHAN K, DURSUN P, et al. Single-port hysterectomy: robotic versus laparoscopic. J Robotic Surg, 2018, 12 (1): 87-92.

[7] PRODROMIDOU A, SPARTALIS E, TSOUROUFLIS G, et al. Robotic versus laparoendoscopic single-site hysterectomy: a systematic review and meta-analysis. J Robot Surg, 2020.

[8] IAVAZZO C, MINIS EE, GKEGKES ID. Single-site port robotic-assisted hysterectomy: an update. J Robot Surg, 2018, 12 (2): 201-213.

[9] KIM M, KIM MK, KIM ML, et al. Robotic single-site myomectomy: a single-center experience of 101 consecutive cases. Int J Med Robot, 2019, 15 (1): e1959.

[10] MOAWAD GN, TYAN P, PAEK J, et al. Comparison between single-site and multiport robot-assisted myomectomy. J Robot Surg, 2019, 13 (6): 757-764.

[11] WON S, LEE N, KIM M, et al. Robotic single-site myomectomy: a hybrid technique reducing operative time and blood loss. Int J Med Robot, 2020, 16 (1): e2061.

[12] GIANNINI A, RUSSO E, MALACARNE E, et al. Role of robotic surgery on pelvic floor reconstruction [J]. Minerva Ginecol, 2019, 71 (1): 4-17.

[13] MATANES E, BOULUS S, LAUTERBACH R, et al. Robotic laparoendoscopic single-site compared with robotic multi-port sacrocolpopexy for apical compartment prolapse. Am J Obstet Gynecol, 2019.

[14] GANESAN V, GOUELI R, RODRIGUEZ D, et al. Single-port robotic-assisted laparoscopic sacrocolpopexy with magnetic retraction: first experience using the SP da Vinci platform. J Robot Surg, 2020.

[15] CORRADO G, MEREU L, BOGLIOLO S, et al. Comparison between single-site and multiport robot-assisted hysterectomy in obese patient with endometrial cancer: an Italian multi-institution study. Int J Med Robot, 2019, 18: e2066.

[16] VIZZA E, CHIOFALO B, CUTILLO G, et al. Robotic single site radical hysterectomy plus pelvic lymphadenectomy in gynecological cancer. J Gynecol Oncol, 2018, 29 (1): e2.

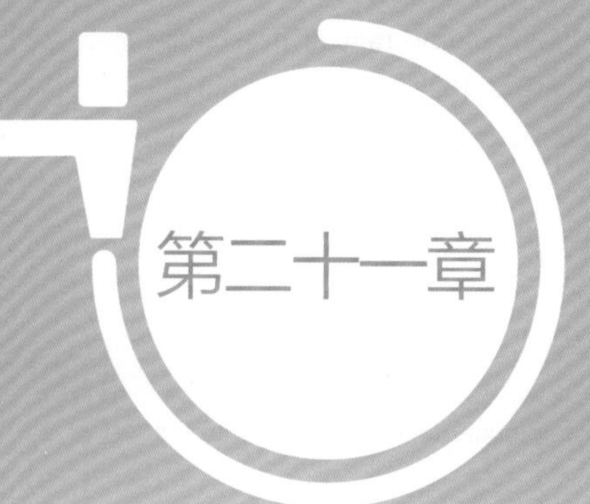

妇科肿瘤单孔腹腔镜手术的循证研究

循证医学(evidence-based medicine,EBM),又称实证医学。顾名思义,也就是遵循证据的医学,在中国香港、中国台湾,EBM也被翻译为证据医学。EBM的核心思想是在现有最好的临床研究证据基础上,结合个人的临床经验做出医疗决策(即患者的处理,治疗指南和医疗政策的制订等)。简而言之,医疗决策的制定,重视个人的临床经验,但前提是应尽可能以客观证据为依据。特别强调的是,EBM是基于证据的医学,但并不代表是"完全照搬指南"的医学。它提倡将医师的临床实践经验与当前可获得的最佳研究证据相结合,充分考虑患者的意愿和价值观及当时当地的医疗条件,为患者的临床诊治作出最佳医疗决策。显然,EBM要求临床医师既要努力寻找和获取最佳研究证据,又要结合个人的专业理论知识(包括疾病发生、发展和演变的病理生理过程等)和个人的临床实践经验,同时参考他人(比如专家)的意见和研究结果;既要遵循医疗实践的客观规律和临床需要,又要根据"患者至上"的原则,尊重患者的个人意愿和价值观念,审慎地做出诊断,选择最佳的治疗方法,争取最好的效果和预后。

EBM是20世纪90年代在医学领域内迅速发展起来的一门学科,它是临床医师进行医学科学研究和临床医学实践的理论和方法。EBM的目的是解决具体临床问题,这些问题涉及病因学、诊断、治疗措施和预后等方面。单孔腹腔镜手术是近年来微创领域盛行的一种新型手术方式,起源于妇科领域,因技术的成熟和设备的改进得以推广应用于妇科肿瘤手术中。单孔腹腔镜手术的核心理念是"无瘢痕手术",作为一项新兴的治疗措施,其安全性、有效性和可行性是否值得在临床上推广应用,仍需要高水平、高质量的临床研究去验证。

第一节　循证医学的基础知识

证据是循证医学的基石,是临床实践的重要参考依据。EBM实践根据证据的提供或者应用分为两个类别:一是作为证据的提供者,参与收集与评价文献,提供最佳证据;一是作为证据的应用者,结合实际情况,正确而客观地应用证据。证据等级越高,代表证据力度越强,越有参考价值。作为证据的提供者或者应用者,应尽可能提供或应用当前最可靠的研究证据,这是EBM的关键所在。自问世以来,EBM经历了"老五级""新五级""新九级"和"证据推荐分级的评估、制定与评价分级"共4个阶段。"证据金字塔"

由美国纽约州立大学下城医学中心于 2001 年推出(图 21-1),这个金字塔图形的形象直观、简洁明了,传播非常广泛。特别指出的是,证据等级越高,并不代表研究质量越高,即便是最高等级的研究证据,也有质量差的,比如系统评价,因为它是对原始文献的二次利用和分析,所以其质量势必会受到原始研究质量、系统评价方法及评价者水平和观点的影响,因此,应结合临床实际,而不能盲目接受高级别的研究证据。2004 年,证据推荐分级的评估、制定与评价分级(the grading of recommendations assessment, development and evaluation, GRADE)正式推出,GRADE 系统是当前证据质量和推荐强度分级的国际标准之一,它不仅方法学质量高,还有利于指南的传播和应用,为系统评价和指南提供了一个证据质量评价体系,同时也为指南中的推荐强度评级提供了一种系统方法,适用于临床实践指南、系统评价和卫生技术评估。GRADE 系统将证据质量分为“高、中、低和极低”4 个等级,其中,它又将推荐强度分为“强推荐和弱推荐”两个等级,并提供了用于描述的符号、字母或数字。GRADE 系统从证据分级出发,整合了分类、分级和转化标准,代表了当前研究证据分级的国际最高水准,现已被国际 100 多个国际组织和协会广泛采用,影响和意义重大。

真实世界研究是基于真实医疗环境的临床研究,关注效果,证据来源于真实的临床实践,外部效度高,无须严格设定人群,便于临床推广。真实世界研究与其他研究证据的本质区别在于获取数据的环境,而不在于研究方法和试验设计。参考 EBM 金字塔证据分级方法,真实世界研究常见类型也可按高低证据等级进行排序,见图 21-2。真实世界研究与随机对照试验互为补充,为 EBM 提供更多的证据来源,共同服务于临床实践。

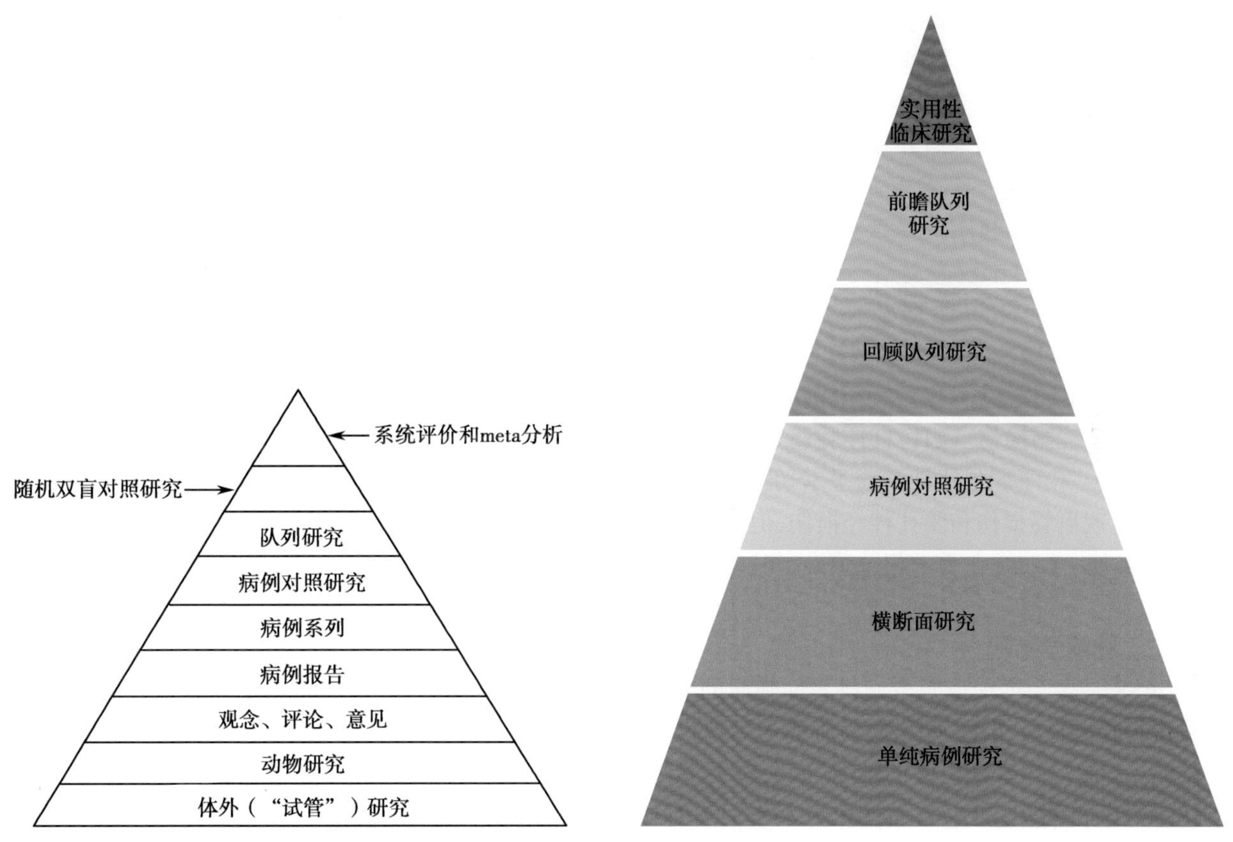

图 21-1　证据金字塔

图 21-2　常见真实世界研究的证据等级

第二节　妇科肿瘤单孔腹腔镜手术的循证实践

当前,LESS 技术在国内如火如荼地开展,涉及肝胆外科、胃肠外科、泌尿外科、妇科等领域。在妇科肿瘤领域，LESS 技术应用范围较为广泛，小至卵巢囊肿切除术，大至宫颈癌根治术。自从 LESS 技术应用于妇科肿瘤以来，学术界从未停止过对它的安全性、有效性和可行性的实践探索，这项技术在国内已形成专家意见和达成专家共识。临床实践表明，在处理年轻未婚女性巨大附件良性肿瘤时，LESS 占据极大的优势，它既可避免开腹手术较长的腹部切口，又可有效贯彻无瘤观念，较好完成传统腹腔镜手术无法进行的操作。技术成熟者可独立完成子宫全切术、子宫内膜癌全面分期手术、早期卵巢癌分期手术甚至是早期宫颈癌根治术。文献检索发现，目前已发表的系统评价或 meta 分析共 6 篇，主要集中在卵巢良性肿瘤切除术和子宫全切术上。这些循证医学研究人群主要来源于中国、韩国、日本、巴西、挪威和意大利等国家，所纳入的研究不乏随机对照试验，当然也有不少回顾性病例研究，但整体研究质量并不高，主要是因为原始研究设计和特定结局力度不够，因此，临床应用时应持谨慎态度。

一、手术安全性

安全问题是手术开展首要考虑的一个问题，是判断一项技术是否成熟的关键因素。LESS 是在传统多通道腹腔镜技术的基础上发展而来的一种新型微创手术方式，其初衷是隐藏手术瘢痕，达到手术切口美容效果。从多孔道到单一孔道的转变，在一定程度上改变了手术医师的术中体验和思维模式。不管是个案报道，还是单中心小样本的临床研究报道，现有的证据显示，在妇科肿瘤中开展 LESS 实践是安全的。

（一）手术并发症

手术并发症发生率是考量一项技术是否安全可靠的客观指标。一项技术的手术并发症发生率越高，意味着这项技术安全系数越低，临床应用越需要谨慎对待。手术并发症的出现，将直接影响患者术后康复，甚至可能会威胁患者的生命健康。现有循证医学证据显示，LESS 可以降低卵巢囊肿剥除术后并发症发生率，但在子宫全切术后并发症发生率方面与传统多孔腹腔镜技术并无差异。

1. 手术出血量　手术出血量是每位外科医师非常重视的安全指标之一，出血量的多或少，直接影响到患者的生命和健康。尽管 LESS 在操作上有别于传统多孔腹腔镜技术，但它并不增加妇科良性肿瘤手术出血量。对于较为复杂的妇科恶性肿瘤手术，目前仍缺乏循证医学评价，目前数据主要来源于多中心回顾性研究。初步数据显示，LESS 下子宫内膜癌全面分期手术或广泛性子宫全切术平均出血量为 50~100ml，由于 LESS 操作空间小，手术器械相互干扰，在止血处理上存在很大的困难，因此，在没有技术和设备保障的前提下，不应贸然开展妇科恶性肿瘤 LESS 技术。

2. 周围脏器损伤　妇科良性肿瘤 LESS 手术出现周围脏器损伤的现象非常罕见，主要为膀胱损伤或输尿管损伤。由于妇科恶性肿瘤手术切除范围更大，出现周围脏器损伤的情况略多，除了泌尿系统损伤以外，还会出现血管损伤和闭孔神经损伤，但发生率类似于多孔腹腔镜手术。

3. 其他　LESS 在手术相关感染、伤口愈合不良、肠梗阻等并发症的发生率方面与传统腹腔镜技术无差异。

（二）肿瘤学结局

LESS 是否会增加或减少妇科恶性肿瘤的复发风险，缩短或延长患者的生存时间，仍需高质量的循证实践进行检验。一方面，妇科恶性肿瘤手术所涉及的解剖关系相对复杂，线性视野、筷子效应和操作空间受限给 LESS 操作带来更大的难度，无疑对手术者提出更大的挑战，手术者能否借助 LESS 达到安全的手术切缘尚不得而知；另一方面，LESS 手术通道有切口保护套，有效降低因器械和标本的进出导致腹壁切口肿瘤细胞脱落种植的风险。然而，2018 年在《新英格兰医学杂志》上报道的两项关于宫颈癌微创手术结局更差的重磅级研究，更加引起学术界对微创技术肿瘤学结局的关注。如何进行技术改进，才能更好地避免违背无瘤原则，是每位有意开展 LESS 技术的妇科医师需要重点考虑的问题。目前，并无充分的证据说明 LESS 是否会导致妇科恶性肿瘤患者预后变差。未来，需要大宗随机对照试验或者真实世界研究来充分评估 LESS 治疗妇科恶性肿瘤的预后结局。

二、手术有效性

LESS 的初衷在于减轻患者术后疼痛，缩短患者平均住院日，促进患者术后康复，通过选择脐部或者自

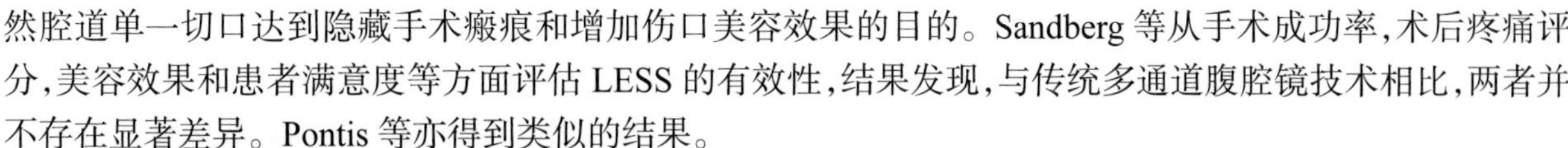

然腔道单一切口达到隐藏手术瘢痕和增加伤口美容效果的目的。Sandberg 等从手术成功率，术后疼痛评分，美容效果和患者满意度等方面评估 LESS 的有效性，结果发现，与传统多通道腹腔镜技术相比，两者并不存在显著差异。Pontis 等亦得到类似的结果。

（一）与手术操作相关

1. 平均手术时间　从理论上来说，LESS 通过单一通道进行手术操作，受手术器械的相互干扰，加上视野受限，缺乏助手的有效配合，对于同一类型的手术，手术耗时将比传统多通道腹腔镜技术要长，来自国内的两篇 meta 分析结果均支持这一观点，但 Pontis 等纳入 11 项随机对照试验进行 meta 分析后发现，尽管 LESS 平均手术时间略长于传统多孔腹腔镜手术，但差异并没有统计学意义。

2. 术后疼痛评分　视觉模拟评分法（visual analogue score，VAS）是一种简易疼痛评分法，灵敏度相对较高，具有可比性，常用于术后疼痛评估。Pontis 等从术后 12 小时、24 小时和 48 小时评估术后 VAS 评分，发现 LESS 术后 VAS 评分普遍比传统多孔腹腔镜手术要低，但差异均没有统计学意义。

3. 中转率　一篇纳入 11 项随机对照试验的 meta 分析显示，妇科 LESS 手术增加额外通道或者中转开腹的概率高于传统多孔腹腔镜手术，差异有统计学意义（P=0.009）。

（二）患者术后康复状况

LESS 技术理论上更加符合快速康复理念。但是，多篇 meta 分析显示，与传统微创技术相比，妇科患者接受 LESS 术后肛门排气时间或平均住院时间并无显著性差异。

（三）患者满意度

妇科 LESS 单一切口瘢痕隐匿在脐部或者阴道腔内，伤口美容效果更佳。Pontis 等报道了接受妇科 LESS 手术的患者术后满意度和美容效果，患者术后满意度高于传统多孔腹腔镜技术，不过差异并无统计学意义。

第三节　循证证据的思与辩

循证证据的不断完善，推动了临床指南的不断发展，最终促使高质量的研究成果转化为临床获益。EBM 理念解决了临床实践指南制订的方法学问题，也就是客观制订治疗策略，确保患者的临床获益不会因为医师的水平差别而改变。在 EBM 时代，临床指南的制订过程其实就是基于 EBM 方法将证据进行深入的剖析和总结，进而得出关键问题的答案并给出医疗建议的过程。无疑，EBM 的价值是巨大的，特别是在整体人群的健康水平方面，冠心病和脑卒中的循证实践便是较好的范例。自 2003 年美国心脏学会 / 美国卒中学会实施跟着指南走（get with the guideline，GWTG）项目以来，冠心病和脑卒中患者得到恰当的治疗，患者的临床转归得到明显的改善，医疗质量的关键指标得到明显的提高，EBM 的有效落实最终转化为临床实践的获益。

然而，一方面，面对不断更新的证据和指南，临床医师应该如何进行分析和应用？另一方面，面对尚无确凿证据甚至不可能获得证据的临床问题，临床医师应该怎样正确认识？众所周知，高质量的随机对照试验或高质量随机对照试验的系统评价或 meta 分析往往被视为最高等级的循证证据。然而，这些随机对照试验有着严格的纳入标准和排除标准，主要针对某一特定患者人群施加干预措施，因此，其证据往往不能回答临床上遇到的所有问题。相反，临床上某些得以广泛应用的治疗方案往往难以对号入座地找到随机对照试验证据。真实世界研究作为随机对照试验的补充，强调真实环境的医疗活动，人群选择标准宽泛，样本量大，更具有临床实用价值。不过，患者随访时间要求较长，随访中容易产生观察者偏倚，工作难度大，研究成本高，往往需要数据库支持。因此，对于所获取的 EBM 证据，应辩证地看待，切勿教条照搬，需结合临床实际，谨慎应用。

LESS 是微创技术的一种新模式，在处理妇科良性肿瘤时具有隐藏手术瘢痕和术后切口美容效果等优势，而在处理妇科恶性肿瘤时，技术要求比传统多孔腹腔镜技术要高得多。值得注意的是，有高质量的随机对照试验和真实世界研究证据提示，包括机器人手术在内的微创技术使宫颈癌手术患者肿瘤学结局变得更差，以至于美国国家综合癌症网络宫颈癌临床实践指南将开腹手术作为宫颈癌手术方式的“金标准”。因此，临床医师在应用 LESS 技术时，除了需要突破技术的限制以外，更需要考虑如何才能达到无瘤原则的要求，避免技术的滥用造成患者更差的预后。

（陈昌贤）

参考文献

[1] 陈昌贤，李力．真实世界研究在妇科恶性肿瘤中的应用．中华妇产科杂志，2018, 53 (7): 508-510.

[2] SHERMAN RE, ANDERSON SA. Real-World Evidence-What Is It and What Can It Tell Us？ N Engl J Med, 2016, 375 (23): 2293-2297.

[3] 孙琪，袁桂华，吴素慧．经脐单孔腹腔镜卵巢囊肿剥除术在快速康复外科中应用价值的系统评价．中国计划生育和妇产科，2020, 12 (1): 57-63、98.

[4] SANDBERG EM, lA CHAPELLE CF, VAN DEN TWEEL MM, et al. Laparoendoscopic single-site surgery versus conventional laparoscopy for hysterectomy: a systematic review and meta-analysis. Arch Gynecol Obstet, 2017, 295 (5): 1089-1103.

[5] 蒲若愚．单孔腹腔镜与多孔腹腔镜全子宫切除术的 meta 分析．南宁：广西医科大学，2019.

[6] PONTIS A, SEDDA F, MEREU L, et al. Review and meta-analysis of prospective randomized controlled trials (RCTs) comparing laparo-endoscopic single site and multiport laparoscopy in gynecologic operative procedures. Arch Gynecol Obstet, 2016, 294 (3): 567-577.

[7] BORUTA DM. Laparoendoscopic single-site surgery in gynecologic oncology: An update. Gynecol Oncol, 2016, 141 (3): 616-623.

[8] MATANES E, LAUTERBACH R, BOULUS S, et al. Robotic laparoendoscopic single-site surgery in gynecology: A systematic review. Eur J Obstet Gynecol Reprod Biol, 2018, 231: 1-7.

[9] RAMIREZ PT, FRUMOVITZ M, PAREJA R, et al. Minimally invasive versus abdominal radical hysterectomy for cervical cancer. N Engl J Med, 2018, 379: 1895-1904.

[10] MELAMED A, MARGUL DJ, CHEN L, et al. Survival after minimally invasive radical hysterectomy for early-stage cervical cancer. N Engl J Med, 2018, 379: 1905-1914.

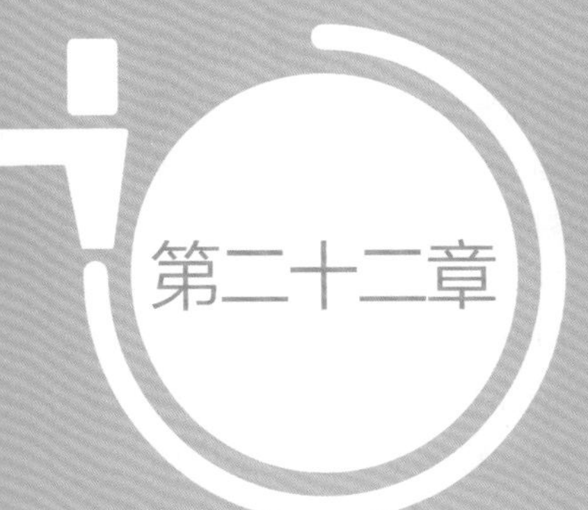

妇科肿瘤单孔腹腔镜手术的专科和心理护理

第一节 概 述

妇科肿瘤在临床中较为常见，包括子宫肌瘤、宫颈癌、卵巢肿瘤等诸多疾病类型，其危害较大，临床上一般采取手术进行治疗。传统外科手术在治疗过程中，对患者的恢复起到了一定的作用，但这种传统的开放性手术依然存在着较大的弊端。因此，尽可能地减少临床手术造成的不必要损伤，减少医源性损害，使外科手术更趋于完美，成为临床医师需要着重考虑的问题。20 世纪 80 年代，腹腔镜技术在人类追求微创手术的潮流中问世，从此，微创外科开辟了新的历史时代。

随着妇科微创技术及手术器械的发展，腹腔镜手术已经广泛应用于大多数妇科手术中。传统的多孔腹腔镜技术伤口小，且并发症少，术后恢复较快，可满足大多数患者的需求，越来越受妇科医师及女性患者青睐，因此传统多孔腹腔镜逐渐成为妇科良性肿瘤的标准术式。随着人们对美的无限追求，要求在保证治疗效果的同时，术后腹壁的伤口越来越小，甚至无腹壁伤口，经自然腔道内镜手术（natural orifice transluminal endoscopic surgery，NOTES）的概念顺势而出。脐部为人体天然瘢痕，不同种族、不同人群的脐部特征差异很大。脐部皮肤较隐匿，小范围的改变不易引起人们的注意，这些特点为经脐入路无瘢痕手术的研究提供了前提条件。经脐单孔腹腔镜手术（umbilical laparoendoscopic single-site surgery，U-LESS）并不算真正意义上的经自然腔道内镜手术，是指将脐部做的一个手术切口作为手术入路点，通过自制或专用单孔多通道设备将手术操作器械置入腹腔完成手术操作。脐部切口通常为 2~3cm，相对较大，因此手术过程中切除组织也可通过脐部单孔道取出。该术式方便快捷，被视为更为微创的手术方式。经脐单孔腹腔镜手术符合妇科手术的微创理念，得到了越来越多的妇科医师关注，在保证治疗效果、减少手术瘢痕、减轻疼痛、促进康复的基础上，提高了患者术后生活质量，减轻了患者术后疼痛，更好地促进患者术后康复。

第二节 专科护理要点及原理

妇科单孔腹腔镜因其创伤小、出血少、手术效果好、术后痛苦轻、恢复快、住院时间短、切口美观等优

点，已被越来越多的妇科患者所接受，成为妇科患者手术中常见的操作技术之一。但是由于妇科手术的复杂性、操作视野的限制、手术中需要灌入 CO_2 及使用麻醉药等原因，患者术后常出现恶心、呕吐、腹胀、肩背酸痛等并发症，导致患者术后舒适度降低。虽然单孔腹腔镜手术优点很多，但患者在手术过程中仍然要经历麻醉和创伤的刺激，手术前后还是会面临一些问题。与普通开腹手术和多孔腹腔镜手术方式不同，单孔腹腔镜手术的围手术期护理要求难度增加。

循证护理，又称实证护理或求证护理，其核心思想是护理人员运用当前所获得的最佳依据，结合护理人员的专业技能和临床经验，考虑患者的价值和愿望，制订出适合患者个体需要的完整的护理方案。妇科单孔腹腔镜围手术期护理是以循证护理实施中的建立循证问题及循证实践为主线，将循证护理方法应用于妇科腹腔镜患者，旨在为患者提供身心整体护理。充分的术前准备可以增加患者的手术耐受性，精心的术后护理可以预防和降低腹腔镜手术并发症，使患者以最佳状态顺利渡过围手术期，促进患者早日康复。

第三节　专科护理的全程管理

（一）术前护理

1. 术前评估

(1)年龄、婚姻状况、文化程度。

(2)既往史，包括月经史、生育史、手术史、既往内科疾病、过敏史。

(3)术前诊断。

(4)所患疾病的临床表现，现存的问题。

(5)对手术是否了解，包括手术方式、手术前后的注意事项等。

(6)社会心理问题。

(7)患者的一般情况，包括饮食、睡眠、休息、排泄等，特别是患病和住院后有无异常，术前准备有无特殊注意事项，能否手术。

2. 心理 - 社会支持　主动和患者及其亲属沟通，教育疾病相关知识，手术目的与方法，麻醉方法等；及时为患者及其亲属解答疑难，讲解手术前后的配合与注意事项；有经济顾虑者应告知手术所需的费用；关心、鼓励和支持患者；指导亲属对患者进行科学有效地照料。

3. 遵医嘱执行手术前检查与检验　全身检查、妇科检查、宫颈脱落细胞学及阴道分泌物检查。

4. 皮肤护理

(1)术前一日备皮，备皮范围上至剑突，下至耻骨联合，旁至腋中线，剃去皮肤汗毛，注意勿损伤皮肤，先用肥皂水擦洗腹部皮肤，再用热水擦洗干净。避免术后的伤口感染。

(2)脐部清洁：先用消毒棉签蘸肥皂水使脐孔内的污垢软化，再用生理盐水轻柔清洗脐部，使其完全干净，最后用 0.5% 碘伏棉球消毒脐孔。

(3)告知患者术前一日沐浴，做好个人卫生。

5. 肠道准备　术前给予清淡、易消化食物，禁食易产气食物，如牛奶、豆浆等，当晚应进流质食物。术前服用泻药清洁肠道，直到排出水样稀便，必要时 20：00 及手术当日 5：00 各清洁灌肠 1 次，以免胃肠道胀气影响手术视野而妨碍手术操作。术前 6~8 小时禁食、禁饮，以免手术中因恶心、呕吐发生窒息及吸入性肺炎，防止术后腹胀。

6. 阴道准备　一般在术前 1~3 天用 1% 碘伏擦洗宫颈及阴道，每日 1~2 次；甲硝唑 0.4g 阴道上药，每日 1 次进行阴道准备。术前 2 日护士指导患者于晚上睡觉前将聚维酮碘乳膏 1 支注入阴道深处宫颈区，每日 1 次；手术前 30 分钟用聚维酮碘棉球阴道擦洗 1 次，彻底清除阴道内分泌物和脱落的上皮细胞。

7. 常规准备　术前戒烟、戒酒，注意保暖，避免感冒，指导患者正确的咳嗽、咳痰的方法，保持呼吸道通畅，利于术后呼吸道分泌物的排出，减少肺部感染。指导患者床上使用大、小便器，以适应排便方式的

改变。

8. 术前晚药物准备　口服适量地西泮，以保证充足的睡眠，使患者处于安静状态。

9. 放置尿管　一般于手术当日早晨留置导尿管并接引流袋持续开放，使膀胱处于空虚状态，以免术中穿刺套管针损伤膀胱。

10. 术前30分钟准备　遵医嘱执行术前医嘱，常规肌内注射苯巴比妥0.1g，阿托品0.5mg，携带病历用手术车将患者送往手术室。

（二）术中护理

1. 协同手术医师、麻醉医师完成不同时段患者安全核查并签字记录。

2. 关心、体贴患者，减轻患者紧张、恐惧等心理问题。

3. 协助患者调整手术体位，固定四肢并放置肩托，腿下垫好海绵垫，扎好绑腿带，根据病情保暖并保护骨突处。头低足高位、膀胱截石位是妇科腹腔镜最常见的手术体位。

4. 术中严格执行消毒隔离制度和无菌技术操作，调试好腔镜设备，保证各条线路的正常使用，维持腹腔内 CO_2 的正常压力。

5. 了解患者的病情，特殊化验、检查的阳性结果，术中严密观察患者病情变化，配合手术医师及麻醉医师及时处理。

6. 根据医嘱，正确用药及输血。

7. 积极配合手术医师，清点术中纱布、器械等各种物品无误。

8. 手术结束后，协助医师对患者术中留置各种引流管道的名称、深度做好标记，检查是否通畅。

9. 根据病情及医嘱，及时稳妥护送患者至麻醉恢复室、ICU或病区。

（三）术后护理

1. 做好术后护理评估，包括手术情况如手术方式、术中出血、输血、麻醉等；神志、生命体征情况；疼痛及症状管理、切口引流情况；自理能力和活动耐受力；营养状况；心理状态；用药情况，药物的作用及不良反应；安全管理。

2. 术后患者的搬移。尽量平稳，减少震动，注意保护伤口、引流管、输液管，防止滑脱或受污染。

3. 卧位。麻醉未清醒患者应有专人陪护，去枕平卧，头偏向一侧。脊椎麻醉(腰麻)、硬膜外麻醉患者术后需平卧6小时，当患者麻醉恢复，血压平稳，术后一般可取半卧位或坐位。

4. 遵医嘱给予心电监护，监测患者生命体征并记录。密切观察患者生命体征的变化：每小时监测体温、脉搏、呼吸、血压各1次，至病情平稳。观察患者的面色及精神状况，并观察有无伤口渗血、腹胀、腹痛、出血、腹膜炎、腹壁紧张等体征，及早发现患者有无内出血的表现。发现异常及时报告医师，并配合医师进行抢救与治疗。

5. 管道护理。保持各种引流管的通畅，防止扭曲、受压、阻塞；妥善固定防止脱落；及时观察引流液的性质和量并记录。顺向挤压引流管，避免被血凝块阻塞，同时观察引流液的性质、量及引流的速度，若引流量短时间内超过100ml，且颜色鲜红，应考虑出血，立即通知医师。

6. 观察手术伤口有无渗血、渗液，敷料有无脱落及感染等情况，保持伤口部位的清洁干燥。

7. 保持呼吸道通畅，及时清理呼吸道分泌物，遵医嘱给予氧气吸入。

8. 遵医嘱给予静脉输液治疗。

9. 定时为患者翻身，观察患者的皮肤情况，杜绝压疮的发生。

10. 鼓励患者下床做轻微的活动，增加肺通气量，有利于气管分泌物排出，减少肺部感染；并促进肠蠕动及胃肠功能恢复，减轻腹胀，避免尿潴留、下肢深静脉血栓形成等术后并发症的发生。避免剧烈活动或搬动重物，以免损伤伤口部位肌肉。

11. 术后恢复饮食的时间根据手术的大小及性质决定。术后无明显恶心、呕吐、腹胀、腹痛；肠道功能恢复后，可进少量饮食，注意规律进食，确保定时定量，少食多餐，勿暴饮暴食。一般先以流食为主，逐步添加其他食物，食物应尽可能选择清淡、易消化、低脂、高蛋白、高维生素类饮食，建立良好的饮食习惯，戒烟酒，忌辛辣刺激性食物，忌油腻、煎、炸及含脂肪多的食品，如肥猪肉、奶油、黄油、油酥点心等。

12. **腹腔镜术后常见并发症及护理**

(1)咽喉部不适：术中全身麻醉时气管插管会损伤气管黏膜，增加患者不适，导致患者术后常感到咽喉部疼痛、咳嗽、痰多。鼓励患者早下床活动，嘱患者6小时后深呼吸、多饮水，必要时口服含片及祛痰药，用生理盐水10ml加入糜蛋白酶5mg、庆大霉素8万U和地塞米松5mg做超声雾化吸入。

(2)恶心、呕吐：呕吐是腹腔镜术后最常见的症状，一般多为中枢性和反射性呕吐。腹腔镜后早期呕吐原因：麻醉药物所致；术中静脉滴入的一些药物如芬太尼等，可刺激呕吐中枢引起呕吐；腹腔镜手术时腹腔镜灌注大量二氧化碳及手术本身的刺激干扰胃肠道功能；术后应用甲硝唑等药物引起的胃肠道反应；术后应用哌替啶等镇痛药，也可引起恶心、呕吐。因此，护理人员要及时观察和记录呕吐物的量、颜色、次数及持续时间，同时要保持患者呼吸道的通畅，协助患者呕吐及时清洁口腔，防止呕吐物被吸入气管和肺里，造成吸入性肺炎。

(3)肩背酸痛：腹腔镜手术中灌入的CO_2经腹膜吸收后使体内形成酸性环境，刺激膈肌和膈神经引起术后肩背和上腹部疼痛，通常这种现象会在术后第4~5天逐渐消失。在此期间应指导患者术后在床上翻身、做保健操，方法为：患者平卧床上，双手交叉于脑后，伸举双上肢；双手置于身体两侧，伸直抬腿；双掌分别撑住身体两侧床铺，双腿平放，尽量使腰部离开床铺；做膝胸卧位，有效缓解肩背酸痛。

(4)腹胀：腹腔镜手术中需建立CO_2人工气腹导致术后残留气体使腹腔压力升高，加上手术中常用气管插管、吸入复合麻醉使胃肠蠕动受抑制、术前插胃管、肠道准备不充分、术后疼痛呻吟等原因，导致患者术后腹胀。遵医嘱进行足三里穴位注射，指导患者术后返回病房后咀嚼口香糖均能促进患者肠蠕动和肛门排气，减轻患者腹胀，还可预防肠粘连、肠梗阻，消除口干、口臭等。

(5)术后疼痛：腹腔镜手术切口小，术后疼痛较轻，一般患者可以耐受。对个别疼痛明显者，应及时判断是否有出血等并发症，并及时通知医师查房。置管引流者应观察引流液的颜色、性质，一般引流液不多于50ml/d，颜色淡红，多是术中腹腔冲洗液所致，如发现引流液增多，色鲜红等异常情况出现，应及时通知医师。

(6)体位性低血压：是腹腔镜手术患者术后常见并发症之一。指导患者通过逐渐抬高床头、对抗性动作练习、首次起床前组合动作练习，有效促进脑血管对血流的自动调节，增加血管低灌注压的耐受力。肌肉有节奏的收缩练习可有效加快血液回心速度，避免下肢血管床迅速过度扩张，使患者脑组织对缺血有一逐步适应的过程。

(7)穿刺口出血：腹腔镜手术穿刺口出血多在刺鞘拔除后，压迫作用消失而创可贴粘贴不牢所致的穿刺孔渗血。要特别注意脐窝处，渗血容易存在脐窝处，并且术后常用腹带于手术区加压包扎，因此穿刺孔渗血不易被发现，需要用手按一下。如果发现血液渗透敷料，要及时更换敷料，并加压包扎。如果切口渗血多，应警惕有内出血的可能，及时通知医师，不能因没有腹壁切口小而忽略对腹壁穿刺孔的观察。

(8)穿刺孔愈合不良：一方面可能与残存在器械上的醛类消毒剂对穿刺孔刺激有关，另一方面与术前皮肤清洁消毒不严有关。因此，术前要进行皮肤准备，尤其是清洁脐孔，既要彻底清除脐内污垢，又要保证脐内皮肤完好无损。可先用少量肥皂水倒入脐孔浸泡，备皮后用消毒棉签擦干脐孔，再依次蘸取液状石蜡油和碘伏擦拭脐孔。术后密切观察穿刺孔的生长情况，注意有无渗血、渗液，并保持穿刺孔的清洁干燥。

(9)皮下气肿：皮下气肿多见于肥胖患者，因腹壁穿刺口过大、手术时间过长、气腹针头中的CO_2气体漏至皮下造成皮下气肿，气腹针头穿入大网膜会造成网膜气肿。皮下气肿表现为局部捻发感。大量皮下气肿，通常给予吸氧2~3L/min，持续6小时，促进皮下气肿的吸收。若为少量皮下气肿，一般2~3天可自行吸收，无须特殊处理。

(10)下肢静脉血栓：流行病学调查显示，2/3的首发静脉血栓的形成原因包括手术、癌症、固定及其他一些可能原因。术后遵医嘱给予脉冲气压治疗仪治疗，嘱患者术后早期活动双下肢。ERAS理念要求患者术后尽早下床活动，因其能促进切口部位血液循环，加速下肢静脉回流，减少术后深静脉血栓形成。根据Caprini血栓风险评估量表针对评分23分的患者手术前2~12小时开始予以低分子量肝素或肝素预防性抗血栓治疗，并维持至出院或术后14天，同时联合应用间歇性充气压缩泵或穿弹力袜等物理治疗措施。

(11)神经损伤：手术中体位安置不当压迫神经或肢体过度伸展，均可使神经受损。取膀胱截石位者下肢受压时间过久易导致腓神经损伤；上肢过度伸展、肩托的压迫可导致臂丛神经的损伤。患者回病房后，指导其加强肢体被动活动，防止神经损伤。

第四节　心理护理的全程管理

妇科肿瘤是较为常见的外科疾病，采用外科手术治疗是清除病灶，彻底治愈妇科肿瘤的主要手段。患者得知病情后，对于预后状况的忧虑及手术治疗的恐惧，会产生不同程度的心理应激，导致交感神经张力增加，激素水平紊乱。当心理应激反应过于强烈时，可能引起严重的生理应激反应，若未及时疏导，将不利于手术顺利开展及术后康复。另一方面，妇科肿瘤手术在女性生殖器官部位造成创伤，可能产生功能与结构变化，患者会出现不同程度的心理负担。调查发现，90% 以上的手术患者会产生不同程度的焦虑、紧张、抑郁等情绪，特别是恶性肿瘤患者，其负性情绪程度更严重。严重的手术心理应激反应会削弱机体生理储备，表现为心肌供氧与耗氧失常、免疫力下降、血液凝固性增高、应激性胃溃疡等。手术前心理应激反应过度还可能导致患者睡眠质量下降，疼痛敏感性增高等。手术生理应激与心理应激会产生相互作用，影响免疫功能，且心理应激从术前持续至术后很长时间。单孔腹腔镜手术是近几年新兴的手术技术，对绝大部分患者来说比较陌生，多数患者及其家属听到单孔腹腔镜手术，不知道手术究竟怎么实施，医师如何参与，从而产生观念上的错误，极大地增加了患者的紧张和焦虑，造成不必要的心理困扰。因此，在妇科肿瘤患者围手术期实施有效的心理护理，帮助患者保持良好的心理状态是确保手术及麻醉顺利进行的关键。

（一）术前心理护理

1. 创造良好的环境　患者入院后，热情接待，并介绍医院的环境、主管医师、护士，消除患者紧张、陌生感。尽量满足患者的需求。护士应当努力为患者及其家属分担忧愁，给患者提供安全、舒适的住院条件。

2. 建立良好的护患关系　良好的护患关系是心理护理的必要条件。尊重患者，经常与患者接触交谈，了解其思想情况。耐心解答患者提出的各种问题，态度和蔼，热情大方，使患者获得亲切感和安全感。另外，护理人员整洁端庄的仪表、敏捷熟练地操作技术可增加患者的信任感。

3. 发挥家庭支持作用　做好家属的工作，通过患者家属良好的心理支持作用，使患者得到安慰和支持，从而摆脱顾虑，增强战胜疾病的自信心。

4. 消除患者恐惧心理　向患者介绍手术前各种检查、准备的目的，手术的大致过程，手术的安全性及必要性、手术医师的技术水平、麻醉的方式，术中及术后可能会出现的异常情况及处理方法，术后如何克服伤口疼痛及早期下床活动的意义，帮助患者正确对待手术，积极配合治疗。另外，向患者介绍手术室的情况，麻醉的体位，手术中使用的无影灯，消除患者对手术室陌生环境的恐惧感。重点告知患者及其家属单孔腹腔镜联合手术有创伤小、恢复快，兼有诊断及治疗作用的优点，从而增加患者的信心。

（二）术前访视

建立良好的医患关系，针对患者的年龄、职业、文化程度、性格和疾病等情况，采取不同的护理方法，对患者进行耐心细致的宣传教育，使其明白手术的重要性和必要性；介绍手术医师的情况，使患者信赖医师，明白医护人员与患者的愿望是一致的；委婉介绍所患疾病的特点、预后及对生活质量的影响；针对患者心理顾虑的原因，进行心理疏导，让其对手术成功充满信心，密切配合治疗护理。

（三）术中陪伴

对于恐惧、焦虑程度严重的患者陪伴其进入手术室，直到患者麻醉成功后，以增加其安全感。

（四）术后心理护理

术后患者安返病房后，往往对手术给自己的改变表现出茫然、害怕、逃避、焦虑、沮丧，甚至恐惧的情绪，术后良好的沟通交流能很大程度上缓解和减轻这些不良情绪，从而使患者更好地配合治疗和护理，达到身心愉悦和康复。

1. 提供良好的环境　包括光线、温度、噪声、整洁度、隐蔽性等。可进行术后指导：着重介绍术后的注意事项，手术后可能出现的一些不良反应及自己可以处理的方法；根据患者的病情鼓励其早下床，早活动，认真细致指导患者术后饮食，对出现并发症的患者，勤交流，使其了解并正视并发症，增强康复信心。

2. 解除忧虑心理　进行女性生殖系统解剖知识和性知识的教育，首先让患者简单了解生殖系统解剖知识和一般的性知识。受传统民族文化的影响，患者对于性问题既敏感又难以启齿。针对年轻患者及文化程度较高的患者最为敏感的特点，特别是对于卵巢切除的患者，应当告知她们，即使切除了卵巢，其他分泌器官如肾上腺也可分泌少量的雌激素及较多的雄性激素，后者可在外周组织芳香化生成雌激素，可以维持女性特征及性生活的需要，从而解除患者的精神负担。提供隐蔽安全的环境，向患者解释子宫切除后月经不再来潮，但不会影响夫妻生活，待术后3~6个月阴道残端愈合后可恢复正常的性生活。

3. 对患者丈夫的心理护理　消除患者丈夫所持不正确观点，向患者丈夫说明子宫、卵巢手术后，性生活美满与否的关键因素之一是丈夫对妻子的态度，鼓励其给予妻子更多的爱与关怀。

4. 未生育患者的心理护理　做好未生育患者的心理护理，对那些担心手术后没有小孩会影响夫妻感情的患者，要帮助她们消除思想顾虑，不断地从各个方面充实自己，丰富自己的生活，从而协调加深夫妻感情。

5. 消除自卑心理，树立战胜疾病的信心　护理工作者多关心照顾患者，做好耐心细致的解释和开导工作，要让患者懂得生活的意义，为了事业和家庭去治疗疾病，战胜疾病；介绍同种疾病患者的治愈情况，若能邀请已治愈的患者现身说法，则更能鼓励患者增强其治疗信心。

6. 指导家属积极参与　协助安排患者的日常生活及治疗，使其保持愉快的心情配合治疗。另外，单位领导、同事、亲戚、朋友对患者的关心也是很重要的，到病房看望患者，了解患者情况，并积极创造条件支持患者治疗，会让患者体会到温暖，消除悲观、绝望心理，重新塑造自我。

第五节　单孔腹腔镜手术实施快速康复外科在护理中的应用

为改善外科患者预后，提供更优质的医疗服务、优化医疗资源配置，加速康复外科的新治疗模式应运而生。该理念是指在术前、术中及术后采用各种有循证医学证据证明有效的方法，降低外科手术的创伤应激反应、提高手术安全性、减少术后并发症，尽量减少患者的不适感、减少组织创伤进而提高患者满意度，缩短住院时间，达到加速康复的目的。在妇科领域，尤其国内，ERAS尚未得到充分重视，相关研究报道较少，故将ERAS概念应用于妇科肿瘤手术，有效地促进妇科手术患者的术后康复是妇科医师尤为关心的问题。为规范总结加速康复外科在妇科领域的有效应用，2006年，国际加速康复外科协会拟定了加速康复外科在妇科/妇科肿瘤领域的应用指南。2016年，《妇科及妇科肿瘤加速康复外科指南》为全球妇科手术领域加速康复外科的应用奠定了良好的基础，近年来，加速康复外科在国内已被部分学者应用于妇科领域，并取得积极效果。

妇科肿瘤是女性常见疾病，可发生于生殖器官的任何部位，近年来，随着人们生活水平、饮食结构的改变，妇科肿瘤的发病率呈逐年上升趋势，极大地危害了女性的身体健康和生活质量。手术是治疗妇科肿瘤的主要方式，手术应激是影响预后的关键因素，可影响多器官功能，包括促进蛋白质分解代谢、导致血栓形成，降低患者免疫功能、加重心血管和呼吸系统负担及抑制胃肠道功能等，手术中引起的创伤、失血、低温、术后疼痛、长期卧床等引起的应激反应是导致术后并发症发生的重要病理生理基础，减少手术应激是加速康复外科理念的核心原则，而微创手术操作是核心措施之一。随着临床医疗技术的不断发展、进步和腹腔镜手术技术的提高，大多数妇科肿瘤手术可在腹腔镜下进行。而相对于传统开腹手术，腹腔镜手术的优势在于：①手术创伤小恢复快，无明显手术瘢痕，不影响美观的同时术后并发症发生率低，对生殖系统的功能影响较小。②可同时进行手术，确保盆腔创面的彻底止血。③能有效减轻术后疼痛、避免腹壁切口的感染、患者恢复快、住院时间短等优点。国外现有研究表明，加速康复外科在妇科良性疾病的手术治疗中已取得良好效果，越来越多的临床证据表明加速康复外科也可安全应用于腹腔镜下恶性肿瘤手术患者。故逐渐被广大女性患者所接受，基本取代了绝大部分传统开腹及阴式手术成为妇科肿瘤临床治疗中首选手术方式。虽然单孔腹腔镜微创手术创伤小，但手术后期仍存在并发症发生风险，延迟康复进程，故需对围手术期护理工作进行优化，满足临床需求。

根据 2016 年国际加速康复外科协会制定的加速康复外科在妇科及妇科肿瘤领域的应用指南，围手术期护理也有了长足的发展，逐步形成了单孔手术的快递康复围手术期护理方法。具体方法：①入院进行宣教并发送宣传手册、多媒体信息，评估确定进入加速康复外科路径，告知患者及家属加速康复外科内容；介绍手术及麻醉过程，如何控制疼痛、缓解焦虑、何时出院等信息；嘱患者行肺功能锻炼；讲解如何进行有效咳嗽、排痰；介绍如何预防误吸及术后进食；减轻患者的精神压力。进行术前营养评估与个体化营养支持。②术前指导患者至少术前 1 周开始自行进行肠道准备，术前晚不行常规灌肠；术前 6 小时禁食固体，术前 3 小时禁食液体，术前 2~3 小时口服 10% 葡萄糖溶液 250ml；术前 30 分钟采用静脉镇痛药（氟比洛芬酯），防止痛觉过敏及减轻术后疼痛；采用低分子量肝素预防静脉血栓；采用甲硝唑氯化钠溶液预防感染。除特殊患者，不推荐常规术前麻醉用药（镇静及抗胆碱药）；紧张型患者，予以短效抗焦虑药。③术中留置尿管；穿抗血栓弹力袜；采用全身麻醉，应用短效制剂维持麻醉；行腹腔镜手术（单孔或多孔）；根据术中情况留置腹腔引流管；应用加热保温毯保持温度在 37℃，围手术期维持中心体温 >36℃。④术后，患者返回病房后，予以保暖、吸氧、监测生命体征；神志清醒后可垫枕头、翻身活动、摇高床头；清醒后无恶心、呕吐情况即可饮少量温开水，6 小时后口服流食或半流食，限制静脉输液量；有呕吐风险的患者预防性使用止吐药及改变体位（头抬高 40°~50°，足抬高 30°）；给予低分子量肝素预防静脉血栓形成；咀嚼口香糖及超短波物理治疗，促进排气；给予镇痛药物（氟比洛芬酯），并同时选用静脉镇痛泵；由护士记录疼痛评分；行抗炎、营养支持治疗。无特殊情况者，术后 6 小时拔除导尿管，根据引流量酌情拔除引流管。研究表明，妇科手术前半小时预防性使用抗生素能有效降低术中及术后感染风险，该项策略目前在我国三甲医院实施率已达 85.5%，得到外科临床医师的普遍认可。

（常 鑫）

参考文献

[1] 中华医学会妇产科学分会妇科单孔腹腔镜手术技术协助组．妇科单孔腹腔镜手术技术的专家意见．中华妇产科杂志，2016, 51: 724-726.

[2] ANGIONI S, PONTIS A, PISANU A, et al. Single-port Access Subtotal Laparoscopic Hysterectomy: A Prospective Case-Control Study. J Minim Invasive Gynecol, 2015, 22 (5): 807-812.

[3] HONG M, WANG J, CHU T, et al. Laparoendoscopic single-site hysterectomy with Ligasure is better than conventional laparoscopic assisted vaginal hysterectomy. Gynecol Minim Invasive Ther, 2014, 3 (3): 78-81.

[4] 郎景和，王辰，瞿红，等．妇科手术后深静脉血栓形成及肺栓塞预防专家共识．中华妇产科杂志，2017, 52 (10): 649.

[5] BARBER EL, VAN LL, ENHANCED. Recovery Pathways in Gynecology and Gynecologic Oncology. Obstetrical & Gynecological Survey, 2015, 70 (12): 780.

[6] 程传喜，郭玲，柳兆芳．加速康复外科在妇科腔镜手术中的应用体会．腹腔镜外科杂志，2017 (9) 15: 700-704.

[7] 黄兰英．快速康复外科理念在妇科恶性肿瘤手术患者中的应用．护理实践与研究，2018, 10: 111-112.

[8] 陶凝，陈昌贤，李力．快速康复外科理念在妇科肿瘤手术中的应用．中华妇产科杂志，2015,8: 632-636.

[9] 佚名．加速康复外科指南在我国 25 个省份三级甲等医院妇科的应用情况调查．中华护理杂志，2018, 53 (9): 1084-1088.

中英文名词对照索引

J

L

M

N

P

Q

R

S

T

W